针灸推拿临床实用指导系列

总主编◎陆寿康　杜广中

# 针灸
## 治疗妇科病证

主编　孔尧其

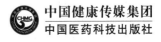

中国健康传媒集团
中国医药科技出版社

## 内容提要

本书为《针灸推拿临床实用指导系列》之一，根据女性的生理及解剖特点，在分析妇科疾病病因、病机的基础上，针对妇科疾病虚、寒、瘀、痰、郁的致病特点，论述了妇科补气益血、温经散寒、活血化瘀、化湿祛痰、疏肝解郁的治疗法则，同时介绍了其针灸治疗的处方特点和选穴规律，并阐述了妇科针灸的技法要领。

本书适合针灸、中西医临床医务人员、教育工作者及学生阅读使用，也可供针灸、中医研究人员及爱好者参阅。

**图书在版编目（CIP）数据**

针灸治疗妇科病证 / 孔尧其主编 . -- 北京：中国医药科技出版社，2025.1. --（针灸推拿临床实用指导系列 / 陆寿康，杜广中主编）. -- ISBN 978-7-5214 -4923-5

Ⅰ. R246.3

中国国家版本馆 CIP 数据核字第 2024Y9X548 号

**美术编辑** 陈君杞
**版式设计** 南博文化

出版　**中国健康传媒集团** | 中国医药科技出版社
地址　北京市海淀区文慧园北路甲 22 号
邮编　100082
电话　发行：010-62227427　邮购：010-62236938
网址　www.cmstp.com
规格　710×1000mm $^1/_{16}$
印张　28 $^1/_2$
字数　509 千字
版次　2025 年 1 月第 1 版
印次　2025 年 1 月第 1 次印刷
印刷　河北环京美印刷有限公司
经销　全国各地新华书店
书号　ISBN 978-7-5214-4923-5
定价　79.00 元

获取新书信息、投稿、为图书纠错，请扫码联系我们。

# 编 委 会

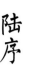

# 陆序

　　针灸学起源于我国古代，经秦汉乃至后世，由历代包括近现代的贤达之士不断传承而得发展。又经海外广泛交流传播，已经在世界196个国家和地区广泛应用，防病治病，为人类服务。目今，针灸临床治疗已达461个病种、972个病症，从而成为世界医学的重要组成部分，成为我国传统医学领域中具有自身医学理论体系和独特临床技术方法的最有生命力的学科。

　　近年以来，针灸临床和研究工作飞速发展。除了对疼痛干预即镇痛的优势以外，在癌症和并发症、消化系统疾病、精神障碍疾病、心血管疾病、妇女盆底疾病、泌尿生殖系疾病等多学科、多领域内取得令人可喜的临床疗效，并在养生保健和功能康复发挥其特有的作用。比较突出的方面是，在焦虑、抑郁类疾病治疗中，针灸能有效调节患者自主神经系统功能，显著改变患者心理状态，从而在改善抑郁性失眠、针刺干预美沙酮减量、防止神经外科患者术前焦虑等方面，显示针灸独特作用。在癌症治疗过程中，针灸能有效缓解化疗、放疗引起的不良反应，例如头颈癌的放疗辐射性口干、化疗药引起的认知障碍和周围神经症状等方面，针灸有显著防治作用，可以提高和改善癌症患者生活质量。如此种种，都为广大国内外患者提供更多而有效的治疗选择，受到世界五大洲各国人民的欢迎。

　　有鉴于此，我们拟组织编辑《针灸推拿临床实用指导系列》，并于2024年12月起分期先后出版。其内容主要有四个部分，一是现代临床各科病症的针灸治疗，包括儿、妇、精神、神经、皮肤等；二是针灸重要治疗方法的临床应用，如毫针、艾灸、头皮针、耳针等；三是相近临床技法如推拿、外治等的临床应用，；四是与针灸临床密切相关的治则、治法、处方等方面著作。基本要求是简明扼要，临床实用，疗效可靠，以保证其应有的可读性、实用性、先进性。

相信《针灸推拿临床实用指导系列》的问世，将有助于针灸学术的弘扬和临床疗效的提高，会受到国内针灸学界人士的广泛欢迎。

陆寿康

2024年12月

# 前言

近年来，随着针灸在妇科疾病方面逐渐呈现明显的优势，临床中应用针灸的患者也随之剧增，对于常见的经、带、产、胎、杂等各种病证，都取得较好疗效，诸如乳腺增生、卵巢功能早衰、子宫内膜异位症、不孕症、女性性功能障碍等疾病患者的就诊率显著提高，针灸疗法逐步得到女性患者的认同。这说明妇科针灸的需求正在不断增加，体现出简便、安全和有效的优势。为顺应发展形势，提高社区、乡镇医生应对日益增长的妇科针灸需求的能力，提高妇科针灸的疗效，维护妇女患者的身体和心理健康，作者特编写此书，以供广大医生参考借鉴。

针灸术在中国历史悠久，有近千年文化传承，为保护和增进人体健康、诊断及治疗疾病作出了巨大贡献。历代中医对妇科针灸都有广泛涉猎，为后世树立了良好的治疗典范，为妇科针灸的临床发展奠定了坚实的基础。近年来，由于中医政策得到进一步落实，中医学的地位得到不断提高，因此，针灸在社区、乡镇得到进一步的普及，越来越受到了广大患者的接受和欢迎。随之，针对妇科针灸的科研成果也在不断涌现，在继承和创新上不断取得令人惊喜的进步。本书着重介绍49种妇科疾病的各类针灸治疗方法，是对针灸治疗妇科疾病成果的一次集中展现。

本书根据女性的生理及解剖特点，在分析妇科疾病病因、病机的基础上，针对妇科疾病虚、寒、瘀、痰、郁的致病特点，论述了妇科补气益血、温经散寒、活血化瘀、化湿祛痰、疏肝解郁的治疗法则，同时介绍了其针灸治疗的处方特点和选穴规律，并阐述了妇科针灸的技法要领，希望对广大读者有所裨益。

为了适应基层读者的需要，本书尽量做到：①对于每个病证，把最简便易行的方法放在正文前面介绍，如单穴疗法、耳针疗法等，以便参照；②因每种针灸方法各有所长，本书尽量给予全面介绍，以便医者找到符合患者自身条件和所擅长的方法施用于临床；③鉴于社区、乡村妇女患者就诊时，往往注重询问忌口之品或食疗方法，故本书在每个病证的"评述"中，都介绍了饮食宜忌和具有代表性的食疗方，以供选用，配合针灸治疗，可提高疗效。

考虑到妇女患者保护隐私的需要及就诊时间的限制，本书特辟第五章第六节"保护隐私，便利操作，适宜家庭自行针灸"，并介绍了居家可用的灸法、皮内针、耳穴贴压、穴位贴敷、拔罐疗法、TDP照射等适合家庭自行选用治疗和保健的针灸方法，可用作未病先防及轻症、慢性病的治疗，希望对广大妇女患者有所帮助。

由于作者水平有限，书中难免存在纰漏之处，望读者不吝赐教。

孔尧其　于浙江省立同德医院

2024年10月

# 目 录

# | 第一章 |
# 中医对女性解剖、生理特点的认识

《素问·阴阳应象大论》云："阴阳者，天地之道也。"世上万物，皆分阴阳。人亦然，分女性为阴，男性为阳。女性构成自身特有的生理和解剖特点。

## 第一节　女性的解剖特点和相关病证

### 一、女子胞

女子胞，又称胞宫、子宫、子脏、胞脏、子处、血脏、血室等，为女性的内生殖器官，位于小腹正中，居膀胱之后，直肠之前，下口（胞门，又称子门）与阴道相连，状若倒置的梨形。《素问·五脏别论》最早提出女子胞之名，由于女子胞形态似腑，功能似脏，有蓄藏精血、孕育胎儿之功，故为奇恒之腑之一，正如张景岳所说："女子之胞，子宫是也，亦以出纳精气，而成胎孕者为奇。"可见女子胞的生理功能是主持月经、孕育胎儿，而这种生理功能有赖于脏腑、天癸、经脉、气血的作用。

中医认为，女子以血为本，经水为血液所化，而血液来源于脏腑。在脏腑中，女子胞与心、肝、脾、肾的关系尤为密切。在五脏之中，心主血，肝藏血，脾统血（脾与胃同为气血生化之源），肺主气，朝百脉而输精微，肾藏精，精化血。它们分司血的生化、统摄和调节等重要作用。故脏腑安和，血脉流畅，血海充盈，则经候如期，胎孕乃成。

天癸，是肾精、肾气充盈到一定程度时体内出现的一种精微物质，女子胞发育成熟、月经按时来潮及其后定时排卵，与天癸的来至及其对胞宫的作用有着极为密切的关系。如《素问·上古天真论》说女子"二七而天癸至，任脉通，太冲脉盛，月事以时下，故有子……七七，任脉虚，太冲脉衰少，天癸竭，地道不通，故形坏而无子也"。

女子胞与冲、任、督、带及十二经脉均有密切关系。其中，又以冲、任、督、带脉为最。

冲脉上渗诸阳，下灌三阴，与十二经脉相通，为"十二经脉之海""五脏六腑之海"。因脏腑经络之气血皆下注冲脉，故又称"血海"。因冲脉为血海，蓄溢阴血，胞宫才得以泄溢经血，孕育胎儿，完成其生理功能。故《景岳全书·妇人规》说："经本阴血也，何脏无之，唯脏腑之血皆归冲脉，而冲为五脏六腑之血海，故经言太冲脉盛则月事以时下，此可见冲脉为月经之本也。"

任脉为"阴脉之海"，蓄积阴经之血，为妇人妊养之本。任脉通畅，月经如常，方能孕育胎儿。因全身阴经之血经任脉聚于胞宫，妊养胎儿，故称"任主胞胎"。任脉气血通盛是女子胞主持月经、孕育胎儿的生理基础。冲为血海，任主胞胎，二者相资，方能有子。所以，胞宫的作用与冲任二脉的关系更为密切。

督脉为"阳脉之海"，督脉与任脉，同起于胞中，一行于身后，一行于身前，交会于龈交，其经气循环往复，沟通阴阳，调摄气血，并与肾相通，运行肾气，从而维持胞宫正常的经、孕、产等生理活动。

"带脉下系于胞宫，中束人身，居身之中央"（《血证论·崩带》）。带脉既可约束和统摄冲、任、督三经气血，又可固摄胞胎。

十二经脉的气血通过冲脉、任脉、督脉灌注于胞宫之中，而为经血之源，胎孕之本。女子胞直接或间接地与十二经脉相通，禀受脏腑之气血，泄而为经血，藏而育胞胎，从而完成其生理功能。

与女子胞相关的病证有子宫脱垂、子宫肌瘤、子宫内膜异位、月经病、胎产病和子宫癌等。

## 二、阴道、子门

阴道、子门是女性内生殖器官的一部分。"阴道"一词最早见于《诸病源候论》，"五脏六腑津气流行阴道"，是中医学中的固有解剖名称，且解剖位置与西医学一致。阴道位于膀胱、尿道和直肠之间，是连接子宫和外生殖器的肌性管道。其生理功能为排出月经、娩出胎儿，也是女性的性交器官。阴道在处女阶段，阴道口周围有处女膜附着，可呈环形、半月形、伞状或筛状。处女膜破裂后，阴道口周围留有处女膜痕。中医又称阴道为"子肠"，是娩出胎儿，排出月经、带下、恶露的通道，也是合阴阳、禁闭子精、防御外邪的处所。

"子门"一词最早见于《黄帝内经》。《灵枢·水胀》曰："石瘕生于胞中，寒气客于子门，子门闭塞。"子门又名"子户"，指子宫颈口的部位。其功能为"主定月水，生子之道"，是主持排出月经和娩出胎儿的关口。

与阴道、子门相关的妇科病证有阴道炎、阴中疼痛、子宫颈炎、宫颈肿瘤等。

## 三、卵巢

卵巢位于女性盆腔内，为成对的实质性器官，属女性性腺，呈扁卵圆形。外侧面贴于盆腔侧壁，内侧面朝向子宫；上端与盆腔壁相连，下端连于子宫；后缘游离，前缘有系膜附着，并有血管、淋巴管和神经出入。其大小及形状随年龄增长而有所改变：幼女期，表面光滑；青春期后，由于多次排卵，表面形成瘢痕，凹凸不平；性成熟期，卵巢体积最大，长 2.5~5cm，宽 1.5~3cm，厚 0.6~1.5cm；绝经后，卵巢体积显著减小；老年期，其长、宽、厚均只有 0.5cm 左右。其主要功能是产生和排出卵细胞，分泌性激素，以促进女性性征的发育并加以维持。一般而言，左、右卵巢每月交替排出一个成熟卵子。

古代中医医籍中并无卵巢的称谓，其生理功能多体现在月经、孕育之中。而中医认为，卵巢的这种功能与肾、肝、脾等脏器关系密切。首先，肾为先天之本，肾之精气的盛衰在经水初次来潮和断绝过程中一直占据主导地位，《傅青主女科》所谓"经水出诸肾"，《景岳全书》所言"月水全借肾水施化"，即是此理。肾藏精，主生殖，肾气的盛衰与月经的行止、胎儿的孕育确是密不可分。同时，中医学认为肝藏血，肾藏精，精血在一定条件下可彼此互化，故又有"女子以血为本，肝肾共为先天"之说。天癸虽然是先天之精，蓄之于肾，但其亦受后天之本——脾所运化的精微物质的滋养。脾为后天之本、气血生化之源，脾化生精微充填先天之肾，化生血液藏之于肝，以养肝及其他脏腑，使冲任充盛，胞宫充盈，经调子嗣。此外，除了肾、肝、脾三脏与卵巢功能有关外，也有人认为卵巢功能与心、肺两脏有关。

卵巢与冲任、天癸直接关联。女子在14岁左右天癸至，任通冲盛，促使血海充盈，子宫由满而溢，此时卵巢有充足的卵泡生长成熟，并可合成且分泌充足的相关性激素，因而有月经来潮，并有孕育功能。到49岁左右天癸竭，冲任衰，血海干涸，此时卵巢卵泡基本耗竭，不能合成且分泌相关性激素，则月经停止来潮，不具备生育能力。所以，天癸是月经产生的动力，是孕育的基础，生殖活动与天癸息息相关。

与卵巢相关的病证有卵巢功能早衰、不孕症、闭经、盆腔炎、卵巢肿瘤等。

## 四、阴户

阴户即外阴，女性外生殖器，指女性生殖器官的外露部分。包括阴阜、大阴唇、小阴唇、阴蒂、阴道前庭、前庭大腺、前庭球、尿道口、阴道口和阴道瓣。其上界为阴阜，下界为会阴，两侧居两股内侧。

与外阴相关的妇科病证有外阴湿疹、外阴瘙痒、外阴白色病变、外阴肿痛、尿路感染等。

## 五、乳房

乳房是一个外胚层器官，起源于皮肤，属于胸壁浅层结构。乳房，实际上是一种变异的汗腺，但其生长、发育有明显的特征。乳房是女性的第二性征，是哺育生命的唯一源泉。

乳房是人和哺乳动物特有的哺乳器官。但哺乳动物的乳房只在哺乳期间膨胀，而人类女性的乳房则一直隆起。女性乳房位于锁骨中线第4肋间隙，左右各一个。女子乳房在青春期由于性激素的刺激而逐渐增大。成年女子的乳房呈半球形，乳头呈圆柱形，中央部分皮肤呈淡红色，有皮脂腺称为乳晕。乳房内部主要为15~20个腺体（乳腺）小叶和脂肪组织。腺体呈辐射状排列，其输乳管朝向乳晕，开口于乳头。孕妇及哺乳期妇女的腺体发育最旺盛，乳房增大，向前突出或下垂；乳晕扩大，颜色加深，乳房皮肤表面可见静脉扩张。绝经后，卵巢停止活动，乳腺体积和脂肪均退化，代之以纤维组织。

与乳房相关的病证有急性乳腺炎、乳腺增生症、产后缺乳、经行乳房胀痛、乳腺肿瘤等。

# 第二节　女性的生理特点和相关病证

## 一、月经

月经，又称"月信""月事""月水"，俗称"例假""大姨妈"，是女子生殖细胞发育成熟后呈周期性子宫出血的生理现象。明代李时珍指出："女子，阴类也，以血为主，其血上应太阴，下应海潮。月有盈亏，潮有朝夕，月事一月一行，与之相符，故谓之月水、月信、月经。"女子一般每隔一个月（28天）左右，子宫内膜将发生一次自主增厚，血管增生、腺体生长分泌，以及子宫内膜崩溃脱落并伴随出血的周期性变化。这种周期性阴道排血或子宫出血的现象，称为月经，月经期流出的血便称为经血。但也有个别生理现象，称为特殊月经如身体无病而每两个月一至者，称为"并月"；三个月一至者，称为"居经"或"季经"；一年一行者，称为"避年"；终生不行经而能孕育者，称为"暗经"。一般女子受孕即停经，但也有受孕之初仍按月行经而无损胎儿者，称为"激经"，或称"盛胎""垢胎"。根据避年、居经、并月的最早记载，即晋代王叔和著《经脉》所述，"居经避年"并月：应属病态，后世《诸病源候论》《本草纲目》等也认为其为病态或异常，只有《医宗金鉴》将"并月""居经""避年"列为月经之常。

健康女子，到二七（14岁）左右，天癸至，生殖器官发育成熟，月经便开始来潮，如《血证论·男女异同论》说："女子胞中之血，每月换一次，除旧生新。"约到七七（49岁），天癸竭绝，月经闭止。

月经的产生，是脏腑、气血、经络及天癸作用于胞宫的结果。

脏腑是气血生化之源，气血是化生月经的基本物质。脏腑中，尤以肾、肝、脾最为重要。肾为先天之本，肾藏精，主生殖，对产生月经起主导作用和决定性作用的机制是肾气盛；肾气盛—天癸至—月事时下；肾气衰—天癸竭—地道不通。可见，天癸又是促成月事以时下的重要物质。而肝藏血，主疏泄，对血液起着储存作用，也对血流起着调节作用。脾为后天之本，有生血、统血的作用，《灵枢·决气》说："中焦受气取汁，变化而赤，是谓血。"血脉充盛，则下注冲任而为经水。

同时，经络与月经也有着密切的关系，是月经产生机制的又一重要环节，而经络中，尤以奇经八脉中的冲、任、督、带联系更为紧密。四脉皆与肾脉相通，"冲为血海"（《灵枢·海论》），是气血汇聚之所，人身先天元气与后天水谷精气皆汇于冲脉，所以《素问·上古天真论》说"太冲脉盛，月事以时下，故有子"，《景岳全书·妇人规》说"此可见冲脉为月经之本也"。任脉主胞胎，任有"妊养""担任"之义，有总司人身阴脉的功能。冲任皆起于胞中，"任脉通，太冲脉盛"，二脉与月经行止、孕育息息相关。督脉有"总督"之义，有总领诸阳经的功能，主维系人身元气。与任脉皆起于胞中，同出会阴，分行前后，交会于龈交穴，维持着阴阳脉气的盛衰与相对平衡，以及调节月经的正常来潮。带脉功能约束诸经，使经脉气血循行保持常度。冲、任、督三脉同起而异行，一源三歧，皆络于带脉，是月经周期、经期、经量的约束调控机制。

与月经相关的病证有月经失调、痛经、闭经、倒经、经前期紧张症、崩漏、经行情志异常、经行风疹、经行浮肿等。

## 二、带下

带下，首见于《素问·骨空论》，分广义的带下和狭义的带下。广义的带下泛指妇科疾病，经、带、胎、产诸病均称带下；狭义的带下是专指女性阴中流出的一种黏腻液体。狭义的带下又有生理性带下和病理性带下之分。生理性带下为正常白带，呈白色黏液状或蛋清样，量少，无异味。在正常情况下，白带的质与量随月经周期而改变。月经结束后，白带量少、色白，呈糊状。在月经中期卵巢即将排卵时，由于宫颈腺体分泌旺盛，白带增多，透明、微黏、呈蛋清样。排卵2~3天后，白带变得混浊，稠黏而量少。行经前后，因盆腔充血，阴道黏膜渗出物增加，白带往往增多。《灵枢·五癃津液别论》说："五谷之津液和合而为膏者，内深入于骨空，补益脑髓，而下流于阴股。"明确指出液为肾精所化，润滑如膏，流于阴股而为带下。产生的机制是肾气旺盛，化生天癸，在天癸的作用下，任脉广聚脏腑所化生之精津，则任脉所司的阴精、津液旺盛充沛，下注于胞中，流于阴股，生成生理性带下；此过程又得到督脉的温化和带脉的约束。

病理性带下则专指白带异常的疾病，白带量明显增多，色、质、气味发生异常，或伴全身、局部症状者，称为"带下过多"，又称"下白物""流秽物"。临床表现常见白带增多、绵绵不断、腰痛、神疲等；或见带下赤白相间，或五色杂下，或呈脓浊样、有臭气等。与带下相关的病证有阴道炎、子宫内膜炎、子宫颈息肉、宫颈癌等。

## 三、妊娠

从怀孕到分娩，称为"妊娠"，也称"怀孕"。

《类经·藏象类》说："阴阳交媾，胎孕乃凝。"女子在发育成熟后，月经应时来潮，经后便排卵，因而有受孕生殖的能力。此时，两性交媾，两精相合，便构成胎孕。受孕之后，月经停止来潮，脏腑经络血气皆下注于冲任，到达胞宫以养胎，培育胎儿，以至成熟而分娩。正如《备急千金要方·养胎第三》所说："妊娠一月始胚，二月始膏，三月始胞，四月形体成，五月能动，六月筋骨立，七月毛发生，八月脏腑具，九月谷气入胃，十月诸神备，日满即产矣。"

《灵枢·决气》说："两神相搏，合而成形。"受孕全赖于肾气盛，天癸成熟，冲任功能正常，男女两精相合而成胎孕。

与妊娠相关的病证有胎位不正、胎萎不长、妊娠剧吐、妊娠期高血压等。

## 四、产育

产育包括分娩、产褥和哺乳等女子生育后代3个阶段。

《医学入门》说："气血充实，可保十月分娩。"怀孕十月（280天左右），胎儿和胎衣自母体阴道娩出，称为"分娩"。《女科切要·娄氏十产论》说："妇人怀胎十月满足，阴阳气足，忽腰腹作阵疼痛，相次胎气顿陷。至于脐腹痛极，乃至腰间重痛，谷道挺拼，继之浆破血出，儿自遂生，名曰正产。"即足月顺产，若非"正产"，如妊娠八九个月，腹中时有疼痛，痛止则仍然如常，称为"试胎"；若月数已足，腹痛或作或止，而腰不痛，则为"弄胎"。分娩过程中，要遵循《达生篇》之六字真言："睡、忍痛、慢临盆。"此实为临产要诀。

与分娩相关的病证有胎盘滞留或残留、难产等。

新产后6周内，称产褥期。产褥期，整个机体的生理特点是"阴血骤虚，阳气易浮"。产后1~2天内，常会轻微发热、自汗等，一般短时间内会自行消失。产后数天内，因胞宫尚未复原而会有轻微阵痛，6周内可恢复到孕前大小。产褥期内，阴道不断有余血浊液排出，排出的称为"恶露"。恶露颜色随时间推移会由深变浅，量会由多变少，一般产后2~3周内，恶露会排尽断绝。

与产褥相关的病证有产后恶露不绝、产后出血、腹痛、发热、身痛、尿潴留、便秘、泄泻及抑郁等。

哺乳是妇女的又一生理特点。新产妇第2天可挤出初乳，约7天后乳汁逐渐变为成熟乳。《胎产心法》说："产妇冲任血旺，脾胃气壮则乳足。"脾胃生化之精微，一方面，供应母体营养；另一方面，随冲脉之气循胃经上行，化生为乳汁以哺育婴儿。

与哺乳相关的病证有缺乳、因婴儿咬伤或其他损伤而引起乳头皲裂、急性乳腺炎等。

# |第二章|
# 妇科病证的病因病机

## 第一节　病　因

病因不外乎内因、外因、不内外因，但妇科的病因有其特殊的一面。女性有月经、带下、胎孕、产育等生理活动，以血为用，易于耗血，机体常处于血不足、气有余的状态。因此，机体往往阴阳失衡、气血不足，肾、肝、脾等脏腑功能衰弱；情绪易于波动，以怒、思、恐较为常见；也容易受到淫邪的侵犯，以寒、热、湿邪多发；生活上会受到早婚多产、房室不节、调摄失宜、饮食失调等影响。

### 一、外因

导致妇科疾病发生的外来因素中，寒、热、湿邪与气血相搏，影响气血运行及气机正常升降，可出现月经不调、痛经、闭经、癥瘕、宫寒不孕、带下病、崩漏、倒经、胎动不安、胎漏、恶露不绝、产后发热等病证。湿为阴邪，与血相搏，遇热化为湿热，遇寒化为寒湿，可引起带下病、阴痒、不孕症、妊娠呕吐和妊娠水肿等病证。

### 二、内因

《素问·评热病论》指出："邪之所凑，其气必虚。"体质虚弱是导致妇科疾病发生及发展的内在因素。正如《医理辑要》所说："要知易风为病者，表气素虚；易寒为病者，阳气虚弱；易热为病者，阴气素衰；易伤食者，脾胃必亏；劳伤者，中气必损；需知发病之日，即正气不足之时。"而体质禀受于父母，且受到后天营养状况及生活习惯等诸多因素的影响，先天不足，早婚多产，房事不节，会损伤肾气，致命门火衰或阴精亏损，临床表现为带下病、不孕症、子肿、经行泄泻，或崩漏、闭经、胎动不安等。总之，体质的强弱会直接影响疾病的发生、发展、转归和预后。

七情内伤也属于妇科疾病产生的重要原因。《医宗金鉴·妇科心法要诀》说："妇人从人凡事不得专主，忧思、忿怒、郁气所伤，故经病因于七情者居多，盖以血之行止顺逆，皆由一气率之而行也。"说明情志变化主要引起气分病变。《万氏妇人科·调经章》说："女人之性，执拗偏急，忿怒妒忌，以伤肝气，肝为血海，冲任之系。冲任失守，血妄行也。"过怒则伤肝，致疏泄失常，气滞不畅、气逆冲上，进而引起血分病变，出现月经不调、痛经、闭经、崩漏、倒经、妊娠高血压、妊娠呕吐、缺乳、乳房胀痛、癥瘕等病证。妇人易忧思，思易气结，气结则致血滞，可发生月经不调、闭经、堕胎、缺乳、癥瘕等病证；惊则气乱、恐则气下，常便气机紊乱，失去对血的统摄和调控，可致月经过多、崩漏、胎动不安、堕胎、闭经等病证。

## 三、不内外因

引起妇科病证的不内外因也有很多，如房劳多产、饮食不节、劳逸失度、跌仆损伤、调摄失宜等，皆能引起经、带、胎、产、杂等诸多妇科病证。疾病形成过程中可形成病理产物——瘀血、痰饮等，又能作用于人体，干扰正常功能、加强病理变化，或引起新的病变发生。

# 第二节　病　机

妇科病机，以冲任立论。《医学源流论》指出："凡治妇人，必先明冲任之脉。"李时珍更是明确地指出："医不知此，罔探病机。"由此可见，无论是脏腑功能失常、气血失调，或直接损伤胞宫，皆以影响冲任而为病。《校注妇人良方》所言："妇人病三十六种，皆由冲任劳损而致，盖冲任之脉为十二经之会海。"即是此意。

## 一、脏腑功能失常

脏腑功能失常是导致妇科疾病的重要原因，关系最密切的是肾、肝、脾三脏。

**1.肾虚失养** 肾藏精，主生殖，胞脉系于肾。肾虚在妇科疾病病机中占有特殊的重要地位，主要分肾气虚、肾阴虚、肾阳虚等病机。

（1）肾气的盛与衰，天癸的至与竭，直接关系到经、带、胎、产的正常功能。若肾气不足，则冲任不固，系胞无力可致子宫脱垂，胎失所系则致胎动不安，封藏失职可致崩漏，血海失司可致月经蓄溢无常且先后无定期，无力摄精可致不孕症等。

（2）肾阴指肾藏阴精，是肾气活动的物质基础。若肾阴亏损，则冲任血虚，血海不按时满溢可致月经后期，胎失所养可致胎动不安，不能凝精成孕可致不孕症，阴虚内热、热伏冲任可迫血妄行而致月经先期、崩漏等。

（3）肾阳即命门之火，是机体温煦气化的原动力。肾阳不足，冲任不得温煦，可致胞脉虚寒而痛经、妊娠腹痛、胎动不安、宫寒不孕；可致血行凝滞而致血经后期、月经过少或闭经；可致血气下注冲任而致经行泄泻；可致湿浊下注冲任而带脉失约，发为带下病；可致胎失冲任所养而致阻遏气机、湿浊泛溢肌肤，发为妊娠肿胀等。

**2.肝失和调** 肝藏血，主疏泄，司血海，体阴而用阳。肝易郁、易热、易虚、易亢，影响冲任、胞宫功能，而导致妇科疾病的发生。

（1）肝气郁结，则血为气滞，冲任失畅，血海蓄溢失常可引起月经先后无定期、经量多少不定、痛经、闭经等。

（2）肝郁化热化火，下扰冲任或气火上炎，可迫血妄行，引起月经先期、月经过多、崩漏或倒经等。肝木克土易犯胃，还可引起妊娠呕吐。

（3）肝气犯脾，日久肝郁化热，脾虚生湿，湿热蕴结，下注冲任，致带脉失约，可引起带下病、阴痒、阴肿、阴痛等。

（4）肝阴不足，可引起经断前后诸证，若阴不制阳，肝阳偏亢，可引起妊娠高血压；若引肝风内动，可致妊娠痉证、产后痉证等。

**3.脾失健运及统摄** 脾主运化，统摄血液，为气血生化之源、后天之本。脾气主升，喜燥恶湿。

（1）脾气不足，健运失常，冲任失养，血海不盈，可出现月经后期、月经过少、闭经、胎萎不长、产后缺乳等；脾阳不振，水湿内停，湿聚成痰，痰湿壅滞冲任、胞宫，可致月经过少、闭经、不孕、癥瘕、多囊卵巢综合征等；脾失健运，湿邪内生，则损伤任、带，使之失于固约，可致带下病。

（2）脾气虚弱，中气不足，统摄无权，冲任不固，可致月经先期、月经过多、崩漏、胎漏、产后恶露不绝等。

（3）脾气虚而下陷，则可见经崩、子宫脱垂。如脾胃虚弱，孕后经血不泻，冲气偏盛，循经上逆而犯胃，可致胃失和降，发为恶阻。

## 二、气血失调

气血失调是妇科疾病中最常见的病机，月经、胎孕、产育、哺乳等都是以血为用，易致机体相对处于血分不足、气偏有余的状态。如《灵枢·五音五味》所言："妇人之生，有余气，不足于血，以其数脱血也。"气血之间相互依存，相互资生，凡伤于血，必影响到气；伤于气，则必影响及血。但以气为主还是以血为主的疾病病机不同，应予区分。

1.**气分失常**　气分失常主要证型有气虚、气滞、气逆、气寒和气热。

（1）气虚则冲任不固，气不摄血，可致月经先期、月经过多、崩漏，产后恶露不绝，可致妊娠胎动不安。气虚下陷致子宫脱垂，卫表不固致产后发热、产后身痛等。

（2）气滞因于气郁、气结。气滞血滞，冲任失畅，血海失司则致月经先后无定期；血行迟滞则月经后期；经期冲脉充盛致经行乳房胀痛；产后乳汁阻滞则缺乳；气滞血瘀则致痛经、闭经、癥瘕、不孕症；气滞湿郁，湿浊宣泄不利则致经行浮肿，痰湿内滞则致月经后期、闭经、不孕症；湿浊泛溢肌肤则致妊娠肿胀。气郁化热，热伤冲任，迫血妄行，可致月经先期、崩漏；气郁化火，气火上逆而扰犯神明，可致经行神志异常。

（3）怒则气逆，可致经行吐衄、妊娠呕吐、咳嗽等。

（4）寒伤阳气，寒气凝滞可致月经后期、经量过少、痛经、闭经、不孕症、妇人腹痛等。

（5）五志化火，火热上炎可见经行吐衄，湿热蕴结可见妇人腹痛，感染邪毒可见产后发热，或热结阳明而致产后便秘等。

2.**血分失常**　血分失常主要证型有血虚、血瘀、血热、血寒和出血。

（1）妇人平素化源不足，加上经、孕、产、乳等失血、耗血过多则致血虚，造成冲任血少，可致血海不满而月经后期、月经过少、闭经；可致胞脉失养而见痛经、妊娠腹痛、妇人腹痛；可致胎失所养而见胎动不安、滑胎、胎萎不长；可致血少不能凝精成孕而见不孕；可致乳汁化生不足而见产后缺乳等。

（2）脉中之血为寒邪、热邪所阻，气虚气滞不能行血，离经之血留滞体内外，均会导致血瘀。血瘀，冲任阻滞，胞脉不畅，可致经行不畅、经期延长、痛经、崩漏、产后腹痛、闭经、癥瘕、异位妊娠、不孕症等一系列病证。

（3）外感热邪，或五志过极化火，或嗜食辛辣，致热与血相搏，均可引起血热。血热，热伤冲任，迫血妄行，可致月经先期、月经过多、崩漏、产后恶露不绝；热与血结，胞脉痹阻不通，可致产后腹痛；热扰冲任，可伤胎气而致胎动不安；阴虚内热，热伏冲任，可致月经先期、经量过少；血热兼湿，可致湿热下注冲任而见阴痒、带下病等。

（4）素体阳虚，或感受寒邪，或过食生冷，或居处阴湿，寒与血相结，均会引起血寒。血寒，寒客冲任，阻滞胞脉，血为寒凝，可致月经后期、月经过少、痛经、闭经、癥瘕、产后腹痛、不孕症等。阳虚内寒，可致月经后期、月经过少、经血色淡、痛经。寒湿凝滞，可致瘀阻冲任而痛经、闭经、妇人腹痛。若痰瘀交阻，可致阴疮。

（5）出血，乃脉络损伤，血溢于外。其因有气虚、血热、血瘀之异：气虚致冲任不固、统摄无权而出血；血热致热伤冲任而迫血妄行；血瘀致冲任阻滞而血不归经，经、带、胎、产皆现出血诸证。

**3. 冲任督带损伤** 冲任督皆起于胞中，带脉环腰一周，络胞而过，与胞宫关系密切。《素问·骨空论》说："冲脉为病，逆气里急""任脉为病……女子带下瘕聚""督脉为病……女子不孕"。《难经》说："带脉之为病，腹满腰溶溶若坐水中。"可见此四脉受损，可致女子为病。其受损的原因，或因经期产时感染邪毒，搏击于胞宫，损伤冲任；或因受寒饮冷，寒湿之邪侵袭胞宫，客于冲任，血为寒湿凝滞；或因跌仆闪挫、外伤、房事不节或不洁而直接伤及胞宫，致冲任失调；情志抑郁，致气滞血瘀；恼怒火动，致血行逆乱；劳倦伤气，致血失统摄；孕产过多过频，致精血耗损。或虚或实，皆易损伤冲、任、督、带脉的正常生理功能，而产生经、带、胎、产等相关病证。

# | 第三章 |
# 妇科病证的针灸治疗法则

妇科疾病因女性在解剖和生理上的特殊性，其所发疾病的病因病机也有自身的特点，故在确定针灸治疗法则时，应以辨证为导向，形成自己审因论治的特色。

## 第一节　从虚论治——补气益血法

《素问·调经论》说："人之所以有者，血与气耳。"气血来源于脏腑，运行于经络，是妇女经、孕、产、乳的物质基础。若气血虚弱，冲任不足，使女子的物质基础受损，可致经、带、胎、产、杂病。因此，从虚论治，补气益血，是针灸治疗妇科疾病的第一法则。

### 一、虚的成因和临床表现

人之气血，均由肾精化生，并有赖于后天水谷精微的维系。气为血之帅，血为气之母，两者相互协调，互根互用。而男女因为遗传性征、身体形态、脏腑结构的差别，女子多禀受阴柔之气，肾、脾、肝等脏腑功能较弱，加上经、孕、产、乳等生理活动，易耗血散气。这是女子气血偏虚的主要原因。《素问·调经论》指出："血气不和，百病乃变化而生。"妇女以血为本，气血亏虚，症见面色㿠白，全身乏力，少言懒动，茶饭不香，精神萎靡。而气血失调，冲任受损，又会导致一系列妇科疾病的发生。气虚则冲任不固，血失统摄，可见月经先期、月经过多、崩漏、产后恶露不绝等；冲任不固，不能载胎，则胎动不安；气弱无力送胞，可致胞衣不下；无力系胞，可致子宫脱垂；气虚卫表不固，易感外邪，可致产后自汗、产后发热、产后身痛等。血虚致冲任血少，可见月经后期、月经过少、闭经；血虚致胞脉失养，则胎动不安、滑胎、胎萎不长。冲任血少，不能凝精成孕则不孕；血少致乳汁化源不足则产后缺乳。

## 二、治虚法则——补气益血

针灸补益气血，从脏腑、经络入手。一身之气分布于某一脏腑或某一经络，即成为某一脏腑或某一经络之气，故针灸就是通过经络的穴位刺激，使信息传达到病所而起到治疗作用。妇女气血亏虚，主要责之于肾、脾、肝三脏，故治疗时重在补益此三脏之气血。

**1.补肾为先，填精益气** 人体之气，由精化生。先天之精，化生先天之气，即为元气。肾藏先天之精，为人体生气之本，精充则气足，精充则气衰。精血同源，精能化血，血能养精，肾精充盈，血有所充，故精足则血旺，精亏则血虚。当妇女在生理活动中致肾气虚衰，肾血亏损，冲任不固，补肾益气、固本守元乃首选。针灸可选关元、太溪、肾俞、照海等穴，针用补法以补肾阴；可选命门、气海、大赫、关元、气穴、肾俞、足三里等穴，针灸并施，以补肾阳，填精益气。

**2.健脾和胃，化生气血** 脾胃是后天之本，为人体生气之源。脾主运化，胃主受纳，共同完成对饮食水谷的消化和水谷精微的吸收。水谷之精及其生化的血与津液，皆可化气，成为人体生气的根源。水谷精微又通过脾气转输的作用输送到肝、心、肺、肾，分别化为精、气、血、津液，内养五脏六腑，外养四肢百骸、皮毛筋肉。故脾气的运化功能健全，则化生精、气、血，养料充足旺盛，则妇女经、孕、产、乳等生理活动健康正常。若脾胃气虚，营血失于统摄，生化不足而血虚，则造成妇科经、带、胎、产、杂诸证。故补气益血离不开健脾和胃，调补冲任，此为妇科病从虚论治的重要法则之一。针灸常用脾俞、胃俞、膈俞、中脘、梁门、足三里、三阴交、阴陵泉、丰隆、隐白、内关等穴，针用补法、艾灸等。

**3.养肝调肝，滋阴益气** 肝主疏泄，主藏血。肝气的疏泄功能，对各脏腑经络之气升降出入运动的协调平衡，起着重要的调节作用。血液运行、脾胃运化、气血调和、女子排卵和月经来潮等，都有赖于肝对气机的调畅。气能行血，气行则血行，故肝气的疏泄作用能促进血液运行，使之畅达而无瘀滞。若气机郁结，则冲任损伤，血行障碍，血运不畅，随之形成瘀血，治当调肝行血。针灸常以足厥阴肝经之大敦、行间、太冲、蠡沟、中都穴为主，配以血海、三阴交、合谷等穴，针用泻法；肝又主藏血，具有贮藏血液、调节血量和防止出血的功能。女子以血为本，冲脉起于胞中而通于肝，为女子经血之源。肝藏血充足，冲脉血液充盛，是月经按时来潮的重要保证。治以养肝滋阴、补血养血为主。针灸常用肝俞、膈俞、肾俞、蠡沟、三阴交等穴，针用补法。辨证时可搭配其他腧穴，如肝阳上亢可针泻太阳、风池、曲池、合谷、太冲等穴，肝风内动可速取水沟、内关、三阴交、曲池、合谷、太冲而泻之，十二井穴点刺放血而泄去热邪等。

# 第二节　从寒论治——温经散寒法

女人属阴，阳气素弱，体质多偏寒性，平素较为抑制、喜静少动，形寒肢冷，食量偏小，容易疲劳。因此，温经散寒是妇科针灸治疗的重要法则。

## 一、寒的成因和临床表现

女人虚寒，其内因一是禀赋不足，肾气偏弱，阳气不足以温煦脏腑经络、四肢百骸；二是脾胃本虚，又恣食生冷不洁之物，使脾运不健，化生乏力，血液不得充盈；三是肝气虚弱，藏血不足，冲脉血衰；四是由妇女生理的经、孕、产、乳等耗血损气所致。其外因是女子属阴，寒为阴邪，同气相求。若涉水淋雨、汗出当风、空调过凉、穿着单薄、不注意保暖，就会被寒邪侵袭，失其温煦导致气血凝结、经脉阻滞。

寒凝经脉，气血运行不畅，致女子面色苍白，肌肉瘦削，毛发不荣，四肢不温、怕冷，精神疲惫，失眠，多梦，健忘，烦躁，惊悸等；甚或气血凝结，阻滞不通，不通则痛。因寒而痛，痛多冷痛，痛而伴有冷感，得温则减，遇寒增剧。妇科疾病中的痛经、经行头痛、阴中疼痛、产后身痛、产后腹痛、子宫内膜异位症等各种疼痛，皆与寒有关。其他因寒导致的妇科疾病还有月经不调、月经过少、闭经、经行泄泻、经行精神障碍、带下清冷、阴冷、胎萎不长、产后抑郁、宫寒不孕等。

## 二、治寒法则——温经散寒

**1.补肾益阳**　肾阳为一身阳气之本，温煦全身脏腑经络、形体官窍。肾阳充盛，各种生理活动的作用得以正常发挥，机体代谢旺盛，产热增加，精神振奋；若肾阳虚衰，温煦、推动功能减退，产热不足，就会发为虚寒病证，故温经散寒首推补益肾阳。但是，单单补肾阳是不够的，因为肾阳有赖于肾精的不断充填。肾精为先天之精，肾精所化之肾气，分化为肾阴、肾阳，亦即元阴、元阳，两者相互依存、相互为用，故补益肾阳的同时应补益肾阴。常用的补肾腧穴有肾俞、命门、关元、阴交、太溪、气穴、气海、三阴交、照海、然谷、水泉、阴谷、横骨、大赫、四满、肓俞、商曲、阴都等。

**2.补益冲、任、督脉** 冲、任与督脉同起于胞中，冲脉"渗诸阳""渗三阴"，为十二经气血汇聚之所，是全身气血运行的要冲。冲脉精血充盛，胞宫才有行经、胎孕等生理功能。任脉主一身之阴，为人体妊养之本而主胞胎，任脉气通，胞宫才有行经、带下、胎孕等生理功能。因此，冲任受寒，气血阻滞，就会直接影响胞宫的生理功能，导致经、带、胎、产诸病证。补益冲任的常用腧穴有神阙、气海、关元、横骨、大赫、气穴、四满、中注、肓俞、商曲、石关、阴都、通谷、会阴、阴交等。

此外，督脉主一身之阳，总督全身阳气，为"阳脉之海"，手足三阳经、阳维脉、带脉交会于此脉，与肾经同起于胞中，而温经散寒离不开督脉。常用腧穴有百会、命门、腰俞、腰阳关及华佗夹脊穴等。

**3.温经通络祛寒** 寒邪致病，具有寒冷、凝结、收引的特性。寒为阴邪，易伤阳气，易阻滞经脉，令经络、血脉收引。针灸祛寒，宜温经通络，常规以循经取穴和阿是穴为多。若经产时感受寒邪，搏于冲任，而致血为寒凝，胞脉不畅，血行迟滞，则可选气海、大赫、子宫、三阴交等穴，针用补法，加天枢、归来施灸，针刺地机以散寒活血；若过服寒凉之品，可加足三里、中脘穴行温针灸；若已虚寒内生，可加灸命门、关元等穴。

针灸温经散寒的方法以针刺补法、艾灸、温针灸、火针、穴位贴敷、穴位熨贴等较为常见。

# 第三节　从瘀论治——活血化瘀法

女人以血为本，血液循环迟缓，或运行不畅，或瘀滞不通，则成血瘀。血瘀可致血液运行瘀滞不畅，或形成瘀积，从而产生诸多妇科病变。活血化瘀，便是妇科治瘀的重要法则之一。

## 一、瘀的成因和临床表现

离经之血未排出体外，停滞体内而致瘀，临床可见异位妊娠、盆腔内积血等；或因虚致瘀，气虚而运血无力，阳虚而脉道失于温通而致滞涩，阴虚而脉道失于柔润致僵化，津液亏虚而无以充血致血脉不利。或气滞致瘀，因气行则血行，气滞则血瘀。或情志郁结，气机不畅，痰饮内停，阻遏脉络，都会造成血液运行不畅，致血液瘀积不行。或血寒致瘀，因血得热则行，得寒则凝。寒邪入于血脉，或阴寒内盛，血脉挛缩，血液凝涩而运行不畅，致瘀积不散。血瘀有个特点，是致痛，痛呈刺痛，痛处固定不移。血瘀，则冲任阻滞，胞脉不畅，临床可见经期延长、痛经、产后腹痛；冲任阻滞，瘀停胞脉，可见闭经、癥瘕、异位妊娠；瘀停胞脉，血不归经，可致崩漏；瘀停胞脉，不能摄精成孕而致不孕等。或血热致瘀，外感火热邪气，体内阳盛化火，热伤冲任，迫血妄行，可致月经先期、月经过多、崩漏、倒经、产后恶露不绝；血热互结，煎熬成块，痹阻胞络，不通则痛，可致产后腹痛；热伤冲任，损伤胎气，可致胎动不安等。

## 二、治瘀法则——活血化瘀

寒凝、热结、气滞、气虚均可致血瘀、冲任失畅，针灸治疗宜活血化瘀、通调冲任。但瘀血形成的原因不同，兼邪各异，瘀血阻滞的部位也不尽相同，故针灸选穴、选法也不完全一致。针对瘀血致病的表现为疼痛、肿块、出血等，针灸活血化瘀通常采用以下方法。

**1.温经通络**　血脉运行，靠营气推动，营气亏虚，无力推动血液运行，可致气虚血瘀，治宜益气化瘀。常用穴位如关元、气海、神阙、气穴、子宫、命门、肾俞、脾俞、膈俞、三阴交、血海等，针灸并施。例如治疗痛经取血海穴，运用振颤运气针法，使针感强烈且温热，上传而直达少腹，让温热透至胞宫，起到调节气血、温经通络、活血化瘀的作用，而快速达到缓痉止痛的效果。若寒凝致瘀，可兼取水道、归来、大赫、地机、膈俞等穴，针灸并施，或用穴位贴敷、热熨等法。

**2.行滞泄热**　肝气郁结，推动无力，气滞血瘀，治当疏肝解郁、行滞化瘀，选取气海、关元、期门、归来、太冲、行间、三阴交、肝俞、肩井、合谷、血海、阴陵泉等穴，针行泻法。血热互结，胞络痹阻，可泄热化瘀，取大敦、隐白、血海、大椎、至阴等穴，针行泻法，或刺络出血。

# 第四节 从痰论治——化湿祛痰法

## 一、痰湿的成因和临床表现

痰湿是人体疾病过程的一种病理产物。湿，内由脾胃虚弱，加饮食不慎、七情内伤，脾胃运化失常，水谷精微布散不及所致；外由久居阴湿之处，或淋雨涉水，湿邪侵犯皮肉，进而深入身体内部而致。痰是由体内有热，"熬炼"湿邪所致。这里所述的痰，是停滞在脏腑经络等组织中的痰液，称"无形之痰"。多因外感六淫，或七情内伤，或饮食不节，导致脏腑功能失调，气化不利，水液代谢障碍，水液凝聚而形成。女子体质偏寒，阳气偏弱，脾阳不振，湿浊内停，下注冲任，导致带下病、妊娠肿胀；若化为痰湿，壅塞胞脉，则导致月经后期、闭经、不孕等。肾阳不足，水液不得蒸化，导致带下病、妊娠肿胀等。肝郁化热，肝气犯脾，脾虚湿盛，湿热互结，下注冲任，导致带下病、阴痒、阴肿、阴痛等；肝郁痰凝，则导致乳腺增生、子宫肌瘤等。若因湿邪浸淫，从阳化为温热，从阴化为寒湿，湿热蕴结或阴部感染而致湿毒，下注冲任，可出现带下病、阴痒、阴肿、不孕、妊娠呕吐、妊娠水肿等证。

## 二、治痰法则——化湿祛痰

痰湿为人体水液代谢障碍所形成的病理产物，可停滞于经脉，留滞于脏腑，阻滞气机和气血运行，影响水液代谢，导致经、带、胎、产、杂多种妇科病证，化湿祛痰便是妇科针灸治疗的又一重要法则。

**1.健脾化湿** 脾主水液运化，喜燥恶湿。脾气健旺，运化水液功能正常，则水湿难以停聚。脾气虚衰，则水湿内生，治宜健脾化湿、通调冲任。而脾阳不振，湿浊停聚，化为痰湿，壅塞胞脉，治宜健脾豁痰、通利冲任。常用腧穴有脾俞、胃俞、中脘、水分、梁门、血海、足三里、丰隆、阴陵泉、内关、隐白、三阴交、水道、归来、天枢、期门穴等，针多用补法或灸法。

**2.温阳行水，泻肝除湿** 肾主水，肾阳不足，气化失常，水湿内停，下注冲任或泛溢肌肤，治宜温肾助阳、化气行水，多用命门、肾俞、腰阳关、关元、气海、石门、阴交、神阙、水分、中极、然谷、大赫、气穴、太溪、照海等穴，针用补法、温针灸或艾灸法。肝经湿热，导致带下病及外阴诸疾，故泻肝清热除湿、通利冲任，也是重要的治疗法则之一，常用腧穴有大敦、行间、太冲、蠡沟、曲泉、阴廉、中极、水道、带脉、三阴交、曲池、八髎等，针用泻法，或点刺出血。

# 第五节 从郁论治——疏肝解郁法

女性以肝为先天，以血为本。肝气郁结，会给女性带来诸多疾病。疏肝解郁是针灸治疗妇科疾病应用较为广泛的治法。

## 一、郁的成因和临床表现

女性多禀阴柔，性格多内向，喜静少动，多愁善感，胆小易惊，生性抑制，易受七情所伤。肝喜条达，主疏泄，调畅气机。若肝气平和，疏泄功能正常，则女性气机调畅，气血和调，经、孕、产、乳功能正常，心情舒畅；若肝失条达，疏泄无度，则肝气郁结，冲任不调，可见月经先期、月经后期、月经不定期、月经过少、闭经、痛经、经行乳房胀痛、经行情志异常、产后抑郁、乳腺增生症、围绝经期综合征、子宫内膜异位症、女性性功能障碍、不孕症、卵巢功能早衰、多囊卵巢综合征等多种病证。

## 二、治郁法则——疏肝解郁

肝气郁结，抑郁忿怒，治宜疏肝解郁、通调冲任。常用腧穴可选大敦、行间、太冲、蠡沟、中都、期门、肝俞、三阴交、合谷、曲池、血海等，针行泻法。若肝郁化火，烦躁易怒，经行头痛，可点刺大敦放血，重泻太冲。

# | 第四章 |
# 妇科病证的针灸处方规律

## 第一节　妇科针灸的处方特点

　　针灸处方，首先选穴，然后选法，最后操作。女性有其自身的解剖和生理特点，因此，针灸治疗妇科疾病时，有其独特的处方特点。其特点包括标本兼治、多举并施和灵活运用效穴效法等。

### 一、标本兼治，择优处方

　　**1.治标救急，远近结合**　辨别标本缓急，是针灸治疗妇科疾病的首要问题。妇科病证，或起病急骤，来势凶险，如妊娠剧吐、产后血崩；或疼痛不已，寝食难安，如子宫内膜异位症、急性乳腺炎；或苦不堪言，难以隐忍，如外阴瘙痒、压力性尿失禁。它们严重影响到女性的身心健康，甚至会危及女性生命。患者急于摆脱痛苦，哪怕得到短暂的缓解也好，医者也应果断采取有效措施，急治其标，以解患者燃眉之急。而针灸治标，有操作简便、获效迅捷的优势，处方可远近结合，择其优者施用。近治的典型是阿是穴的运用，阿是穴乃气血阻滞之处，不通则痛，故"以痛为腧"，通过针灸刺激，令其临时集聚的气血得以清除，疼痛也就立马消失了。如急性乳腺炎直刺阿是穴（包块）加围刺乳房就近腧穴，或用阿是穴药物贴敷法，均能起到立缓疼痛、解毒消肿的作用。再如治崩漏选就近腧穴中极，深刺2.5寸，使患者阴部有抽掣感，然后留针90分钟，可起到止崩抢救的效用。但针灸并非都是近治，还可以辨证求因，运用经络补泻，远治救急。再举崩漏为例，若因血热而崩，取大敦、隐白刺络出血，即可收桴鼓之效。治疗妊娠剧吐，可用吴茱萸拌生姜泥贴敷于涌泉。外阴瘙痒，既可以选阿是穴就近贴敷，也可采用头皮针顶中线、顶颞后斜线而止痒。

　　**2.求本治本，依从辨证**　多数妇科疾病与患者禀赋羸弱、积累成疾有关，治疗时必须求本治本。针灸治本配穴，主要视辨证后对阴阳、气血、脏腑、经络的虚补实泻来实施。妇科疾病多因脏腑功能失调，肾虚失养，肝失和调，脾失健运、统摄，加上气血失常，冲、任、督、带受损，而引发经、带、胎、产、杂病，如月经不调、闭经、带下病、外阴营养不良、产后缺乳、围绝经期综合征、乳腺增生症、不孕症、子宫脱垂等。妇科治本处方中，最有特色的、被广泛应用的腧穴是神阙。神阙，属任脉，位于脐窝中央。脐是禀受先天的最早形式。人体在母体内，就是通过脐带获得营养的。中医称脐带为"血脉之蒂"，为精、神、气血往来之要。神阙与冲任关系密切，是人体上、下、左、右交会之中心，内通五脏而关系于肾，具有向四周及全身输布气血的功能。故在针灸治疗妇科病中，或艾灸，或贴敷，或拔火罐，或激光照射，或施脐针，均起到治本的效果。在本书列举的49个病证治疗处方中，有44个选用了神阙。当然，治本的依据是辨证。如闭经一证，有因肝肾不足、气血虚弱、气滞血瘀、痰湿阻滞而引起的，针灸处方时，必须根据望、问、闻、切，分清虚实。肥胖型闭经应取足三里、丰隆、阴陵泉、三阴交等穴为主，予以祛湿化痰，健脾生血；血枯型闭经应选关元、肾俞、归来、血海等穴，予以培元益肾、补益气血；寒凝血瘀型闭经应取神阙、关元、百会、膈俞、血海等穴温寒化瘀；气滞血瘀型闭经应选行间、太冲、气海、关元等穴疏肝理气、活血化瘀，而非一味地破血通经。

**3.处方用穴少而精** 能单穴不复方，执简驭繁。女性与男性比较，禀赋本身存在差异，加上在生理上有月经、带下、胎孕和产育等不同，心理和体质状况更是偏弱，除男女共患的疾病外，妇科疾病又日积月累地影响了女性身体，故妇科针灸用穴，应遵循从少而精的原则，单穴能见效，就无须用复方，要执简驭繁。一可促进精准辨证，精准用穴，精准施法，以尽早获效；二可避免用穴过多，刺激过强，伤及正气；三可防范攻伐太过，影响女性正常的生理功能。如胎盘滞留或残留，关元、神阙、合谷、三阴交、子宫、中极、独阴、足三里、至阴等穴均可选用组方，但应首选单穴，如双侧至阴，进针0.1~0.2寸，逐渐加强刺激，胎盘立即娩出；如5分钟后胎盘不下，可加刺中极，进针2寸，胎盘则应针而下。若辨证气虚明显，再加关元、隐白；血瘀严重，可酌加气海、合谷。不必过度用穴。

## 二、多措并施，辨证处方

在妇科治疗中，几乎所有针灸技术都可以用于其中，这些疗法包括毫针刺法、电针、温针、头皮针、腕踝针、耳针、面针、腹针、皮内针、皮肤针、芒针、火针、浮针、刃针、穴位贴敷、穴位注射、穴位埋线、穴位激光照射、穴位TDP照射、刺络疗法、拔火罐、艾灸法等。所施之法，辨证处方，可单用获效；可一法为主，配以他法；可多措并施，疗效叠加。

（1）最常用的是毫针刺法，可补可泻，虚实皆宜。而耳针、耳穴压丸方法简便，治疗范围广泛，对妇科止痛、清热、调节内分泌、调节神经功能、调经、补肾、补血、调节脏腑气血等均有治疗作用，也得到十分普遍的应用。

（2）妇人多虚寒，对于经、带、胎、产、杂病中的虚寒诸证，宜多用各种灸法、温针、穴位TDP照射、穴位贴敷等。

（3）妇科病中的痛证，多由瘀、痰、寒、虚所致，如痛经、经行头痛、经行乳房胀痛、产后身痛、子宫内膜异位症、盆腔炎、乳腺增生等较为多见，针灸止痛可显奇效。除常用的毫针、耳针、艾灸等法，浮针、刃针、穴位埋线、穴位注射等法均有桴鼓之效。

（4）妇科病中受邪毒之侵，红肿热痛均不显见，如急性乳腺炎、阴道炎、宫颈炎、盆腔炎、外阴湿疹、外阴瘙痒等，针灸处方多见穴位贴敷、刺络、拔罐、皮肤针叩刺等法。

（5）妇科病中神志障碍，多责之于肝气郁结、心神失养、脾思过度，如经行情志异常、产后抑郁等。处方中常见头皮针、电针、穴位注射、穴位埋线等。

## 三、效穴效法，灵活应用

在处方中选用传统特殊效穴和一些经过临床实践检验的新穴、奇穴，也是妇科疾病治疗特色之一。

传统特殊效穴是经过古代医家长期临床实践所发现的某些具有特殊治疗作用的腧穴，在妇科针灸治疗中发挥着奇特的效用。后人在妇科针灸临床和实验中又发现某些奇穴、新穴，用解剖或功能命名，或一些老穴新用，均取得意外而特殊的效果，举例如下。

1.至阴　足太阳膀胱经的井穴，位于足小趾末节外侧，距趾甲角侧后方0.1寸处。主治胎位不正，临床中可用毫针、电针，以及温和灸、麦粒灸、隔姜灸等各种灸法施用此穴。施术开始，就会令产妇胎动，不正胎位可以很快得到纠正，若出现反复，再施针灸，同样可以获效。同时，可主治胎盘滞留或残留等。

2.**少府**　手少阴心经的荥穴，位于手掌面，第4、5掌骨之间，握拳时，当小指尖处。主治阴痒、阴痛等。

3.**少泽**　手太阳小肠经的井穴，位于手小指末节尺侧，距指甲角0.1寸。主治产后少乳、乳腺炎等。

4.**肩井**　手少阳、阳维之会，位于大椎与肩峰端连线的中点上，前直对乳中。主治乳痈、乳汁不下、难产、胞衣不下、逐下死胎等。

5.**隐白**　足太阴脾经的井穴，位于足大趾内侧，趾甲角0.1寸。主治月经过多、崩漏等。

6.**天宗**　手太阳小肠经，位于肩胛区，肩胛冈中点与肩胛骨下角连线上1/3与下2/3交点凹陷中。主治急性乳腺炎、乳腺增生等。

7.**合谷**　手阳明大肠经的原穴，位于手背，第1、2掌骨之间，当第2掌骨桡侧的中点处。可增强宫缩、延长宫缩时间、缩短产程，主治滞产、经闭等，还可预防产后出血和用于催产等。

8.**膺乳**　与乳房相对应的一个面部穴位，位于目内眦斜行上1.1cm，相当于攒竹穴下1.3cm处。主治和预防产后缺乳、乳头疼痛等。

9.**断红**　经外奇穴，位于手指，第2、3掌指关节间前1寸，相当于八邪穴之上都穴。主治月经量过多、崩漏等。

10.**乳腺**　经外奇穴，位于肩胛骨中心处，肩胛内上缘和肩胛下角连线的上1/3。主治急性乳腺炎、乳腺增生、产后缺乳、乳房胀痛等乳腺疾病。

11.**通乳**　经外奇穴，循手厥阴心包经，腕横纹至肘横纹连线之间，分三等份，连线的上1/3与中1/3交界处中点。主治急性乳腺炎、乳腺增生、产后缺乳、乳房胀痛等乳腺疾病。

12.**通经**　即膻中穴，为平衡针穴，定位在胸骨柄正中线1/2处，相当于第4肋间隙。主治原发痛经、继发痛经、经前期紧张综合征。临床还可用于盆腔炎、阴道炎、附件炎等。

13.**卵巢**　经外奇穴，定位在耻骨联合中点上3横指，旁开4横指处（即子宫上1.5寸）。主治不孕症（排卵障碍）。西医学实验研究已证实，针刺对体内性腺激素有双向调节作用，针刺通过兴奋下丘脑-垂体系统，可使性腺激素分泌增加，使LH/FSH恢复正常，从而激发卵泡破裂等一系列内分泌变化，引起卵泡破裂而排卵。另一方面，针刺卵巢可使卵巢平滑肌收缩，促进卵泡壁的破裂而排卵。

**14.止痒**　经外奇穴，位于耻骨联合旁开2cm，左右各一。主治外阴湿疹、外阴瘙痒症等。

**15.提托**　经外奇穴，位于下腹部正中线，脐下3寸，左右旁开4寸。主治子宫脱垂、腹胀、痛经等。

**16.独阴**　经外奇穴，别名独会。位于足第二趾的跖侧远端趾间关节的中点。主治胞衣不下，月经不调，子宫功能性出血等。

**17.子宫**　经外奇穴，位于脐中下4寸，中极旁开3寸，主治子宫脱垂、不孕、痛经、崩漏、月经不调等。

**18.尿通**　经外奇穴，位于箕门穴上1寸许，压痛明显处。主治产后尿潴留等。

**19.痔疮（通便）**　经外奇穴，位于前臂伸侧面，尺桡骨之间，前臂背侧腕关节至肘关节连线的上1/3处。主治产后大便难。

**20.腹痛**　位于腓骨小头前下方凹陷中，即阳陵泉穴处。主治产后腹痛、产后大便难等。

以上列举的腧穴都有其特殊的治疗作用，临床上使用起来得心应手。同时，有些病证不仅有多个效穴，而且有多个效法，如痛经一证，多穴多法，疗效均佳：次髎穴予温针灸、隔姜灸；神阙穴予贴敷、隔盐灸；关元穴予发疱灸；三阴交穴注射维生素B$_{12}$或刺络；还有浮针、刃针、腕踝针、穴位埋线等刺灸方法，皆有立竿见影的效果。在处方时，要因人而异，灵活应用。

# 第二节　妇科针灸的选穴规律

妇科针灸，选穴相对集中，这是由女性的解剖特点、生理特点和针灸的治疗作用所决定的。

## 一、以近治为主，"腧穴所在，主治所在"，选穴以小腹、腰骶部为多

针灸是通过腧穴的刺激而达到治疗目的的，而腧穴又有其自身的主治特点，其中之一就是近治作用。所谓"近治作用"，是指腧穴具有治疗其所在部位局部及邻近组织、器官病证的作用。女性有其独特的解剖特点，胞宫、阴道、子门、外阴均在人体的小腹部，乳房在人体的胸部，若其为病，病位也主要在于此。

故妇科针灸选穴,多在这些器官的所在部位局部。

与小腹部相近的腧穴,前面在上至神阙,下至会阴穴范围内,有神阙、气海、关元、中极、曲骨、子宫、会阴、阴交、大赫、气穴、四满、天枢、外陵、归来、气冲等穴,后面有腰骶部的八髎、肾俞、气海俞、关元俞、小肠俞、白环俞、会阳等穴。

与乳房相近的腧穴有膻中、屋翳、膺窗、乳根、天溪、气户、库房、神封、中府等穴,背部有心俞、督俞、膈俞、肝俞、脾俞、胃俞、天宗、胸4~胸8夹脊、膏肓等穴。

## 二、选关联密切的脏腑经络腧穴为主,"经脉所过,主治所及",选穴以下肢为多

针灸治疗妇科疾病,应注重使用与女性生理功能相关的经脉及对应的脏腑,肾为足少阴经,肝为足厥阴经,脾为足太阴经,足三阴经的循行走向皆从足走腹胸。具体来说,足少阴肾经起于足小趾之下,然后向上,属肾,络膀胱;另有分支向上,行于腹部前正中线旁0.5寸,经脉过小腹,故其本经腧穴主治妇科病、前阴病、肾脏病等,如然谷、太溪、大钟、照海、交信、阴谷、大赫等均为妇科病的常用腧穴,而且均在下肢部位。足厥阴肝经起于足大趾外侧,上行于大腿内侧,"入毛中,环阴器,抵小腹……属肝,络胆",显而易见,其本经腧穴除主治肝、胆等病证外,妇科病,少腹、前阴病及经脉所过部位的其他病证,也是其主治所及,如大敦、行间、太冲、蠡沟、中都、阴包、足五里、阴廉等腧穴,都是主治妇科病之要穴,且均在下肢。足太阴脾经起于足大趾,然后向上循行入腹,属脾络胃,经脉同样循行小腹,其本经腧穴除主治脾胃病外,同样主治妇科病、前阴病等经脉所过部位的病证,如隐白、三阴交、地机、阴陵泉、血海、冲门等,均为妇科要穴,而且都在下肢部位。

## 三、选冲、任、督、带脉腧穴为主,直达妇科病理机转之本源

妇科疾病病机,与内科、外科等疾病病机的不同点,就在于妇科病必须是损伤冲任(督、带)才致病的。脏腑功能失常也好,气血失调也罢,只有在损伤冲任(督、带)的功能时,才会导致胞宫发生经、带、胎、产、杂等妇科诸病,故在针灸治疗妇科病时,选冲任(督带)腧穴为主,可直达病理机转之本源。正如《医学源流论》所说:"凡治妇人,必先明冲任之脉……冲任脉皆起于

胞中，上循背里，为经脉之海，此皆血之所从生，而胎之所系，明于冲任之故，则本源洞悉，而候所生之，则千头万绪，以可知其所从起。"

冲脉起于小腹内，下出于会阴部，向上行于脊柱内；其外行者经气冲与足少阴经交会，沿着腹部两侧，上行于胸中而散。主要病证有月经失调、不孕等，其交会腧穴会阴、阴交（任脉）、气冲（足阳明）、横骨、大赫、气穴、四满、中注、肓俞、商曲、石关、阴都、通谷、幽门（足少阴）等腧穴均为妇科常用穴；任脉同样起于小腹内，下出会阴部，而后向上行于阴毛部，在腹内沿前正中线上行，经关元等穴至咽喉部，再上行环口唇，循面及目。经脉所过，主治所及，其本经腧穴会阴、曲骨、中极、关元、石门、气海、阴交、神阙等，均为治妇科病证之要穴；督脉同样起于小腹内，下出会阴部，再向后、向上行于脊柱内部，上达项后风府，进入脑内，上行颠顶，沿前额下行鼻柱，止于上唇内龈交穴。其本经腧穴长强、腰俞、腰阳关、命门、大椎、百会、水沟等，也是治疗妇科病证的重要穴位。带脉起于季胁部的下面斜向下行到带脉、五枢、维道穴，横行绕身一周。其属足少阳的交会腧穴带脉、五枢、维道，也是治疗妇科月经不调、赤白带下的重要穴位。

## 四、在所选其他腧穴中，特定穴比非特定穴多，治疗效果也更佳

特定穴具有特殊性能和治疗作用，并有特定称号，如五输穴、原穴、络穴、背俞穴、募穴、交会穴、八脉交会穴、下合穴、郄穴、八会穴等，这些穴位的选取，在治疗妇科疾病方面起着很大的效果。如五输穴，即肘膝以下的"井、荥、输、经、合"5个特定腧穴，象征由小到大，由浅入深的经气流注，在临床选穴时频次颇高，效果奇好。常用的有井穴少商、隐白、大敦、少泽、至阴等，荥穴行间、少府、内庭、侠溪、鱼际等，输穴太冲、太溪、陷谷等，经穴间使、复溜、支沟等，合穴阴陵泉、曲泉、阴谷、曲池、足三里、阳陵泉、委中等。譬如足太阴井穴隐白治疗月经过多、崩漏；足太阳井穴至阴矫正胎位；足厥阴荥穴行间治疗肝经热盛引起的月经提前或者延后；足少阴经穴、八脉交会穴之一的照海穴可滋阴补肾，升提元气，治疗子宫脱垂等。又如募穴，是脏腑之气结聚于胸腹部的腧穴，心包、心、胃、三焦、小肠、膀胱等脏腑的募穴膻中、巨阙、中脘、石门、关元、中极等穴，本身分布在任脉，故为妇科针灸所常用，其他募穴如肝募期门等，也是在妇科相应病证中所采用的要穴。交会

穴是两经或数经相交会合的腧穴，可兼治本经及交会之经之病证，如关元、中极、三阴交、大椎等交会穴都是妇科针灸中最为常用的要穴。郄穴是各经脉在四肢部经气深聚的部位，分布于肘、膝关节以下。阴经郄穴多治血证，阳经郄穴多治急性疼痛，常被妇科针灸所选用，部位在下肢的阴经郄穴中都、交信、地机、水泉等，更是妇科病之要穴。同理，其他特定穴也是妇科针灸常用选穴，临床使用都能取得不错的效果。

# | 第五章 |
# 妇科病证的针灸技法要领

中医治病，讲究的是辨证施治，针灸亦然。针灸治疗大致分两步，首先选经取穴，然后选合适的刺法灸法进行操作，最为常用的是毫针刺法、艾灸法和耳针疗法，几乎遍及妇科每个病种。然究其妇科为病，瘀、痰、寒、郁、虚之证较为突出，故在临床中尚需进一步对证审因，选好技法，以提高疗效。所以，这也就形成妇科自有的技法要领。

## 第一节  针对一些妇科顽疾，强化针刺手法以对

毫针刺法是最常见的针刺方法，可应用于妇科疾病的每个病证。但在妇科针灸临床中，对一些相对较为顽固、较为复杂的病证，又常常会采用一些加强刺激的针刺手法加以应对，以增强疗效。

### 一、部分毫针的加强刺法

1.**对刺法**  先在患处腧穴针刺一针，再在与其针尖相反的方向对刺一针。可用于经行头痛，或施头皮针治疗线等，以平刺为多。如治疗产后缺乳，取膻中穴，可分别向上、向下各刺一针，以加强刺激。

2.**围刺法**  在患处四面进针，以治疗局部病变的一种方法，也称"围剿针法"。可用于急性乳腺炎、乳腺增生等。行针时用1.5~2.5寸毫针，在患处中心上、下、左、右各旁开2~3寸处取穴，与皮肤呈30°~45°角刺入，针尖达患处，行捻转提插泻法。围刺法具有强化局部经脉间的横向联系，促进局部气血运行、经气充盈，从而促进组织代谢的作用。常应用于子宫肌瘤、乳腺增生、急性乳腺炎、子宫肌瘤等病证。

3.**排刺法**  较为密集而排列成行的多针刺法。如治疗月经后期，有以下两种方法：①选下腹部任脉、肾经、脾经，每条经选5个穴位排刺。②选膀胱经

排刺，双侧八髎穴为排刺穴位。又如治疗产后抑郁症，则采用膀胱经第2侧线腧穴之神堂、譩譆、膈关、魂门、阳纲等排刺。

**4.偶刺法** 《灵枢·官针》曰："偶刺者，以手直心若背，直痛所；一刺前，一刺后，以治心痹。刺此者，傍针之也。"偶刺又称"阴阳刺"，操作时，在痛处所在的前、后相对位置各刺一针。这种配穴法，后世延伸为前后配穴法，临床以胸腹部募穴和背腰部背俞穴相配同刺，即前后配穴法，前指胸腹，后指背腰。采用偶刺法，患者可选用侧卧位，可同时针刺治疗腹背部穴位，不仅可取穴作针对性治疗，而且可减少针刺时间和减轻针刺疼痛，是临床较为有效的一种疗法。多应用于月经后期、妊娠剧吐、产后抑郁症等。

**5.透刺法** 是指将毫针刺入穴位后，按一定方向透至另一穴（几个穴位或部位）的一种刺法。它可以精简用穴而增强针刺的作用，沟通表里经、临近经等；其次能增强刺激量，针感容易扩散、传导，起到分刺两穴所不能起到的作用。操作时，可直透（直刺进针，由一侧腧穴向对侧腧穴透刺）、斜透（斜刺进针，从一穴透至病变经络、脏腑相关腧穴）、横透（横刺进针，由一穴向相关腧穴透刺）。如治疗痛经，以30号5~7寸长针从秩边穴深刺透向水道穴，轻捻徐入4~6寸，令针感至会阴部或小腹部为度，施捻转法1分钟，留针20分钟，可取得良好效果。

**6.滞针提拉法** 滞针提拉法是一种强刺激手法，意在通经导气。可应用于产后缺乳、盆腔炎、子宫脱垂等。如治疗子宫脱垂，常规消毒后，用毫针提托穴透子宫，带脉透气海；针刺得气后，押手使针身稳定于获得针感的深度，刺手拇指、食指捏住针柄，单向捻转，使针柄捻转360°左右，连续操作3次造成滞针，最后捏紧针柄向针尾方向提拉3次，使患者会阴和小腹有抽动感，可取得良好效果。

**7.齐刺法** 《灵枢·官针》曰："齐刺者，直入一，傍入二，以治寒气小深者。"刺法为正中刺一针，两旁再各刺一针，三针齐用，故名。多应用于经行头痛、围绝经期综合征等。如治疗围绝经期综合征，取关元穴先于正中刺一针，然后在两侧朝正中线关元方向各刺一针，以强化针刺效应。

## 二、脐针

脐针为齐永教授所创。顾名思义，就是在脐部实施针术，从而达到平衡阴阳、祛除疾病的目的（图5-1）。

### 1.脐针的进针区

（1）脐蕊，即脐中央朝外凸出的瘢痕状组织。

（2）脐壁，即脐孔周缘壁。

（3）脐谷，即脐壁与脐蕊相连的皮肤凹陷。

以脐壁在临床上使用最为常见。

### 2.脐针进针定位原则

（1）压痛点定位进针法：用探针找到压痛点，然后用针灸毫针以脐蕊为中心，向外呈放射状刺入压痛点，留针数分钟。进针深度为0.5~1寸。

（2）寻找皮下结节法：在脐壁上找皮下结节，按之有疼痛，颜色与皮肤相同，结节硬，一般活动度差，大小如小米粒。当发现结节后，只需用手指按压，让患者感到疼痛就可以了。每天数次，数周后结节消失，疾病也就治愈了。

（3）八卦定位进针法：这是脐针治疗应用最多的治疗方法。操作时，以脐蕊为中心向四周八方扩散形成八卦方位。就此方位，将上、下、左、右、左上、左下、右上、右下分别按后天八卦定下离、坎、震、兑、坤、乾、巽、艮八个方位，并通过八卦方位找出相应的疾病对应关系，然后进行治疗。

但必须强调以下两点：①八卦图的方位正好与地图相反，地图是上北下南、左西右东，而脐针八卦图则是上南下北、左东右西。②行脐针疗法时，上下左右方位是医生看患者，绝非患者本身的方位。比如肝病在左（震）位，这是医生看患者时的肝的方位；而在患者身上，肝则在右位。这一点千万不可搞错。举例：治疗寒湿凝滞型慢性盆腔炎，取脐部艮乾坎离位，采用0.25mm×40mm一次性不锈钢针灸针，在脐壁上1/3处进针，捻转顺时针进针，行平泻手法，进针后针体外留1/3。留针55分钟。其他还有五行生克制化法等。

脐针在卵巢功能早衰、多囊卵巢综合征等均有应用。

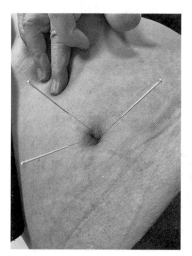

**图5-1 脐针操作**

## 三、芒针

芒针由九针之一的长针发展而来，以长度5~8寸、粗细26~28号的针具最为常用，因其针身细长如麦芒而得名。操作采用夹持进针法，双手配合，压捻结合，迅速破皮，将针缓慢刺至所需深度。多用捻转手法，角度为180°~360°，不宜过大，出针时动作宜轻柔、缓慢，提捻结合，退至皮下，再轻轻地抽出，迅速按压干棉球，以防出血。

芒针在月经不调、带下病、卵巢功能早衰、闭经、外阴瘙痒症、卵巢功能早衰、压力性尿失禁、子宫脱垂、多囊卵巢综合征等病证中均有应用。

## 四、电针

电针是应用电疗仪输出脉冲电流，通过毫针与电生理效应的结合，既可强化刺激效应，提高治疗效果，又可减轻手法捻针工作量的一种疗法。

电针常用的是G6805-Ⅱ型电疗仪，可输出连续波、疏密波、断续波。连续波波形规律连续不变，频率为1~100Hz可调；疏密波电脉冲频率的疏波为4Hz，密波频率为20Hz；断续波呈周期性间断的连续波，频率为1~100Hz可调。正脉冲幅度（峰值）为50V，负脉冲幅度（峰值）为35V，正脉冲波宽为500μs，负脉冲波宽为250μs。电针使用前，应首先检查各部位旋钮是否都处于关闭状态，然后将电源插头插入220V交流电插座内。治疗时，将输出导线夹夹于毫针上，通常选择2个穴位为一对，形成电流回路。一般持续通电15~20分钟，5~10天为1个疗程，每天或隔天1次，急症可每天2次，疗程间隔3~5天。治疗完毕，将各个旋钮重新转至零位。

在妇科临床中最常用的是连续疏波和疏密波。疏波刺激作用较强，能引起肌肉收缩，提高肌肉韧带张力，常用于治疗痿证，各种肌肉、关节、韧带的损伤等。疏密波是疏波和密波交替出现的一种波形，疏密交替持续时间各约1.5秒，能克服单一波形产生电适应的特点，并能促进代谢、促进血液循环、改善组织营养、消除炎症水肿等。

电针可应用于月经不调、月经过多或过少、痛经、闭经、经行发热、经行头痛、经行乳房胀痛、经行情志异常、经行风疹块、经行浮肿、阴中疼痛、子宫内膜异位症、盆腔炎、外阴营养不良、胎位不正、妊娠高血压、胎盘残留、产后出血、产后发热、产后缺乳、急性乳腺炎、产后尿潴留、产后抑郁症、围绝经期综合征、乳腺增生症、子宫内膜异位症、不孕症、卵巢功能早衰、盆腔炎、子宫肌瘤、子宫脱垂、多囊卵巢综合征等。

## 第二节 妇科多有寒凝之证，温热之法多有效

《金匮要略·妇人杂病脉证并治》云："妇人之病，因虚、积冷、结气，为诸经水断绝，至有历年，血寒积胞门，寒伤经络。"

"寒者温之"，针灸治寒，多用温热之法。吴亦鼎《神灸经论》提出："夫灸取于人，以火性热而至速，体柔而用刚，能消阴翳，走而不守，善入脏腑，取艾之辛香作炷，能通十二经，入三阴，理气血，以治百病，效如反掌。"除针刺补法（如烧山火）、艾灸外，妇科常用的还有温针灸、火针、穴位贴敷、穴位熨贴等，都有温热之效用。

### 一、艾灸

艾灸疗法是针灸疗法的重要内容之一，是用艾绒或药物为主要灸材，点燃后放置腧穴或病变部位，进行烧灼和熏熨，借其温热刺激及药物作用，温通气血、扶正祛邪，以防治疾病的一种外治方法。《黄帝内经》说："针所不为，灸之所宜。"《本草纲目·火部》说："艾火灸百病"，说的就是艾灸的功用。艾灸又分直接灸和间接灸，可分别用于妇科常见疾病，其方法如下。

**1.直接灸** 将艾绒制成大小不等的圆锥艾炷直接放置皮肤上烧灼的方法。制作艾炷一般用手捻，将艾绒搓紧，捻成上尖、下大的圆锥状。如搓成如蚕豆大者为大艾炷，如黄豆大或杏核大者为中炷，如麦粒大者为小炷。

（1）无瘢痕灸和瘢痕灸：以是否形成灸疮（遗留永久性瘢痕）为度。

①瘢痕灸，亦称化脓灸。摆正体位，选好穴位，以75%酒精消毒，而后于穴位上涂敷大蒜液或凡士林，将艾炷黏附于皮肤之上，用线香从艾炷顶部轻轻接触点燃，使之均匀向下燃烧，直到艾炷全部烧尽，艾火自熄，除去艾灰，再易炷施灸，直至预定壮数灸完。一般每灸完1次，即涂大蒜液1次，施灸时，艾火烧灼皮肤，如患者感到灼痛，医者可用手在其穴位四周轻轻拍打，以缓解疼痛。灸后施灸部位往往易被烧伤，甚至呈焦黑色，可用一般药膏贴于创面，嘱患者多食营养较丰富的食物，促进灸疮的正常透发，有利于提高疗效。一般1

周左右，疮面即可出现无菌性化脓现象，有少量分泌物，可每天更换膏药1次，灸疮30~40天后即可愈合，灸疮结痂脱落，局部遗留永久性瘢痕。如果患者体质虚弱，可以将艾炷做成如麦粒大小，则患者灼痛时间很短，易于接受，艾炷灸一般以3~7壮为度。

②无瘢痕灸，亦称非化脓灸。施灸时，当患者感到烫时，即用镊子将未燃尽的艾炷夹去或压灭，再施第2壮。以局部发生红晕不起疱为原则，一般可施3~7壮。若灸处皮肤呈黄褐色，可涂一点冰片油，以防起疱。

（2）间接灸：又称隔物灸、间隔灸，是在艾炷与皮肤之间衬垫某些药物而施灸的一种方法。具有艾炷与药物的双重作用，火力温和，患者易于接受。常用的药物有生姜、大蒜、葱、附子、盐等。

①隔姜灸、隔蒜灸、隔葱灸。施隔姜灸时，可将老姜切成厚约0.3cm的生姜片，中间以针刺数孔，置于施灸穴位上，将大、中艾炷点燃，放在姜片中心施灸。若患者有灼痛感，可将生姜片提起，使之离开皮肤片刻，旋即放下，再行灸治，或再垫一枚姜片，反复进行。以局部皮肤潮红湿润而不起疱为度，一般每次灸5~10壮。隔蒜灸、隔葱灸操作类似。

②隔盐灸。施隔盐灸时，将纯干燥的食盐纳入脐中，填平脐孔，上置大艾炷施灸。患者有灼痛即更换艾炷，也可在盐上放置生姜片施灸，一般灸3~7壮。常用于回阳、救逆、固脱。

③隔附子灸。分附子片灸与附子饼灸两种。前者将附子用水浸透后，切成0.3~0.5cm厚的薄片，用针扎数孔，放于施灸部位施灸（同隔姜灸）。后者取生附子切细研末，用黄酒调和做饼，大小适度，厚0.4cm，中间用针扎孔，置于穴位上；再将大艾炷点燃施灸，至附子饼干焦后换新饼，灸至肌肤内温热、局部有红晕为度，日灸1次。

**2.艾条灸** 取纯净细软的艾绒20g平铺在28cm长、15cm宽的棉纸上，卷成直径为1.5cm的圆柱形艾卷，越紧越好，外裹以质地柔软疏松而坚韧的桑皮纸，用胶水或糨糊封口而成。也有在艾绒中掺入肉桂、丁香、独活、细辛、白芷、雄黄、苍术、没药、乳香、川椒各等份的细末6g，制成药艾条。艾条灸的操作方法分温和灸、回旋灸、雀啄灸3种（图5-2）。

（1）温和灸：将艾条一端点燃，对准施灸部位，距离皮肤2~3cm进行熏烤，使患者局部有温热感而无灼痛，至皮肤稍呈红晕为度。对于昏厥或局部知觉减退的患者，医者可将食指、中指两指，置于施灸部位两侧，这样医生可以通过手指的感觉来测知患者局部受热程度，以便随时调节施灸距离，掌握施灸时间，防止烫伤。此法适宜于一切灸法主治之病证。

（2）回旋灸：点燃艾条，悬于施灸部位上方约3cm高处，艾条在施灸部位上左右往返地移动或反复旋转进行灸治，使皮肤有温热感而不至于灼痛。一般每穴灸10~15分钟，移动范围为直径3cm左右。适宜于瘫痪和风寒湿痹。

（3）雀啄灸：施灸时，置点燃的艾条于施灸部位穴位上约3cm高处，艾条一起一落，忽近忽远、上下移动，像鸟雀啄食一样。一般每穴灸5分钟。多用于昏厥急救等。

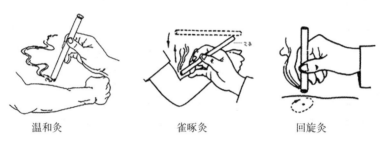

温和灸　　　　　雀啄灸　　　　　回旋灸

**图5-2　艾条灸操作**

**3.热敏灸**　热敏灸是陈日新发明的一种艾灸新疗法，通过疾病的反应点即敏化的腧穴，来治疗疾病的针灸疗法。具体操作如下：

（1）先探查热敏穴位，主要有腰阳关、次髎、关元、子宫、三阴交、阴陵泉等。

（2）施灸部位：热敏穴位对艾热异常敏感，最易激发经气传感，起到小刺激大反应的作用。

（3）热敏灸操作：患者取仰卧位，在上述穴位分别按下述步骤，逐一进行回旋、雀啄、往返、温和灸四步法。首先行回旋灸1~3分钟，温通局部气血，继以雀啄灸1~2分钟，加强施灸部位的热敏化反应，循经往返灸2~3分钟，以疏通经络，激发经气。再施以温和灸发动灸性传感，开通经络。只要出现以下1种以上（含1种）灸感反应，则表明该腧穴已发生热敏化：透热、扩热、传热、局部不热（或微热）远部热、表面不热（或微热）深部热，施灸部位或远离施灸的部位产生酸、胀、压、重、痛、麻、冷等非热感。

（4）施灸剂量：灸量即艾灸的每次有效作用量，艾灸剂量由艾灸强度、艾灸面积、艾灸时间3个因素组成。在前2个因素基本不变的情况下，艾灸最佳剂量以个体化的热敏灸感消失为度，这是患病机体表达出来的需求灸量，所以是最适合的个体化充足灸量，即饱和消敏灸量。可用于月经不调、痛经、带下病、产后发热、产后尿潴留等。

**4.雷火灸**  雷火灸又叫雷火神灸，是一种中医传统疗法，采用多种名贵中药如全蝎、没药、红花、沉香、木香、乳香、干姜等，加上艾绒制成艾条，通过悬灸的方法刺激相关穴位；利用药物燃烧时产生的大量药力因子、热辐射力和远红外线刺激相关穴位，使局部皮肤腠理打开，药物透达相应穴位内，增强白细胞的吞噬功能，对病变组织的修复起到很好的作用，即起到疏通经络、祛风散寒、活血化瘀、消肿止痛、消炎除湿、散瘿消瘤、扶正祛邪等功效，可对疾病起到根本的治疗作用。雷火灸条芳香独特、火力猛、药力峻、渗透力强，最高温度可达240℃，治疗妇科月经不调、经量过少、闭经、崩漏、乳腺增生等病证时，效果缓和且舒适，无任何毒副作用、无疼痛；还能够消除局部组织内的血液循环障碍物如瘀血，促进组织细胞的新陈代谢，促使病体康复，治疗效果立竿见影，是一般灸条无法比拟的。

**5.长蛇灸**  长蛇灸又称铺灸、蒜泥铺灸、督灸。取穴多用大椎至腰俞间的督脉段，可灸全段或分段，是目前灸疗中施灸范围最大、灸疗时间最长的灸法（图5-3）。

（1）取穴：督脉大椎至腰阳关，任脉鸠尾至曲骨。

（2）器药准备：制备斑麝粉，即按麝香粉50%，斑蝥粉20%，丁香粉、肉桂粉各15%的比例，混匀装瓶，密封备用。取新鲜大蒜500g，去皮捣烂成泥，备用。备优质纯艾绒。备消毒医用纱布、龙胆紫药水。

（3）具体操作：脊柱穴区常规消毒后，涂上大蒜汁，在脊柱正中线上撒斑麝粉1~1.8g，粉上再铺以5cm宽、2.5cm高的蒜泥1条，蒜泥条上铺3cm宽、2.5cm高的艾绒（约200g），形成截面为等腰三角形的长蛇形艾炷。然后点燃艾炷头、身、尾3点，让其自然烧灼。待艾炷燃尽后，再铺上艾绒复灸，每次灸2~3壮。灸毕，移去大蒜泥，用湿热纱布轻轻揩干皮肤。灸后皮肤出现深色潮红，让其自然起水疱，嘱患者不可自行弄破，须严防感染。至第3日，用消毒针具引出水疱液，覆盖1层消毒纱布。隔天涂1次龙胆紫药水，直至结痂并脱落愈合，一般不留瘢痕。灸后调养1个月。任脉灸亦然。此法可用于任脉、督脉虚、寒之证。

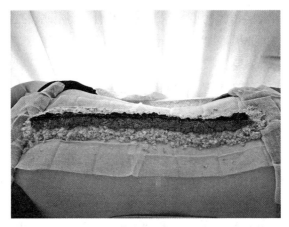

图5-3　长蛇灸

### 6.十字神阙灸

（1）灸材

①艾炷：用陈艾搓成细橄榄状艾炷，长约3cm，中心直径约1.5cm，松紧适中。

②生姜泥：将生姜打成泥状，以纱布包裹滤去生姜汁，生姜汁留下备用。

③十字灸粉：将川芎、炮姜、延胡索、五灵脂、白芍、茴香、蒲黄、肉桂各2g，研末过筛备用。每次用量约3g。

④桑皮纸2张（25cm×6cm）。

（2）操作：嘱患者排空膀胱并以仰卧位暴露腹部，用75%酒精棉球于施灸部位消毒3遍，再涂抹适量生姜汁1遍，于神阙填满十字灸粉后，再均匀地撒在施灸部位上，呈"十"字形；接着将2张桑皮纸以"十"字形覆盖于灸疗粉上，将备好的生姜泥均匀地铺在桑皮纸上呈梯形（宽约7cm、高约3cm），于生姜泥中压一凹槽，并将事先搓好的橄榄状艾炷放置其中，首尾相接，呈叠瓦状摆放，点燃上、中、下3点，此为1壮；待第1壮燃尽，行第2、3壮，连灸3壮，约1.5小时。施灸结束后，轻轻移除肚脐上的生姜泥、艾灰和灸疗粉，用温热湿毛巾清理。此法多用于妇科一切虚、寒病证。

## 二、温针灸

温针灸是针刺与艾灸相结合的一种方法，适用于既需要留针而又适用艾灸的病证。在《备急千金要方》中称为"烧针尾"（图5-4）。

**1.操作方法** 针刺得气后，施予适当的补泻手法，然后将毫针留在适当的深度，在针柄上捏一小团艾绒，在针尾上点燃施灸；或在针柄上穿置一段长1~2cm的艾条施灸，使热力通过针身传入体内，达到治疗目的。如此直到艾绒或艾条烧完，除去艾灰，将针取出。

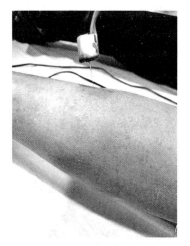

**2.临床应用** 月经不调、月经过少、闭经、经行发热、经行头痛、经行风疹块、经行浮肿、带下病、阴道炎、外阴湿疹、阴中疼痛、宫颈炎、外阴营养不良症、妊娠呕吐、产后恶露不绝、急性乳腺炎、产后尿潴留、产后身痛、子宫内膜异位症等多种病证。

图5-4 烧针尾

## 三、火针疗法

火针是将特制的金属针烧红，迅速刺入一定部位，给身体局部的灼热性刺激，并快速退出以治疗疾病的方法。古称"燔针"。

**1.针具** 以高温下针体硬度高，且针柄不易导热的材料制作，针体多用钨合金，针柄多用耐热的非金属材料制作（图5-5）。有细火针针头直径为0.5mm，中火针针头直径为0.75mm，粗火针针头直径为1.2mm三种规格。也有用止血钳钳住大头针来替代的。

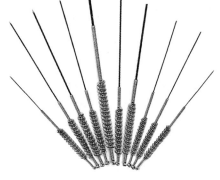

图5-5 火针针具

**2.操作方法** 先给局部皮肤严格消毒。

（1）烧针：先烧针身，后烧针头，将针烧红。若针四肢、腰腹较深部位（2~5分），则烧至针白亮；若针刺胸背较浅部位，可烧至针通红；若针刺表浅，则烧至针微红即可。

（2）针刺：烧针后，对准穴位垂直点刺，速进速退，用无菌棉球按压针孔，以减少疼痛，并防止出血。

**3.注意事项** 有大血管、神经干的部位禁用火针；有出血倾向者禁用火针；针后避免洗浴，局部发痒者，不宜搔抓；当天避免针孔着水。

**4.临床应用** 月经过多、痛经、闭经、经行头痛、外阴营养不良症、急性乳腺炎、产后身痛、乳腺增生、子宫内膜异位症、不孕症、子宫肌瘤、多囊卵巢综合征等病证。

## 四、穴位贴敷

穴位贴敷疗法是指在某些穴位上贴敷药物，通过药物和腧穴的共同作用以治疗疾病的一种疗法（图5-6）。

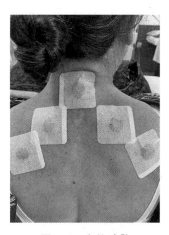

**图5-6 穴位贴敷**

穴位贴敷疗法既有穴位刺激作用，又通过皮肤组织吸收药物有效成分，发挥明显的药物效应，而起到双重治疗的作用。同时可避免内服药物时肝脏及各种消化酶、消化液对药物成分的分解破坏，从而保留更多有效成分，更好地发挥治疗作用，也可避免药物对胃肠的刺激而产生的一些不良反应。

**1.穴位选取** 根据疾病病因、病机，采用辨证取穴、循经取穴及经验取穴法，选取相应穴位。常用腧穴有神阙、关元、气海、涌泉、阿是穴及病变局部腧穴等。选穴宜少而精，若选穴得当，可收药效、穴效之功。

**2.药物选择** 吴师机在《理瀹骈文》中指出："外治之理即内治之理，外治之药即内治之药，所异者，法耳。"故凡临床有效的汤剂、丸剂，一般都可熬膏或研末，用作穴位贴敷。但在具体操作上，一是应有通经走窜、开窍活络之品，如姜、葱、蒜、白芥子、肉桂、细辛、冰片、麝香、丁香、花椒、皂角等，二是多选气味俱厚之品，或力猛有毒的药物，如斑蝥、生南星、生半夏、川乌、草乌等；三是选择适当溶剂调和贴敷药物或熬膏，以达效力专、吸收快、收效速的目的。常用溶剂有水、白酒、醋、生姜汁、大蒜汁、蜂蜜、凡士林等，有利于充分发挥药效。油类的优点在于柔软、滑润、保润时间长，易于被皮肤吸收；醋可起解毒、化瘀、收敛和缓解烈之药性的作用；酒起行气、通络、消肿、止痛及激起缓药的药性之功。临床上应根据病情，适当选用溶剂和赋形剂，以便更好地发挥药效。

**3.操作方法** 贴敷前，将所选穴位局部皮肤擦拭干净，或用酒精消毒，把药敷上后用胶布固定。目前有专供贴敷穴位的特制敷料，使用固定，非常方便。

换药时间为，刺激性小的每隔1~3天换药1次，无须溶剂调和的药物，可5~7天换药1次；刺激性大的，应视患者反应和发疱程度确定，数分钟至数小时不等，有的在贴敷外加TDP照射或热水袋等热熨，以促使药物加速渗透。

**4.临床应用** 穴位贴敷应用十分广泛，不同药性的药物敷料可分别用于虚、寒、痰、瘀、热等病证，也可在不同节气如三伏天、三九天等施行冬病夏治、冬病冬治之法。

## 五、穴位熨贴

穴位熨贴是穴位贴敷疗法的一种，通过熨贴药物的温热作用于皮肤，传导至脏腑、经络，起到温经散寒、通络止痛的作用。临床中常用的有：

1.市售的各种热贴、灸贴、暖宫贴、生姜贴等。

2.可自制熨贴，如将麦麸、食盐等材料放在锅中炒热，然后用纱布或干净的布包好，在穴位上熨贴。

3.用热性药物热熨，如治疗痛经，可用吴茱萸、干姜45g，肉桂20g，共同研成细末，加入适量大葱，捣烂如泥，炒热后装入布袋，反复热熨患部30分钟。

## 六、TDP照射疗法

TDP照射疗法是指特定电磁波谱疗法，TDP由"特""电""谱"三个汉字拼音的开头字母缩合而成，俗称"神灯"（图5-7）。TDP照射疗法有温热作用，能消炎、止痛、化瘀、止泻、减少渗出、促进上皮增生、催眠镇静等，多应用于各类炎症、不孕症、痛经、外阴湿疹、外阴营养不良症、子宫肌瘤和盆腔炎等疾病的治疗。

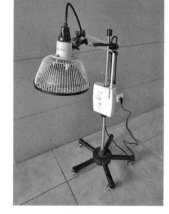

图5-7 "神灯"

## 第三节 以血为本，女子多瘀，菀陈则除，去瘀生新

《素问·调经论》说："血气不和，百病乃变化而生。"《备急千金要方》亦说："诸病皆因血气壅滞，不得宣通。"治疗瘀血原则是"结者散之，留者攻之，

血实宜决之，菀陈则除之"（《素问·阴阳应象大论》）。瘀血或因气滞，或寒凝，或热毒，或气血两虚，均为瘀血不通。治瘀血，以通为用，一通百通，瘀去邪除，瘀去新生，气血调和，故病可愈。

气血两虚而致血瘀，自当补益气血；寒凝致瘀，则宜温经散寒，通络活血。这里介绍的刺络和皮肤针两种方法，是针灸所独有的，它们的好处有：①安全可靠，对意外风险较高的胸、背、腹、腰等腧穴也可采用，避免一些针刺风险。②实虚皆宜，可不拘寒热虚实，只要有气血瘀滞、气血不通，就可采用，所谓去瘀生新，瘀不去，新血难生。③疗效迅速：气血阻滞时，针药不能发挥作用，若能找出阻滞闭塞之穴，释放出恶血，则许多经年久病常能立即改善，其迅速起的作用较针药快。

## 一、刺络疗法

刺络疗法，俗称刺血疗法、放血疗法、三棱针疗法。刺络所用三棱针即古代"九针"中的"锋针"，是一种点刺放血的针具。用三棱针刺破患者身体上的一定穴位或浅表血络，放出少量血液，以治疗疾病，故也叫三棱针疗法，又称为"刺血络"，或"刺络"，或"络刺"。这种方法从砭石刺血法发展而来，近代又称之为"放血疗法"。刺络疗法具有行气活血、消肿止痛、开窍泄热、调和气血的作用，临床主要用于气滞证、血瘀证、实热证所致的，以疼痛、发热、肿胀等症状为主要表现的疾病和急症的治疗。有时对疑难杂症也有特殊的疗效。

### 1.针具

（1）三棱针：古称"锋针"，由不锈钢制成，针长约6cm，针柄转粗呈圆柱形，针身呈三棱形，尖端三面有刃，针尖锋利（图5-8）。

（2）小眉刀：由古代九针中"铍针"发展而来。形状为柄粗而圆，针身扁平，口如刀刃，锋刃锐利。多用于割划皮肤浅表络脉，使之适量出血，以治疗疾病。

### 2.操作方法
用三棱针一般分为点刺、散刺、刺络、挑刺等方法进行操作。常用的是点刺法，点刺法又分速刺法和缓刺法。

速刺法以左手夹持应刺部位的肌肤，右手

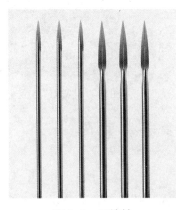

**图5-8 三棱针**

持针对准刺血部位，迅速刺入1~2分，随即迅速退出，直入直出，以出血为度，或出针后挤压局部至出血数滴。

缓刺法用于浅层络（静）脉的中等量出血。针前推按皮肤，使络（静）脉明显暴露后，持三棱针对准施术部位，直针刺或斜刺1~2分，以刺破络（静）脉管壁为度；再将针缓缓退出，或边退边摇大针孔，使之出血。

**3.临床应用** 刺络疗法对月经过多、闭经、倒经、崩漏、经行头痛、经行乳房胀痛、经行风疹块、带下病、阴道炎、外阴瘙痒症、宫颈炎、妊娠期高血压、产后发热、产后缺乳、急性乳腺炎、产后身痛、乳腺增生、卵巢功能早衰、子宫脱垂、多囊卵巢综合征等，均有良好的疗效。

## 二、皮肤针疗法

皮肤针是针灸学中的一种多针浅刺疗法，以多支短针集成一束浅刺人体一定部位（腧穴）的一种治疗方法，由《黄帝内经》中的"毛刺""扬刺""半刺"等刺法发展而来。因刺得浅，"刺皮不刺肉"，所以称皮肤针。皮肤针的治病原理是"病之于内，形之于外"。《景岳全书》认为内脏病变，可以在经脉所通过的部位或相应体表发生相应症状或出现阳性物，而通过皮肤针叩打这些体表部位、穴位或阳性反应区，便可以通过皮部—孙脉—络脉—经脉，起到调整脏腑虚实、调和气血、通经活络、平衡阴阳的治病作用。

**1.针具** 皮肤针是一种形如小锤的针，结构分针柄、针锤、针盘和针尖等部分，针柄坚固而富有弹性；针尖呈松针形，尖中带秃，排列整齐（图5-9）。针具名因针数、式样等不同而异。将五根针捆成一束，形似梅花，叫梅花针；将七根针捆在一起，叫七星针；将十八根针嵌在竹签上的，叫罗汉针。现代还有通电以加强刺激的，叫电梅花针。

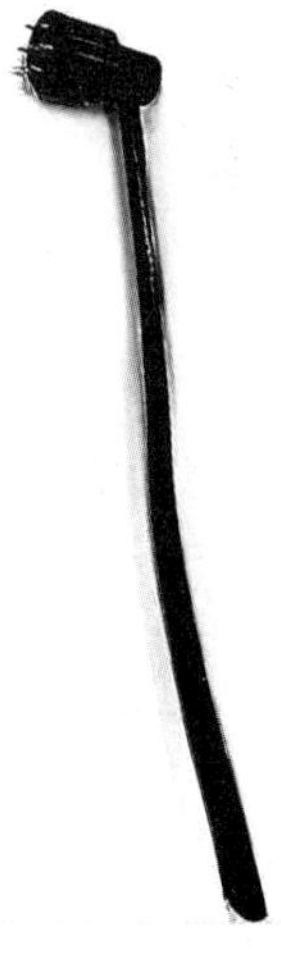

**图5-9 皮肤针**

**2.治疗部位**

（1）循经叩刺：即沿着与疾病有关的经脉循行路线叩刺，首先用于项、背、腰骶的督脉和膀胱经，其次是四肢肘、膝以下的三阴经、三阳经。可治疗相应脏腑经络病变。

（2）穴位叩刺：主要用于背俞穴、夹脊穴、某些特定穴和阳性反应点。

（3）局部叩刺：指在病变部位叩刺，如头面五官疾病、关节疾病及其他局部病变。

**3.操作方法** 用右手握持针柄，以无名指、小指将针柄末端固定于小鱼际处，以拇、中食指夹持针柄，食指置于针柄中段上面，使用腕部弹力进行叩刺，叩刺时要求落点正确，速度一致，用力均匀，避免针尖斜向刺入和向后拖拉提起，而引起疼痛。

皮肤针刺激强度分轻、中、重三种，是补泻手法的具体应用。

（1）轻度刺激：叩打力度较轻，患者稍有疼痛感，施术部位皮肤局部略有潮红。具有补的性质。

（2）中度刺激：叩打力度稍大，介于轻、重度之间，患者有轻度疼痛感，施术部位皮肤局部有潮红、丘疹，但不出血。具有平补平泻的性质。

（3）重度刺激：叩打力度较重，冲力大，患者有较明显痛感，但能忍受。施术部位局部皮肤明显发红，并可有轻微出血。属于泻的手法。

**4.临床应用** 皮肤针对月经过多、月经过少、闭经、倒经、崩漏、经行头痛、经行乳房胀痛、经行风疹块、外阴湿疹、外阴瘙痒、外阴营养不良、妊娠剧吐、产后缺乳、急性乳腺炎、乳腺增生症、盆腔炎、压力性尿失禁等，有良好效果。

# 第四节　耗气散血，积劳成疾，施以补虚特色疗法

《灵枢·经脉》云："盛则泻之，虚则补之。"女子禀素多虚，肾、脾、肝等脏腑功能较弱，加上经、孕、产、乳生理活动，易耗血散气，平素又易积劳成疾，故针灸当施以补虚之法。

## 一、毫针补法

**1.迎随补法** 针刺时使针尖顺着经脉循行方向（即手三阴经从胸部至手部，三阳经从手部至头部，足三阳经从头部至足部，足三阴经从足部至胸部）进针和操作的叫作"随"，也就是补法。

**2.徐疾补法** 缓慢地进针至一定深度，行针完毕后迅速退至皮下而出针者为补法。

**3.呼吸补法** 呼气时进针，吸气时出针，针气相顺为补。

**4.开阖补法** 出针后轻轻按揉针孔，使其闭合不令经气外泄者为补法。

**5.提插补法** 针下得气后，在针下得气处行小幅度提插，将针反复重插轻提为补，即将针体由浅层向深层下插时，力度要大，速度要快；将针体从深层向浅层上提时，力度要小，速度要慢，即慢提急按，此为补法。此法在体针、头皮针中皆有运用。

**6.捻转补法** 针下得气后，在针下得气处行小幅度捻转。拇指向前左转时用力重，指力沉重向下；拇指向后右转以还原时用力轻，反复操作。

**7.烧山火** 由徐疾、提插、九六、捻转、呼吸、开阖等法组合而成，为纯补综合手法。此法采用三进一退的方式，即将一个穴位深度分成三段，为天、人、地三部，将针灸针分三次刺入。医者重用指切押手，令患者自然地鼻吸口呼，随其呼气，将针浅刺入第一段（天部，腧穴深度上1/3处）后，这时再令患者用鼻子吸气一口，用口呼气五口。术者拇指向前捻转九次，同时配合紧按慢提的手法，九阳行毕，再刺入第二段（人部，腧穴深度中1/3处），仍同前法进行操作，每段进针均如此施术；再将针刺到第三段（地部，腧穴深度下1/3处），如同前法施术，行九阳数。若未产生热感，术者可用爪甲由上向下地刮针柄，以催气至。如果仍无热感，可将针提到皮层（天部），谓之"一退"。复同前法进行操作施术，待患者有热感时，将针缓缓地退出皮肤，并要用干棉球急压针孔，勿使真气外越。

**8.热补针法** 具体操作为，医者左手食指或拇指紧按针穴，右手持针将针刺入穴内，候气，待患者出现酸、麻、胀的感觉后，左手加重压力，右手拇指向前连续捻按针3~5次，使针下沉紧，针尖应着有感应的部位；连续重插轻提3~5次，右手拇指再向前连续捻按针3~5次，用针尖顶着产生感应的部位守气，使针下继续沉紧，至患者局部产生热感为度。

## 二、灸法、温针灸

参阅本章第二节。

## 三、穴位贴敷

穴位贴敷实施补益，除取穴异同外，关键在于贴敷用药，即吴师机所指的"外治之药即内治之药"。贴敷药中多用人参、黄芪、五味子、山萸肉、麦冬、鹿茸、党参、黄芪、白术、干姜、甘草、艾叶、熟附子、官桂、炮姜、肉苁蓉、淫羊藿、鹿尾巴、熟地黄等补益类药物，配以麝香、大茴香、小茴香、松香、沉香、广木香、乳香等香窜类药物。

## 第五节　疗法不断推陈出新，妇科临床行之有效

在古代针灸技术被不断继承和发扬的同时，现代针灸创新技术不断涌现，在妇科针灸中得到广泛应用。

## 一、耳针疗法

耳针是指以耳穴为刺激部位，具有调理冲任、补益肾气之效，达治本之功的一类治疗方法，可获得良好疗效。耳穴贴压疗法操作简便，药物有效成分可直达患处，同时经皮肤吸收可疏通经络，调节脏腑功能。其具有简便廉验、无创的优势，有效避免了口服药物有效成分经肝脏首过效应的消减，减轻胃肠道刺激，降低对肝肾的毒副作用。

**1.常用耳穴的定位和主治**

（1）耳轮穴位

①耳尖：在耳郭向前对折上部的尖端处。主治发热、高血压、神经衰弱、头痛、失眠、睑腺炎、急性结膜炎、风疹等。

②直肠：在耳轮脚棘前上方的耳轮处。主治便秘、腹泻、脱肛、痔疮等。

③结节（曾用名肝阳1、肝阳2、枕小神经达尔文结节）：在耳轮结节处。主治头晕、头痛、高血压等。

④尿道：在直肠上方的耳轮处。主治尿频、尿急、尿痛、尿潴留等。

（2）耳舟穴位

①风溪：在耳轮结节前方，指区与腕区之间。主治荨麻疹、皮肤瘙痒、过敏性鼻炎、哮喘等。

②交感：在对耳轮下脚末端与耳轮内缘相交处。主治消化及循环系统功能失调，自主神经功能紊乱，心绞痛、胆绞痛、肾绞痛、心悸、多汗、失眠等。

③腹：在对耳轮体前部的上2/5处。主治腹痛、腹胀、腹泻、急性腰扭伤等。

（3）三角窝穴位

①神门：在三角窝内，对耳轮上脚的下、中1/3交界处。主治失眠、多梦、各种痛证、咳嗽、哮喘、眩晕、戒断综合征、过敏性疾病、神经衰弱、高血压等。

②内生殖器：在三角窝前1/3的下部。主治遗精、阳痿、早泄、痛经、月经不调，白带过多，功能性子宫出血等。

③便秘点：在与坐骨神经、交感呈等边三角形的对耳轮下角的上缘处。主治便秘等。

（4）耳屏穴位

①肾上腺：在耳屏游离缘下部尖端。如耳屏呈单峰状，则在其下缘稍偏外侧。主治低血压、风湿性关节炎、各种炎症、腮腺炎、间日疟、昏厥、过敏性休克、过敏性皮肤病、咳嗽、哮喘、咽炎、急性结膜炎等。

②饥点：在外鼻与肾上腺连线中点。主治肥胖症、甲状腺功能亢进症、神经性多食等。

③渴点：在外鼻与屏尖连线中点。主治糖尿病、尿崩症、神经性多饮。

（6）对耳屏穴位

①脑干：在轮屏切迹正中处。主治头痛、眩晕、假性近视、脑膜刺激征、癫痫、精神分裂症、低热等。

②缘中（曾用名：脑点）：在对耳屏游离缘上，对屏尖与轮屏切迹中点处。主治遗尿、烦躁不安、智力发育不全、角弓反张、内耳眩晕症、功能性子宫出血等。

③枕：在对耳屏外侧面的后上方，缘中穴前下方，对耳屏软骨边缘处。主治头痛、眩晕、哮喘、癫痫、面肌抽搐、神经衰弱、屈光不正等。

④额（曾用名：晕点）：在对耳屏外侧面的前下方，对耳屏软骨边缘，与皮质下穴相对。主治额窦炎、头痛、头晕、失眠、多梦等。

⑤皮质下（曾用名：兴奋点、卵巢、睾丸）：在对耳屏内侧面。主治痛证、间日疟、神经衰弱、假性近视、胃溃疡、腹泻、高血压、冠心病、心律失常、精神分裂症、癔病、失眠、多梦、炎症等。

⑥对屏尖：在对耳屏游离缘的尖端。主治哮喘、腮腺炎、皮肤瘙痒、睾丸炎等。

（7）耳甲穴位

①口（国外称为疲劳恢复点）：在耳轮脚下缘前1/3处，外耳道口外上方。

主治面瘫、口腔溃疡、胆囊炎、胆石症、牙周炎、舌炎、戒断综合征等。

②食道：在耳轮脚下方的中1/3处。主治食管炎、食管痉挛等。

③贲门：在耳轮脚下方的后1/3处。主治贲门痉挛、神经性呕吐等。

④胃（曾用名：幽门、下垂点）：在耳轮脚消失处。若耳轮脚延伸至对耳轮不消失，则取从外耳道口上方之耳轮脚部位至对耳轮内缘之间的外2/3处。主治胃痛、食欲不振、消化不良、恶心呕吐、前额痛、癫痫、癔病、精神分裂症、失眠等。

⑤十二指肠：在耳轮脚上方后部。主治十二指肠球部溃疡、胆囊炎、胆石症、幽门痉挛、腹胀、腹泻、腹痛等。

⑥小肠：在耳轮脚上方中部。主治消化不良、腹痛、心动过速、心律不齐等。

⑦大肠：在耳轮脚上方前部。主治腹泻、便秘、痢疾、咳嗽、痤疮。

⑧膀胱：在耳轮下脚下方中部。主治膀胱炎、遗尿、尿潴留、腰痛、坐骨神经痛、后头痛等。

⑨肾：在对耳轮上、下脚分叉处下方的耳甲艇部。主治腰痛、慢性虚弱性疾病、水肿、哮喘、遗尿、月经不调、遗精、阳痿、早泄、眼疾、五更泻、头昏、头痛、失眠多梦、耳聋耳鸣、神经衰弱等。

⑩胰胆：在耳甲艇后上部，肝区和肾区之间。主治胆囊炎、胆石症、胆道蛔虫病、偏头痛、带状疱疹、中耳炎、耳鸣、听力减退、胰腺炎、口苦、胁痛等。

⑪肝：在胃穴外上方，耳甲艇后下方。主治胁痛、眩晕、经前期紧张综合征、月经不调、围绝经期综合征、高血压、神经官能症、抽搐、多动、癫狂、肝病、眼疾等。

⑫脾：在耳甲腔后上方。主治食欲不振、腹胀、腹泻、便秘、癫狂、功能性子宫出血、白带过多、内耳眩晕症、水肿、痿证、内脏下垂、失眠等。

⑬心：在耳甲腔正中凹陷处。主治心动过速、心律不齐、心绞痛、无脉症、神经衰弱、癫狂、癔病、失眠、多梦、健忘、自汗、盗汗、心悸怔忡等。

⑭气管：在心区与外耳门之间。主治咳嗽、气喘、急慢性咽喉炎等。

⑮肺：在心、气管处周围。主治咳喘、胸闷、声音嘶哑、痤疮、皮肤瘙痒、荨麻疹、扁平疣、便秘、戒断综合征、自汗、盗汗、鼻炎等。

⑯三焦：在外耳门后下方，肺区与内分泌区之间。主治便秘、腹胀、水肿、耳鸣、耳聋、糖尿病等。

⑰内分泌：在屏间切迹内，耳甲腔前下部。主治痛经、月经不调、围绝经

期综合征、过敏性疾病、痤疮、疟疾、糖尿病等。

（7）耳垂穴位

垂前：在耳垂正面前中部，耳前下颌骨外缘凹陷中。主治神经衰弱、牙痛等。

（8）耳背穴位

耳背沟（曾用名：降压沟）：在对耳轮沟和对耳轮的上、下脚沟处。主治高血压、皮肤瘙痒等。

（9）耳根穴位

①耳迷根：在耳轮脚后沟的耳根处。主治心动过速、腹痛、腹泻、鼻炎、胆囊炎、胆石症、胆道蛔虫病等。

②下耳根：在耳根最下处。主治低血压、下肢瘫痪等。

**2.操作方法**

（1）耳穴毫针刺法：即用毫针针刺耳穴治疗疾病，一般采用坐位或仰卧位，针具选用28~30号粗细、0.5~1寸长的毫针。首先局部常规消毒。进针时，术者用左手拇、食两指固定耳郭，中指托着针刺部的耳背，然后用右手拇、食指持针，在所选耳穴处速刺进针。进针可用速刺法。刺激强度和手法应视患者的病情、体质和耐受度等综合决定。针刺深度也应根据患者耳郭局部的厚薄而灵活掌握，一般刺入皮肤1~3分即可。以小幅度捻转为主，留针时间一般为20~30分钟，体衰中风后遗症患者不宜久留针。

（2）耳穴压丸法：是在耳穴表面贴敷小颗粒药物，以刺激耳穴的一种简易方法，又称压籽法。临床上，以王不留行籽（图5-10）较为常用，自制方法：将医用胶布或麝香镇痛膏剪成小方块（0.5cm×0.5cm），用镊子取大小适宜的王不留行籽贴于小胶布中央，备用（亦有制作好的市售贴剂）。选准耳穴，消毒后，对准穴位贴好，用手指按压固定，一般可有胀痛感。嘱患者或家属每天按压穴位3~5次，每次按压以耳郭发红，自觉耳郭轻微发烫为度，3~5天更换1次。少数患者对胶布过敏，可选用防过敏的胶布。一旦发现患者耳部红肿，应立即停止使用耳穴，避免加重感染。一般每次贴敷一侧耳穴，交替使用。

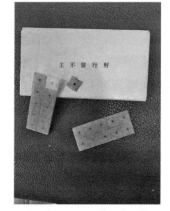

**图5-10 王不留行籽**

（3）耳穴点刺放血法：按摩耳郭，使之充血，用三棱针在选定耳穴上点刺放血数滴，然后用酒精棉球按压一下。每天或隔天1次，每次1~2穴。

（4）耳穴埋针疗法：尚有耳穴电针法、耳穴梅花针法、耳穴注射法、耳穴磁疗法、耳穴割治敷药法、耳穴贴膏法、耳穴按摩法和耳穴激光照射法等方法。

**3.临床应用**　耳针在妇科中应用十分广泛，几乎涵盖妇科经、带、胎、产、杂等所有病种。

## 二、腕踝针疗法

腕踝针疗法是一种皮下针刺疗法，是由第二军医大学附属长海医院神经内科张心曙教授于1966—1975年，在电刺激疗法治疗以神经症为主的经验基础上，受传统经络学说及耳针、穴位针刺法的启发，经过反复实践而形成的一种新的针刺疗法。

**1.取穴**　腕踝针共有12个刺激点，其中6个在腕部（图5-11）、6个在踝部（图5-12）。腕部上1~上6位于腕横纹上2寸（相当于内关穴与外关穴）的位置上，环绕腕部一圈，从腕部掌侧面尺侧转到腕背部尺侧。内侧面从尺骨到桡骨方向，依次划分为1区、2区、3区；外侧面从桡骨到尺骨方向，依次划分为4区、5区、6区。

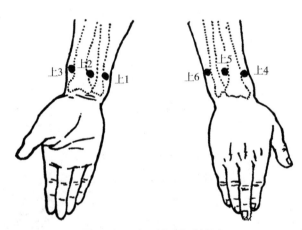

**图5-11　腕踝针腕部刺激点**

（1）上1：在小指侧的尺骨缘与尺侧腕屈肌腱之间。主治前额部头痛、眼疾、鼻疾、三叉神经痛、面肿、前牙痛、流涎、咽炎、气管炎、恶心、呕吐、心脏病、高血压；眩晕、盗汗、寒战、失眠、癔病、荨麻疹、皮肤瘙痒症等。

（2）上2：在腕掌侧面中央，掌长肌腱与桡侧腕屈肌腱之间，即内关穴部位。主治颞前部痛、后牙痛、腮腺炎、颌下肿痛、胸痛、胸闷、回乳、哮喘、手掌心痛、指端麻木等。

（3）上3：在桡动脉与桡骨缘之间。主治面颊、侧胸及左上肢、右上肢3区内的病证，如偏头痛、牙痛、耳鸣、肩关节疼痛、高血压、侧胸痛、拇指或食指扭挫伤等。

（4）上4：手心向内，在拇指侧的桡骨内外缘之间。主治头顶痛、耳痛、耳鸣、耳聋、下颌关节功能紊乱、肩周炎（肩关节前部痛）、胸痛等。

（5）上5：在腕背面中央，即外关节部位。主治颞后部痛、落枕、肩痛、肩周炎（肩关节外侧部痛）、上肢感觉障碍（麻木、过敏）、上肢运动障碍（瘫痪、肢颤、指颤、舞蹈症）、肘关节痛、腕或指关节痛、手部冻疮等。

（6）上6：在距小指侧尺骨缘1cm处。主治后头部、脊柱颈胸段及左上肢、右上肢6区内的病证，如后头痛、颈项强痛、落枕、胸背痛、腕关节肿痛、小指麻木不仁等。

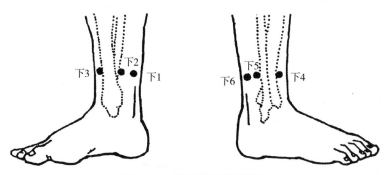

图5-12　腕踝针踝部刺激点

（7）下1：靠跟腱内缘。主治上腹部胀痛、脐周痛、急性肠炎、痛经、白带多、遗尿、阴部瘙痒症、足跟痛等。

（8）下2：在内侧面中央，靠近胫骨后缘。主治肝区痛、少腹痛、过敏性肠炎等。

（9）下3：在胫骨前嵴向内1cm处。主治膝关节（内缘）痛等。

（10）下4：在胫骨前缘与腓骨前缘中点。主治股四头肌酸痛、膝关节痛、下肢感觉障碍（麻木、过敏）、下肢运动障碍（瘫痪、肢颤、舞蹈症）、趾关节痛等。

（11）下5：在外侧面中央，靠近腓骨后缘。主治腰痛、坐骨神经痛、膝关节痛、踝关节扭伤等。

（12）下6：靠近跟腱外缘。主治急性腰扭伤、腰肌劳损、痔疮、骶髂关节痛、坐骨神经痛、腓肠肌痛、脚前掌痛等。

下1~下6这6个刺激点位于内、外踝最高处上3寸（相当于悬钟穴与三阴交穴）的位置上，环绕踝部一圈，从跟腱内侧起向前转到外侧跟腱。内侧面从足跟到足趾方向，依次划分为1区、2区、3区；外侧面从足趾到足跟方向，依次划分为4区、5区、6区。

**2.操作方法** 选定进针点后，常规消毒，用28号或30号的1.5寸针，医生左手固定进针点上部（用拇指拉紧皮肤），右手拇指在下，食、中指在上夹持针柄，针与皮肤呈15°~30°角，快速刺入皮下；然后将针放平，使针身呈水平位沿真皮下进入1.2~1.4寸，以针下有松软感为宜。不做捻转提插。若患者有酸、麻、胀、沉的感觉，说明针体深入筋膜下层，进针过深，需要调针至皮下浅表层。针刺方向一般朝上，如病变在四肢末端，则针刺方向朝下。针刺沿皮下浅表层进入至一定深度后，留针20~30分钟。一般隔天1次，10次为1个疗程，急症可每天1次。选进针点时，对于局部病证，选病证所在同侧分区的进针点；对于全身病证，如失眠、盗汗等可选两侧相应进针点。

**3.临床应用** 腕踝针可应用于痛经、带下病、妊娠剧吐、产后尿潴留、妊娠高血压、产后腹痛等病证。

## 三、头皮针疗法

头皮针疗法是在传统的针灸学及现代解剖学、生理学的基础上发展而成的一种治疗方法。主要适应证为中枢神经系统疾病，其疗效主要表现在运动、智力和语言功能障碍的康复，能不同程度地缓解症状，改善体征、缩短病程，从而达到治疗目的。

头皮针疗法学术流派众多，较有代表性的：一是焦氏头针，山西焦顺发根据大脑皮质功能定位在头皮的投影，在头皮上确定的16个刺激区（后被广泛采纳的为13个区）；一是方氏头针，由陕西方云鹏提出的伏像伏脏学说，其根据大脑的生理、解剖、将头部分成7个穴区和21个穴位。其他还有"朱氏头皮针""经络头针""汤氏头针"及"兰田头针"等。

根据世界卫生组织西太平洋地区的建议和要求，中国针灸学会于1983年主持召开从事头皮针工作的专家会议，共同拟定了《头皮针穴名国际标准化方案》，并于1984年6月在日本东京召开的世界卫生组织西太平洋地区会议上正式通过，使头针疗法走上规范化与标准化的发展轨道。

**1. 针具** 采用毫针治疗，多用28~32号、1~1.5寸的毫针。

**2. 操作方法**

（1）捻转法：是临床最多用的手法，其中快速捻转法要求每分钟使毫针左右捻转约达200次，持续2~3分钟。

（2）抽提法：头皮针抽提法是一种行针手法，采用《头皮针穴名国际标准化方案》的治疗线，是在长期针灸临床实践中总结提炼出来的。头皮针抽提法源于汪机的《针灸问对》，由抽添法演化而成。"抽添即提按出纳之状，抽者提而数拔也；添者按而数推也。"抽提法是以向外抽提、"一抽数抽"的手法动作为主要特点，以紧提慢按为核心，属小幅度的提插手法范畴，为泻法。抽提法的操作要领：一是力度，必须将全身力量集中于手指，然后形成爆发力向外抽提；二是速度，即瞬间速度要快，但最好针体不动，每次至多抽出1分（2.5毫米）许，而不能将针体大幅度抽出。这样，才能保持较大的刺激量，又可减轻疼痛，有利于反复抽提和长时间留针，以维持刺激量。有研究表明，刺激量与疗效关系密切，针刺间隔时间过长，疗程过短，刺激量过小，都可影响疗效。而头皮针抽提法，不仅有较大的刺激量，而且有利于配合肢体运动，通过边行针、边运动、长留针、常运动，从而产生较强的针刺效应，是一种省时、省力、痛微、效捷的运针手法，是笔者常用的手法。

（3）电针法：指为了加强刺激，将头皮针连接G6805电疗仪通电20~30分钟，以产生持续的针刺效应的一种治疗方法。

**3. 头穴标准线的定位及主治**

（1）额区（图5-13）

①额中线

定位：在额部正中发际内，自发际上0.5寸，即神庭穴起，沿经向下1寸的直线，属督脉。

功能：醒神开窍，祛风止痛。

主治：神志病，头、鼻、舌、咽喉

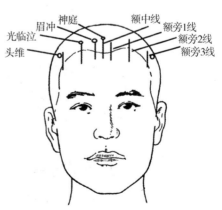

**图5-13 额区头穴标准线**

病等。

②额旁1线

定位：在额部额中线的外侧，直对眼内角，自发际上0.5寸，从眉冲穴起，沿经向下1寸的直线，属足太阳膀胱经。

功能：宣肺平喘，化痰止咳，宁心安神。

主治：肺、支气管、心等上焦病证。

③额旁2线

定位：在额部额旁1线的外侧，直对瞳孔，自前发际上0.5寸，从头临泣穴起，沿经向下1寸的直线，属足少阳胆经。

功能：健脾和胃，疏肝理气。

主治：脾、胃、肝、胆、胰等中焦病证。

④额旁3线

定位：在额部额旁2线的外侧，直对眼外角，即在本神穴与头维穴之间，头维穴内侧0.75寸，从前发际上0.5寸的点起，向下1寸的直线，属足少阳胆经和足阳明胃经。

功能：补肾固精，清热祛湿。

主治：肾、膀胱、泌尿生殖系统等下焦病证。

（3）顶区（图5-14）

①顶中线

定位：在头顶部正中线，自百会穴至前顶穴，属督脉。

功能：疏经通络，升阳益气，平肝息风。

主治：腰、腿、足病，如下肢瘫痪、麻木、疼痛，以及皮层性多尿、脱肛、小儿遗尿、高血压、头顶痛等。

②顶颞前斜线

定位：在头部侧面，即自头顶部前神聪穴（百会穴前1寸）至颞部悬厘穴的斜线。此线斜穿督脉、足太阳膀胱经、足少阳胆经。

功能：疏经通络。

主治：可将全线分为5等份，上1/5治疗对侧下肢和躯干瘫痪，

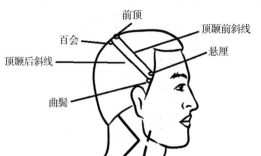

图5-14　顶区头穴标准线

中2/5治疗上肢瘫痪,下2/5治中枢性面瘫、运动性失语、流涎、脑动脉粥样硬化等。

③顶颞后斜线

定位:在头部侧面,自头顶部百会穴至颞部曲鬓穴的斜线。此线斜穿督脉、足太阳膀胱经、足少阳胆经,

功能:疏经通络。

主治:可将全线分为5等份,上1/5治疗对侧下肢和躯干感觉异常,中2/5治疗上肢感觉异常,下2/5治疗头面部感觉异常。

④顶旁1线

定位:在头顶部,顶中线外侧,两线相距1.5寸,自通天穴起沿经往后引一直线,长1.5寸,属足太阳膀胱经。

功能:疏经通络。

主治:腰、腿、足病,如下肢瘫痪、麻木、疼痛等。

⑤顶旁2线

定位:在头顶部,顶旁1线外侧,两线相距0.75寸,自正营穴起沿经往后引一直线,长1.5寸,属足少阳胆经。

功能:疏经通络。

主治:肩、臂、手病证,如上肢瘫痪、麻木、疼痛等。

(3)颞区(图5-15)

①颞前线

定位:在头部侧面,颞部两鬓内,自颔厌穴至悬厘穴连一直线,属足少阳胆经。

功能:疏经通络。

主治:偏头痛、运动性失语、周围性面神经麻痹和口腔疾病等。

②颞后线

定位:在头部侧面,颞部耳尖直上,自率谷穴至曲鬓穴连一直线,属足少阳胆经。

功能:疏经通络。

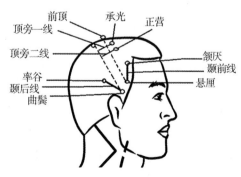

图5-15 颞区头穴标准线

主治：偏头痛、眩晕、耳聋、耳鸣等。

（4）枕区（图5-16）

①枕上正中线

定位：在枕部，为枕外粗隆上方正中的垂直线，自强间穴至脑户穴连一直线，属督脉。

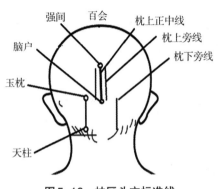

图5-16　枕区头穴标准线

功能：明目、健腰。

主治：眼病、腰脊痛等。

②枕上旁线

定位：在枕部，与枕上正中线平行，往外旁开0.5寸，属足太阳膀胱经。

功能：明目、健腰。

主治：皮层性视力障碍、白内障、近视等眼病，腰肌劳损等。

③枕下旁线

定位：在枕部，为枕外粗隆下方两侧各2寸长的垂直线，自玉枕穴向下引一直线，止于天柱穴，属足太阳膀胱经。

功能：疏经、通络、息风。

主治：由小脑疾病引起的平衡障碍症状及后头痛等。

**5.临床应用**　头皮针广泛应用于崩漏、经行乳房胀痛、经行情志异常、经行风疹、阴中疼痛、外阴瘙痒、妊娠剧吐、妊娠高血压、产后缺乳、产后尿潴留、产后泄泻、产后身痛、围绝经期综合征、乳腺增生、女性性功能障碍、卵巢功能早衰、压力性尿失禁、子宫脱垂等病证的治疗。

## 四、浮针疗法

由符仲华博士发明的浮针疗法，是源于《灵枢·官针》的刺法、皮部理论、腕踝针理论和现代针灸研究的成果，再结合符仲华博士研发的扫散手法、再灌注和患肌理论等所创立的一种针刺治疗方法。浮针疗法主要治疗局限性疼痛，也可以治疗部分非疼痛性局限性疾病，与《黄帝内经》中的"毛刺""直针刺""浮刺""半刺""恢刺"等有相似之处。

**1.针具**　浮针疗法所用的针具，是符仲华博士拥有发明专利的一次性浮针针具。它是一种复式结构，由针芯、软套管及针座、保护套管3部分组成，主要部分由特制软套管和不锈钢针芯组成（图5-17）。进针用浮针专用进针器（图5-18）。

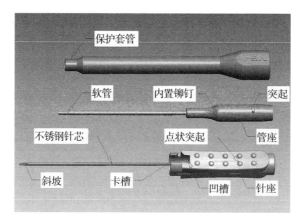

图5-17 一次性浮针针具结构示意图

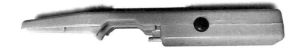

图5-18 浮针专用进针器

**2.操作方法**

（1）以患肌理论（在运动中枢正常的情况下，且维持放松状态时，目标肌肉的全部或一部分处于紧张状态，该目标肌肉就叫患肌）选择合适的进针点。

（2）采用浮针专用进针器进针。

（3）在皮下组织层运作。

（4）针进皮下组织后，施以针体左右摇摆如扇形的扫散运针，时间1~2分钟。

（5）配合再灌注活动，即让患者主动或被动地活动患处肌肉或关节，使其收缩时缺血、舒张时充血。如此反复操作，使局部得到血液再灌注，从而改善其缺血状态。

（6）抽出不锈钢针芯，将软套管留置皮下24小时，用胶布固定露出皮外的与软套管紧密连接的管柄。留置于体内的软套管柔软，不会影响患者作息。留针期间，患者应继续配合再灌注活动。

**3.临床应用** 浮针具有良好的缓解肌肉紧张和止痛等作用，可用于治疗痛经、阴中疼痛、乳腺增生症、子宫内膜异位症、盆腔炎、压力性尿失禁等。

## 五、腹针疗法

由薄智云创立的腹针，是通过刺激腹部穴位调节脏腑失衡来治疗全身疾病，以"神阙布气"假说为核心形成的一个微针系统。其适应证是内伤性疾病或久病及里的慢性病。

**1.针具** 长度为40~60mm的一次性不锈钢毫针。

**2.腹针常用穴位**

（1）天地针：中脘、关元。

（2）引气归原：中脘、下脘、气海、关元。

（3）腹四关：滑肉门、外陵，左右共4穴。

（4）大横：调脾气。

（5）上风湿点：滑肉门穴的外5分、上5分。

（6）下风湿点：外陵穴的外5分、下5分。

（7）滑肉门三角：以滑肉门为顶点的三角形。

**3.操作方法** 腹针进针深度分为天、地、人三部。病程较短者，针刺天部（即浅刺）；病程虽长，但、未及脏腑或其邪在腠理的，针刺人部（即中刺）；病程较长，累及脏腑或其邪在里的，针刺地部（即深刺）。施术手法分三部，即候气、行气、催气。进针后停留3~5分钟，为候气。3~5分钟后再施以捻转、使局部产生针感为行气。再隔5分钟行针1次，以加强针感，使之向四周或远处扩散，谓之催气，留针30分钟。以弱刺激为补，以强刺激为泻，补时可施灸。

**4.临床应用** 腹针对于妇科疾病而言，相当于近治疗法，故有较好疗效。故月经先期、月经后期、月经无定期、痛经、闭经、经行头痛、产后缺乳、产后尿潴留、产后大便难、产后泄泻、产后抑郁症、子宫内膜异位症、女性性功能障碍、不孕症、压力性尿失禁、子宫脱垂、多囊卵巢综合征等均可采用。

## 六、刃针疗法

刃针疗法是由田纪钧教授发明的、用刃针行软组织微创术以治疗疾病的一种方法。它源于古九针，以中医理论为指导，以西医学理论为框架，结合现代诊疗理念，强调产生信息调节、解除过大应力及热效应这三种功效，是传统与现代相结合的一种特色疗法。

**1.针具** 刃针的整体形状与传统毫针一样，只是粗细、长短有所不同，但根本区别是刃针的端部是扁平刃，型号分3种，针体长度在1~9cm，针体直径为0.35~0.7mm。

**2.操作方法**

（1）施针部位：病灶处，即损伤变性软组织的瘢痕、粘连处，或无菌性炎症部位。

（2）进针方法：爪切法、夹持法、舒张法、提捏法、弹击法（市售有带针管的刃针）和单手进针法。

（3）进针层次：根据诊断确定病变层次，逐层进针，针达病灶。

（4）针法

①纵行切割：在与刃针针刃方向一致的线上，分次间断地穿过病变组织层。

②横行切割：在与刃针针刃方向垂直的线上，分次间断地穿过病变组织层。

③纵行斜切：切割一针后，将刀刃退至皮下组织层，将刃针与针刃方向一致地倾斜，与刃针针刃方向一致地斜行穿过病变组织层。横行斜切：切割一针后，将刀刃退至皮下组织层，将刃针与针刃方向垂直地倾斜，与刃针针刃方向垂直地斜行穿过病变组织层。

④十字切割：切割一针后，略提起刃针，旋转90°后再切割一针，此时切口呈纵横"十"字形。若依次斜行再切数次，则称"连续十字切割"。

⑤米字切割：切割一针后，略提起刃针，旋转45°后再切割一针，依次连续2次，此时切口呈"米"字形。若依次斜行再切数次，则称"连续米字切割"。

**3.注意事项**

（1）熟悉主要神经、动脉、内脏的体表投影，以防在治疗中误伤。

（2）逐层进针。

（3）密切注意患者在治疗中的感觉及变化。如患者有放射样或电击样麻木疼痛、不自主地弹起抬动，以及有酸、沉、胀等感觉等，推测触及神经根、神经干或血管、神经末梢，应作稍提起并略改变方向的操作。

（4）胸背部、腹部等内脏部位，孕妇等不可深刺或应禁针。

**4.临床应用** 刃针治疗经行发热、崩漏、经行风疹、乳腺增生症等有良好效果。

## 七、穴位贴敷疗法

穴位贴敷疗法操作详参本章第二节。

穴位贴敷因贴敷药物，可补益、可温热、可祛瘀、可燥湿、可散热、可解毒，故在妇科应用中十分广泛，可治疗如月经不调、月经过少、经行乳房胀痛、痛经、闭经、倒经、崩漏、经行发热、经行风疹、经行浮肿、带下病、外阴湿疹、外阴营养不良症、阴中疼痛、宫颈炎、胎位不正、妊娠剧吐、妊娠高血压、胎盘残留、产后恶露不绝、产后腹痛、产后发热、产后缺乳、急性乳腺炎、产后尿潴留、产后大便难、产后身痛、围绝经期综合征、乳腺增生症、子宫内膜异位症、盆腔炎、女性性功能障碍、不孕症、压力性尿失禁、子宫肌瘤、子宫脱垂、多囊卵巢综合征等妇科疾病。

## 八、穴位注射疗法

穴位注射疗法又称为"水针"，是选用某些中西药物注射液注入人体有关穴位、压痛点或反应点以防治疾病的一种治疗方法（图5-19）。它是根据经络

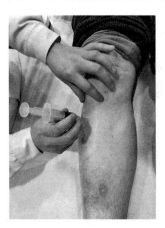

**图5-19　穴位注射操作**

理论和药物治疗原理发展起来的一种治疗方法，将针刺与药物对穴位的双重刺激作用有机地结合起来，发挥其综合效能，以提高疗效，具有操作简便、用药量小、适应证广、作用迅速等优点。

**1.用具及常用药液**

（1）用具：使用消毒的注射器和针头，现在临床使用一次性注射器。根据使用药物和剂量大小及针刺深度，选用不同的注射器和针头。常用的注射器为1mL（用于耳穴和眼区穴位）、2mL、5mL、10mL、20mL；常用针头为5~7号普通注射针头、牙科用5号长针头，以及封闭用的长针头。

（2）穴位注射常用药物

①中药注射液如丹参注射液、川芎嗪注射液、银黄注射液、复方当归注射液、柴胡注射液、鱼腥草注射液、威灵仙注射液、徐长卿注射液、清开灵注射液等。

②维生素类制剂如维生素B$_1$注射液、维生素B$_6$注射液、维生素B$_{12}$注射液、

甲钴胺注射液、维生素C注射液及维丁胶性钙注射液等。

③其他药物制剂如5%~10%葡萄糖注射液、生理盐水、注射用水、三磷酸腺苷、辅酶A、神经生长因子、胎盘组织液、硫酸阿托品、山莨菪碱、泼尼松、盐酸普鲁卡因、利多卡因、氯丙嗪、加兰他敏等。

**2.操作方法** 选择合适的消毒注射器和针头,抽取适量药液,在穴位局部消毒后,右手持注射器对准穴位或阳性反应点,快速刺入皮下,然后将针缓慢推进,到达一定深度后,进行缓慢提插,获得得气感,回抽无血后,再将药液注入。选穴宜少而精,以1~2个腧穴为妥,最多不超过4个腧穴。每次用量多为常规的1/10~1/3,中药注射液穴位注射常规剂量为1~4mL。每天或隔天1次。注射后反应强烈的也可间隔2~3天注射1次。10次为1个疗程,疗程间隔5~7天。

**3.临床应用** 穴位注射疗法因针灸和药物的双重作用而获效较快,被妇科针灸临床广泛应用,如月经不调、月经过多或过少、痛经、闭经、崩漏、经行头痛、经行乳房胀痛、经行情志异常、经行风疹、经行浮肿、带下病、阴道炎、外阴湿疹、外阴瘙痒、外阴营养不良症、妊娠剧吐、妊娠高血压、产后出血、产后缺乳、急性乳腺炎、产后尿潴留、产后身痛、围绝经期综合征、乳腺增生症、盆腔炎、子宫肌瘤、子宫脱垂、多囊卵巢综合征等都有应用。

## 九、穴位埋线法

穴位埋线疗法是中医经络学理论与现代物理医学相结合的产物,在消除乳腺增生症乳痛、缩小乳房肿块方面有确切疗效,且具有作用直接、无毒副作用、疗效迅速、复发率低、方法成熟的优势。穴位埋线法是将羊肠线埋入穴位,利用羊肠线对穴位的持续刺激作用以治疗疾病的一种方法。临床研究发现,埋线操作能对穴位、神经及整个中枢产生一种综合作用,加快血液循环及淋巴回流,加快局部新陈代谢,活跃脏腑器官功能状态。此外,羊肠线作为一种异种蛋白,可诱导人体产生变态反应,使羊肠线分解为多肽、氨基酸等。羊肠线对穴位产生的生理及生物化学刺激可长达20天或更长,从而弥补其针刺时间短、疗效难巩固、易复发等缺点。一般说来,由于羊肠线刺激平和,对大脑皮质中的急性疾病有较强的病理信息干扰和抑制力量不足,因此对慢性疾病却显示出良好的效果。诸多研究表明,埋线疗法实际上是一种集多种疗法、多种效应于一体的复合性治疗方法。因此,未来临床治疗乳腺增生症的进程中,可大力推广穴位埋线治疗方式,使更多患者受益,造福于社会。

**1.针具及其他用品** 皮肤消毒用品、洞巾、注射器、镊子、埋线针或经改制的18号腰椎穿刺针（将针芯前端磨平）、持针器、0-1号羊肠线，普鲁卡因或利多卡因、注射用水、剪刀、消毒纱布及敷料等。

**2.操作方法** 医者双手、埋线部位、器械均常规消毒，局部皮肤麻醉（每穴用0.5%~1%的盐酸普鲁卡因或利多卡因注射液作皮内麻醉），将羊肠线剪成2~3cm的线段，用镊子夹持从穿刺针尖部装入套管，推动针芯，验证线段出针是否顺利。将线段全部装入，针尖斜面不宜有线外露。医者左手握固埋线部位，右手持穿刺针斜面向下，用力钻捻并刺入皮下；然后转动穿刺针使斜面向上，再用力刺进，达到预定深度；左手固定针芯，右手外拉套管，直至针头凸凹面对齐，说明羊肠线已全部出管而置于穴位内，再外拉针芯；用酒精棉球按紧埋线部位，右手将穿刺针全部拔出。如无出血，随用含碘伏棉球敷于针眼，用方形胶布敷粘。如有出血，用碘伏棉球按压片刻，出血即止，然后用胶布敷粘。若需第2次埋置，须20天后，并要错开原来针眼，一般可连续操作3次。

**3.注意事项**

（1）局部麻醉不可过深，以免降低疗效。

（2）严格无菌操作，防止感染。

（3）1次埋线，取穴一般以5个为限。

（4）如果术后1~5天内局部出现红肿热痛等无菌性炎症反应，或有少量白色液体自创口流出，属正常现象，一般无需处理。若渗出液较多突出于皮肤表面，可将白色液体挤出，用75%酒精棉球擦去，覆盖消毒纱布。施术后患肢局部温度可升高，少数患者可有全身反应，如体温升高，需密切观察。若出现高热不退、全身瘙痒等明显异常反应，应及时送往医院就治。

**4.临床应用** 穴位埋线在月经不调、月经过多或过少、痛经、闭经、经行乳房胀痛、经行情志异常、经行风疹、经行浮肿、带下病、阴道炎、外阴瘙痒、妊娠剧吐、产后缺乳、围绝经期综合征、乳腺增生症、女性性功能障碍、不孕症、卵巢功能早衰、压力性尿失禁、子宫肌瘤、多囊卵巢综合征等均有应用。

## 十、穴位激光照射法

穴位激光照射法又称激光针、激光针灸、光针，是利用低功率激光束直接照射穴位以治疗疾病的疗法。激光具有单色性好、相干性强、方向性优和能量密度高等特点，医学上常用的有氦氖激光（He-Ne）、二氧化碳激光（$CO_2$）、半导体激光（砷化镓）等。目前，穴位激光照射法已被广泛应用于临床，治疗内、外、妇、儿各科几十种病证，在中风后遗症的治疗和康复方面均有应用。

**1.激光器具** 治疗仪器包括He-Ne激光腧穴治疗仪、二氧化碳激光腧穴治疗仪、掺钕钇铝石榴石激光腧穴治疗仪等。

（1）He-Ne激光腧穴治疗仪发射波长6328Å，功率从1毫瓦到几十毫瓦，光斑直径为1~2mm。这种小功率的He-Ne激光束能部分到达生物组织10~15mm深处，故可代替针刺而对穴位起刺激作用。

（2）二氧化碳激光腧穴治疗仪照射穴位时，既有热作用，又有类似毫针的刺激作用。目前，多用20~30W二氧化碳激光束散光，使它通过石棉板小孔，照射患者穴位。发射波长为106000Å，属长波红外线波段，输出形式为连续发射或脉冲发射。

（3）掺钕钇铝石榴石激光腧穴治疗仪发出近红外激光，可进入皮下深部组织，并引起深部的强刺激反应、输出方式为连续发射。

**2.操作方法** 根据患者病情辨证选好腧穴，开启激光器，选择合适的激光波长、输出功率、光照直径，并确定光照时间，按预定疗程进行照射。光源至皮肤的距离为8~100cm，每次每穴照射5~10分钟，共计照射时间一般不超过20分钟，每天照射1次，10次为1个疗程。

**3.临床应用** 穴位激光照射可应用于月经过多、痛经、带下病、外阴湿疹、外阴瘙痒症、外阴营养不良症、胎位不正、妊娠高血压、产后缺乳、急性乳腺炎、产后尿潴留、产后泄泻、不孕症、子宫脱垂等病证。

## 十一、平衡针法

平衡针法由王文远教授创立，是一种通过针灸来调整、完善、修复大脑高级神经中枢，从而激发、调动机体内物质能量，促进机体在病理状态下的良性转归的治疗方法。原则上是一病一穴，一症一穴，共有36个。在妇科中的常用穴位如下。

**1.升提穴** 在头顶正中，前发际正中10cm（5寸），后发际直上16cm（8寸）处，双耳尖2cm（1寸）处。主治子宫脱垂、宫颈炎、阴道炎、压力性尿失禁等。

针刺方法：针尖沿皮下骨膜外向前平刺4cm（2寸）左右，一只手向前进针，另一只手可摸着针尖，不要使之露出体外。手法采用滞针手法，待针体达到一定深度时，采用顺时针捻转6圈，然后按逆时针捻转6~10圈后即可将针退出。

2.**胃痛穴**　位于口角下1寸或下颌正中点旁开3cm（1.5寸）。主治痛经。取穴为男左女右，以45°角进针，向对侧胃痛穴平刺1~2寸，施行滞针法。

3.**咽痛穴**　位于第2掌骨桡侧缘中点。主治急性乳腺炎、产后缺乳、滞产等。交叉取穴，用3寸毫针向掌心方向直刺2寸。

4.**痛经穴**　即膻中穴，在胸骨柄正中线的1/2处，相当于第4肋间隙。主治原发性、继发性痛经，经前期紧张综合征、盆腔炎、阴道炎、附件炎等。用3寸毫针向下平刺2寸。

5.**乳腺穴**　即天宗穴，位于肩胛骨中心处，肩胛内上缘与肩胛下角连线的上1/3处。主治急性乳腺炎、乳腺增生症、产后缺乳、乳房胀痛等。用3寸毫针针尖向下平刺1~2寸，同侧取穴。

6.**腹痛穴**　位于腓骨小头前下方凹陷中（阳陵泉穴处）。主治痛经、盆腔炎等。可上下提插、捻转滞针。

7.**过敏穴**　位于屈膝位的髌骨上角上2寸处，股四头肌内侧隆起处。主治月经不调、痛经、闭经、功能性子宫出血、外阴瘙痒症等。可上下提插。对体虚患者，可配合捻针滞针。

8.**痔疮穴**　位于前臂伸侧面，尺桡骨之间，前臂背侧腕关节至肘关节连线的上1/3处。主治产后便秘。采用上下提插，以出现相应针感为宜。

9.**头痛穴**　位于足背第1、2趾骨结合部之前凹陷中。主治经行头痛。

10.**颈痛穴**　位于无名指与小指指掌关节结合部的正中点，呈半握拳姿势取之。主治经行头痛。

11.**胸痛穴**　位于前臂掌侧1/3处的正中神经走行区。主治经行头痛、乳痛等。

## 第六节　保护隐私，便利操作，适宜家庭自行针灸

因碍于隐私，害怕疼痛，许多妇科疾病患者宁可忍受痛苦，也不愿意到医院就诊。我们并不鼓励患者讳疾忌医，而耽误病情，毕竟妇科许多病证是可以

通过针灸方法得到有效防治的。在家庭自行防治中，首先要学习和掌握针灸腧穴、耳穴及一些简单的解剖知识，然后在保证安全的前提下进行操作。

## 一、居家可用的灸法

**1.温盒灸** 温盒灸是应用特制的温盒作为灸器，内装艾条固定在一个部位进行治疗的一种方法。此法适用于背部和腹部穴位，具有多经多穴同治、火力足、施灸面广、作用强、安全方便等优点，可用于居家康复。

（1）灸具制备：温盒为一种特制木制盒形灸具（图5-20）。分大、中、小三种规格（大号长20cm、宽14cm、高8cm；中号长15cm、宽10cm、高8cm；小号长11cm、宽9cm、高8cm）。其制作方法为，取规格不同的木板（厚约0.5cm）制成长方形木盒，下面不安底，上面制作一个可随时取下的盖，并在盒内中下部安置一块铁窗纱，距离底边3~4cm。

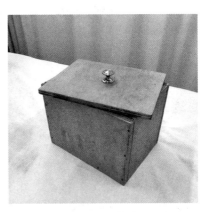

**图5-20 温盒**

（2）操作方法：在所选区域放置温盒。点燃3~5cm长的艾条段2~3段或艾团（须预先捏紧）3~5团，对准穴位放在铁窗纱上，盖好封盖，要留有缝隙，以使空气流通，则艾段燃烧充分。封盖用于调节火力、温度。一般而言，移开封盖，可使火力增大、温度升高；闭紧封盖，使火力变小、温度降低。以保持温热而患者皮肤无灼痛为宜。如盒盖闭紧，患者仍感觉灼痛时，可将盒盖适当移开，以调节温度。待艾条燃尽后，将温盒取走即可。灸材除用艾条外，尚可在艾绒中掺入药物进行灸治；亦可先在穴区贴敷膏药或涂敷药糊等，行隔物灸法。温盒灸，每次灸治15~20分钟，每天1~2次，7~10天为1个疗程。

（3）适应病证：由虚寒引起的月经不调、痛经、带下病、外阴湿疹、子宫颈炎、外阴营养不良症、产后腹痛、围绝经期综合征、不孕症、卵巢功能早衰、盆腔炎等。用法可参考有关章节。

**2.艾条灸** （操作和适应证参阅本章第二节）。

**3.隔姜灸、隔附子灸、隔盐灸** （操作和适应证参阅本章第二节）。

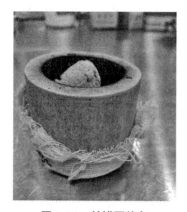

**图5-21 竹罐隔盐灸**

这里介绍一种自制的家用竹罐隔盐灸，把内径5~7cm的毛竹锯成高4~5cm的竹圈，并去掉上下竹节，用双层医用纱布封住底部，再用皮筋固定纱布。然后将25mg粗盐放到竹圈底部，至约1.5cm高，再放置底部直径约3cm、高约3cm的锥形艾炷，点燃施灸（图5-21）。施灸过程中，可根据患者自身皮肤灼热感来移动竹罐，患者也可自行操作。待竹罐底部无热感时（约20分钟），为1壮。适用于神阙、关元以补益，以及缓解局部疼痛等。

## 二、皮内针

皮内针是以特制的小型针具固定于腧穴的皮内或皮下，进行较长时间埋藏的一种疗法，又称为"埋针法"。《素问·离合真邪论》有"静以久留"的记载，适用于慢性顽固性疾病和反复发作的疼痛性疾病。

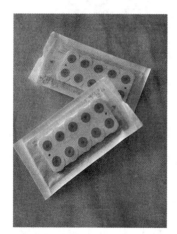

**图5-22 皮内针**

**1.针具** 皮内针是用不锈钢丝特制的小型针具，有颗粒型、揿针型两种（图5-22）。颗粒型又称麦粒型，一般长约1cm，针柄形似麦粒或呈环形，针身与针柄成一直线。揿针型又称图钉型，针身长0.2~0.3cm，针柄呈环形，针身与针柄呈垂直状。

**2.操作方法**

（1）颗粒型皮内针的操作：针刺前，针具和皮肤常规消毒。针刺时，先用左手拇、食指按压穴位上下皮肤，稍用力将针刺部皮肤撑开固定；右手用小镊子夹住针柄，横向将针刺入皮内，针身可沿皮下平行埋入0.5~1cm。在露出皮外部的针身和针柄下的皮肤表面粘贴一小块方形胶布，然后用一条较前稍大的胶布覆盖在针上、这样可以保护针身固定在皮内，不致因活动而使针具移动或丢失。

（2）揿针型皮内针的操作：针刺前，针具和皮肤常规消毒。施术时，以小镊子或持针钳夹住针柄，将针尖对准所选穴位轻轻刺入，然后以小方块胶布粘贴固定。另外，也可用小镊子夹针，将针柄放在预先剪好的小方块胶布上粘住，手执胶布，将其连针贴刺在选定的穴位上。此法多用于面部及耳穴等须垂直浅刺的部位。

埋针时间的长短可根据季节及病情而定，热天一般留针1~2天，冷天可留针3~7天。慢性疼痛性疾病留针时间可较长。留针期间，可经常按压埋针处，一般每天可按压3~4次，每次1~2分钟，以加强刺激、增强疗效。

**3.适应证**

（1）月经不调：关元、子宫、三阴交等。

（2）月经过少：天枢、关元、大赫、子宫、足三里、三阴交、肾俞、次髎等。

（3）痛经：中极、地机、次髎等。

（4）肥胖型不孕：丰隆、阴陵泉、公孙、内庭等。

（5）肥胖型闭经：梁丘、公孙等。

（6）经行乳胀：膻中、乳根、肩井、天宗等。

（7）妊娠剧吐：内关、足三里等。

（8）产后腹痛：足三里、三阴交、关元、中极、合谷等。

（9）产后泄泻：内庭、天枢、中脘、关元等。

（10）产后抑郁：心俞、肝俞、太冲等。

## 三、耳穴贴压

（1）耳穴定位及操作方法可参阅本章第五节。常用治疗取穴可参考第七章"针灸处方"中的"耳针疗法"。

（2）为找准耳穴，可在确定所要施治耳穴的部位后，用一根火柴棒用力均匀地在此部位按压探寻，发现最痛处即做上记号，然后贴上耳贴进行按压。

## 四、穴位贴敷

（1）可自制药膏贴压，具体药物制备、操作方法、针灸处方可参阅第七章。

（2）可用中成药贴敷。如痛经，可用七厘散、失笑散（均有市售）各1g，用少量黄酒调和，置于肚脐（神阙穴）中，再加艾条温和灸20分钟，最后用麝香止痛膏外贴（皮肤敏感者用肤疾宁外贴），48小时更换1次。

## 五、穴位熨贴

参阅第五章第二节。

## 六、拔罐疗法

拔罐法，古称角法或角吸法，又称吸筒法、火罐气，民间俗称拔火罐。这是一种以罐作工具，利用燃烧、抽吸、挤压等方法排出罐内空气，造成负压，使罐吸附于体表腧穴或患处产生刺激，使局部皮肤充血、瘀血，以达到防治疾病为目的的方法。

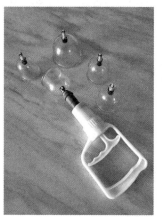

**图5-23 透明塑料抽气罐**

**1.家庭用罐** 即透明塑料抽气罐（图5-23）。

（1）器具：塑料罐、抽气筒。

（2）操作方法：先将抽气罐紧扣在应拔部位上，用抽气筒将罐内的部分空气抽出，使其吸拔于皮肤上。

（3）拔罐部位：

①阿是穴。

②常用穴位：关元、气海、子宫、膈俞、肝俞、脾俞、胃俞、肾俞、次髎、血海、三阴交等穴。

如闭经，可拔大椎、肝俞、脾俞、身柱、肾俞、命门、关元等穴；如经行乳房胀痛，可拔乳腺穴、中脘、肺俞、心俞、小肠俞、大肠俞等穴。

（4）适用范围：可应用于月经不调、痛经、产后身痛、盆腔炎、子宫脱垂等病证。

**2.医用拔罐**

（1）器具：玻璃罐、竹罐、陶瓷罐等。

（2）操作方法

①闪火法：用镊子夹住95%酒精棉球，或手持闪火器，一手握罐体，将棉球点燃后立即伸入罐内，闪火即退出，迅速将罐扣在应拔部位上，即可吸住。此方法相对安全，是常用的拔罐方法，适合拔留罐、闪罐、走罐等。

②投火法：将95%酒精棉球或软质纸片点燃后投入罐内，趁火旺时迅速将

罐扣于应拔部位上。

③贴棉法：将直径1~2cm的薄脱脂棉片略蘸酒精后，贴于罐体内侧壁，点燃后迅速将罐扣于应拔部位上。

以上拔罐一般留罐10~15分钟，待拔罐部位皮肤充血，且出现瘀血时，将罐取下，留罐时间不宜过长，以免起疱。同时，注意酒精不宜蘸得过多或粘于罐口，以免烫伤皮肤。

家庭若要应用此项技术，须先经过培训，防止烫伤。

## 七、TDP照射疗法

参阅第五章第二节。

# | 第六章 |
# 妇科病证的常用腧穴

## 一、头颈部常用腧穴

头颈部常用腧穴见表6-1。

表6-1　头颈部常用腧穴表

| 穴位 | 归经 | 定位 | 备注 |
|---|---|---|---|
| 百会 | 督脉 | 当前发际正中直上5寸，或头顶正中线与两耳尖连线的中点处 | 益气升阳，平肝潜阳，有良性双向调节作用。主治子宫脱垂、妊娠高血压、经期或产期精神病 |
| 四神聪 | 经外奇穴 | 当百会前、后、左、右旁开1寸，共4个穴位 | 主治妇女经期、产后神志病 |
| 风池 | 足少阳胆经 | 胸锁乳突肌与斜方肌上端之间的凹陷中，平风府穴 | 疏通经络，促进机体新陈代谢。主治经行发热、产后发热、经行头痛、妊娠高血压 |
| 印堂 | 督脉 | 在额部，在两眉头中间 | 汇集人体阳气、血气、阴气，主治经期、产期神志病 |
| 太阳 | 经外奇穴 | 在颞部，当眉梢与目外眦之间，向后约1横指的凹陷中 | 主治经行头痛及经行或产后情志异常 |

## 二、胸腹部常用腧穴

胸腹部常用腧穴见表6-2。

表6-2　胸腹部常用腧穴表

| 穴位 | 归经 | 定位 | 备注 |
|---|---|---|---|
| 膻中 | 任脉 | 前正中线上，平第4肋间，两乳头连线的中点 | 治疗乳证要穴，主治妊娠呕吐等证 |
| 屋翳 | 足阳明胃经 | 第2肋间隙，前正中线旁开4寸 | 主治急性乳腺炎、胸胁胀满 |
| 膺窗 | 足阳明胃经 | 第3肋间隙，前正中线旁开4寸 | 主治急性乳腺炎、胸胁胀痛 |

续表

| 穴位 | 归经 | 定位 | 备注 |
| --- | --- | --- | --- |
| 乳根 | 足阳明胃经 | 第5肋间隙，前正中线旁开4寸 | 治乳疾之要穴，缺乳尤有殊效 |
| 神封 | 足少阴肾经 | 第4肋间隙，前正中线旁开2寸 | 主治乳痈、胸胁胀满 |
| 天溪 | 足太阴脾经 | 第4肋间隙，前正中线旁开6寸 | 主治乳痈、产后缺乳 |
| 大赫 | 足少阴肾经 | 脐中下4寸，前正中线旁开0.5寸 | 补肾固经，调经种子。主治子宫本身病证 |
| 大横 | 足太阴脾经 | 脐中旁开4寸 | 温中散寒，调理肠胃 |
| 关元 | 任脉 | 前正中线上，脐下3寸 | 强壮要穴。补养先天肾气。主治老年性阴道炎、功能失调性子宫出血、痛经等。 |
| 气海 | 任脉 | 前正中线上，脐下1.5寸 | 凡妇科病位在气分之疾均可用 |
| 会阴 | 任脉 | 在会阴部，女性当大阴唇后联合与肛门连线的中点 | 主治月经不调、阴部瘙痒、阴门肿痛、带下病、产后便秘等 |
| 提托 | 经外奇穴 | 脐下3寸，旁开4寸 | 子宫脱垂之效穴 |
| 阴交 | 任脉 | 前正中线上，脐下1寸 | 主治月经不调、带下病 |
| 期门 | 足厥阴肝经 | 在胸部，当乳头直下，第6肋间隙，前正中线旁开4寸 | 主治胸胁胀痛、产后腹胀、乳痈、产后抑郁等 |
| 曲骨 | 任脉 | 前正中线上，脐中下5寸 | 主治经、带、外阴病证 |
| 水道 | 足阳明胃经 | 脐中下3寸，前正中线旁开2寸 | 利水渗湿，疏通水道 |
| 神阙 | 任脉 | 脐中央 | 妇科补益之要穴，常用以施行隔盐灸、穴位贴敷、艾盆灸等 |
| 中极 | 任脉 | 前正中线上，脐中下4寸 | 广泛用于各种妇产科疾病，如产后尿潴留 |
| 天枢 | 足阳明胃经 | 脐中旁开2寸 | 理气活血，主治气滞血瘀型月经病、胞宫病证 |
| 子宫 | 经外奇穴 | 在下腹部，脐中下4寸，中极旁开3寸 | 治妇科病之要穴，主治阴挺、月经不调、痛经、崩漏、不孕症等 |
| 归来 | 足阳明胃经 | 在下腹部，脐中下4寸，前正中线旁开2寸 | 主治月经失调、带下病、子宫肌瘤、子宫脱垂、子宫颈炎等 |
| 五枢 | 足少阳胆经 | 在下腹部，横平脐下3寸，髂前上棘内侧 | 主治月经不调、带下病、子宫脱垂 |
| 维道 | 足少阳胆经 | 在侧腹部，当髂前上棘前下方，五枢前下0.5寸 | 主治各种带下病、卵巢病证、外在型子宫内膜异位症 |

续表

| 穴位 | 归经 | 定位 | 备注 |
|------|------|------|------|
| 维胞 | 经外奇穴 | 在下腹部,髂前上棘之内下方凹陷处,平关元穴 | 主治子宫脱垂、异位妊娠、产后尿潴留 |
| 带脉 | 足少阳胆经 | 在侧腹部,第11肋骨游离端垂线与脐水平线的交点上 | 理气活血。主治气滞血瘀型月经病、各种带下病 |
| 石门 | 任脉 | 前正中线上,脐中下2寸 | 主治崩漏、带下病、产后恶露不尽、产后尿潴留、泄泻等 |
| 冲门 | 足太阴脾经 | 耻骨联合上缘中点旁开3.5寸 | 主治月经不调、功能失调性子宫出血、宫颈炎、白带过多等 |
| 四满 | 足少阴肾经 | 脐下2寸,前正中线旁开0.5寸 | 理气开郁,调经止痛,调理冲脉 |
| 气穴 | 足少阴肾经 | 脐下3寸,前正中线旁开0.5寸 | 补肾固冲 |
| 气冲 | 足阳明胃经 | 脐下5寸,前正中线旁开2寸 | 为冲脉所起处,主调理冲脉 |

## 三、背腰部常用腧穴

背腰部常用腧穴见表6-3。

表6-3　背腰部常用腧穴表

| 穴位 | 归经 | 定位 | 备注 |
|------|------|------|------|
| 大椎 | 督脉 | 在第7颈椎棘突下凹陷中 | 主治经行发热、经行头痛、经行风疹 |
| 肩井 | 足少阳胆经 | 在肩上,大椎穴与肩峰连线中点 | 治乳病之经验穴。主治妊娠剧吐 |
| 肺俞 | 足太阳膀胱经 | 在第3胸椎棘突下,旁开1.5寸 | 主治经行发热、经行风疹 |
| 膈俞 | 足太阳膀胱经 | 在第7胸椎棘突下,旁开1.5寸 | 抗贫血,降逆气。止血补血,对血热证、血瘀证几乎无作用 |
| 肝俞 | 足太阳膀胱经 | 在第9胸椎棘突下,旁开1.5寸 | 主治肝气郁滞、气滞血瘀、肝血不足、肝阳上亢、肝风内动、肝胆火盛型妇科疾病 |
| 脾俞 | 足太阳膀胱经 | 在第11胸椎棘突下,旁开1.5寸 | 主治中气不足、脾阳不振、脾虚湿盛、脾不统血型妇科疾病 |
| 肾俞 | 足太阳膀胱经 | 在第2腰椎棘突下,旁开1.5寸 | 广泛用于肾阴不足、肾气虚弱型妇科疾病 |
| 白环俞 | 足太阳膀胱经 | 在第4骶椎棘突下,旁开1.5寸 | 主治经病、带下病、盆腔炎等 |
| 至阳 | 足太阳膀胱经 | 在第7胸椎棘突下 | 治疗乳腺炎之经验穴 |

续表

| 穴位 | 归经 | 定位 | 备注 |
|------|------|------|------|
| 命门 | 督脉 | 在腰部，当后正中线上，第2腰椎棘突穴下凹陷中 | 用于肾阳不足型妇科病 |
| 秩边 | 足太阳膀胱经 | 在骶区，横平第4骶后孔，骶正中旁开3寸 | 主治阴痛等 |
| 上髎 | 足太阳膀胱经 | 在骶区，适对第1骶后孔中 | 主治月经不调、带下病、阴挺等妇科病证 |
| 次髎 | 足太阳膀胱经 | 在骶部，当髂后上棘内下方，适对第2骶后孔处 | 健腰调经，清利下焦。主治月经不调、痛经、带下病、产后尿潴留等 |
| 腰阳关 | 督脉 | 在后正中线上，第4腰椎棘突下凹陷中 | 祛寒除湿，舒筋活络。主治月经不调、赤白带下等 |
| 会阳 | 足太阳膀胱经 | 在骶部，尾骨端旁开0.5寸 | 清热利湿，益肾固带，补阳益气。主治带下病、阴部湿痒 |
| 天宗 | 手太阳小肠经 | 在肩胛骨冈下窝中央凹陷处，与第4胸椎相平 | 三棱针缪刺天宗，主治乳腺炎 |

## 四、上肢部常用腧穴

上肢部常用腧穴见表6-4。

表6-4　上肢部常用腧穴表

| 穴位 | 归经 | 定位 | 备注 |
|------|------|------|------|
| 臂中 | 经外奇穴 | 在前臂内侧，当腕掌横纹与肘横纹中点，两筋（掌长肌与桡侧腕屈肌）之间；伸臂仰掌取之。 | 主治经行乳房胀痛、乳腺增生症、产后缺乳等 |
| 少商 | 手太阴肺经 | 在拇指末端桡侧，距指甲角0.1寸 | 主治倒经等证 |
| 少泽 | 手太阳小肠经 | 在小指末节尺侧，距指甲角0.1寸 | 治疗乳证之经验效穴 |
| 合谷 | 手阳明大肠经 | 在手背，第2掌骨桡侧中点处 | 主治妇科滞产、闭经、腹痛、便秘等。现代报道其可预防产后出血、缩短产程 |
| 内关 | 手厥阴心包经 | 在曲泽与大陵连线上，腕横纹上2寸，掌长肌腱与桡侧腕屈肌腱之间 | 醒脑开窍、宽胸理气、调养心神。主治妇科病兼有神志、胃肠道诸疾 |
| 少府 | 手少阴心经 | 第4、5掌骨间，握拳，当小指端与无名指端之间 | 治疗各种原因引起的阴痒之经验效穴 |
| 神门 | 手少阴心经 | 在腕后，第1横纹尺侧端，尺侧腕屈肌腱桡侧之凹陷中 | 镇静、安神、降压。主治妇科疾病中兼有精神神志改变的病征 |

## 五、下肢部常用腧穴

下肢常用腧穴见表6-5。

表6-5 下肢部常用腧穴表

| 穴位 | 归经 | 定位 | 备注 |
|---|---|---|---|
| 大敦 | 足厥阴肝经 | 在足拇指趾末节（靠第2趾一侧）甲根边缘外侧0.1寸处 | 主治产后尿潴留、闭经、崩漏、月经不调、子宫脱垂、子痫等证 |
| 地机 | 足太阴脾经 | 在小腿内侧，当内踝尖与阴陵泉连线上，阴陵泉下3寸 | 健脾渗湿，调经止带，理血行水。主治月经不调、痛经、阴部疼痛、产后尿潴留等 |
| 复溜 | 足少阴肾经 | 在小腿内侧，太溪直上2寸，跟腱前方 | 补肾益阴，通调水道。主治妇科病兼水肿、腹胀、泄泻、汗证等 |
| 太溪 | 足少阴肾经 | 内踝高点与跟腱后缘连线的中点凹陷处 | 滋阴补肾。用于调经，改善经前及经期诸多不适症状 |
| 昆仑 | 足太阳膀胱经 | 在足部外踝后方，当外踝尖与跟腱之间的凹陷处 | 《针灸大成》曰："妊妇刺之落胎。"主治难产 |
| 蠡沟 | 足厥阴肝经 | 在小腿内侧，当足内踝尖上5寸，胫骨内侧面中央 | 主治月经不调、子宫内膜炎、子宫脱垂、功能性子宫出血、阴痒、带下病等 |
| 三阴交 | 足太阴脾经 | 在小腿内侧，当足内踝尖上3寸，胫骨内侧缘后方 | 为妇科应用最广泛的穴位，现代研究证实其可明显增强宫缩 |
| 足三里 | 足阳明胃经 | 在小腿前外侧，当犊鼻穴下3寸，距胫骨前缘1横指（中指） | 强壮要穴，充养后天之本 |
| 行间 | 足厥阴肝经 | 在足背侧，当第1、2趾间，趾蹼缘后方，赤白肉际处 | 主治月经过多、崩漏、痛经、闭经、带下病、胁肋疼痛、急躁易怒等 |
| 太冲 | 足厥阴肝经 | 在足背侧，当第1跖骨间隙的后方凹陷处 | 疏肝理气，平肝潜阳，清肝泻火，活血化瘀，滋养肝阴，补益肝血，双向良性调节 |
| 箕门 | 足太阴脾经 | 在大腿内侧，当血海与冲门连线上，血海上6寸 | 主治外阴瘙痒、外阴湿疹、压力性尿失禁等 |
| 血海 | 足太阴脾经 | 在股前区，髌底内侧端上2寸，股内侧肌隆起处 | 多用于气滞血瘀及瘀阻疼痛型主治月经不调、痛经、闭经等 |
| 隐白 | 足太阴脾经 | 在足趾，大趾末节内侧，趾甲根角侧后方0.1寸 | 止血效穴。主治经量过多、功能性子宫出血、崩漏等 |
| 阴陵泉 | 足太阴脾经 | 在小腿内侧，胫骨内侧髁下缘与胫骨内侧缘之间的凹陷处 | 健脾利湿。主治子宫脱垂、产后尿潴留等 |

续表

| 穴位 | 归经 | 定位 | 备注 |
|---|---|---|---|
| 照海 | 足少阴肾经 | 在踝区，内踝尖下 1 寸，跟骨结节内侧凹陷处 | 现代研究，其能明显促进泌尿，是治疗经行胎产中兼有小便不通或水肿之要穴 |
| 至阴 | 足太阳膀胱经 | 在足趾，足小趾末节外侧，趾甲根角侧后方 0.1 寸 | 矫正胎位之要穴。胎位不正多用灸法，催产多用针刺或针灸并施 |
| 然谷 | 足少阴肾经 | 在足内侧，足舟骨粗隆下方，赤白肉际处 | 清热利湿，活血化瘀。主治实证的月经失调、白带过多 |
| 足临泣 | 足少阳胆经 | 在足背，第 4、5 趾骨底结合部，第 5 趾长伸肌腱外侧凹陷处 | 多用于肝郁气滞或肝经湿热型月经失调、乳腺炎等 |
| 阴廉 | 足厥阴肝经 | 在股前区，气冲直下 2 寸 | 主治月经失调、白带过多 |
| 曲泉 | 足厥阴肝经 | 在膝部，腘横纹内侧端，半腱肌肌腱内缘凹陷处 | 理气调经，化瘀止痛。多用于阴道炎、外阴白色病变、阴痒 |
| 独阴 | 经外奇穴 | 在足底，第 2 趾趾侧远端趾间关节的中点 | 调经止血之经验效穴。主治胞衣不下、月经不调 |
| 丰隆 | 足阳明胃经 | 在小腿前外侧，当外踝尖上 8 寸，条口外，距胫骨前缘 2 横指（中指） | 祛痰祛脂之要穴 |
| 内庭 | 足阳明胃经 | 在足背，当第 2、3 趾间，趾蹼缘后方赤白肉际处 | 主治经行吐衄、肥胖型不孕等 |
| 涌泉 | 足少阴肾经 | 在足底部，卷足时足前部凹陷处，约当足底第 2、3 趾趾缝纹头与足跟连线的前 1/3 与 2/3 交界处 | 常用来施行穴位贴敷、艾条灸等。主治产后尿潴留、产后便秘、产后头痛 |
| 公孙 | 足阳明胃经 | 在足内侧缘，第 1 跖骨基底部前下方 | 现代报道其可治疗单纯性肥胖及肥胖型不孕 |
| 曲池 | 手阳明大肠经 | 在肘横纹外侧端，屈肘，当尺泽与肱骨外上髁连线中点 | 主治妊娠高血压、经行风疹 |

# |第七章|
# 妇科病证的针灸治疗

## 第一节 月经病

### 一、月经先期

【概述】

月经先期，是指月经周期提前7天以上，甚至10余天一行，连续3个周期以上者，亦称经期超前、经行先期、经早、经水不及期等。若偶尔提前1次，或周期提前不足1周，均不属本病范畴。

月经先期，其病因病机主要为气虚或血热。气能摄血，气虚则统摄无权，冲任失固；血热则热扰冲任，伤及胞宫，血海不宁，均可导致月经提前而至。患者一般有血热病史或平素嗜食辛辣，或有情志内伤等病史。

本病相当于西医的月经频发、黄体功能不足、排卵性月经失调，一般表现为月经周期缩短。本病应排除由盆腔炎症所引起的月经先期。

【临床表现】

月经提前来潮，周期不足21天，且连续出现3个月经周期及以上，经期基本正常，可伴有月经过多。月经提前10天以上的人应注意与经间期出血相鉴别。经间期出血常发生在月经周期的第12~16天，出血量较少，或表现为透明、黏稠的白带中夹有血丝，出血常持续数小时至2~7天，自行停止，西医称为排卵期出血。经间期出血量较月经期出血量少，临床表现为出血量1次多、1次少，结合BBT（基础体温测量），即可确诊。月经先期，则每次出血量大致相同；且出血时间不一定在排卵期内，持续时间一般与正常月经基本相同。

【辨证分型】

中医将本病分为脾气虚弱、肾虚不固、阴虚血热、肝郁血热、阳盛血热等

5个证型。

**1.脾气虚弱型** 证见月经先期，经量或多或少，色淡红，质清稀，面色萎黄，神疲肢倦，气短懒言，小腹空坠，纳少便溏，舌质淡，苔薄白，脉细弱。

**2.肾虚不固型** 证见月经提前，经量或多或少，色黯淡而质薄，伴有腰膝酸痛，夜尿频多，舌质淡嫩，苔白薄，脉细弱。

**3.阴虚血热型** 证见月经提前，经量少或正常，色深红而质稠，两颧潮红，手足心热或潮热盗汗，心烦不寐，口燥咽干，舌质红，苔少，脉细数或弦细而数。

**4.肝郁血热型** 证见月经提前，经量或多或少，色紫红有块，伴少腹胀痛，胸闷胁胀，乳房胀痛，心烦易怒，口苦咽干，舌质红，苔薄黄，脉弦而数。

**5.阳盛血热型** 证见月经先期，经量多，色深红或紫暗，质黏稠，或伴烦躁，面红口干，小便短黄，大便燥结，舌质红，苔黄，脉数。

**【针灸处方】**

**1.毫针刺法**

**方1**

取穴：肝俞、肾俞、太冲、三阴交、关元。

操作：治疗前，患者需排空大小便，常规消毒后，采用平补平泻手法，针感以酸胀为度，每穴留针20分钟。

疗程：每天1次，于月经来潮前7天开始治疗，连用5天，3个月经周期为1个疗程。

**方2**

取穴：主穴为关元、血海；配穴为实热配太冲、曲池；虚热配三阴交、然谷；郁热配行间、地机；气虚配足三里、脾俞。

操作：采用30号1.5寸一次性毫针捻转得气后，施补虚泻实法，留针30分钟。

疗程：每天1次，20天为1个疗程。

**方3**

取穴：脾俞、气海、关元、足三里、血海、三阴交。小腹空坠者加百会；纳呆便溏者加中脘、天枢。

操作：选用0.3mm×（25~40）mm毫针，脾俞针刺后行提插捻转、平补平泻手法，得气后立即出针，其余腧穴行平补平泻手法，留针30分钟。

疗程：经前7天开始治疗，每天1次，直至月经来潮为1个疗程。

**方4**

取穴：气海、中极、脾俞、足三里、三阴交。

操作：常规消毒。气海、中极，揣定穴位，推针速刺，搓针得气，气至病所，施烧山火手法，送热至胞宫，留针30分钟；脾俞、足三里，毫针针刺，得气后施提插捻转补法，留针30分钟；三阴交，揣定穴位，弹针速刺，得气后按法闭其下气，开其上气，气至病所，搓针取热，留针30分钟。

疗程：每天1次，1周为1个疗程。

**方5**

取穴：主穴为肝、脾、肾经的俞、募穴，肝俞、期门、肾俞、京门、脾俞、章门。配穴为关元、血海、三阴交。伴气虚加足三里、脾俞；血虚加脾俞、膈俞；肾虚加肾俞、太溪；气郁加太冲、期门。

操作：常规消毒，经前3~5天开始治疗，施虚补实泻法，每次留针20分钟。

疗程：隔天1次，直至月经来潮为止。

**方6**

取穴：肝俞（双侧）、肾俞（双侧）、血海（左侧）、关元、气海、三阴交（左侧）、太冲（左侧）、膻中、合谷（左侧）、太溪（右侧）。

操作：常规消毒。于月经结束后2~3天开始，采用提插捻转补泻手法。泻肝俞，补肾俞，不留针；补关元、气海，泻血海、三阴交、太冲、膻中，留针20分钟。至月经周期16~17天后停止针刺腹部穴位，加补合谷、太溪。

疗程：隔天1次，1个月经周期为1个疗程。

**2.耳针疗法**

**方1 电刺激**

取穴：子宫、内分泌、肝、肾、盆腔、神门、缘中。

操作：常规消毒。用G6805电疗仪的探穴电极头电刺激患者指定耳穴，每穴微电刺激10~20秒，重复3~4次；电针后在每个耳穴上加贴磁珠按压，每天按压2~3次。两耳穴交替治疗。

疗程：每周治疗2次，10次为1个疗程。

**方2 压丸法**

取穴：主穴为肝、肾、子宫、卵巢、内分泌；配穴为脾、腰和盆腔。

操作：消毒各穴，取王不留行籽耳贴在耳穴敏感部位，按压1~2分钟，每天3~4次。

疗程：两耳每3天交替治疗1次，经前3~5天直至月经结束为1个疗程。

### 3.穴位贴敷疗法

**方1**

取穴：神阙。

药物制备：人参、五味子、山萸肉各20g，麦冬50g，鹿茸15g，麝香1g。上药除麝香外，共研细末，瓶贮密封备用。

操作：临用时，先取麝香末0.1g纳入脐中，再取药末10g，加入适量醋调和成团，涂于神阙穴，外以纱布覆盖，以胶布固定。

疗程：每3天换药1次，10次为1个疗程。

**方2**

取穴：神阙。

药物制备：党参、黄芪、白术各10g，干姜、甘草各6g。共研细末备用。

操作：外敷于脐部，上面用纱布覆盖，以胶布固定。

疗程：每天换药1次，至月经正常为止。

### 4.董氏奇穴疗法

取穴：

①妇科（拇指指甲向上，在拇指背第1节之外侧赤白肉际处，计两穴，采用三分点法取穴）。

②还巢（手心向下，在无名指中节外侧正中央）。

③凤巢（手心向下，在无名指中节内侧正中央，靠近桡侧）。

④灵骨（在手背，拇指与食指叉骨间，第1掌骨和第2掌骨结合处，握拳取穴）。

⑤大白（在手背，拇指与食指叉骨间，第1掌骨与第2掌骨中间之凹陷处）。

操作：患者取坐位，常规消毒后，采用0.25mm×25mm毫针，于妇科穴、还巢穴、凤巢穴贴骨缘下针，直刺8~13mm；灵骨、大白用0.25mm×40mm毫针，贴骨缘直刺16~30mm，用补法。留针45~60分钟，其间无须行针。

疗程：每天1次，左右手交替（即第1天针左手穴位，第2天针右手穴位），20天为1个疗程。

### 5.腹针疗法

**方1**

取穴：引气归原（中脘、下脘、气海、关元），气穴（双侧）、右上风湿点、天枢（双侧）。

操作：常规消毒。右上风湿点、天枢针刺地部，其余穴均针刺人部，缓慢进针至相应部位，针下有得气感即停，不捻转，每次留针30分钟。治疗期间，嘱患者放松心态，调整情绪。

疗程：每周针刺3次，1个月经周期为1个疗程，于月经期结束后再施针。

**方2**

取穴：主穴为"引气归原""腹四关"（双滑肉门、双大陵）、气穴、子宫。血寒凝滞加天枢、归来；肝气郁结加太冲、期门；气滞血瘀加太冲、血海；脾肾气虚加足三里、三阴交、太溪。

操作：常规消毒。采取轻捻转慢提插手法，"引气归原"穴位组诸穴针刺至地部；子宫以45°向会阴部方向进针，针刺至会阴部有酸胀感；其余腹部穴位针刺至人部。配穴按虚补实泻法操作。

疗程：于经前10天开始针刺，每天1次，每次留针30分钟，至行经时停针，连续治疗2个月经周期为1个疗程。

### 6.艾灸疗法

**方1  麦粒灸**

取穴：隐白、太白、三阴交（均取双侧）。

操作：依次在双侧隐白、太白、三阴交行麦粒灸，即将艾绒制成麦粒大小（可根据个人耐热程度适当调整艾粒大小），用液状石蜡将其粘于施灸处，用燃烧的香头将艾绒引燃，每穴灸5壮。

疗程：经前7天开始治疗，每天1次，至月经来潮为1个疗程。

**方2  隔药灸**

取穴：神阙。

药物制备：将延胡索30g、没药15g、麝香10g、透骨草10g混合，并研磨成粉末后，用生姜泥将其调制成膏状备用。

操作：对患者脐部进行常规消毒，然后取适量药膏填满其脐部。将艾灸条置于患者脐部上方，在距离其脐部1.5~3cm处施灸。艾灸时间为30分钟。

疗程：每天1次，连续治疗3个月经周期为1个疗程。

### 方3 热敏灸

取穴：在关元穴区、三阴交穴区、中极穴区热敏化高发区选定热敏穴。

操作：每次选择两个穴位施灸，并与热敏化腧穴之间保持3cm左右，先施以回旋灸。往返灸热敏化腧穴，当出现透热、扩热、传热等热敏现象后，施以雀啄灸加强，然后维持给予温和灸。每次灸40分钟。开始时间为上次月经结束后25天。

疗程：每天1次，连续7天，连续治疗3个月经周期为1个疗程。

### 【评述】

（1）针灸对本病有满意的疗效。

（2）患者应养成良好的生活起居习惯，早睡早起，不熬夜，保证睡眠充足。要注意气候变化，预防感冒，避免接触冷水。要注意节制房事和节制生育，避免生育（含人工流产）过多、过频及经期交合，否则易损伤冲任，耗损精血。患者可选择适宜的运动方式，包括散步、瑜伽、游泳等。经期不宜过度劳累和剧烈运动，以免耗伤脾气。

（3）保持心情舒畅，避免忧思郁怒。有的患者可能会病程较长，且病情易反复，导致患者质疑疗效，身心受到影响，易产生烦躁、抑郁、焦虑等负面情绪。应安抚好患者，可嘱患者多听轻音乐，舒缓情绪，以积极的心态面对疾病。

（4）要养成良好的饮食习惯，不宜过食肥甘厚腻、生冷寒凉之品。避免进食辛辣及腌制食物，禁止饮用浓茶、咖啡等。选择食疗时，当以清热凉血、固经摄血为主。饮食应以易消化、高维生素、高蛋白、清淡的食物为主。伴有内火者可进食藕汁、黑木耳等清热凉血的食物；可常饮芹菜汤，进食桂圆、红枣等益气补血的食物。

（5）下面介绍几个食疗方，供参考。

①杞子莲子山药羹：枸杞子、莲子、山药各30g。将药食材洗净后入锅，加水炖熟后饮用。经前1周，每天吃1~2次。

②归芪乌鸡：乌鸡1只，当归、黄芪、茯苓各9g。将乌鸡洗净；把药材放入鸡腹内，用线缝合；放入砂锅内煮至烂熟，去药渣，调味后食肉喝汤，分2次服完。

③益母草粥：鲜益母草汁10mL，鲜生地黄汁40mL，鲜藕汁40mL，生姜汁2mL，蜂蜜10mL，粳米100g。先用粳米煮粥，待米熟时，加入上述诸汁及蜂蜜，煮成稀粥，即可食用，温服，分2次服完。

④鲜地藕节饮：鲜生地黄50g，鲜藕节100g，冰糖20g。将鲜生地黄、鲜藕节共放入锅内，加水600mL，煎取200mL，去渣，加入冰糖搅拌至溶化后饮用。

## 二、月经后期

### 【概述】

月经周期延后7天以上，甚至3~5个月，连续2个周期以上，称为月经后期。如在初潮后一两年或围绝经期，经期时有延后，并无其他证候者，是生理现象，不属于本病范畴。月经后期又称经水后期、经行后期或经迟，相当于西医的月经失调、月经稀发。

西医学的功能失调性子宫出血，分为排卵性和非排卵性。排卵性月经后期是由卵泡期尿促卵泡素分泌不足而卵泡发育迟缓，不能按时成熟致排卵延后导致的。无排卵性月经失调则是在月经周期中不能形成黄体生成激素/尿促卵泡素高峰，卵巢不能排卵而致月经紊乱，可表现为月经周期延后。

《素问·阴阳应象大论》曰："二阳之病发心脾，有不得隐曲，女子不月。"宋代薛轩《坤元是保》曰："有妇人肥胖，经或二三月一行者，痰气盛而躯脂闭塞经脉。"宋代陈自明《妇人大全良方·调经门》曰："过于阴则后时而至。"明代《丹溪心法·妇人八十八》曰："过期不来，乃是血虚。"指出月经后期的基本病机为气滞、痰阻、血寒、血虚为主。本病亦称月经后错、月经推后。

### 【临床表现】

月经往后推迟7天以上，并且连续2个周期以上，甚至会推迟3~5个月。月经后期易引起内分泌失调，出现乳房胀痛、烦躁不安、头昏头胀、面红耳赤、口渴喜饮、少腹冷痛等症状。

### 【辨证分型】

中医将其分为肾气虚、血虚、血寒、气滞、痰阻等5个证型。

**1.肾气虚型** 证见经期延后，量少，色黯淡，质清稀，腰膝酸软，头晕耳鸣，面色晦暗或面部暗斑，舌质淡，苔薄白，脉沉细。

**2.血虚型** 证见经期延后，量少，色淡红，质清稀，或小腹绵绵作痛，或头晕眼花，心悸少寐，面色苍白或萎黄，舌质淡红，脉细弱。

**3.血寒型**

（1）虚寒证：证见经期延后，量少，色淡质稀，小腹隐痛，喜热喜按，腰酸无力，小便清长，大便稀溏，面色㿠白，舌淡，苔白，脉沉迟无力。

（2）实寒证：经期延后，量少，色紫黯有块，小腹冷痛拒按，得热痛减，畏寒肢冷，舌黯，苔白，脉沉紧或沉迟。

4.气滞型　证见经期延后，量少或正常，色黯红或有血块，小腹胀痛，精神抑郁，胸闷不舒，经前胸胁及乳房胀痛，舌象正常，苔薄白或微黄，脉弦或脉弦数。

5.痰阻型　证见经期延后，色淡而质黏，体形肥胖，胸闷倦怠，纳少痰多，心悸，平时白带多，舌淡，苔白，脉濡。

【针灸处方】

**1.毫针刺法**

**方1　辨证取穴法**

取穴：主穴为气海、气穴、三阴交。寒实配子宫、归来、天枢；虚寒配命门、太溪、腰阳关；血虚配足三里、脾俞、膈俞；气滞配蠡沟、行间。

操作：常规消毒。采用30号1.5寸一次性毫针捻转得气后，施补虚泻实法，留针30分钟。

疗程：每天1次，20天为1个疗程。

**方2　调补冲任法**

取穴：关元、气海、三阴交、公孙、太冲。

操作：常规消毒。关元、气海、三阴交用捻转补法，公孙、太冲用平补平泻手法，留针30分钟。其中取2根1寸长艾条点燃后，放置于温灸盒，将温灸盒放置于患者腹部上，对准气海灸。

疗程：每天或隔天1次，1个月经周期为1个疗程，月经来潮即停针。

**方3　催经法**

取穴：合谷、三阴交（均为双侧）。

操作：常规消毒。合谷用提插补法，重插轻提，手法要轻柔、和缓，针感不宜过强；三阴交用提插泻法，用重刺激手法，轻插重提，最好能出现往上的传感。每10分钟行针1次，留针30分钟。加耳穴压丸：内分泌、神门、心、脾。

疗程：每天或隔天1次，1个月经周期为1个疗程，月经来潮即停针。

**方4　解结速刺法**

取穴：

①两肩及肩胛骨处筋结点。

②双侧膈俞、双侧肝俞。

操作：

①解结：患者先取俯卧位，医者细心诊察患者背部，用拇指沿两肩及肩胛骨区缓缓按压，如看到局部皮肤隆起或者摸到皮下有颗粒状、条索状的筋结点且触压时有痛感，则判断为阳性反应点。操作时选用规格为 0.3mm×40mm 的毫针，选取 1~3 个阳性反应点，局部常规消毒，左手固定结点，右手持针插入结点正中，然后针尖沿着肌纤维走向施行提插捻转。以局部肌肉出现 2~3 次快速跳动，且皮下筋结缩小或消失为佳。

②速刺：解结后，另取双侧膈俞、双侧肝俞，快速进针，并行提插捻转泻法，令局部产生酸、麻、胀、痛感，甚或走窜感。每穴行针 1 分钟即出针。对于未摸到筋结点的患者仅行速刺法。

疗程：月经结束后行针，隔天 1 次，2 个月经周期为 1 个疗程。

### 方5 安神调经法

取穴：神庭、四关（合谷、太冲穴），三阴交、行间、蠡沟、血海、地机、子宫（均双侧）。

操作：常规消毒。采用 32 号 1~1.5 寸毫针，平刺神庭，直刺四关穴、三阴交；直刺双侧行间、蠡沟、血海、地机、子宫各穴。施平补平泻法，进针得气后，留针 30 分钟，10 分钟行针 1 次。

疗程：隔天 1 次，1 周 3 次，逢周末休息 2 天，3 个月经周期为 1 个疗程。

### 方6 偶刺法

取穴：气海、关元、子宫、气穴、肝俞、肾俞、命门、上髎。血寒凝滞加血海、膈俞；阴血亏虚加太溪、三阴交；肝气郁滞加太冲、期门。

操作：患者取侧卧位，常规消毒，选用长 40mm 的不锈钢毫针，用指切进针法快速垂直刺入皮下，轻轻捻转，施用补法，促使得气，刺入深度为 0.5~1寸。针刺关元穴和上髎穴时，以酸、麻、胀感传至少腹及会阴部为度；肾俞及上髎穴（均为双侧）加电针，选连续波，刺激 25 分钟；最后以 TDP 照射背部。

疗程：经前 3~5 天开始针治，每天 1 次，直至月经来潮则停止，连续治疗 3个月经周期为 1 个疗程。

### 方7 排刺法

取穴：

①下腹部任脉、肾经、脾经排刺，每条经选 5 穴，即任脉（阴交、气海、

关元、中极、曲骨），肾经（中注、四满、气穴、大赫、横骨），脾经（大横、大横与腹结连线的中点、腹结、府舍、冲门）。

②膀胱经排刺，选双侧八髎穴为排刺穴位。

2组穴位，每2个月交替治疗1次。

操作：常规消毒，常规操作。

疗程：每天或隔天1次，连续治疗6个月经周期为1个疗程。

### 2.耳针疗法

**方1　滋肾解郁法**

取穴：脾、肾、内分泌。

操作：常规消毒。在耳穴部位寻找反应点，用王不留行籽按压相应穴位，粘贴防过敏胶布后按压3分钟，每天按压2~3次。首次治疗从月经第5天开始。

疗程：每7天更换1次耳贴，连续治疗3个月经周期为1个疗程。

**方2　补益气血法**

取穴：主穴为卵巢、内分泌、子宫、缘中、神门；配穴为心、肝、脾、肾，随症加减。

操作：选准耳穴，常规消毒耳穴皮肤，用0.5cm×0.5cm胶布固定王不留行籽于耳穴上，每天按压8~10次，以局部充血为度，双耳交替取穴。

疗程：每3天更换1次耳贴，10次为1个疗程。

**方3　健脾祛痰法**

取穴：口、胃、脾、肝、肾、三焦、内分泌、皮质下、内生殖器。

操作：以粘有王不留行籽的耳穴胶布固定于耳穴，自行按压1~2分钟。每天按压3次，早、中、晚各1次。两耳每3天交替治疗1次。

疗程：月经来潮前3~5天直至月经结束为1个疗程。

### 3.穴位贴敷疗法

取穴：神阙。

药物制备：乳香、没药、白芍、牛膝、丹参、山楂、广木香、红花各15g。上药共研细末，再加冰片1g，调拌均匀，装瓶备用。

操作：用时取药末20g，以生姜汁或黄酒调成糊状，敷于脐部，以塑料薄膜和纱布覆盖，以胶布固定。

疗程：隔天换药1次，连续使用至月经结束为止，连续治疗3个月经周期为1个疗程。

### 4.穴位注射疗法

**方1**

取穴：腹部关元、子宫、归来、水道；背部肝俞、肾俞、膈俞、次髎；四肢血海、阳陵泉、三阴交。以上除关元外，均取双侧。

药物：复方当归注射液或柴胡注射液。

操作：嘱患者取仰卧位或俯卧位，确定穴位后，每次均选用2穴，常规消毒，采用一次性5号注射器，每次抽取约4mL复方当归注射液或柴胡注射液，两种药物制剂交替使用；右手持注射器，对准穴位，快速刺入皮下，缓慢进针，至患者有局部酸、麻、胀感后，回抽无血，则缓慢注入药液，每穴注射0.5~1mL。

疗程：每周2次，至经期停止治疗，连续治疗3个月经周期为1个疗程。

**方2**

取穴：三阴交、血海。

药物：10%当归注射液。

操作：使用20mL空针1具，6~7号注射针头1枚，吸取药液2mL。患者取靠坐抬腿位，常规消毒一侧三阴交及血海；医者左手固定穴位，右手持注射器，快速刺入皮下，缓慢探穴，待患者有酸、麻、胀感，回抽无血时，即将药液缓缓注入，每穴1mL。

疗程：每天1次，左右侧穴位交替注射。从月经来潮或月经虽未来潮但周期已到，即开始注射，至经净为止。1个月经经期为1个疗程。

### 5.穴位埋线疗法

**方1**

取穴：水道、足三里、天枢、带脉（均为双侧），关元、气海、中脘。

操作：取消毒的弯盘1个，剪刀1把，镊子1把，纱布1片，3-0号医用羊肠线，7号注射针头1枚，0.35mm×40mm针灸针1根。将羊肠线分别剪成长约1cm的一小段，放入95%酒精中，埋线时取出，放在消毒纱布上备用。局部皮肤消毒后，将一次性针灸针穿入7号注射针头内，稍向后退；将剪好的羊肠线用镊子夹起，放进7号注射针头前端，但羊肠线不要露出针头；然后倾斜地持7号注射针头及一次性针灸针，用右绷紧患者穴位处皮肤，将注射针头快速刺入皮内；至针尖达患者肌肉层后，将7号注射针头稍向上提，同时将针灸针向下刺入，将羊肠线推至肌肉内；当针灸针针下有松动感时，说明羊肠线已进入肌肉内，即可将7号注射针头及针灸针一起拔出，再用棉签按压针孔片刻至出血止。

疗程：1个月治疗1次，治疗5次为1个疗程。

**方2**

取穴：实证取肝俞、脾俞、阳陵泉、三阴交、肾俞；虚证取中脘、归来、天枢、下脘、子宫、关元。

操作：严格消毒穴位后，医者戴无菌手套，采用一次性9号埋线针，用无菌镊子取2-0号羊肠线，放入针管，用针芯抵住，对准穴位快速刺入皮下，深度约1cm，小幅度提插；至患者获得针感后，针管稍向后退，针芯抵住羊肠线向前推，将羊肠线埋入穴位下，向上稍提针芯，退出针管；用无菌纱布按压针孔片刻，以胶布固定即可。嘱患者24小时内不沾水，禁食辛辣。

疗程：10天治疗1次，注意避开月经期，1个月经周期为1个疗程。

**6.电针疗法**

取穴：中脘、建里、下脘、水分、梁门（双侧）、滑肉门（双侧）、天枢（双侧）、水道（双侧）、归来（双侧）、关元、气海、曲池（双侧）、合谷（双侧）、足三里（双侧）、丰隆（双侧），阴陵泉（双侧）、三阴交（双侧）。

操作：实证施以泻法，虚证施以补法。行针2分钟后接电疗仪，选疏密波，频率为2/15Hz，电流强度以患者耐受为度。4组电极，1组连于上肢部穴位，曲池与合谷交替使用；1组连于下肢部穴位，足三里与丰隆交替使用；2组连接于腹部腧穴，滑肉门与天枢交替使用。每次留针30分钟。

疗程：每天1次，1周6次，1个月经周期为1个疗程。

**7.温针疗法**

**方1**

取穴：关元、气海、血海（双侧）、足三里（双侧）、三阴交（双侧）。

操作：使用0.32mm×（25~50）mm不锈钢一次性针灸针，患者取仰卧位，用75%酒精皮肤常规消毒后进针。针刺先后按取穴排列顺序，穴位常规消毒后，刺入穴位，关元、气海深度为1寸，体形较瘦者深度为0.5寸；血海、足三里、三阴交穴深度为1寸，体形较瘦者深度改为0.5~0.8寸。进针后行捻转或提插手法，以得气为度，前一针针感达到理想强度后，再刺下一针。在留针过程中，取约2cm长的艾条套于针柄上，再从下端点燃艾条，应距离皮肤3cm，或适当加垫小纸片以隔热，防止烫伤。每次灸2壮即可。

疗程：月经结束后的第2天开始治疗，隔天1次，每一个月经周期针刺10次为1个疗程。

**方2**

取穴：阴三针（关元、归来、三阴交）。

操作：患者取仰卧位，医者严格消毒穴位皮肤和刺手，以指切进针法将0.3mm×40mm一次性毫针直刺入选定穴位内，提插捻转得气后，在针柄上取约2cm长的艾条，插于针柄之上，应距离皮肤2~3cm，再从其下端点燃施灸，每穴每次施灸2壮。待艾条燃尽，除去灰烬，将针取出。在燃烧过程中，如患者觉灼烫难忍，可在该穴区置一小硬纸片，以稍减火力。

疗程：每周3次，经期即停止治疗，连续治疗3个月经周期为1个疗程。

**8.腹针疗法**

取穴：引气归原（中脘、下脘、气海、关元），天枢（双侧）、中极、左右上风湿点。

操作：常规消毒。以上均针刺地部，加艾条灸神阙30分钟。每次留针30分钟。

疗程：每周3次，经期结束后施针，10次为1个疗程。

**9.艾灸疗法**

**方1 温和灸**

①取穴：关元、中极、血海、太冲、命门、哑门、肾俞、三阴交。

操作：温和灸，每次选3~4穴，每穴灸15~30分钟。

疗程：每2~3天1次。3个月经周期为1个疗程。

②取穴：主穴为三阴交、关元、气海、归来。实寒证加子宫、天枢；虚寒证加命门、腰阳关；腰骶疼痛加肾俞、次髎；小腹痛甚加子宫；腰膝酸软加命门、志室。

操作：每穴每次灸15~20分钟。

疗程：每天1~2次，每次月经前3~5天开始治疗，7天为1个疗程，下次月经前再开始第2疗程。若行经时间无法掌握，可于经净之日起施灸，隔天1次，直到下次月经来潮时为1个疗程。

③取穴：水泉。

操作：嘱患者取仰卧位，用艾条温和灸灸治水泉穴，距离皮肤2~3cm，以患者有温热感而无灼痛为佳，每次灸20~30分钟，至皮肤红晕潮湿为度。

疗程：从月经结束之日起开始治疗，间隔1天治疗1次，每周3次，经期即停止治疗，1个月经周期为1个疗程。

④取穴：至阴。

操作：取穴至阴，距离穴位3~5cm处施灸，每侧灸15分钟左右。

疗程：隔天1次，连续3次为1个疗程。

**方2　隔姜灸**

取穴：关元、天枢（均为双侧）。

操作：患者取仰卧位，对将要针灸的穴位进行消毒，取3~4片新鲜的生姜片，在生姜片上用针扎数孔后，放置于两侧天枢穴及关元穴上；随后将1.2cm×1.6cm的艾炷放置于生姜片上并点燃，以患者局部皮肤呈现潮红且湿润为度，但要避免过高的温度对患者造成损伤。根据患者具体病情决定艾灸的壮数。

疗程：隔天1次，每周3次，连续治疗3个月经周期为1个疗程。经期即停灸。

**方3　神阙灸**

取穴：神阙。

操作：患者取仰卧位，先用温开水调制麦粉成面条，绕其脐部1圈，内径为1~2寸；然后将食盐填满其脐窝1~2cm，接着取艾炷置盐粉上点燃灸之。连续灸7壮后，去净脐中食盐，取麝香末0.1g纳入脐中，再取药末填满脐窝，上铺生姜片，置以艾炷点燃，连续灸14壮。

疗程：每隔3天灸1次，连灸7次为1个疗程。

**方4　隔盐隔姜灸**

取穴：神阙、命门。

操作：在神阙穴放入食盐，以高于脐窝2~3mm为度，命门穴处铺1层食盐，厚2~3mm为宜；把新鲜生姜切成厚0.3~0.5cm、半径不小于2cm的生姜片，并用牙签在生姜片上穿10~15个孔，置于铺好的食盐上；然后将艾绒制成底面直径约3.6cm、高度约2.5cm的圆锥体，放置在生姜片上。点燃艾绒顶端施灸，待患者察觉有烫感而难以忍受时换下一壮。每穴灸2壮。

疗程：从月经结束之日起开始治疗，每周二、四、六各治疗1次，直到月经来潮时暂停治疗，1个月经周期为1个疗程。

**方5　任督周天大艾灸**

取穴：大椎至腰阳关，鸠尾至曲骨。

操作：

材料准备：生姜1kg，艾绒500g，95%酒精、无菌巾、打火机、干毛巾若干。

具体操作如下：

①铺姜。将生姜切块，放入搅拌机中打成颗粒状，均匀地铺在无菌巾上，长度约为患者大椎至腰阳关的距离，宽度为督脉左右旁开3cm，厚度约2cm。

②铺艾绒。将约300g艾绒均匀地铺在生姜粒上，范围不超过姜粒的铺开范围。

③点燃。卷起无菌巾两端，用绳子捆绑固定，方便挪动；于艾绒头、中、尾稍洒上95%酒精，并点燃；医者双手握住无菌巾两端，置于患者背部，开始施灸；若施灸过程中患者感觉后背过热，可用干毛巾垫住，以防烫伤。

④换灸。背部施灸约1小时后，将艾绒移出，去除艾灰，换上新的艾绒约150g，长度约为患者剑突下至耻骨联合之间的距离，点燃艾绒两端，置于患者腹部。灸治时间约1小时，每次治疗约2小时。

疗程：10天治疗1次，连续治疗1个月经周期为1个疗程。

### 10.走罐疗法

取穴：绕神阙四周、沿带脉之腹部。

操作：患者取仰卧位，暴露全腹部，先在腹部涂以医用液体石蜡作为润滑介质（可以用其他油性润滑剂替代）。医者取大号玻璃罐1个，用镊子夹住95%酒精棉球；一手持罐，将棉球点燃后伸入罐内闪火即退出，速将罐扣于腹部任何一处，调整吸拔力度至患者可以承受为度。首先顺时针沿脐周由内至外周螺旋状走罐1次，后取下拔罐重复以上操作，反复3~4次。然后在小腹部与少腹部往返走罐。最后沿带脉循行往返走罐。走罐过程中，重点放在小腹和带脉部位。治疗结束后，用毛巾擦去患者腹部遗留的医用液体石蜡。

疗程：隔天治疗1次，3次为1个疗程，每个疗程间隔2~3天。

【评述】

（1）本病的发生多责之肝、脾、肾三脏及冲、任二脉，由于外感或内伤等原因导致肝失疏泄，脾失健运，肾虚不固，引起冲任损伤，气血失调，通过针灸，疏肝健脾，益肾固本，调节冲任，可以取得较为满意的疗效。

（2）在针灸治疗的同时，患者应注意以下几点。

①适寒温：经前及经期注意保暖，经期免疫力降低，应尽量避免受寒、淋雨、接触凉水等，以防血为寒湿所凝，导致月经病的发生。

②节饮食：经期不宜过食寒凉冰冷之物，以免经脉壅滞、血行受阻。

③调情志：经期宜保持情绪稳定、心境安和。

（3）下面介绍几个食疗方，供大家选用。

①血寒者用姜艾红糖饮，生姜6g、艾叶6g。将生姜、艾叶洗净，与红糖煎煮为饮，每天2次，每天1剂。亦可用保温杯沸水冲泡15~20分钟服食。

②血虚者用当归鸡蛋汤，当归9g、鸡蛋2个、红糖50g。先入当归煮煎，再放入鸡蛋、红糖，煮熟鸡蛋后服食。每次月经后，服食4~5剂，连服4~5剂。

③气滞者用益母草陈皮蛋，益母草50~100g、鸡蛋2个、陈皮9g。所有食材适量共煮，鸡蛋熟后剥壳，再煮片刻，弃去药渣，吃蛋喝汤。月经前每天服1次，连服4~5剂。

④血虚者用木耳炖红枣，黑木耳50g、红枣20个、红糖50g。先将黑木耳用温水泡发，剪去蒂部并洗净后，与洗净的红枣一起炖烂，然后放入红糖再煮10分钟左右。每次月经来潮前1周吃，每天吃1~2次。

## 三、月经先后无定期

【概述】

月经不按正常周期来潮，时或提前，时或延后7天以上，且连续3个月经周期者，称为月经先后无定期，亦称经水先后无定期、月经愆期、经水不定、经乱等。如仅提前或错后3~5天，不作"月经先后无定期"论。

本病相当于西医学排卵型功能失调性子宫出血的月经不规则。功能失调性子宫出血可致月经先后不定期，其发生或因卵泡早期卵泡刺激素（FSH）分泌相对不足，卵泡发育缓慢，不能按时发育成熟，排卵延后而致经期后期而至；或虽有排卵，但黄体生成激素（LH）分泌值不高，致使排卵后黄体发育不全，过早衰退，月经提前而至；或者月经周期中不能形成LH/FSH高峰，不排卵，致月经紊乱，可表现为月经先后不定。

本病多由肝肾功能失常，冲任失调所致。病因为机体正气不足，抗病能力低下。肾气亏损，六淫侵袭，七情太过，饮食不节，营养不良，房劳多产，过胖或过瘦，跌扑损伤，机械刺激及全身性疾病等诸多因素，可使卵巢、体内激素调节功能紊乱，导致冲任失调，血海蓄溢无常，致行经规律失常而无定期。

中医多责之肝郁，或肾虚，或脾虚。

【临床表现】

月经周期时而提前，时而延后7天以上，连续3个周期。

**【辨证分型】**

中医可分为肝郁、肾虚、脾虚等3个证型。

**1.肝郁型** 证见月经先后无定，经量或多或少，色黯红或紫红，或有血块，或经行不畅，胸胁、乳房、小腹胀痛，胸脘憋闷，时叹息，嗳气少食，舌苔白或薄黄，脉弦。

**2.肾虚型** 证见月经或先或后，量少，色黯淡，质清；或腰膝酸软，或小便频数，或头晕耳鸣，舌淡，苔白，脉沉细。

**3.脾虚型** 证见经行或先或后，量多，色淡，质稀，神倦乏力，脘腹胀满，纳呆食少，舌淡，苔薄，脉缓。

**【针灸处方】**

**1.毫针刺法**

**方1 益肾固元**

取穴：膈俞、肾俞、气海、关元、足三里、太溪、秩边。

操作：常规消毒。针刺用补法。针刺时间于经净后2~3天开始，至月经周期25~26天即停止治疗，如至30天月经尚未来潮，可泻秩边穴。

疗程：隔天1次，1个月经周期为1个疗程。

**方2 疏肝解郁**

取穴：主穴为关元、三阴交、肝俞。肝郁加期门、太冲；肾虚加肾俞、太溪；胸胁胀痛加膻中、内关。

操作：常规消毒。采用30号1.5寸一次性毫针捻转得气后，施补虚泻实法，以患者产生酸、麻、胀、痛感为度，留针30分钟。

疗程：每天1次，20天为1个疗程。

**方3 调治任督**

取穴：

①俯卧位：大椎、腰阳关、肝俞。

②仰卧位：龈交、膻中、气海、太冲。

操作：常规消毒。采用平补平泻法。龈交穴的刺激量不可过大，只要得气即可。

疗程：连续针刺5天后，月经开始来潮，暂停针刺。下次月经正常来潮前10天继续巩固治疗。

**2.耳针疗法**

取穴：子宫、卵巢、内分泌、肝、肾、脾。

操作：常规消毒。用0.5cm×0.5cm大小的胶布将王不留行籽固定于耳穴上，使之稍有压痛感，并嘱患者每天按压5次，每次2~3分钟，双耳交替贴压。

疗程：1周贴穴1次，连续治疗12周为1个疗程，月经来潮即暂停治疗。

### 3.穴位贴敷疗法

**方1**

取穴：气海。

药物制备：益母草60g，夏枯草30g。共捣烂，炒热备用。

操作：敷于气海穴上，外盖纱布，以胶布固定。

疗程：每天换药1次，1周为1个疗程。

**方2**

取穴：神阙。

药物制备：定水丹。组成：鹿茸15g，肉苁蓉30g，菟丝子30g，枸杞子30g，阿胶30g，熟地黄40g，川楝子10g。上药共研细末，瓶储密封备用。

操作：临用时，先取麝香末0.05g纳入脐中，再取上药末10g，加入适量水调和成团，涂于神阙穴上，外盖纱布，以胶布固定。

疗程：每3天换药1次，10次为1个疗程。

### 4.埋线疗法

取穴：主穴为归来透横骨、天枢透外陵、关元透中极、肝俞透脾俞、肾俞透大肠俞。肝郁加太冲、期门；肾虚加太溪。

操作：透穴埋线法。将4-0号的医用羊肠线剪成1~1.5cm的线段若干备用。患者根据操作需要选择仰卧位及俯卧位。局部常规消毒，使用一次性埋线针，将准备好的医用羊肠线用止血钳穿入埋线针管前端，根据所埋部位的脂肪层深浅选用不同长度的医用羊肠线，线体需完全置入埋线针内；对准所选腧穴快速透皮进针，到达适当深度后，稍行针以促使得气，得气后，将针芯缓缓推入，同时退出套管，将医用羊肠线留在穴位内（医用羊肠线留在皮下脂肪层与肌肉层之间，勿留于皮下）；出针后，用消毒干棉球轻轻按压针孔片刻，以防出血及形成血肿。注意埋线针孔24小时内不能接触水，1周内忌食发物，如羊肉、海鲜、辛辣刺激性食物等，以防感染。

疗程：每月阴历初一左右进行埋线治疗，每月1次，连续治疗4次为1个疗程。

### 5.腹针疗法

取穴：主穴为引气归原（中脘、下脘、气海、关元），腹四关（滑肉门、外陵），调脾气（大横），气穴、子宫、带脉、血海、然谷、妇科（董氏奇穴）。热加曲池，虚加足三里，寒加蠡沟。

操作：常规消毒。腹针常规刺法，余施虚补实泻法，针刺得气后留针30分钟，10分钟行针1次。

疗程：每天1次，1个月经周期为1个疗程。

**6.艾灸疗法**

取穴：关元、血海、三阴交、行间。

操作：温和灸，每穴施灸15~20分钟；或隔姜灸，取艾炷如黄豆大，每穴施灸5~7壮。

疗程：每天1次，5次为1个疗程。

**【评述】**

（1）月经是周期性子宫出血的生理反应，青春期初潮后1年内及围绝经期月经先后无定期者，如无其他证候，可不予治疗。月经先后无定期者，若伴有经量增多及经期紊乱，常可发展为崩漏或闭经。针灸对本病有较好的疗效，若及时诊治，重视调养护理，可以痊愈。

（2）影响月经的因素有内分泌失调、子宫疾病、妇科炎症、精神因素、情绪波动、环境改变、药物影响、劳累、压力过大及营养状况等。因此，要注意个人卫生，特别是外生殖器的卫生清洁。内裤要保证柔软、为棉质，通风透气性能良好，要勤洗勤换；换洗的内裤要放在阳光下晒干。月经期经血下泄，阴血偏虚，肝气偏盛，此时情绪易于波动，要保持精神愉快，避免精神刺激和情绪波动较大。若遇忧思、惊恐、悲伤、郁怒，均可引起冲任气血失和而加重经期不适或诸多月经病的发生。个别在月经期有下腹发胀、腰酸、乳房胀痛、轻度腹泻、容易疲倦、嗜睡、情绪不稳定、易怒或易忧郁等现象，均属正常，不必过度紧张。要避免过于劳累，节制房事。要注意保暖，避免寒冷刺激。

（3）节制饮食，不宜吃生冷、酸辣等刺激性食物，多饮温水，保持大便通畅。血热者经期前宜多食新鲜水果和蔬菜，忌食葱、蒜、韭、姜等刺激运火之物。气血虚者平时必须增补营养，如牛奶、鸡蛋、菠菜、豆浆及猪肝、猪肉、鸡肉、羊肉等。

（4）下面介绍几个食疗方，供参考食用。

①乌骨鸡归黄汤：乌鸡1只，当归、黄芪、茯苓各10g。将乌鸡洗净去内脏，把药放入鸡内用线缝合；把鸡放入砂锅内煮烂熟，去药渣，加调味品，食

肉喝汤，分2~3次服完，月经前每天服1剂。适用于脾虚型月经先后无定期。

②四味山药膏：山药250g，枸杞子120g，鹿胶60g，核桃肉240g，冰糖70g。鹿胶炒脆研末，其他4味药用文火蒸熟至极烂，加入鹿胶粉共捣为膏。每天服3次，每次30g。适用于肾虚型月经先后无定期。

③佛手白芍瘦肉汤：鲜佛手200g，白芍20g，猪瘦肉400g，蜜枣5颗，食盐适量。将佛手和猪瘦肉洗净、切片、汆水；将白芍和蜜枣洗净、汆水，放入瓦锅中加水适量，大火煮开，转小火炖2小时，加食盐调味食用。适用于肝郁气滞型月经先后无定期。

## 四、月经过多

【概述】

月经过多的定义是指连续数个月经周期中月经期出血量多，但月经间隔时间及出血时间皆规则，无经间出血、性交后出血或经血突然增加。临床上，以出血时间与基础体温（BBT）曲线对照，将有排卵型功能失调性子宫出血分为月经量多与经间出血两类。英国国家卫生与临床优化研究所指南推荐的月经过多定义为"月经期失血量过多，以致影响女性身体健康、情感生活、社会活动和物质生活等方面的质量。月经过多可以单独出现，也可以合并其他症状"。

引起月经过多的原因如下：

（1）卵巢雌激素分泌过多，或较长时间刺激子宫内膜，使其增生超过正常厚度，导致子宫内膜脱落时出血量增多。

（2）妇科器质性病变引起，如子宫肌瘤、子宫息肉、子宫腺肌病等。

（3）全身疾病，如白血病、再生障碍性贫血、血小板减少、恶性贫血、肝病、高血压等。

（4）如劳累、新产后、宫内放置节育器等也可引起月经量多。

（5）有些患者子宫内膜的螺旋小动脉丰富，或血管脆性增强，也可引起月经过多。

中医认为气虚下陷，冲任不固，以致经血失约；或阳盛血热，迫血妄行，而致月经过多。

【临床表现】

正常妇女月经血量一般为50~80mL，月经过多的患者每个月经周期失血量多于80mL。但要注意，每位患者主观判断出血量的标准有很大差异。有报道表明，在主诉月经量过多的患者中，仅40%经客观测量失血量多于80mL。一般认为有下列症状之一者，即可诊断为月经过多。

**1.出血量** 是否需要在夜间更换卫生巾或因需要更换卫生巾而在夜间醒来？在月经量最多时，是否有过2小时内经血渗透卫生棉条或卫生巾的经历？

**2.伴随症状** 经期是否排出过大血块？经期是否有过眩晕或喘不过气（缺铁或贫血症状的感觉）？

**3.影响日常生活** 是否不得不根据月经周期来安排自己的社会活动？是否担心因月经大量出血而引发意外？

【辨证分型】

中医将其分为气虚、血热、血瘀3个证型。

**1.气虚型** 证见行经量多，色淡红，质清稀，神疲体倦，气短懒言，小腹空坠，面色㿠白，舌淡，苔薄，脉缓弱。

**2.血热型** 证见经行量多，色鲜红或深红，质黏稠，口渴饮冷，心烦多梦，尿黄便结，舌红，苔黄，脉滑数。

**3.血瘀型** 证见经行量多，色紫黯，质稠、有血块，经行腹痛，或平时小腹胀痛，舌紫黯或有瘀点，脉涩有力。

【针灸处方】

**1.毫针刺法**

取穴：关元、三阴交、隐白。

操作：患者取仰卧位，穴位常规消毒。用30号1~2寸毫针，于月经来潮后第2天下午开始治疗，按常规毫针刺法，施行虚补实泻法，每穴留针30分钟。

疗程：每天1次，3次为1个疗程。

**2.耳针疗法**

方1

取穴：肾、内生殖器、卵巢（皮质下）、脾、缘中。

操作：用王不留行籽贴压，每天自行按压3~5次，予中强度刺激。

疗程：每3天更换1次，3次为1个疗程。

方2

取穴：主穴为肾、子宫、附件、盆腔、内分泌、肾上腺、皮质下、卵巢；配穴为膈、肝、脾、心、腰痛点。

操作：将王不留行籽1粒置于0.5cm见方的胶布上，分别贴在上述穴位。主穴必贴，配穴随证加减选用。每次只贴一侧穴，左右交替。嘱患者每天按压3~4次，每次15~20分钟，以能耐受为度。

疗程：隔天1次，15次为1个疗程，连续2个疗程，不愈者间隔半个月再继续治疗。

### 3.刺络疗法

取穴：隐白、大敦。

操作：常规消毒。用三棱针点刺放血，挤出血2~3滴为宜。

疗程：每天或隔天1次，3次为1个疗程。

### 4.电针疗法

取穴：主穴为关元、中极、子宫、长强；配穴为足三里、三阴交。

操作：常规消毒。关元透中极，针尖向下，与皮肤呈15°角，快速进针，深2.5~3寸；针子宫时，与皮肤呈15°角，向内下斜刺；针长强时，患者取侧卧位，沿尾骨内侧面进针，深2~2.5寸；针足三里、三阴交时直刺2~2.5寸。得气后接电疗仪，通电20~30分钟，频率为每分钟60~80次，强度以阴道、肛门有收缩上提感为度。每次取穴1~2对。

疗程：每天1次，重症每天2次，7~10天为1个疗程，疗程间隔3~5天。

### 5.激光照射疗法

取穴：主穴为关元、肾俞、三阴交、气海、百会、命门；配穴为肝俞、脾俞、足三里。

操作：氦氖激光器或半导体激光器穴位照射。激光波长为632.8~650nm，输出功率为8~10mW，每次4~5穴，每穴5分钟。

疗程：每天1次，10次为1个疗程。

### 6.穴位注射疗法

取穴：血海、三阴交。

药物：10%当归注射液。

操作：常规消毒，按穴位注射常规操作。每穴注射药液2mL。

疗程：每天1次，每穴两侧交替，1个月经周期为1个疗程。

### 7.穴位埋线疗法

**方1 羊肠线埋植**

取穴：主穴为次髎、地机、三阴交、曲骨、归来。气虚加气海、足三里；血热加水泉、行间；血瘀加膈俞、血海。

操作：准备灭菌埋线包1个（弯盘1只，手术剪1把，镊子1把，洞巾1块），一次性埋线针1支，4-0号医用羊肠线1包，乳胶手套1双，创可贴若干。操作时打开埋线包，戴乳胶手套，将羊肠线剪成1~2cm若干段。助手进行穴位的常规消毒。埋线处铺洞巾，将羊肠线从一次性埋线针前端穿入，后端接针芯；医者将押手的食指、中指置于穴位两旁，固定进针部位皮肤，刺手持针快速刺入穴位，边推针芯边退针管，将羊肠线埋于穴位内。次髎、地机、三阴交、气海、水泉、行间、血海均采用直刺法，曲骨、归来、膈俞采用斜刺法，以局部产生酸胀感为度。埋线孔用创可贴覆盖，保持1天。

疗程：30埋线1次，3次为1个疗程。

### 方2 药线埋植

取穴：

①肝俞、血海、中极；

②脾俞、三阴交、关元；

③肾俞、三阴交、气海。

血瘀重加太冲或行间，气虚甚加气穴或足三里，血热加曲池或太溪。

药线制备：

①冲任受损、瘀阻胞宫，用理气活血药线（当归10g，香附6g，益母草6g）。

②冲任受损、瘀阻胞宫夹热，用理气活血兼滋阴凉血药线（赤芍、生地黄各6g）。

③冲任受损、瘀阻胞宫夹虚，用理气活血兼补气养血药线（黄芪10g，何首乌6g）。取免煎中药饮片，分别装入灭菌医用磨口瓶中，各加入75%酒精100mL，再将医用羊肠线剪成2.5cm长和1.5cm长2段后放入酒精中，浸泡10天即可使用。

操作：用一次性穴位埋线专用针，根据不同证候选定不同功用的药线。操作时，医者站于患者右侧，取背俞穴时患者取俯卧位，取腹部及肢体穴位时患者取仰卧位。背俞穴用透线法，在距埋线穴位点1.5cm处进行皮肤常规消毒；医者右手持针将针芯后退3cm，左手持无菌小弯镊将2.5cm长的药线穿入针前端，用提捏斜刺法将针快速刺入肌层（进针深度视局部肌肉丰薄而定）；再改用平刺角度缓慢进针，至所选穴位，并沿膀胱经向下透过该穴下1~1.5cm后，将针芯向前推进，边推针芯边退针管，将药线埋植在穴位下的肌层内；出针后，用消毒棉球按压穴周，令出血0.1~0.5mL，后压紧针孔止血，用创可贴保护针孔。其他穴用注线法，穴位处皮肤进行常规消毒，右手持针将针芯后退2cm，如上法将1.5cm药线穿入针前端，将针快速刺入穴位（进针角度与深度同毫针刺法）；当有针感后，将针芯向前推进，边推针芯边退针管，使药线埋入穴位肌层内；出针后同前法处理针孔。每次取主穴1组、配穴1对，3组主穴及2组相关配穴交替使用。

疗程：于每次月经来潮前7天埋线1次，2次为1个疗程。

### 8.皮肤针疗法

取穴：

出血期：腰骶部、带脉区、颈动脉区、百会、小腿内侧。

出血停止后：带脉区、下腹部、腹股沟、中脘、胸椎7~12节两侧、腰骶部、小腿内侧、大椎。

操作：常规消毒。用皮肤针予以中度刺激。

疗程：隔天1次，10次为1个疗程。

### 9.火针疗法

取穴：主穴为气海、关元、中极、水道、痞根。气虚血瘀配足三里、肾俞；气滞血瘀配照海、膈俞。

操作：患者取仰卧位，嘱其针刺前排空小便，以中粗火针或细火针迅速点刺穴位，不留针。针刺深度为0.8~1寸。

疗程：隔天1次，10次为1个疗程。经期停针。

### 10.挑治疗法

取穴：在脊椎正中，阳关至腰俞之间选点。以低位为主。也可在此部位寻找阳性点（褐色，稍突出皮肤表面，压之不褪色）。

操作：暴露被挑部位，常规消毒后，用三棱针（或大号缝衣针）将所选部位表皮纵行挑破0.2~0.3cm，然后深入表皮下挑，将皮层下的白色纤维样物挑断，一般不出血或略出血。结束后用碘伏消毒，盖上灭菌纱布，以胶布固定。避免被污染和避免重体力劳动，忌刺激性食物。

疗程：在经临第2天月经量多时进行挑治，每逢月经来潮时挑治1次。如1次不愈，可于2~3周后再行挑治，部位另选。

### 11.艾灸疗法

**方1 直接灸**

取穴：百会、隐白（双侧）。

操作：患者取坐位，以艾绒制成艾炷，直接置于穴位上，点燃后，当患者感觉烫而不能忍受时取下，连续灸5壮。

疗程：每天1次，经期每天灸2次，1个月经周期为1个疗程。

**方2 温盒灸**

取穴：腹部取中脘、气海、关元；背部取脾俞、肾俞、肝俞、膈俞。

操作：取3~4cm艾条6~8段，分别点燃一端后相向并排地放入温灸盒中。腹部以任脉为中线放置温灸盒，重点灸中脘、气海、关元；背部以督脉为中线放置温灸盒，重点灸脾俞、肾俞、肝俞、膈俞。每次约90分钟。行经前先灸背部，后灸腹部；行经时先灸腹部，后灸背部。

疗程：行经前1周或行经时开始灸，每天1次，至经净为1个疗程。

**方3 悬灸**

①取穴：隐白（双侧）。

操作：把艾条一端点燃后，悬于一侧隐白穴上方1.5cm处，每次悬空灸15~20分钟，以隐白穴周围皮色转红且有热感为止。先灸一侧，再灸另一侧。

疗程：每天灸3~5次，待血崩停止后可继续灸1~2天为1个疗程。

②取穴：十七椎穴。

操作：治疗时患者俯卧，在此穴温灸30~40分钟。以灸后盆腔有明显的热感为佳。

疗程：每天1次，5次为1个疗程。

**方4 隔姜灸**

取穴：隐白（双侧）、大敦（双侧）。

操作：常规隔姜灸法，每穴灸3~5壮。

疗程：每天1次，5次为1个疗程。

**【评述】**

（1）针灸对月经过多有较满意的疗效，如足太阴脾经井穴隐白，又称"断红穴"，无论用针刺、艾灸、三棱针点刺放血，对于治疗本病都效如桴鼓。

（2）月经量多少的自我测试方法，供参考：每次正常月经量应该是每次60mL。平时卫生巾的使用量，以每个周期不超过2包（每包5片）为宜。假如每次用3包卫生巾还不够，每片卫生巾都是湿透的，就属于经量过多；相反，如每次经期一包卫生巾都用不完，则属经量过少。

（3）本病的发生原因较多，如青春期发育不良、围绝经期内分泌失调、多囊卵巢、子宫内膜炎、子宫肌瘤、卵巢囊肿、甲状腺功能异常等造成的内分泌紊乱性月经不调，以及人工流产和产后月经不调等，针对不同病因，可参照本书相关章节，增加相应治疗，让月经恢复正常的生理规律。

（4）注意个人饮食调节。经期应以清淡、易消化、低盐、高蛋白饮食为主，多吃新鲜蔬菜水果；不要过度节食或暴饮暴食，保证营养均衡；不宜吃生冷饮食；忌烟酒；避免进食含有咖啡因、茶碱的食物，多饮温开水；保持大便通畅。气血热者经前期忌食葱、蒜、韭、姜等刺激、上火之品；气血虚者平时须增加营养，如牛奶、鸡蛋、豆浆、猪肝、菠菜、猪肉、鸡肉等；经血量多者可食用一些有减压作用的食物，如香蕉、卷心菜、土豆、虾、巧克力、玉米、西红柿等。

（5）进行适当运动锻炼。经期可适当运动，运动能促进血液循环，滋养神经和血管，令身体内各腺体"规律活动"，增强体质，提高抵抗力，改善月经。经期宜选择符合个人身体条件的运动，但要避免剧烈运动，也不能过量运动。还要防寒避湿，防淋雨，不能游泳、喝冷饮等。尤其要注意保暖，防止下半身受凉。在生活上劳逸结合，不参加重体力劳动，保持睡眠充足、精神愉悦，不要在思想上产生不必要的压力。

（6）下面介绍几个食疗方，供参考。

①乌鸡杞子汤：乌鸡500g，枸杞子15g。将乌鸡洗净后炖熟，然后放入枸杞子稍煮。吃肉喝汤，每天1次。

②黑木耳汤：黑木耳60g泡发后，炒香，加水1碗煮熟，调入白糖若干。每天服1次。

③莲藕木耳老鸭煲：鲜莲藕500g，黑木耳60g，老鸭1只。莲藕洗净，切块待用；黑木耳温水泡发，择洗干净；老鸭洗净，加生姜、黄酒熬汤至八成熟后，放入莲藕、黑木耳煮熟，放入适量精盐、鸡精即可食用（适宜内热者）。

④地黄煮酒：生地黄6g，益母草10g，黄酒200mL。将黄酒倒入瓷瓶（或杯）中，加生地黄、益母草，隔水蒸约20分钟。每次服50mL，每天服2次（适宜内热者）。

⑤归地烧羊肉：羊肉500g，当归、生地黄各15g，干姜10g。羊肉洗净，切块，放入砂锅中，并入洗净之药及酱油、食盐、白糖、黄酒、清水各适量，烧至肉烂，可常服（适宜气虚者）。

⑥两地膏：生地黄、地骨皮各30g，玄参、麦冬、白芍各15g，阿胶30g，白蜜40mL。前5味煎取浓汁300mL，另用60mL白开水将阿胶烊化，兑入药

汁内，加白蜜，置小火上搅匀，候凉，装瓶。每服20mL，每天3次（适宜虚热者）。

## 五、月经过少

**【概述】**

月经过少指月经周期正常，经量明显减少，甚至点滴即净，或经期缩短，不足2天，经量亦少者，均称为"经量过少"。一般情况下，认为月经总量少于20mL即为月经过少。月经过少常与月经后期并见，常伴体重增加，是引起不孕症的原因之一。该病发生于青春期和育龄期者可发展为闭经，发生于围绝经期者则往往已进入绝经期。

西医认为月经过少的主要病因包括下丘脑-垂体-卵巢轴功能失调、宫腔手术损伤子宫内膜基底层、宫腔粘连等。日常生活中，其发病往往与以下原因有关。

**1.过度节食** 女性月经与体重和体内脂肪含量关系极大，出于各种原因，许多女性对自己身材的要求达到苛刻的地步，经常过度节食，从而导致月经过少。

**2.作息无度，内分泌失调** 快节奏的生活，高强度的工作，如果加上行经期还不注意保持良好的作息规律，放松心情，就很可能引起内分泌失调造成月经过少。

**3.常生闷气，精神抑郁** 女性受到委屈而憋着，很容易造成肝郁气滞，或过度的精神刺激、紧张和心理创伤都会造成月经过少。

**4.人工流产** 人工流产后，卵巢一般可在22天内恢复正常的排卵功能，1个月左右月经来潮。但有少数女性在人工流产后出现经期延长、周期长短不一，甚至闭经等。

**5.卵巢功能衰退** 卵巢功能直接影响着女性的月经，月经后期、月经量少，大多与卵泡发育不良或无排卵有关。

**6.胸部病变** 许多女性会出现经前乳房胀痛而月经量少的情况，可能是肝郁气滞型，需要疏肝理气，疏通血脉，从而起到整体调经的作用。

月经过少首见于晋代王叔和《脉经·平妊娠胎动血分水分吐下腹痛证第二》，称为"经水少"；汉代张仲景《金匮要略》称其为"经水不利"；隋代巢元方《诸病源候论·月水不调候》中有"月水乍少"的记载；元代朱丹溪《丹溪心法》中称之为"经行微少"；明代王肯堂在《证治准绳》中称其为"经水涩少"。其病因病机的论述有《素问·上古天真论》载："女子二七，肾气充而天癸至，月事以时下……七七，肾气衰，天癸竭，地道不通……"宋代《女科百问》载："阴气胜阳，月假少者，七物汤。"《医学入门·妇人门》则认为因寒或因热均可导致月经过少；《金匮要略》记载："妇人之病，因虚，积冷，结气，为诸经水断绝。"《女科经论》载："盖阴气乘阳，则胞寒气冷，血不运行，所谓天寒地冻，水凝成冰，故令乍少而在月后。"清代沈金鳌《妇科玉尺》曰："少时有所大脱血或醉入房中，气郁肝伤，故月来衰少。"由此可见，月经过少的病位在冲任、胞宫，其发病机制有虚有实，虚者多由精亏血少，冲任血海亏虚，经血乏源所致；实者多由寒凝瘀阻，冲任气血不畅，瘀血内停或痰湿阻滞，冲任壅塞所致。故古人认为本病的核心病机以阴血亏虚为本，冲任血海不充，致月经量少。阴血亏虚有两种临床表现，一为失于濡养，一为阴虚内热。根据病因及体质差异，可兼寒凝、气滞、血瘀、痰阻等标实证。

**【临床表现】**

月经过少的主要表现是连续2个月经周期以上经量明显减少，每次月经总量少于20mL，甚至点滴即净，或经期缩短不足2天，经量亦少。同时，可伴疲劳乏力、腰酸背痛，食欲不振，易感冒或腹泻，经色浅红，量时多时少，经前下肢浮肿；若并发贫血，则月经容易迟来，新陈代谢差，水肿严重，下半身更是明显肥胖；或一到经期，畏寒怕冷，痛经，遇暖则舒，月经迟来且月经期常会持续7天以上，经色暗红，夹杂血块；或烦躁易怒，抑郁焦虑，乳房胀痛等。

**【辨证分型】**

中医辨证可分如下6型。

1.**血虚型** 证见月经量少或点滴即净，色淡红，质稀，头晕眼花，心悸失眠，面色萎黄，下腹空坠，舌质淡，脉细。

2.**肾虚型** 证见经行量少，不日即净，或点滴即止，血色黯淡，质稀，腰酸腿软，头晕耳鸣，小便频数，舌淡，苔薄，脉沉细。

3.**血寒型** 证见经行量少，色黯红，小腹冷痛，得热痛减，畏寒肢冷，面色青白，舌黯，苔白，脉沉紧。

4.**血瘀型** 证见经少色紫，有小血块，小腹胀痛拒按，血块排出后痛减，或胸胁胀痛，舌紫黯，脉涩。

5.**痰阻型** 证见月经量少，色淡红，质黏腻如痰，形体肥胖，胸闷呕恶，带多、质黏腻，舌胖，苔白腻，脉滑。

**6.气郁型** 证见经行涩少，色紫黑有块，小腹刺痛拒按，血块下后痛减，或胸胁胀痛，舌紫黯，或有瘀斑紫点，脉涩有力。

**【针灸处方】**

**1.毫针刺法**

**方1 周期疗法**

取穴：

经后期（卵泡期）：关元、肾俞、太溪、脾俞、膈俞。

经间期（排卵期）：关元、气海、三阴交。

经前期（黄体期）：关元、肾俞、太溪、气海、隐白、委中、血海。

行经期（子宫内膜脱落期）：中极、地机、血海、肝俞、阳陵泉、合谷、太冲、气海、关元。

操作：常规消毒。各期除行经期皆从各期第1天开始，连续针灸5天；而行经期从第1天开始，连续针刺3天。针刺深度为0.5~1.2寸，经后期用补法，经间期和行经期加灸气海、关元或用温针灸，经前期施平补平泻法，均留针30分钟。

疗程：每天1次，1个月经周期为1个疗程。

注：以1个正常月经周期28天为例，经后期为月经周期的第5~14天，经间期为月经周期的第15~23天，经前期为月经周期的第24~28天，行经期为月经周期的第1~4天。

**方2 养肾调血法**

取穴：主穴为关元、地机、肾俞、大枢；配穴为肝俞、三阴交、中脘、足三里、次髎。

操作：常规消毒。主穴每天必取，配穴每天取2~3个，交替使用配穴。用TDP照射患者腰腹部，留针30分钟。

疗程：每天1次，连续治疗5天则休息2天，经期暂停针灸治疗，1个月经周期为1个疗程。

**方3 减肥降脂法**

取穴：大横、子宫、丰隆、中脘、下脘、气海、关元（均为双侧）。

操作：对穴位体表进行消毒后，以45°角进针，留针30分钟后退针。

疗程：隔天1次，月经期间停止治疗，1个月经周期为1个疗程。

### 2.耳针疗法

**方1　益肾调脾法**

取穴：肾、脾、卵巢、内分泌、子宫。

操作：以胶布固定王不留行籽，每天自行按压3次，每次每穴按压3~5分钟。

疗程：3~5天更换1次，双耳交替，30天为1个疗程。

**方2　辨证取穴法**

取穴：

①气滞血瘀型：卵巢、子宫、肝、三焦。

②痰湿阻滞型：子宫、内分泌、脾、三焦。

③肝血亏虚型：肝、脾、三焦、卵巢、内分泌。

④肾阳亏虚型：肝、肾、三焦、卵巢。

操作：以胶布固定王不留行籽，每天自行按压3次，每次每穴按压3~5分钟。

疗程：每3~5天更换1次，双耳交替，10周为1个疗程。

### 3.电针疗法

取穴：关元、子宫（双侧）、卵巢（双侧）、气海（双侧）、太溪（双侧）、足三里（双侧）、三阴交（双侧）。排卵期加血海（双侧）。

操作：常规消毒。施平补平泻手法，血海用提插捻转泻法，针刺得气后接电疗仪，选疏密波，关元用艾灸盒温灸约20分钟。

疗程：每天1次，针至卵子排出后即停止治疗。

### 4.温针疗法

取穴：关元、子宫（双侧）、合谷（双侧）、血海（双侧）、三阴交（双侧）。

操作：常规消毒。施平补平泻手法，得气后施行温针，每次约20分钟。

疗程：每天1次，治疗1~3天至经量正常即停止。

### 5.穴位注射疗法

**方1**

取穴：关元、气海、子宫、水道；脾俞、肾俞、三焦俞、关元俞、气海俞、次髎；血海、阳陵泉、足三里、三阴交。

药物：丹参注射液或黄芪注射液。

操作：患者取仰卧位，每次选用4个穴位，确定穴位后，常规消毒，采用一次性5号注射器，每次抽取4mL丹参注射液或黄芪注射液；右手持注射器，对准穴位，快速刺入皮下，缓慢进针；得气后回抽无血，缓慢将药液注入腹部、腰背部及肢体穴位，进行交替治疗。选用丹参注射液和黄芪注射液交替进行，每穴注入药物0.5~1mL。

疗程：隔天1次，经期停止治疗，1个月经周期为1个疗程。

**方2**

取穴：

主穴为三阴交。血虚型加足三里、气海、关元；肾虚型加肾俞、关元俞；气滞血瘀型加合谷、太冲；痰湿瘀滞型加脾俞、丰隆。

药物：复方当归注射液。

操作：常规消毒。取5mL注射器抽取复方当归注射液2mL，刺入三阴交穴，得气后各注射1mL；再另取5mL注射器抽取复方当归注射液2mL，注入配穴0.5mL。

疗程：每次于月经周期的第7~25天之间治疗，隔天1次，连续治疗2个月经周期为1个疗程。

**6.穴位埋线疗法**

**方1　辨证取穴法**

取穴：主穴为次髎、气海、子宫、关元。配穴为血虚型加膈俞；血寒型加关元俞；肾虚型加肾俞；血瘀气滞型加气海俞；痰湿阻滞型加脾俞。

操作：常规消毒。用一次性穴位埋线器将一段医用羊肠线植入穴位内，分别于月经周期的第7天、第20天给予治疗。

疗程：每个月经周期连续治疗2次，持续治疗2个月经周期为1个疗程。

**方2　透穴法**

取穴：关元（透中极）、天枢（透外陵）、归来（透横骨）、次髎、三阴交、子宫、肾俞、膈俞、血海。

操作：选定穴位后，常规消毒，取出适当长度（1~2cm）的医用羊肠线，穿入7号注射针头内备用；快速透皮进针后，刺入穴位内2~3cm，行针以得气后，边缓缓推入羊肠线边退针；出针后，用消毒干棉球按压针孔片刻，再外贴创可贴。

疗程：分别于月经周期的第7天和第20天治疗，连续治疗3个月经周期，且埋线6次为1个疗程。

**方3　益肾祛痰法**

取穴：肾俞（双侧）、复溜（双侧）、气海、关元、次髎（双侧）、天枢（双侧）、曲骨。

操作：患者采用仰卧位，操作次髎和肾俞则取俯卧位。选定穴位后，常规消毒局部皮肤，选用7号穿刺针，在4-0号医用羊肠线中取出适当长度（0.5~1cm）的羊肠线，放入针管用针芯抵住，对准穴位快速刺入，深度一般为1~2寸；达到针感后，用针芯抵住羊肠线向前推而针管往后退，退出穿刺针后，用消毒棉球按压针孔，以胶布固定。

疗程：于月经周期前1周进行治疗，每月1次，3次为1个疗程。

**7.穴位贴敷疗法**

**方1　中药穴位贴敷**

取穴：神阙。

药物制备：肉桂、杜仲各15g，附子、艾叶、益母草、当归、大黄、红花、山茱萸各10g，乌药6g，香附4.5g，血竭3g。以上12味研碎成粉状，照流浸膏剂与浸膏项下的渗漉法用90%酒精作溶剂，进行渗漉，收集漉液，将漉液浓缩成密度为1.05的清膏；另加由松香、橡胶等制成的4.5~5倍重量基质，制成涂料，进行涂膏，切断，盖衬，切片，完成。

操作：取25g制备的膏药填于神阙，予无菌贴敷覆盖。保留2~6小时，局部皮肤不适者可酌情提前祛除。

疗程：每天1次，3天为1个疗程，

注：渗漉法是将适度粉碎的药材置入渗漉筒中，由上部不断添加溶剂，使溶剂渗过药材层向下流动过程中浸出药材成分的方法。

**方2　红外线穴位贴**

取穴：子宫。

药物制备：红外线穴位贴。

操作：月经来潮的第5天开始外敷于患者的子宫穴，每次贴敷10小时。

疗程：每天1次，月经再次来潮的第5天开始下一个月经周期，连续治疗3个月经周期为1个疗程。

**8.皮内针疗法**

取穴：天枢、关元、大赫、子宫、足三里、三阴交、肾俞、次髎。

操作：月经第5天开始采用揿针型皮内针进行穴位埋针。

疗程：每隔7天更换1次揿针，连续治疗3个月经周期为1个疗程。

**9.艾灸疗法**

**方1　温盒灸**

取穴：气海、关元、中极、子宫。

操作：温盒灸法。每次治疗时间为20~30分钟，以局部皮肤温热和红润为度。

疗程：每天1次，10次为1个疗程。

**方2　隔姜灸**

取穴：八髎穴。

操作：月经结束后，患者采取俯卧位，选择八髎穴的灸治范围（长约8cm、宽约5cm）；首先将生姜汁均匀涂抹以上部位，之后将中药暖宫粉（肉桂10g、茜草15g、乳香10g、白芥子12g、小茴香10g、当归12g、细辛8g、没药10g、甘遂9g、樟脑3g、延胡索15g）均匀地铺在灸治范围内；之后铺上宣纸，宣纸上方放置生姜末；最后铺上3根长20cm的艾条，施灸3壮，每次治疗约1.5小时。

疗程：每天1次，经期暂停治疗，3个月经周期为1个疗程。

**方3　雷火灸**

取穴：主穴为三阴交、血海、太溪、行间；配穴为合谷、天枢、中脘、气海、关元、归来、足三里。

操作：雷火神针。①将双孔斗式灸具放置于少腹或小腹，温灸20分钟；②将双孔斗式灸具放置于腰部，温灸20分钟；③用小回旋灸法灸气海、关元、双侧脾俞、双侧膈俞、双侧足三里、双侧合谷、双侧三阴交，距离穴位2cm，旋灸9次为1壮，每穴灸7壮，每壮之间用手按压一下。

疗程：月经结束3天后开始治疗，前3天每天治疗1次，之后隔天治疗，10次为1个疗程。

**方4　温和灸**

（1）辨证取穴法

取穴：主穴为关元、气海、归来（双侧）。肾虚明显者加三阴交（双侧）；血虚明显者加足三里（双侧）；血瘀明显者加太冲（双侧）。

操作：点燃艾灸，施温和灸，温度以患者能够耐受为度，避免烫伤；血寒明显者重用艾条，每天灸10~15分钟。如出现明显不适，停灸1~2天。

疗程：每天1次，10次为1个疗程。

（2）周期取穴法

取穴：关元、气海、肾俞、肝俞、三阴交、公孙为主穴。经后加太溪，经前加太冲、足三里、血海，经期加神阙。

操作：用艾条交替做回旋灸和雀啄灸。经后灸3~5天，经前灸5天，经期灸

3天。每次每穴15分钟。

疗程：每天1次，3个月经周期为1个疗程。熟悉穴位后，患者可在家用艾灸盒进行艾灸。

### 10.火龙罐疗法

取穴：长强至腰阳关、八髎穴区。

操作：把定制的蕲艾炷置于罐体内，并将其表面充分点燃，然后于腰骶部及八髎穴区域均匀涂上适量蕲艾精油。当罐口温度适宜，艾炷燃烧升温均匀后，把火龙罐放在腰骶部（长强至腰阳关）及八髎穴区域进行操作。施罐时，手掌小鱼际先接触皮肤，然后落罐，结合点、震、扣、碾、推、按、拨、揉、熨、烫等不同手法正旋、反旋、摇拨、摇振罐体，作用于皮肤肌肉组织。操作时，根据罐内温度高低适当调整运罐速度，并注意观察患者的神情变化，询问其感受。局部操作15分钟。待皮肤微微汗出、皮肤红润、出现痧点即停止操作，用干净纸巾擦去皮肤表面精油。嘱患者注意保暖防寒，4小时内避免冲凉、接触冷水、饮用冷饮等。

疗程：每3天行1次火龙罐治疗，共治疗3次。

注：刘伟承设计的"火龙罐"是由玄石加紫砂混合后烧制成的不同大小的罐体，罐口为不规则花瓣形结构，特殊的罐口设计可以进行走罐、刮痧、按揉穴位等治疗，而罐体内可放置3根直径3cm的艾炷，点燃艾炷则成为火罐。

【评述】

（1）月经过少是非常常见的妇科疾病之一，在绝大多数情况下，短时间内都不会给患者的身体造成损伤，但长期存在的月经过少，引起并发症的概率很高。因此，要做到及时治疗。针灸治疗月经过少的方法众多，疗效较佳，但治疗期间，患者必须从生活起居、饮食营养、情绪调节等方面予以配合，才能更好地达到预期效果。

（2）无论工作和生活多繁忙，都要努力做到三餐按时，规律进食，营养均衡。经前和经期要避免食用生冷、辛辣的食物，同时要注意补充营养物质。除了经期，平时应多食用含有铁元素或者滋补性较强的食品，能够有效地为身体补充铁质，从而避免发生缺铁性贫血。必要时，可选择服用中药来进行调理。

（3）不宜过度劳累，注意放松身心。注意保持健康合理的作息规律，保证每晚11点前入睡。避免参与对体力要求过高的工作或活动。经期若想运动，可选择晚餐后适当散步。要注意保暖，可以穿厚内衣或厚袜子。少穿裙子，避免下半身受凉。建议多吃温性食物。日常生活中可以用盆浴或泡脚来驱赶体内寒气。

（4）注意调节情绪。经期情绪起伏较大，容易焦躁发怒，但要克制自己，避免迁怒于身。要懂得合理释放压力，平时注意保持积极、乐观的心态，避免负面情绪主导大脑。已经出现经期问题的女性应停止减肥，加强营养，以恢复健康。

（5）下面介绍几个食疗方，供参考。

①当归羊肉汤：羊瘦肉250g，当归（用布包好）30g，生姜15g，调料、桂皮各少许。羊肉洗净切块，加调料、桂皮、当归、生姜，小火焖至烂熟，去药渣，吃肉喝汤。月经前每天服1次，连服3~5天。

②归杞蛋花汤：当归10g，枸杞子30g，二者煮出汁，去渣取汤，打入2个鸡蛋，煮开后食用。每天1次，连服7天。

③红花酒：红花100g，放入细口瓶内，加白酒400mL，浸泡1周。每次饮10mL，饮用时兑入凉开水10mL，加红糖适量服用。

④糯米阿胶粥：糯米100g，入水煮粥，待粥热时加入捣碎的阿胶30g，稍煮，待温食用。

⑤乌鸡丝瓜汤：乌鸡150g，丝瓜100g，洗净共煮汤，调味食用。

⑥丝瓜籽红糖饮：丝瓜籽9g，红糖适量，黄酒少许。将丝瓜籽焙干，水煎，加红糖，用黄酒冲服。每天1次，月经前连服3~5天。

⑦牛膝炖猪蹄：猪蹄250g，牛膝20g。二者洗净剁开，加入2大碗水，炖熟后趁热服用。

⑧桃仁粥：桃仁10g，捣烂如泥，加水研汁后去渣，加入粳米50~100g共煮为稀粥食用。

# 六、痛经

## 【概述】

痛经是最为常见的妇科症状之一，指妇女行经前后或月经期出现下腹部疼痛、坠胀，伴有腰酸或其他不适，症状严重影响生活质量。痛经分为原发性痛经和继发性两类，原发性痛经指生殖器官无器质性病变的痛经；继发性痛经指由盆腔器质性疾病，如子宫内膜异位症、子宫腺肌病等引起的痛经。

引起痛经的原因如下：

（1）原发性痛经的发生主要与月经时子宫内膜前列腺素（$PGF_{2\alpha}$）含量升高有关。$PGF_{2\alpha}$含量升高是造成痛经的主要原因。$PGF_{2\alpha}$含量过高可引起子宫平滑肌过度收缩，血管痉挛，造成子宫缺血、乏氧的状态而出现痛经。

（2）血管升压素、内源性缩宫素及 β－内啡肽等物质增加。

（3）精神、神经因素。

（4）继发性痛经常由子宫内膜异位症、子宫腺肌病等引起。

《素问·举痛论》曰："寒之入经而稽迟，泣而不行……客于脉中则气不通，故卒然而痛。""寒气客于厥阴之脉……血泣脉急，故胁肋与少腹相引痛矣。"对本病早有记载。隋代巢元方《诸病源候论》认为："妇人月水来腹痛者，由劳伤气血，以致体虚，受风冷之气客于胞络，损冲、任之脉……其静血虚，受风冷，故月水将来之际，血气动于风冷，风冷与血气相击，故令痛也。"指出体虚感风寒可致痛经。明代张景岳《景岳全书·妇人规》中提出："经行腹痛，证有虚实。实者或因寒滞，或因血滞，或因气滞，或因热滞，虚者有因血虚，有因气虚。然实痛者，多痛于未行之前，经通则痛自减；虚痛者，于既行之后，血去而痛未止，或血去而痛益甚。大都可按可揉者为虚，拒按拒揉者为实。有滞无滞，于此可察。但实中有虚，虚中亦有实，此当于形气禀质，兼而辩之，当以意察，言不能悉也。"指出痛经证有虚实之分。吴谦《医宗金鉴·妇科心法要诀》更是指出："凡经来腹痛，在经后痛则为气血虚弱，经前痛则为气血凝滞。"对痛经的病因病机做了较为详细的阐述。

原发性痛经属于中医学中"经行腹痛"的范畴。

**【临床表现】**

（1）原发性痛经在青春期多见，常在初潮后1~2年内发病，以伴随月经周期规律性发作的小腹疼痛为主要症状。继发性痛经症状同原发性痛经，由内膜异位引起的继发性痛经常呈进行性加重。

（2）疼痛多自月经来潮后开始，最早出现在经前12小时，以行经第1天疼痛最剧烈，持续2~3天后缓解。疼痛常呈痉挛性，一般不伴有腹肌紧张或反跳痛。

（3）可伴有恶心、呕吐、腹泻、头晕、乏力等症状，严重时面色发白、出冷汗。

（4）妇科检查无异常发现。

**【辨证分型】**

中医分痛经为气血瘀滞型、寒湿凝滞型、肝郁湿热型、气血亏虚型和肝肾亏损型5个证型。

**1.气血瘀滞型** 证见经前或经期小腹胀痛拒按，或伴乳胁胀痛，舌象正常，苔薄白或微黄，脉弦或脉弦数。

**2.寒湿凝滞型** 证见经行小腹冷痛，得热则舒，经量少，色紫黯有块，伴形寒肢冷，小便清长，苔白或白腻，脉细或沉紧。

**3.肝郁湿热型** 证见经前或经期小腹疼痛，或痛及腰骶，或感腹内灼热，经量多，质稠，色鲜或紫，有小血块，时伴乳胁胀痛，大便干结，小便短赤，平素带下黄稠，舌质红，苔黄腻，脉弦数。

**4.气血亏虚型** 证见经期或经后小腹隐痛喜按，经量少，质稀，形寒肢疲，头晕眼花，心悸气短，舌质淡，苔薄，脉细弦。

**5.肝肾亏损型** 证见经期或经后小腹绵绵作痛，经量少，色红无血块，腰膝酸软，头晕耳鸣，舌淡红，苔薄，脉细弦。

**【针灸处方】**

**1.毫针刺法**

**方1 单穴针刺法**

取穴：十七椎，三阴交，子宫，关元，地机，中冲。

操作：常规消毒。只用单穴，或针或灸，或用温针。留针30分钟，艾灸20分钟。

疗程：每天1次，月经前1~2天或经期疼痛发作时治疗，至痛经停止，3次为1个疗程，连续治疗3个月经周期。

**方2 分型补泻法**

取穴：

①寒湿血瘀型：气海、归来、次髎、三阴交、肾俞。

②肝郁气滞型：关元、次髎、天枢、内关、地机、太冲。

③气血虚寒垫：气海、归来、肾俞、周荣、血海、足三里、三阴交。

操作：常规消毒，施平补平泻法，留针30分钟，每隔5分钟行针1次。气血虚寒型用补法，针灸并用，留针20分钟。每隔5分钟行针1次。

疗程：每天1次，10次为1个疗法。

**方3 虚补实泻法**

取穴：主穴为关元、气海、三阴交、次髎。实痛配中极、地机；虚痛配命门、肾俞、大赫、足三里；气痛加行间、中脘；瘀痛加合谷、三阴交、血海、天枢、归来；寒痛加脾俞、肾俞。

操作：常规消毒。实痛用泻法，虚痛用补法。气痛补行间、中脘，瘀痛补合谷，泻三阴交、血海、天枢、归来；寒痛予温针灸脾俞、肾俞。

疗程：针刺时间于经前1周开始，每周治疗3次，1个月经周期为1个疗程。

**方4　平衡针法**

取穴：主穴为痛经穴（即膻中穴）；配穴为腹痛穴（即阳陵泉穴）。

操作：患者取仰卧位，充分暴露胸部和腹部，局部皮肤常规消毒后，取膻中穴，选用针身长75mm的不锈钢毫针向前平刺，使针尖沿皮下向前刺入50mm左右；然后上下提插3次，左右捻转3次，以局部酸、胀、麻为宜，在提插、捻转的同时，患者配合进行深呼吸，出针即可。腹痛穴采用上下提插直刺手法，进针40mm，交叉取穴或双侧取穴均可，以有触电式针感为宜，并向足部放射传递时即可出针。

疗程：每天1次，治疗1周，至月经来潮时停止，3个月经周期为1个疗程。

**方5　透刺法**

取穴：主穴为秩边、水道。气滞血瘀型加合谷、太冲、次髎；气血不足型加血海、脾俞、足三里。

操作：患者取俯卧位，局部皮肤常规消毒后，以30号5~7寸长针从秩边穴深刺透向水道穴，即从髂后上棘内缘与股骨大转子内缘连线的上2/5与下3/5交界处进针，与患者躯体矢状面呈20°夹角，与水平面平行进针，轻捻徐入4~6寸，令针感至会阴部或小腹部为度，施捻转法1分钟，留针20分钟。余穴依常规法进针，得气后，寒湿凝滞型加灸法，气滞血瘀型用泻法，气血不足型用补法，留针30分钟。

疗程：经期前5天开始，每天1次，至月经来潮时停止，即为1个疗程。

**方6　巨刺调骨盆法**

取穴：下髎、十七椎。

操作：在患者腰骶部找出痛点，用0.25mm×50mm（2寸）毫针，进针角度为45°斜刺其对侧下髎穴，针尖向外上方，深度为1.2寸；行针手法为大幅度捻转，行针时使患者臀部有明显的酸、麻、胀感为度；然后用相同的1.5寸毫针直刺十七椎，针尖向上，深度为1~1.2寸，以患者腰部产生明显的酸、麻、胀感为度；引"气至子宫"，得气后留针30分钟，每隔10分钟运针1次，共运针3次。

疗程：行经前1周，每天治疗1次，至月经来潮时停止，3个月经周期为1个疗程。

注：本法适用于盆源性痛经。

#### 方7 下肢阳性反应点针刺法

取穴：嘱患者取仰卧位，双腿自然伸直、放松，充分暴露双下肢腹股沟以下和臀横纹以下皮肤。按照经络循行的方向，足三阳经依次从足阳明胃经、足少阳胆经、足太阳膀胱经自上而下进行触诊。足三阴经依次从足少阴肾经、足太阴脾经、足厥阴肝经自下而上进行触诊。医者用拇指指腹按压经络循行线，按压力度和速度要持续均匀，以患者表述有明显疼痛或酸胀感为阳性反应点，并用医用记号笔标注。

操作：患者根据所取阳性反应点位置来选取合适体位，医者在阳性反应点处进行常规消毒，选用0.3mm×40mm一次性针灸针，于阳性反应点处直刺15~35mm；得气后行平补平泻手法10秒钟，并用电磁波谱治疗仪（CQG-29A）照射下肢部，之后每隔10分钟行针1次，每次10秒钟，留针30分钟后出针。

疗程：于痛经发作的第1天开始治疗，每天1次，连续治疗3天为1个疗程。

#### 方8 立极针法

取穴：火连（即太白穴）、火串（即支沟穴）。

操作：患者取仰卧位或坐位，常规消毒后，应用0.2mm×25mm一次性无菌针灸针，依右火连—左火串—左火连—右火串顺序进行针刺。其中火连穴进针0.5~0.8寸，火串穴进针0.3~0.5寸，至有酸、麻、胀、痛感即可。留针30分钟，出针则先出双火串，后出双火连。出火连时，遍捻转令患者缓慢深长地呼吸5次，最后出针。

疗程：每次月经来潮前5天开始治疗，每天治疗1次，连续治疗7天，1个月经周期为1个疗程。

注：立极针法又称立基针法，是左长波老师将董氏奇穴、道家以及中医传统经典理论融合而成的一种针刺疗法。此方意在上部为阳，下部为阴，让人体阴阳两极相互交感交接，以使阴阳平衡，疾病自愈。

#### 方9 络穴止痛方

取穴：周氏"络穴止痛方"（列缺、丰隆、蠡沟）加气冲、地机，穴位均取双侧。

操作：患者取仰卧位，针刺使用0.25mm×（25~40）mm一次性无菌毫针，穴位常规消毒，直刺0.5~1寸，针刺得气后，每穴均施以提插捻转泻法约30秒钟，留针30分钟后出针。

疗程：预测经期开始前3天开始治疗，每天1次，至月经来潮时停针。

注：本法适用于湿热瘀阻型痛经。

### 方10  通便法

取穴：天枢。

操作：常规消毒，常规刺法。

疗程：于月经疼痛日开始，每天1次，3天为1个疗程。

注：本法适用于痛经伴便秘者。

## 2. 耳针疗法

### 方1  压丸法

取穴：子宫、神门、内分泌、交感、肾、肝和皮质下。

操作：月经来潮前3天，以探针准确定位耳穴，常规消毒耳穴周围皮肤，以0.5cm×0.5cm胶布固定王不留行籽，适度按压，以产生酸、麻、胀、痛、热等感觉为宜，嘱患者每天自行按压3~4次。

疗程：每3天更换对侧耳穴，至月经结束后2天，3个月经周期为1个疗程。

### 方2  皮内针法

取穴：子宫、内分泌、卵巢、下焦、皮质下；体穴取中极、关元、地机、次髎、三阴交。常规消毒，用揿针型皮内针（规格为0.22mm×1.5mm）刺入穴位后，按压粘牢，埋针3天。

疗程：单耳取穴，左右耳交替治疗，10次为1个疗程。

### 方3  激光照射法

取穴：子宫、交感、皮质下、神门。

操作：氦氖激光器或半导体激光器穴位照射，激光波长为632.8~650nm，输出功率为2.5mW，每穴5分钟。

疗程：每天1次，5次为1个疗程。

## 3. 电针疗法

取穴：八髎。

操作：患者取俯卧位，施针局部用碘伏消毒，取30号1.5寸一次性毫针垂直刺入穴位，视患者胖瘦进针1~1.2寸，以得气为度，行平补平泻手法，使酸胀感扩散至腰部。接6805-2A电疗仪，选疏密波，强度以患者能耐受为度，通电20分钟。

疗程：每天1次，于月经周期前1周开始治疗，直至月经周期结束为1个疗程。

**4.温针疗法**

**方1**

取穴：子宫、关元、足三里、三阴交。

操作：采用0.3mm×40mm一次性无菌针灸针，常规消毒后将针刺入穴位，得气后，将一段长约2cm的艾条插在针柄上，点燃施灸，待艾条燃烧后除去灰烬，出针，每次灸2壮。

疗程：经前1周施灸，每天1次，直至月经来潮时停止，3个月经周期为1个疗程。

**方2**

取穴：次髎穴（双）。

操作：常规消毒。用2寸30号毫针直刺1~1.5寸（根据患者胖瘦来定），得气后，将一段3cm长的艾炷套在针柄上，点燃施行温针灸，每次2壮为宜。

疗程：月经前1周（基础体温上升8天）开始针刺，每天1次，至月经来潮时停止为1个疗程。

**5.穴位贴敷疗法**

**方1　行气化瘀贴**

取穴：关元、中极、大赫（双侧）、命门、腰阳关。

药物制备：延胡索、川芎、乳香、细辛，用量配比为10∶10∶5∶2。上述药物共研细末，加黄酒、饴糖为膏，搓成药丸，压成直径约3cm、厚度约3mm的圆形药饼。

操作：月经前2周开始，将药饼贴于所选穴位上，用穴位贴片固定，贴敷4小时。

疗程：每周2次，直至本次痛经症状消失，3个月经周期为1个疗程。

**方2　温阳利水贴**

取穴：神阙。

药物制备：细辛3g，花椒、艾叶各6g，制成55mm×65mm大小的无纺布软膏剂型穴位贴。

操作：贴敷神阙穴，每天2~4小时。

疗程：月经前1周开始，每天1次，至月经来潮第3天止（10天）为1个疗程。

### 方3　补阳祛寒贴

取穴：肾俞、脾俞、肺俞、关元、大椎、足三里。

药物制备：粗盐250g，小茴香60g，干姜60g，吴茱萸60g，按等份比例加工成粉末，混合后加入直径约2cm、厚度约0.5cm的药包中。

操作：施用前，将药包用微波炉高火加热3分钟，外包一层用以换洗的布，敷于患者穴位上，每次敷4小时。

疗程：每天1次，连续治疗2周为1个疗程。

### 方4　活血化瘀贴

取穴：神阙、关元、三阴交（双侧）、次髎、子宫。

药物制备：川牛膝、肉桂、川芎各15g，当归、白芍、人参、延胡索、甘草各10g，牡丹皮、莪术、茴香各6g。肢体酸重者加苍术，肢体冷痛者加吴茱萸。将所有药材研成粉末，加入适量甘油调成膏状，瓶装密封备用。

操作：取适量均匀涂抹于穴位贴贴敷片上，贴敷在穴位上，每10小时更换1次。经期前7天开始贴敷，至月经来潮5天后停止。

疗程：每天1次，3个月经周期为1个疗程。

### 方5　三九贴

取穴：子宫、中极、三阴交、八髎、命门。

药物制备：厚朴、白芥子、吴茱萸、三棱、莪术、乌药、延胡索、川牛膝、肉桂，粉碎成细末，加蜂蜜及生姜汁熬制。

操作：用熬制药膏贴于穴位上2~4小时。

疗程：于当年冬至之日开始，每9天贴1次（数九），4次为1个疗程。

### 方6　发疱法

取穴：关元（或中极）。

药物制备：取白芥子和斑蝥各20g，研磨后与50%的二甲基亚砜有效调和，制成软膏状备用。

操作：穴位常规消毒后，在2cm×3cm大小的胶布中心放置如麦粒大小的软膏，贴敷于关元或中极，3小时后将药膏揭去；然后会起直径0.5~1cm的水疱，2~3天后水疱会干瘪结痂，通常情况下不会有瘢痕残留。发疱治疗期间，需要密切观察局部皮肤，防止对其进行摩擦。

疗程：月经前5天进行1次治疗，3个月经周期为1个疗程。

**方7　中成药贴**

取穴：神阙。

药物制备：取七厘散、失笑散（市售中成药）各1g，用少量黄酒调和备用；麝香止痛膏。

操作：将药物置于神阙穴，并加艾条温和灸灸治20分钟，再用麝香止痛膏外贴（皮肤敏感者用肤疾宁外贴），48小时更换1次。

疗程：每次月经结束后2周开始治疗。治疗至下一次月经结束时停止；治疗1~2次后，患者可带药回家自行治疗。1个月经周期为1个疗程。

**方8　简易神阙贴**

取穴：神阙。

药物制备及操作：

①肉桂、吴茱萸、小茴香各等量。共研为细末备用。以适量白酒炒热，敷于脐部神阙。每天60分钟。

②白芥子15g，面粉150g。白芥子研为细末，与面粉加沸水调匀，做成饼状备用。趁热贴在脐上。

③食盐、葱白、生姜各适量。共捣烂，炒热敷脐，盖以纱布，以胶布固定。

疗程：每天1次，痛止停用；痛不止可再敷1次。

**6.穴位注射疗法**

**方1**

取穴：足三里、三阴交、血海。

药物：静脉自体血。

操作：常规消毒。于月经来潮前1周分别注入足三里、三阴交、血海，每穴注入约1mL。

疗程：1个月经周期治疗2次，每次间隔3~4天。

**方2**

取穴：三阴交。

药物：维生素$B_{12}$注射液。

操作：常规消毒，常规注射操作。

疗程：每天1次，两侧隔天交替治疗，5次为1个疗程。

**方3**

取穴：三阴交（双侧）。

药物：丹参注射液。

操作：患者取仰卧位，双侧三阴交穴位区域常规消毒，用5mL一次性注射器抽取丹参注射液2mL，快速刺入三阴交，提插捻转，使患者产生酸胀、沉重的感觉，抽吸无回血后，缓慢注入药液，每侧穴位注入1mL，然后用消毒棉球按压针眼，防止出血；最后将输液贴贴于针孔，以防感染。

疗程：1个月经周期治疗1次，于月经周期行经第1天开始，1个月经周期为1个疗程。

### 7.穴位埋线疗法

#### 方1 俞募配穴埋线法

取穴：肝俞、肾俞、大肠俞、小肠俞、期门、京门、天枢、关元。

操作：针具采用0.3mm×40mm不锈钢毫针、5号注射针头、埋植用羊肠线。在埋线穴位做好标记，然后用碘伏消毒，用镊子取一段0.8~1cm长目已消毒好的羊肠线，放置于注射针头前端，从针尾插入尖端已磨平的针芯。医者左手拇、食指绷紧或捏起进针部位皮肤，右手持针，快速穿入皮肤，腰肋部及背部穴位在局部下方向上平刺；刺到所需深度，边推针芯边退针管，将羊肠线埋植于穴位皮下组织或肌层内，线头不得外露，消毒针孔。

疗程：月经来潮前1周埋线，每个月经周期埋线1次，连续治疗3个月经周期为1个疗程。

#### 方2 行气化瘀法

取穴：地机、气海、关元、中极、归来、次髎、三阴交。

操作：采用0.7mm一次性无菌注射针头，将1cm胶原蛋白线穿入其内，留出1cm于针头外。医者右手持针倾斜45°角，迅速刺破皮肤，破皮后立即垂直进针，进针深度为1~2cm；稍作停顿后，轻轻旋转，抽出针体，消毒针孔。

疗程：月经前7天治疗1次，1个月经周期为1个疗程。

### 8.腹针疗法

取穴："引气归原"（中脘、下脘、气海和关元），"腹四关"（双侧滑肉门、外陵），双侧下风湿点（气海旁开2.5寸）。

操作：患者取仰卧位，暴露腹部，采用直尺测量取穴，对穴位部位皮肤常规消毒，采用0.22mm×40mm一次性无菌针灸针管针，将管针垂直于皮肤弹入穴位进针（注意避开毛孔及血管，以免产生疼痛或出血），按照穴位由上至下、由里到外的顺序进行针刺。其中"引气归原"深刺（针具刺入腹部肌层），"腹四关"中刺（针具刺入腹部脂肪层），下风湿点平刺（针具沿皮平刺入，往子宫方向）。手法为管针进针，进针至规定深度后，不捻转、不提插，使患者无明显针感，留针20分钟。

疗程：每天1次，每次月经来潮前1周进行针刺治疗，至疼痛消失时停止。3个月经周期为1个疗程。

### 9.腕踝针疗法

取穴：腕踝针双下1、双下2。

操作：患者取仰卧位，用0.25mm×0.25mm一次性无菌针灸针，常规消毒皮肤后，针尖方向朝上，针体与皮肤表面呈30°角进针，确认针尖过真皮层后，轻捻针柄，使针循着纵轴沿真皮下尽可能表浅地缓慢推进。进针时，以感到松而没有阻力，患者不觉有麻木、酸胀、疼痛感为度，不作捻转、提插。针刺完毕，可用胶带将针柄固定在皮肤上，胶带要与针柄呈直角。最好用透气的纸胶带。留针30分钟，用消毒棉签压住针孔，最后迅速拔针。

疗程：痛经期间每天治1~2次，连续治疗5天为1个疗程，下次月经来潮前1周继续治疗。

### 10.董氏奇穴疗法

取穴：妇科、还巢、右门金、右水曲、左火主、左木留、右大叉。

操作：患者取坐位或卧位，常规消毒后，采用0.2mm×25mm毫针进行针刺，妇科穴与还巢穴左右交替（即针左妇科配右还巢，针右妇科配左还巢），至患者有酸、麻、胀、痛感即可。其间嘱患者多次做自然深呼吸，运针2~3次，每次1~2分钟，捻转速度为每分钟200转。每次双下肢同时针刺，贴于骨旁下针，直刺8~13mm，如出现疼痛、胀、麻等感觉，说明进针过深，需调整深度至不痛、不胀为宜，余施平补平泻法，留针30分钟。

疗程：每次月经前1周开始针刺，每天1次；月经期间不针刺，月经后针刺1周，14天为1个疗程。

### 11.火针疗法

#### 方1

取穴：关元、气海、水道（双侧）、膈俞（双侧）、肝俞（双侧）、脾俞（双侧）、肾俞（双侧）、三阴交（双侧）、蠡沟（双侧）、足三里（双侧）。

操作：在已选好的腧穴上进行常规消毒，再涂上一层薄薄的万花油，点燃酒精灯；右手持火针（中粗规格，直径0.8mm），用酒精灯的外焰将针烧至红白，点刺穴位深度为0.2~0.3cm，迅速拔出，并用消毒干棉球按压针孔片刻，再涂上一层万花油。

疗程：每个月经周期治疗2~3次为1个疗程。

**方2**

取穴：太冲、地机、十七椎、子宫、合谷、三阴交、次髎、关元。

操作：常规消毒穴位，火针在酒精灯上点燃至发红发亮，迅速刺向对应穴位，深度在0.5~1寸即可。出针后，应该用无菌棉球压迫针孔。子宫及关元两穴的针刺深度是3cm，次髎是1.5cm，十七椎是0.5cm，地机、三阴交是1cm，太冲、合谷是0.5cm。治疗后1天内，患者不能淋浴，以防局部受到污染。

疗程：月经前3~5天予以治疗，3个月经周期为1个疗程。

**12.艾灸疗法**

**方1　热敏灸**

取穴：关元、中极、子宫、次髎、三阴交。

操作：施热敏灸法。先进行回旋灸、雀啄灸、往返灸、温和灸四步法施灸操作，进行回旋灸2分钟以温热局部气血，继以雀啄灸1分钟加强敏化，循经施往返灸2分钟以激发经气，再施以温和灸感传、开通经络。中极穴单点温和灸，患者自觉热感透至腹腔内，扩散至整个腹部，灸至感传消失；关元、子宫三角温和灸，患者自觉热感透至腹腔内，并扩散至整个腹部，灸至感传消失；次髎穴双点温和灸，患者自觉热感传透至深部，向四周扩散，并沿带脉传至腹部，灸至感传消失；三阴交单点温和灸，部分患者的感传可直接到达腹部，如感传仍不能上达腹部，再取1根点燃的艾条放置于感传所达部位的近心端，进行温和灸，依次接力感传到达腹部；最后将2根艾条分别固定于三阴交和腹部进行温和灸，灸至感传消失。

疗程：每天1次，5天为1个疗程。

**方2　温和灸**

取穴：主穴为关元、三阴交、腰阳关、次髎。寒客胞宫者加阴陵泉；气血不足者加足三里；气滞血瘀者加血海；头痛、头晕者加印堂、太阳；恶心、呕吐者加内关；头晕眼花者加百会；乳房胀痛者加太冲、期门。

操作：用艾条温和灸法，以回旋灸、雀啄灸、循经往返灸的方式施灸，使灸感传至下腹，以温热、舒适、不烫为度，每次施灸20~30分钟。

疗程：每天1~2次。每次月经前3~5天开始治疗，至月经结束后2天。7天为1个疗程，下次月经来潮时再开始第2个疗程。

**方3　麦粒灸**

取穴：三阴交（双侧）、关元、中极、水道（双侧）、归来（双侧）。

操作：为防止烫伤和便于艾绒黏附，穴位皮肤上涂抹一层万花油，将艾绒搓捏成圆锥形，形状大小如麦粒。艾绒黏附于穴位上，用细香点燃，当患者感觉皮肤发烫或者皮肤潮红时，用镊子将艾绒迅速夹走，并熄灭，为1壮。每个穴位反复灸5壮，即完成治疗。

疗程：行经前1周进行，隔天1次，1个月经周期为1个疗程。

**方4　隔药饼灸**

取穴：气海、关元、中极、子宫、归来。

药物制备：当归、香附、肉桂、红花、吴茱萸各等份。用生姜汁调和，并制成药饼。

操作：治疗前嘱患者平卧于床上，将药饼放置于所选穴位上，其上再放置直径2cm、高2cm的三年陈艾炷，以患者自感温热、舒适、不灼烫为度。操作时注意询问患者的感觉，以防烫伤皮肤。每次灸3壮。

疗程：隔天1次，月经前10天进行隔药饼灸治疗，月经期停止，3个月经周期为1个疗程。

**方5　隔盐神阙灸**

取穴：神阙。

操作：患者取平卧位，先用跌打万花油涂抹肚脐周围，宽度约为3寸；然后将粗盐平铺于肚脐上，面积约超过肚脐3寸，厚度约为1cm；接着将锥形艾炷放于肚脐上，用香点燃；当患者自感脐部有灼热感时，用镊子夹起艾炷，并用棉签翻动粗盐，使其热量向肚脐下传导，共灸3壮。

疗程：月经前1周进行治疗，隔天1次，并于月经来潮后第1天停止，1个月经周期为1个疗程，

**方6　隔姜八髎灸**

取穴：八髎穴。

操作：将300g老姜打成带有细小颗粒的姜末，挤出多余生姜汁；然后将纱布平铺于八髎穴位置，在纱布上放置生姜末，稍加用力，使铺好的生姜末紧实平整，不易脱落，形成底部宽5cm、顶部4cm、高3cm的梯形。在生姜末上轻轻按压，做出一条可以放置艾绒的浅沟槽；将质量较好的艾绒压紧后，均匀放置

于铺好的生姜末上，至高出生姜末 2cm 左右为宜，在艾绒上用注射器均匀喷洒少量 95% 酒精，以帮助艾绒迅速、充分燃烧。施灸过程中叮嘱患者勿动，防止艾绒掉落而烫伤皮肤。待艾绒燃尽，用镊子轻取下艾灰，继续在生姜柱上铺置艾绒，重复 3 次，持续时间约 90 分钟。一般从第 2 壮开始，患者能感觉到有温热感向小腹传导。

疗程：自月经结束后开始治疗，每周灸 1 次，直至下次月经来潮前停止。

**方7　任脉长蛇灸**

取穴：任脉中曲骨至鸠尾的连线。

操作：在任脉取穴连线上先铺上 2 层折叠的宣纸，然后铺上宽 5cm、高 2.5cm 的生姜泥 1 条，再在生姜泥条上铺宽 3cm、高 2.5cm，下宽上尖、形成的截面为等腰三角形的长蛇形艾炷。点燃艾炷头、身、尾 3 点，让其自然烧灼。待艾炷燃尽，再铺上艾绒复灸，每次灸 2 壮。灸毕，移去生姜泥，用湿热纱布轻轻揩干穴区皮肤。

疗程：痛经发作的第 1、2 天治疗 2 次，连续 3 个月经周期为 1 个疗程。

**方8　隔药铺灸**

取穴：在督脉线上，大椎穴至腰俞穴连线为中心，向左右两侧延伸至膀胱经第一侧线。

灸材制备：将肉桂、附子、吴茱萸、当归、白芍、川芎、冰片、延胡索、生五灵脂共研细末，按 0.5∶0.5∶1∶1∶1∶1∶1∶1∶1 用量比例混合，过 80 目筛后，装瓶密封备用。取优质艾绒制成底面直径约 4cm 的圆锥形艾炷备用；然后根据铺灸面积，取生姜 1.5~2kg，切成大米至黄豆大小的生姜粒备用。

操作：让患者取俯卧位，暴露腰背部；将腰背部擦拭干净后，将备用的中药粉末均匀铺撒在治疗穴区，形成宽度约 15cm 的长方形；再在治疗区域中药粉末上铺一条薄纱布，在纱布上铺置生姜粒，而后选督脉线、双侧膀胱经第一侧线，放置备好的圆形艾炷。每个艾炷上用胶头滴管滴 95% 酒精 1 滴，同时点燃艾炷，让其充分燃烧完，再换 1 壮。每次灸 3 壮后，取下药末及艾灰，擦拭干净。患者如在施灸过程中感到腰背某处过热，应迅速处理，略微掀起该处纱布，取适量生姜粒塞至纱布下，避免烫伤。

疗程：月经前第 5 天开始治疗，每 3 天 1 次，于经期第 3 天停止，连续治疗 3 个月经周期为 1 个疗程。

**方9　隔药盒灸**

取穴：神阙、关元。

药材制备：五灵脂1g、蒲黄1g、肉桂2g、干姜1g、细辛1g、延胡索2g、香附1g、全蝎2g。将以上药物研碎成细粉，制成厚约1cm、大小约为4cm×3cm的药贴。艾炷则每壮取1.5g，艾炷底则制成直径2cm、高2.5cm。

操作：首先用75%酒精棉球在脐周和下腹部常规消毒，将药贴置于神阙和关元两穴，然后将艾灸盒轻轻置于药贴上，用松紧带固定左右底袢，使器身与皮肤垂直，在艾灸盒内点燃艾炷，以温热但略烫能耐受为宜。待充分燃烧后，更换艾炷，每天每穴灸8壮。

疗程：月经来潮前5天开始治疗，连续治疗7天，3个月经周期为1个疗程。

**方10　雷火灸**

取穴：阿是穴、神阙、关元、气海。

操作：在专用雷火灸恒温灸盒内点燃雷火灸条，封盖；在腹部选3~4个穴位，按照顺序在灸疗处放置专用雷火灸恒温灸盒。注意做好防护措施，避免改良恒温灸，以免灼伤患者腹部。固定后，在火头距施灸部位3~5cm处施行灸法，以患者能够耐受最为适宜。

疗程：每天1次，3个月经周期为1个疗程。

**方11　十字灸**

取穴：以神阙为中心的正十字。

灸材制备：

①艾炷：用五年陈艾搓成细橄榄状艾炷，长约3cm、中心直径约1.5cm、松紧适中。

②生姜泥：将生姜用打浆机打碎成泥状，以纱布包裹，滤去生姜汁，留下生姜汁备用。

③十字灸粉：将川芎、炮姜、延胡索、五灵脂、白芍、茴香、蒲黄、肉桂各2g。研末过筛备用。每次用量约3g。

④桑皮纸（25cm×6cm）2张。

操作：嘱患者排空膀胱并以仰卧位暴露腹部，用75%酒精棉球于施灸部位消毒3遍，再涂抹适量生姜汁1遍，于神阙填满十字灸粉后，再均匀地撒在施灸部位呈"十"字状；接着将2张桑皮纸以"十"字状覆盖于灸疗粉上，将备好的生姜泥均匀地铺在桑皮纸上呈梯形（宽约7cm、高约3cm）；于生姜泥中压一凹槽，并将事先搓好的橄榄状艾炷放置其中，首尾相接，呈叠瓦状摆放，点燃上、中、下3点，此为1壮。待第1壮燃尽，施行第2、3壮，连灸3壮，约1.5小时。施灸结束后，轻轻移除肚脐上的生姜泥、艾灰和灸疗粉，用温热湿毛巾清理。

疗程：经前3天行十字灸法1次，6个月经周期为1个疗程。

### 方12 无火恒温灸

取穴：神阙、关元、气海、子宫（双侧）。

操作：患者取仰卧位，将自制中药方敷于神阙穴及小腹部关元、气海、双侧子宫，覆以硅胶电子火疗垫，通电加热，温度控制在40~43℃，通电加热1小时。

疗程：经前7天开始治疗，隔天1次，共治疗3次，3个月经周期为1个疗程。

### 13.浮针疗法

取穴：原发性痛经患者的患肌，主要分布于腹直肌下段、腹斜肌、髂腰肌、股内收肌群、臀大肌等。

操作：患者取适当体位，查找患肌（医者触摸该肌肉时，如指腹下有紧、僵、硬、滑的感觉，患者亦常有酸胀不适感，即为患肌），标记出来。自远端患肌至近端患肌逐一清扫，进针点在患肌外5~10cm处。消毒后，运用浮针专用进针器，将一次性浮针的针尖快速刺入皮下，持针沿浅筋膜层推进25~35mm后，持针座呈扇形扫散，扫散幅度为30°~45°，频率为每分钟100~120次，每次2~3分钟，要求患者无特殊不适感。扫散的同时配合再灌注活动，具体操作如下。

①腹直肌：按压患者腹直肌，并嘱患者鼓起肚子。

②腹斜肌：嘱患者仰卧起坐，并左右转身。

③髂腰肌：嘱患者屈髋，同时施以阻力对抗。

④股内收肌群：嘱患者内收髋关节，同时予反向阻力。

⑤臀大肌：嘱患者后伸髋关节，同时予反向对抗。同一患肌每次再灌注活动持续10秒钟，放松1分钟，重复3次。所有患肌扫散及再灌注活动结束后，拔出针芯，留置软管并用胶布固定，4小时后拔除。

疗程：于第1个月经周期痛经发作的第1、2、3天治疗，在第2、3个月经周期痛经发作或经期结束后的第1、2、3天治疗，每天治疗1次，连续治疗3个月经周期为1个疗程。

### 14.刃针疗法

取穴：次髎（双侧）、三阴交（双侧）、肾俞（双侧）。气血瘀滞加血海，寒湿凝滞加大椎，气血亏虚加足三里，肝肾亏虚加肝俞、肾俞。腰骶部压痛点。

操作：患者取俯卧位，常规消毒。针体垂直刺向皮下，进针达肌肉层，行纵行切刺、斜行切刺、提插手法；然后用纱布压住进针点，迅速将针拔出，稍按压后贴上创可贴。

疗程：隔天1次，3次为1个疗程。经期也可治疗。

### 15. 经皮电刺激疗法

取穴：地机（双侧）、三阴交（双侧）。

操作：患者取仰卧位，选取双侧地机、三阴交后，消毒皮肤，贴上电极，以经皮电刺激治疗仪行连续波刺激，强度以患者能耐受为宜，每次30分钟。

疗程：月经来潮前1周开始治疗，每天1次，7天为1个疗程。

### 16. 激光照射疗法

取穴：三阴交、关元、中枢、足三里、血海、阳陵泉（均用左侧）。

操作：氦氖激光器或半导体激光器穴位照射。激光波长为632.8~650nm，输出功率为2.5mW，每穴5分钟。

疗程：每天1次，2~3次为1个疗程。

### 17. 刺络疗法

取穴：三阴交、阿是穴（腰骶部皮下硬结及压痛处、显露络脉处）。实证者加太冲、委中；虚证者加气海、关元。

操作：常规消毒。三阴交用细三棱针刺出血2~3mL；阿是穴点刺拔罐出血2~5mL。两组任选一组，或交替使用，虚证者出血量减半。太冲、委中点刺出血1~2mL；气海、关元轻微点刺至充血，再拔罐。

疗程：经前1~2天开始治疗，每天或隔天1次，经期中出血量稍少，共刺3~5次。

### 18. 皮肤针疗法

取穴：腰骶部、下腹部、带脉区、小腿内侧、关元、气海、三阴交、期门、阳性物处。

操作：重点叩腰骶部、腹股沟、气海、三阴交、期门予中度或重度刺激。

疗程：每天1次，5次为1个疗程。

### 19. 拔罐疗法

**方1　平衡罐**

取穴：督脉、膀胱经。

操作：患者取俯卧位，暴露腰背部。医者在患者背部沿督脉、膀胱经行平衡火罐治疗，分别行闪罐、揉罐、走罐、抖罐操作，留罐10分钟。

疗程：经前第7天开始治疗，每3天1次，经期停止治疗，连续治疗3个月经周期为1个疗程。

**方2　天灸罐**

取穴：腰骶椎正中及两旁，关元、中极、水道、地机。

操作：在下腹部正对的腰骶椎正中及两旁，从上到下各排吸拔3个天灸罐，并加拔关元、中极、水道、地机。将天灸罐吸拔在上述穴位上，背部每次拔1小时，胸部穴位每次拔30分钟。把罐体翻过来，将圆形突起部分放在需要拔罐的部位，然后把周边硅胶紧贴在皮肤上即可；取罐时，直接拔下或者按压周边皮肤，让空气进入罐内。

疗程：每天1次，从发热开始每次吸拔30~60分钟，1个月经周期为1个疗程。

**【评述】**

（1）痛经是女性的常见病，而针灸是这种常见病的常用方法，中医认为，"不通则痛""寒主痛""不荣则痛"，针灸通过疏肝理气、温经暖宫、祛湿清热、活血化瘀和补益肝肾、补益气血等法，可取得满意的治疗效果。如艾灸、穴位贴敷等法，对痛经，特别是临床辨证属寒客胞宫的原发性痛经疗效显著，这种效果是其他药物所不能替代的。对于继发性痛经，可参照本书相关章节结合治疗。

（2）在针灸治疗的同时，本病患者应注意几点。

①经期保暖，避免受寒而导致经期感冒。

②经期禁食冷饮及寒凉食物，禁游泳、盆浴、冷水浴。

③经期保持外阴清洁、卫生。

④调畅情志，保持精神舒畅，消除恐惧心理。

⑤如出现剧烈性痛经，甚至昏厥，应先保暖，再请医生给予解痉镇痛剂。

⑥适当练习瑜伽、弯腰、放松、快步走等动作，更能松弛肌肉及神经，且增强体质，有助于改善痛经。

⑦积极、正确地检查和治疗妇科病，月经期应尽量避免做不必要的妇科检查及各种手术，防止细菌上行感染。患有妇科疾病时，要积极治疗，以祛除引起痛经的隐患。

（3）研究认为，在月经期应避免食用能促进前列腺素过度分泌的食物，以免加剧痛经。这些食物包括：

①肉类、乳制品及甜品点心。经期食用过多这类食物，会促使前列腺素过度分泌，从而导致子宫收缩，使痛经症状更加严重。

②经期单独食用西红柿、茄子、黄瓜这类蔬果，不利于血液循环，还会使痛经更加严重。所以，经期应避免单独食用此类食物。即使食用，也应和温热身体的食材一起食用。

③咖啡、浓茶、酒等含有咖啡因或酒精的饮品，虽然会让人短期内感到血液循环变好，但实际上，效果只是短暂的。

（4）下面介绍几个食疗方，供参考。

①丝瓜络汤：丝瓜络50g，熬汤服用，每天2次，连喝7天。

②胡椒鸡蛋：新鲜鸡蛋1个，白胡椒6粒。首先小心地给鸡蛋敲碎一个小洞，接着将白胡椒装入鸡蛋内，然后将小洞用面粉皮封好，放入碗内隔水蒸20分钟。每次月经来潮前1周，每天吃1个。适用于寒湿凝滞型痛经。

③当归粥：当归10g，粳米15g。当归洗净，煎汁去渣，入粳米熬粥，加入红糖调匀。经前3~5天开始服用，每天1~2次，温热服。适用于气血虚弱型痛经。

④薏苡艾叶粥：薏苡仁50g，干艾叶10g，生姜末15g。薏苡仁去杂质，洗净；干艾叶入适量水的锅中，上火，煎汁去渣；锅中下生姜末烧沸，下入薏苡仁及艾叶药汁，小火煮成粥即成。每天2次，温热服用。适用于寒湿凝滞型痛经。

⑤艾姜煮鸡蛋：新鲜艾叶10g，干姜15g，鸡蛋2个，红糖适量。干姜切片，和洗净的艾叶、鸡蛋，加适量清水；小火将鸡蛋煮熟，剥壳，再入锅里药汁中煮10分钟，加入红糖。适用于寒性痛经。

⑥双花调经茶：玫瑰花10g，月季花10g，佛手5g，红茶5g。将上四味放入杯子中，然后用沸水冲泡后加盖闷五六分钟，饮服。经前1周，代茶频饮。适用于舌质暗紫的血瘀性痛经。

# 七、闭经

## 【概述】

闭经是多种疾病导致的女性体内病理生理变化的外在表现，是一种临床症状，而非某一疾病。按生殖轴病变和功能失调的部位，分为下丘脑性闭经、垂体性闭经、卵巢性闭经、子宫性闭经以及下生殖道发育异常性闭经。WHO将闭经归纳为3种类型。Ⅰ型：无内源性雌激素产生，尿促卵泡素（FSH）水平正常或低下，催乳素（PRL）水平正常，无下丘脑、垂体器质性病变的证据。Ⅱ型：有内源性雌激素产生，FSH及PRL水平正常。Ⅲ型：FSH水平升高，提示卵巢功能衰竭。

闭经还可分为原发性和继发性，以及生理性和病理性。原发性闭经指年龄>14岁，第二性征未发育；或者年龄>16岁，第二性征已发育，月经还没来潮。继发性闭经是指正常月经周期建立后，月经停止6个月以上，或按自身原有月经周期停止3个周期以上。生理性闭经是指妊娠期、哺乳期和绝经期后的无月经。病理性闭经是直接或间接地由中枢神经–下丘脑–垂体–卵巢轴，以及靶器官子宫的各个环节的功能性或器质性病变引起的闭经。

闭经，称为"月事不来""月水不通""血枯""女子不月""经水不通""经闭"等。中医认为，月经按期来潮，关键在于肾气充盛，天癸泌至，任通冲盛，胞宫溢满，反之则经闭。临床辨证闭经多因肝肾不足或气血虚弱致冲任虚损，血海空虚，或因气滞血瘀、痰湿阻滞致冲任瘀滞，脉道不通等。

【临床表现】

闭经的主要症状有两种，第一种是月经不来潮，这种情况一般是由于身体内部异常引起的，比如卵巢功能早衰、激素不稳定、内分泌异常等。第二种是月经停止，这种情况主要在年龄较大的女性中出现，也可以叫作绝经，属于正常的生理现象，所以对身体没有很大影响。

【辨证分型】

中医大致将其分为肝肾不足、气血虚弱、气滞血瘀、痰湿阻滞等4个证型。

**1.肝肾不足型** 证见年逾18岁尚未行经，或月经后期量少，渐至闭经，体质虚弱，头晕耳鸣，舌淡红，少苔，脉沉弱，或沉细。治疗宜滋补肝肾，养血调经。兼阴虚血燥者，经血由少而渐至停经，五心烦热，盗汗，两颧潮红，舌红少苔，脉细数。

**2.气血虚弱型** 证见月经逐渐延后，渐至闭经，头晕眼花，心悸气短，神疲肢倦，食欲不振，面黄肌瘦，脉沉缓或虚弱。

**3.气滞血瘀型** 证见月经突然停闭，烦躁易怒，胸胁胀痛，小腹胀痛拒按，舌紫黯、有瘀点，脉弦或沉缓。

**4.痰湿阻滞型** 证见月经停闭，形体肥胖，胸胁沉闷，呕恶痰多，面浮足肿，苔腻，脉滑。

**【针灸处方】**

**1.毫针刺法**

**方1　肥胖型**

取穴：主穴为梁丘、公孙；配穴为中脘、丰隆、三阴交、脾俞、足三里、关元、归来、气海、肾俞、中极、血海。

操作：常规消毒。选用0.25mm×40mm毫针，以双手进针法刺入皮肤，行提插捻转补泻法，得气后留针15~20分钟。

疗程：隔天1次，1个月经周期1个疗程。

**方2　血枯型**

取穴：关元、中极、归来、肾俞、膈俞、血海。

操作：常规消毒。采用0.25mm×40mm毫针快速进针，施提插捻转补法，得气后留针30分钟。

疗程：每天1次，10次为1个疗程。

**方3　寒凝血瘀型**

取穴：百会、四神聪、头维、关元、中极、三阴交、归来、子宫、卵巢、天枢、命门、肾俞。

操作：头部穴位取坐位，常规消毒，采用0.25mm×40mm毫针快速进针，针身与头皮的角度约为15°，针进帽状腱膜下层后缓慢进针1寸，采用快速捻转手法使针刺得气，留针60分钟。腹部腧穴取仰卧位，常规消毒，采用弹针速刺法进针，当针迅速刺入穴位皮肤后，再缓慢行针以使得气，留针30分钟后出针；让患者转变换体位至俯卧位，针刺命门、肾俞，刺法同上，得气后亦留针30分钟。针刺腹部穴位前，应让患者排空尿液，把握针刺深度；针刺肾俞穴时，针尖指向脊柱的方向，针刺深度为15~30mm。

疗程：每天1次，连续治疗21天为1个疗程，疗程间隔休息7天。

**方4　血滞型**

取穴：中极、血海、三阴交、行间、合谷。

操作：常规消毒。采用0.25mm×40mm毫针快速进针，施提插捻转泻法，补合谷、泻三阴交，留针30分钟。

疗程：每天1次，10次为1个疗程。

**方5　气滞血瘀型**

取穴：气海、关元、中极、曲骨、子宫、提托、合谷、内关、太冲、三阴交、阴陵泉、血海。

操作：常规消毒。先针刺近子宫及小腹部穴位，再针刺远隔部位（即手足穴位）。小腹部穴位如气海、关元、中极、曲骨，用0.3mm×60mm毫针用挟持法进针，各进针25~50mm；子宫、提托用0.3mm×40mm毫针，各针刺20~30mm；远隔部位穴位用指切法进针，合谷、太冲、内关用0.3mm×30mm毫针刺进15~25mm；三阴交、血海用0.3mm×50mm毫针刺进25~40mm；阴陵泉用0.3mm×60mm毫针刺进25~50mm。边进针边运针，平补平泻，如患者感到针下有强烈的酸、胀、麻重感并难以忍受时，即停止运针并留针30分钟。每10分钟运针1次，每次3~5秒钟；关元、子宫、血海、三阴交起针后，再拔火罐10分钟。

疗程：每天1次，5次为1个疗程。

### 方6　肝郁脾虚型

取穴：中脘、下脘、天枢（双侧）、气海、关元、上合谷（右）、三间（右）、外关（左）、足三里（右）、三阴交（左）、阴陵泉（左）、复溜（左）、太冲（右）。

操作：嘱患者仰卧位，针具及穴位常规消毒，针刺得气后，对气海施以温通针法。具体操作方法为用左手拇指或食指切按穴位，右手将针刺入穴内，候气至，左手加重压力，右手拇指用力向前捻转9次，使针下沉紧，用针尖拉着感应的部位连续小幅度重插轻提9次；拇指再向前连续捻按9次，针尖顶着有感应的部位推努守气，使针下继续沉紧；同时押手施以关闭法（即左手拇指按压于穴位下方的经络，防止针感下传），以促使针感传至病所，产生热感；守气1~3分钟，留针后，缓慢出针，按压针孔。足三里、三阴交、阴陵泉、复溜行补法，双侧太冲行泻法。其余穴位施以平补平泻法，留针30分钟。

疗程：隔天1次，10次为1个疗程。

### 方7　精神应激性闭经

取穴：子宫、阴交、血海、三阴交、行间、太冲、期门。

操作：模仿卵巢功能对子宫内膜的周期性作用，用针灸进行周期性治疗。患者取仰卧位，常规消毒，采用0.3mm×45mm无菌针灸针，分别刺入至得气后行泻法，留针30分钟。起针后，再次消毒，用7号一次性注射针头快速点刺期门穴，每穴连刺3下，迅速出针，立即拔火罐，留罐5分钟。该法隔2天施行1次，连续治疗15天，为第1个周期。第2、3个周期均是在经行第5天（若仍未行经者，则自治疗第1天算起至第29、57天，分别开始第2、3周期的治疗）开始治疗，每次30分钟。连续治疗15天。

疗程：每天1次，3个月经周期为1个疗程。

**2.耳针疗法**

取穴：肾、子宫、缘中、卵巢、内分泌。

操作：常规消毒，每次取2~3穴，耳针专用0.3~0.5寸毫针刺抵软骨，留针30分钟，其间捻针2~3次。

疗程：每天1次，10次为1个疗程。

**3.电针疗法**

**方1 痰湿型**

取穴：气海、中极、中脘、归来、子宫、丰隆、血海、地机、三阴交、足三里。

操作：患者取仰卧位，常规消毒后，选用0.3mm×40mm毫针快速刺入皮肤，行针至得气后，施以平补平泻手法。腹部穴位要求针感向小腹部传导，其余穴位以患者有酸、麻、胀感为度，连接脉冲电疗仪，选用连续波，强度以患者适宜为度，留针30分钟。

疗程：每天治疗1次，10次为1个疗程。若其间月经来潮，则停止治疗，月经结束后继续治疗。

**方2 气滞寒凝、肝郁肾虚型**

取穴：主穴为八髎穴；配穴为肝俞、肾俞、天枢、关元、气海、归来、血海、足三里、三阴交，太溪、太冲。

操作：

①揣穴：下髎在第4骶后孔中，先摸到骶管裂孔顶点突起的骶角，在靠近骶角外侧凹陷处，用标记笔做标记；中髎在第3骶后孔中，约当中膂俞与骶正中线的中点；次髎在第2骶后孔中，骶管裂孔与髂后上棘连线中点处；上髎在第1骶后孔中，次髎向上约2cm，向外凹陷处。

②针刺角度：用0.35mm×75mm长针针刺，下髎垂直进针；中髎针尖向下与骶骨平面呈70°进针；次髎针尖向下与骶骨平面呈50°进针；上髎针尖向下与骶骨平面呈30°进针。长针针身全部刺入，使患者产生向肛门、会阴扩散的触电感。

③方法：先取俯卧位，针刺上髎、次髎、中髎、下髎，配穴为肝俞、肾俞、次髎、中髎，用电针，选用疏密波，频率为每分钟200次，强度以患者能耐受为度，每次20分钟。后取仰卧位，针刺天枢、关元、气海、归来、血海、足三里、三阴交、太溪、太冲，施平补平泻法，每次20分钟。

疗程：每天1次，周末休息2天再继续治疗。

**4.温针疗法**

**方1 血寒凝滞型**

取穴：

①关元、归来（双侧）、子宫（双侧）；

②中极、卵巢（双侧）、天枢（双侧）；

③三阴交（双侧）、命门、肾俞（双侧）。

操作：常规消毒。针刺得气后，将艾绒团成团状，放置于相应穴位的针柄上，艾团直径约为1cm，保持好艾团与皮肤之间的距离，并将小块的隔热板垫在艾绒团与皮肤之间，以防止温度过高或者艾绒团脱落时造成皮肤烫伤。施灸顺序为从下至上，每穴灸量为5壮。

疗程：每天1次，连续治疗21天为1个疗程，疗程间隔休息7天。

**方2 肝气郁结型**

取穴：合谷、气海、关元、肝俞、脾俞、肾俞、三阴交、天枢、公孙、血海、足三里、太冲。

操作：常规消毒。腹部穴位每次任取2~3个，施温针灸1壮，留针20分钟。背部穴位施温针灸1壮，留针20分钟。

疗程：隔天1次，10次为1个疗程，疗程间隔休息5天。

**方3 肾气亏损型**

取穴：肝俞、脾俞、肾俞、胃俞、足三里、合谷。

操作：常规消毒。经净后3天至经前7天，施温针灸3壮，留针30分钟。

疗程：隔天1次，10次为1个疗程，疗程间隔休息5天。

**方4 冲任失调型**

取穴：曲池、支沟、足三里、三阴交、子宫、石门、天枢。

操作：常规消毒。经前7天至行经，施温针灸3壮，留针30分钟。行经时停止针刺。

疗程：隔天1次，10次为1个疗程，疗程间隔休息5天。

### 方5　痰湿阻滞型

取穴：膻中、中脘、中极、合谷、三阴交、丰隆。

操作：常规消毒。用30号1.5寸毫针施泻法针刺，得气后，将2cm长的艾条插在针柄上点燃，施以温针灸，每次2壮，时间约30分钟。

疗程：隔天1次，10次为1个疗程，疗程间隔休息5天。

### 方6　人工流产术后闭经

取穴：天枢、血海、关元、子宫、三阴交、水道。

操作：嘱患者治疗前排空小便，取仰卧位，选定穴位，常规皮肤消毒，采用1.5寸长毫针直刺1~1.5寸，用中等刺激，得气后施补法。在水道、关元、天枢、子宫的针柄上套上2.5cm长的艾条，艾条距离皮肤约4cm；点燃艾条施灸，每穴灸2壮，留针30分钟。

疗程：针灸治疗于患者首诊开始，每天1次，10天为1个疗程，疗程间隔5天。如治疗期间月经复潮则停止针灸，定于月经周期的第20天开始下一个疗程。3个月经周期为1个总疗程。

### 5.皮内针疗法

取穴：梁丘、公孙。

操作：皮内针、镊子和埋针部位皮肤严格消毒后，用镊子夹住皮内针针身，沿皮横刺入皮内，针身埋入皮内0.5~1cm，然后用胶布将留在皮外的针柄固定。梁丘和公孙两个穴位交替使用，每次选1穴；留置期间，每隔4小时左右用手按压埋针处1~2分钟，以加强刺激。

疗程：每4~7天换针1次，7次为1个疗程。

注：本法适用于肥胖型闭经。

### 6.穴位埋线疗法

取穴：天枢（双侧）、水道（双侧）、胃俞（双侧）、肾俞（双侧）、脾俞（双侧）、足三里（双侧）、中极、关元、中脘。

操作：取8号注射针头、弯盘、镊子等，通过3-0号医用羊肠线和针灸针实施穴位埋线疗法。将羊肠线裁剪为小段，每段长度为1cm左右，浸泡于0.9%生理盐水中，埋线时取出羊肠线，置于纱布上。消毒局部皮肤，将针灸针穿入注射针头中，通过镊子将羊肠线夹起，同时置入注射针头前端，保证羊肠线不外露。操作者斜着握住注射针头及针灸针，迅速将注射针头刺入皮内，等到针尖到达肌肉层后稍微向上提起，向下刺入针灸针。推羊肠线入肌肉中，感觉针灸针有松动感即表明羊肠线已经进入肌肉内，拔除注射针头及针灸针，压迫止血。

疗程：每个月2次，3个月经周期为1个疗程。

**7.穴位注射疗法**

**方1 月经不调性闭经**

取穴：

①气海、关元、子宫、水道。

②脾俞、肾俞、三焦俞、关元俞、气海俞、膈俞、次髎。

③血海、阳陵泉、足三里、三阴交。

药物：黄芪注射液、丹参注射液。

操作：辨证选穴，交替使用黄芪注射液和丹参注射液进行治疗。患者选择卧位，腰背部和肢体穴位前后交替治疗。具体操作时，确认穴位，常规消毒，每次选择4个穴位，选用一次性5号注射器，对准穴位，快速进针，得气后回抽如无血液回流，即将药液缓慢注射进穴位内，每穴注射0.5~1mL。

疗程：每周1次，经期结束后停止治疗，3个月经周期为1个疗程。

**方2 继发性闭经**

取穴：主穴为合谷、三阴交、足三里。肾虚加太溪；脾虚加阴陵泉，血虚加膈俞；气滞血瘀加肝俞；寒凝血瘀加肾俞；痰湿阻滞加丰隆。

药物：复方当归注射液。

操作：患者取仰卧位（背部穴位取俯卧位），取一次性5mL注射器1具，选用一次性5号注射针头抽取复方当归注射液；穴位常规消毒后，右手持注射器，对准穴位快速刺入皮下，然后将针头缓慢推进，提插2~3下，得气后回抽，无回血则将药液注入。每穴注射0.5mL。

疗程：隔天1次，10天为1个疗程。

**方3 辨证用药注射**

取穴：腹部取关元、中极、归来、合谷、足三里、三阴交、太冲；背部取肾俞、三焦俞、次髎、委中、三阴交。

辨证加减：肾气不足加志室；气血亏虚加脾俞、中脘；痰湿阻滞加阴陵泉、丰隆；阴虚内热加复溜、太溪；血寒凝滞加命门；血瘀气滞加膈俞、血海。

药物：鹿茸精注射液、黄芪注射液、丹参注射液、当归注射液。

操作：常规消毒。穴位注射选用体穴的主要穴位，交替使用。腹部穴位要求针感向会阴部传导，余穴均要求患者有酸、麻、胀感为度。肾气不足用鹿茸精注射液；气血亏虚用黄芪注射液；痰湿阻滞用黄芪注射液；阴虚内热用丹参注射液；血寒凝滞用当归注射液。每次注射4mL，分2个穴位注射。

疗程：每天1次，10次为1个疗程，疗程间休息7天。

### 8.刺络疗法

取穴：三阴交、血海、大敦。

操作：常规消毒。每次2穴，双侧刺血。血海用三棱针散刺出血并拔罐；在三阴交周围寻找浅表络脉点刺出血；大敦点刺出血。每次出血2~3mL。

疗程：隔天1次，5次为1个疗程。

### 9.皮肤针疗法

取穴：关元、归来、血海、足三里、地机，以及膀胱经第1侧线。

操作：常规消毒。先用梅花针叩打膀胱经第1侧线，由上而下地反复叩打3遍，然后重点叩刺肝俞、肾俞至白环俞及八髎；再酌选以上腹部及下肢穴位2~3个叩刺，予中等刺激。

疗程：隔天1次，5次为1个疗程。

### 10.穴位贴敷疗法

**方1**

取穴：神阙。

药物：益母草500g，研成细末，加黄酒适量调成糊状，备用。

操作：将药膏敷于神阙，以纱布覆盖，以胶布固定，外加热敷，每次30分钟。

疗程：每天1~2次，10次为1个疗程。

**方2**

取穴：神阙、气海、血海（双侧）、三阴交（双侧）。

药物：白芥子、芫蔚子、晚蚕沙各30g。共研细末。大曲酒10mL备用。

操作：每次贴2穴。取20g药末加大曲酒少许调和成厚膏，捏成如5分硬币稍厚略大的圆形药饼3个，贴敷在穴位上，外加纱布覆盖，以胶布固定；再用热水袋置穴位上熨30分钟，24小时后揭去药饼。

疗程：每天1次，4穴交替，10次为1个疗程。

**方3**

取穴：神阙。

药物：柴胡15g，当归20g，川芎15g，红花20g，丹参25g，益母草30g。除益母草外共研细末，密封备用。益母草煎成浓汁备用。

操作：常规消毒脐窝及周围皮肤，加益母草浓汁将药末调成糊状，取糊状药饼约5g置于神阙上，外用胶布固定，以防药糊外溢。

疗程：每3天换药1次，10次为1个疗程。

注：本法主治青春期闭经。

**方4**

取穴：神阙。

药物：桃仁12g，红花、当归、生地黄、牛膝各9g，赤芍、枳壳、甘草各6g，川芎、桔梗各4.5g，柴胡3g。共研细末，用生姜汁调和，做成1枚硬币大小的药饼备用。

操作：常规消毒脐窝及周围皮肤，将药饼填充于脐部（神阙），再用一次性贴敷贴于脐部作固定。

疗程：经前5天至行经第2天治疗，24小时换药1次，连续7天为1个疗程。

注：本法主治运动性闭经。

**11. 火针疗法**

取穴：脾俞、肝俞、膈俞、血海、足三里、三阴交、归来。

操作：患者取卧位，穴位常规消毒，医者选用钨锰合金中号火针，在酒精灯上烧至针红中透白，迅速针刺上述穴位；其中肝俞、脾俞、膈俞向脊柱方向斜刺20mm，其余穴位直刺20mm。

疗程：隔天1次，1个月经周期为1个疗程。

**12. 腹针疗法**

取穴：引气归原（中脘、下脘、气海、关元）。配穴为商曲、气穴、滑肉门、外陵、上风湿点（滑肉门外0.5寸、上0.5寸）。伴烦躁易怒，加右下风湿点（外陵下0.5寸、外0.5寸）；伴不孕症，加石关；伴肥胖症，加天枢、大横；伴腰膝酸软，加关元下（关元穴下0.5寸）；伴便秘，加左下风湿点。

操作：常规消毒。选用直径0.25mm、长40mm毫针，深刺主穴及风湿点，余穴均中刺，留针40分钟。

疗程：每周5次，10次为1个疗程，疗程间隔不休息，但月经来潮后改为每周2~3次。

**13. 艾灸疗法**

**方1　温和灸**

取穴：气海、关元。

操作：将3根艾条捆绑成一束，点燃后，对准气海、关元行温和灸15分钟。

疗程：每天1次，6次为1个疗程，疗程间隔1天。

### 方2　雷火灸

取穴：八髎。

操作：雷火灸条点燃后放入艾灸盒中，放置在八髎上施灸，在施灸部位的艾灸盒下放1块纱布，以免烫伤患者，持续施灸30分钟。

疗程：每天1次，每周5次，周末休息2天再继续治疗，10次为1个疗程。

### 方3　隔姜灸

取穴：关元。

操作：将新鲜生姜切成0.3cm厚的生姜片，在其上用针点刺一些小孔，以便热力传导。把生姜片置于关元，上置适量艾炷，点燃施灸，以患者局部觉热且皮肤潮红为度，每次3~5壮。

疗程：每天1次，10次为1个疗程。

### 方4　温盒灸

取穴：神阙。

操作：将温灸盒置于脐上，点燃艾条施灸，每次1小时（患者可自行施灸）。

疗程：每天1次，10次为1个疗程。

## 14.拔罐疗法

### 方1　常规拔罐法

取穴：

①大椎、肝俞、脾俞。

②身柱、肾俞。

③命门、关元。

操作：每次选1组穴位，交替使用，每次拔罐10分钟。

疗程：每天1次，12次为1个疗程。

### 方2　震颤闪罐法

取穴：神阙。

操作：用闪火罐法，选用大号火罐吸拔于神阙3~5秒钟后，运用腕、肘、肩、腰、腿的协调力量，使罐体发生上下小幅度的震颤，并逐渐加大幅度；当震颤到达最大幅度，即向下运动有明显阻力，向上运动患者有轻微牵拉痛时，行最后一次震颤，缓慢把罐口垂直于腹壁肌肉并向下压至最深；然后瞬间反向上做疾速运动，用最大爆发力使之与神阙脱离，如此反复闪拔10~15下，以穴位局部变为红色为度。

疗程：每天上、下午各1次，如不能坚持则必须保障每天治疗1次，15天为1个疗程，疗程间隔休息3~5天再行下一个疗程。

**【评述】**

（1）闭经是由不同原因引起的一种症状，针灸通过对因治疗，可以获得较好的疗效，但须坚持几个月经周期，以巩固之。

（2）治疗期间应避免过度劳累，忌生冷饮食，勿淋雨涉水，防止寒凝血瘀；要保持乐观情绪，避免恼怒忧伤，防止七情内伤。

（3）肥胖患者需增强体育锻炼，控制肥厚甜腻之品的食用，坚持科学减肥，勿轻信伪科学减肥的各种信息。

（4）气血虚损患者应增强营养，益气养血。下面介绍几个食疗方，供参考。

①乌贼鱼肉汤：鲜乌贼鱼肉250g，桃仁15g。乌贼鱼肉冲洗干净、切条，桃仁洗净、去皮。将乌贼鱼肉放入锅中，加桃仁、清水，大火烧沸后加黄酒、酱油、白糖各适量，再用小火煮至熟烂即成。

②当归红枣粥：当归15g，红枣5枚，粳米50g。当归用温水浸泡片刻，加水200mL，煎取浓汁100mL，入粳米、红枣，加水300mL，煮至粥成，加红糖调味。早晚空腹温热食服，连服10天为1个疗程。

③薏苡仁扁豆粥：薏苡仁30g，炒扁豆15g，山楂15g。薏苡仁、炒扁豆、山楂一起放入砂锅内，加水煮粥，粥成加红糖调味。每天1次，连服7天。

④木耳核桃糖：黑木耳120g，核桃仁120g，红糖200g，黄酒适量。将黑木耳、核桃仁碾末，加入红糖、黄酒拌和均匀，瓷罐装封。每次服30g，每天2次，直至月经来潮。

⑤乌豆双红汤：乌豆（黑豆）50~100g，红花5g，红糖30~50g。将前2味置于炖盅内，加清水适量，隔水炖至乌豆熟透，去红花，放入红糖调匀食用。

## 八、倒经

**【概述】**

倒经是指与月经周期相似的周期性非子宫出血。月经是性成熟妇女生理表现的主要特征，是在内分泌系统的周期性调节下，子宫内膜发生周期性变化而出现的周期性子宫出血，属于正常生理现象。而倒经是指妇女于经行前后或正值经期，出现有规律的、同期性的鼻血，有的还会伴有吐血、外耳道流血、眼结膜出血、便血等，西医称为"代偿性月经"或"替代性月经"。若此种现象反复发作不愈，往往会导致月经周期紊乱，严重者会引起贫血症而影响身体健康。其原因可能与激素水平的变化有关，雌激素可使毛细血管扩张、脆性增加，因而易破裂出血。最常见为"鼻衄"（鼻出血），故俗称"倒经"。有人认为，鼻黏膜与女性生殖器官之间有生理上的联系，由于鼻黏膜等上述器官对卵巢分泌的雌激素较为敏感，故倒经多为鼻黏膜出血。也有人认为，子宫内膜异位症是引起倒经的原因。此病多见于青春期女性。

代偿性月经发生在鼻黏膜约占1/3，其次可发生在眼睑、外耳道、皮肤、胃肠道、乳腺和膀胱等处。严重者可出现只有代偿性月经而没有正常的月经流血，或者代偿性月经出血量多，而子宫出血量少。

中医学将该病称为"经行吐衄""逆经"，认为火热上炎，气盛上逆，损伤经络是发生本病的主要机制，而伴随月经周期性发作又与经期冲气偏盛和患者体质有密切关系。中医认为，妇女经前或经期气血汇聚冲脉，血海盛实，冲气较盛，若患者平素情志不畅，肝经郁火；或肺肾阴虚，虚火上炎；或平素嗜食辛辣燥热，胃中伏火上攻，均可扰及冲脉，导致"冲之得热，血必妄行"，则血逆上溢而发为吐衄。

**【临床表现】**

在对倒经的观察中发现，与鼻出血性质相同的代偿性月经还可出现在肾、肠、膀胱、肺、胰腺、皮肤、外耳道、眼及眼睑等部位，但以鼻出血占比最多。对于代偿性月经的诊断，不能滥用，要详细观察出血与月经是否同时存在，是否仅有周期性鼻出血而无月经，应做鼻腔正规检查后，确无病变才考虑本病。

**【辨证分型】**

根据倒经的临床所见，一般分为肝经郁火、肺肾阴虚、胃火炽盛3种证型。

**1.肝经郁火型** 证见经前或经期口鼻出血，经量较多，色红，有血块，伴有心烦易怒、头昏耳鸣、目赤口渴，或乳胁胀痛，经期常提前，月经量少，舌红，苔黄，脉弦数等。

**2.肺肾阴虚型** 证见经将净或经净后衄血或吐血，经量少，色鲜红，伴有头晕眼花、潮热颧红、五心烦热、口燥咽干、腰膝酸软、干咳无痰、形体消瘦等症，月经多见提前且量少，舌红少津，脉细数等。

**3.胃火炽盛型** 证见经前或经期吐血、衄血、便血，量较多且鲜红，伴有口渴思饮、胸中烦热、口气臭秽、牙龈肿痛、咽干口燥、小便短赤、大便秘结，舌红，苔黄，脉洪数等。

**【针灸处方】**

**1.毫针刺法**

**方1**

取穴：尺泽、阴谷、然谷、足三里。

操作：常规消毒。尺泽、阴谷行针刺补法，然谷行针刺泻法，足三里艾灸3壮。留针20分钟。

疗程：每天1次，每次行经前3~5天治疗1次，3个月经周期为1个疗程。

**方2**

取穴：风池、太冲、上星、迎香。

操作：常规消毒。一侧鼻孔出血，只针同侧风池；两侧鼻孔出血，则针双侧风池。进针方向为对侧鼻孔，深1~1.5寸，施提插捻转泻法。上星沿皮向后平刺，进针1~1.5寸，施捻转泻法；迎香进针0.3~0.5寸，施捻转平补平泻法；太冲直刺1~1.5寸，施提插泻法。

疗程：每天1次，至倒经停止。

**方3**

取穴：肾俞、太溪、三阴交、孔最、合谷。

操作：常规消毒。肾俞直刺1~1.5寸，太溪直刺0.5~1寸，三阴交直刺1~2寸，均行捻转补法。孔最、合谷直刺0.5~1寸，行平补平泻法。

疗程：每天1次，至行经结束。

**2.刺络疗法**

取穴：少商。

操作：常规消毒，点刺出血。

疗程：每天1次，至倒经停止。

**3.耳针疗法**

取穴：神门、肾上腺、子宫、内分泌、皮质下、卵巢、内鼻。

操作：用王不留行籽压贴，每次选3~5穴，中强刺激，每天自行按压3~5次。

疗程：两耳交替，每天1次，7次为1个疗程。

**4.皮肤针疗法**

取穴：鱼际。

操作：常规消毒。用梅花针叩刺，以皮肤发红为度。

疗程：隔天1次，每次行经前3~5天治疗1次，3个月经周期为1个疗程。

### 5.电针疗法

取穴：太冲、内庭。

操作：常规消毒。针刺得气后，接G6805电疗仪，选连续波，通电30分钟。

疗程：每天1次，5次为1个疗程。

### 6.穴位贴敷疗法

**方1**

取穴：神阙、涌泉（双侧）。

药物制备：黄柏、牡丹皮、山栀子、广郁金各15g，加适量大蒜混合，研成细末，以麻油调成膏状。

操作：贴敷时，取大小合适的药膏涂于医用自粘敷料中间，再粘贴于所需穴位上，4~6小时后取下。

疗程：每天1次，2次治疗需间隔4小时以上，连续用药1个月经周期为1个疗程。

**方2**

取穴：太冲、涌泉。

药物制备：将吴茱萸适量烘干，研为细末，用米醋调成稀糊状备用。

操作：施用时，将药糊分别贴敷于太冲、涌泉上，外用纱布覆盖，以胶布固定。

疗程：每天更换1次，双穴交替使用。于经前7天开始用药，至月经结束停止，连续用药1~3个月经周期为1个疗程。

**方3**

取穴：涌泉。

药物制备：大蒜1头，捣烂成泥备用。

操作：倒经患者左鼻孔出血时，可取适量大蒜泥敷于右足涌泉；右鼻孔出血时，可取适量大蒜泥敷于左足涌泉穴；双侧鼻孔出血，则两足都敷。外用纱布覆盖，以胶布固定。每次敷30~60分钟。

疗程：每天更换1次，于月经前7天开始用药，至月经结束停止。

### 7.艾灸疗法

取穴：关元、气海、太冲、三阴交、合谷、公孙、涌泉。

操作：温和灸，每次3~4穴，每穴各灸10~20分钟。

疗程：每天1次，连灸5~10次为1个疗程。

**【评述】**

（1）针灸治疗倒经疗效满意，有的甚至可收桴鼓之效。

（2）患者应克服对此病的恐惧心理，经期来潮前一两天，保持情绪稳定、心情舒畅；多饮水，多吃些含维生素丰富的食物，如水果、新鲜蔬菜等；不可嗜食辛辣煎烤食物，以免损伤阴津，引血妄行；要避免用力捏鼻子，以有效地预防月经倒行。

（3）倒经患者出现鼻出血或吐血时，可坐在椅子上，身体前倾，用冷水毛巾敷于前额和鼻梁骨上。也可以用手指分别按压鼻翼旁开凹陷处的迎香穴，可收到止血的功效。

（4）如果代偿性月经只发生1~2次，不严重者可以不进行治疗，其以后会自愈。有的随着年龄的增长，也会不治而愈。有子宫内膜异位症者，则应同时治疗该病。

（5）下面介绍几个食疗方，供参考。

①花藕饮：黄花菜30g，鲜藕节60g。黄花菜泡软，择洗干净；藕节洗净。二者煮汤。每天1剂，服至血止。

②绿豆二叶汤：绿豆60g，桑叶15g，侧柏叶15g。将桑叶、侧柏叶用纱布包好，与淘洗干净的绿豆共放锅中，加水适量，以小火煮至绿豆烂熟，加入冰糖适量即可。分2次吃完，每天1剂。

③丝瓜花泥：丝瓜花30g，捣成泥状。可在每次月经来潮的前3天开始用开水冲服。每天1剂，分3次服用，直至月经结束。

④甲鱼滋阴汤：甲鱼1只（约500g），天冬20g，麦冬20g，白茅根20g。将甲鱼放入沸水中氽烫，剁去头、爪，揭去硬壳，掏出内脏，洗净，切成1cm见方的块；与洗净的天冬、麦冬、白茅根共放炖锅中，加水适量，用大火煮沸，再改用小火炖2小时，加盐、味精调味即可。吃甲鱼肉、喝汤，随量食用。

⑤参艾炖乌鸡：潞党参30g，茯苓20g，艾叶15g，乌鸡1只。将乌鸡去毛及内脏洗净；上述中药用布包好，装入鸡腹内，放入炖锅中，加调味品及水适量，用小火炖至鸡肉烂熟后拣去药包。吃肉喝汤，随量食用。

## 九、崩漏

**【概述】**

崩漏是月经的周期、经期、经量发生严重失常的病证，其发病急骤，暴下如注，大量出血者为"崩"；病势缓，出血量少，淋漓不绝者为"漏"。可发生在月经初潮后至绝经的任何年龄，足以影响生育，危害健康。属妇科常见病，也是疑难急重病证，相当于西医学中的无排卵性功能失调性子宫出血，简称"功血"。

《素问·阴阳别论》曰："阴虚阳搏谓之崩。"是泛指一切下血势急的妇科血崩证。中医学认为，崩漏多因冲任损伤，不能固摄经血，以致经血从胞宫非时妄行。在发病过程中，妇女月经突然暴下不止，或淋漓不净，两者常易互相转化，如崩血渐少，可能致漏，漏势发展又可转变为崩。因此，临床上有时不易截然分开，故多以崩漏并称。

崩漏有虚实之分，依据血量多少、质地浓稀、血色气味，并审脉辨舌来判断。实分血热、湿热、气郁、血瘀等；虚分脾虚、肾阳虚、肾阴虚等。

本病多发生于青春期及围绝经期妇女。

**【临床表现】**

月经周期紊乱，阴道出血如崩似漏，包括崩中和漏下。应鉴别无肿瘤等器质性病变。

**【辨证分型】**

崩漏以无周期性阴道出血为辨证要点，可分7个证型。

**1.肾阴虚型** 证见经血非时而下，出血量少或多，淋漓不断，血色鲜红，质稠，头晕耳鸣，腰酸膝软，手足心热，颧赤唇红，舌红，苔少，脉细数。

**2.肾阳虚型** 证见经血非时而下，出血量多，淋漓不尽，色淡质稀，腰痛如折，畏寒肢冷，小便清长，大便溏薄，面色晦暗，舌淡黯，苔薄白，脉沉弱。

**3.脾虚型** 证见经血非时而下，量多如崩，或淋漓不断，色淡质稀，神疲体倦，气短懒言，不思饮食，四肢不温，或面浮肢肿，面色淡黄，舌淡胖，苔薄白，脉缓弱。

**4.血热型** 证见经来无期，经血突然暴注如下，或淋漓日久难止，血色深红，质稠，口渴烦热，便秘，舌红，苔黄，脉滑数。

**5.湿热型** 证见经血非时而下，量多，色紫红而黏腻，带下量多，色黄臭秽，阴痒，苔黄腻，脉濡数。

**6.气郁型** 证见经来无期，血色正常，或夹有血块，兼有烦躁易怒，时欲叹息，小腹胀痛，苔薄白，脉弦。

**7.血瘀型** 证见经血非时而下，量多或少，淋漓不净，或停闭数月又突然崩中，继而漏下，经色黯有血块，舌质黯紫或舌尖边有瘀点，脉弦细或涩。

**【针灸处方】**

**1.毫针刺法**

**方1  埋针法**

取穴：

①崩症：地机、血海（右侧）。

②漏症：交信、合阳（双侧）。

操作：常规消毒。用28号1.5毫针针刺得气。针地机穴时，使针感下至内踝后，留针10分钟，再出针至皮下蜂窝组织时，针尖向下，沿脾经路线向下刺1寸左右，用胶布固定。针血海穴时也沿用上法，但针尖向上，沿皮埋针1天。漏证取双侧交信、合阳交替使用，经期每天1次。非经期每次选1穴（按右侧交信、右侧合阳、左侧交信、左侧合阳的顺序施针）。

疗程：隔天1次，连用2个月经周期后，第3周期开始每周2次，继续治疗2个月经周期。

**方2  补益法**

取穴：百会、脾俞（双侧）、肾俞（双侧）、气海、合谷（左侧）、三阴交（右侧）。

操作：常规消毒。用捻转提插补泻手法。补脾俞、肾俞，疾刺不留针；补百会、合谷、三阴交，留针15分钟；灸气海。

疗程：每天1次，1个月经周期为1个疗程。

**方3  抢治法**

取穴：中极。

操作：常规消毒。用26号一次性毫针快速进针，刺入0.5寸后施以补法，旋施旋进，致患者阴部有抽掣感。约进2.5寸后，留针90分钟。

疗程：此法用于抢治崩证，可立止。

**方4  刺断红法**

取穴：断红穴。

操作：患者取仰卧位或坐位，两手掌面向下，呈自然、半屈状态，常规消毒，取3.5寸毫针，沿掌骨水平方向刺入皮肤后，缓慢进针1.5~2寸，施平补平泻法，使针感向上传导，上升至肩部为好；出现强烈针感后，停止进针，留针20~25分钟。

疗程：每天针刺2次，4次为1个疗程。

**方5 止漏法**

取穴：主穴为三阴交（双侧）；配穴为关元、隐白（双侧）、曲池（双侧）。

操作：常规消毒。直刺1~1.5寸，平补平泻，留针45分钟，每隔5分钟行针1次；刺隐白时呈45°角斜向上，快速刺入0.1~0.15寸，施轻捻转，至有胀痛针感后留针。

疗程：每天1次，5次为1个疗程。

**方6 经外奇穴法**

取穴：关元、气海旁开5分，左右各取一点（前者为气穴，后者为经外奇穴）。

操作：常规消毒后，取0.4mm×75mm毫针垂直快速刺入皮肤后，缓缓进针，根据患者胖瘦不同进针1.5~2.5寸；当患者出现强烈针感后停止进针，不提插，禁乱捣，可轻微小幅度捻转或施以弹针，以加强刺激。要求针感下传至整个下腹部，有时向会阴部放射，甚至双侧腰骶部出现酸、麻、胀、痛感。强烈时，可感觉整个下腹部、双侧腰部、骶部和会阴部都有明显抽掣感。出现此种现象后立即停止进针，留针30~40分钟，可获最佳效果。

疗程：每天1次，7次为1个疗程。如无效，不再继续针刺。

**2.耳针疗法**

**方1 毫针刺法**

取穴：子宫、卵巢、屏间、肝、肾、神门、内生殖器、内分泌。

操作：常规消毒，毫针刺，每次选2~3穴，予中等刺激，每次留针30~60分钟。亦可揿针埋藏或用王不留行籽贴压，每3~5天更换1次。

疗程：每天1次，两耳交替，1个月经周期为1个疗程。

**方2 压丸法**

取穴：内分泌、内生殖器、卵巢、肾。

操作：常规消毒，用胶布贴压王不留行籽置于耳部相应穴位，嘱患者每天自行按压3次，按压时使穴位有酸、麻、胀、痛感为宜，每次按压约15分钟。

疗程：隔天双耳交替，10天为1个疗程。

**方3 穴位注射法**

取穴：子宫、膈。

药物：维生素$K_3$注射液。

操作：双耳常规消毒，用1mL皮试针管和5号针头，每穴各注射药液0.1mL。

疗程：每天1次，3次为1个疗程。

### 3.穴位贴敷疗法

**方1 英盐散**

取穴：神阙、隐白（双侧）、脾俞（双侧）。

药物制备：吴茱萸、食盐各等量。先将吴茱萸研成细末，与食盐混合调匀，贮瓶备用。

操作：用时取药末15g与黄酒少许调匀，制成4个如5分硬币大小的药饼，分别敷于神阙、隐白、脾俞上，外加纱布覆盖，以胶布固定，并用艾条灸灸治30~45分钟。局部出现小水疱，可任其自然吸收，切勿污染而引起感染。

疗程：每天1次，以崩血停止为度。

### 4.头针疗法

取穴：（焦氏头针）双侧生殖区、足运感区。

操作：用酒精棉球消毒针刺部位，针刺时针尖与头皮呈30°角，用0.35mm×50mm毫针先刺双侧生殖区，用0.35mm×100mm毫针快速进针，再刺双侧足运感区，双手同时快速捻转双侧头针，每次捻针2~3分钟，间隔5分钟后行第2次捻针。如此捻针3次后，再留针15分钟，出针。

疗程：每天1次，经前3天开始至经净为止，1个月经周期为1个疗程。

### 5.穴位注射疗法

**方1**

取穴：关元、三阴交。

药物：5%当归注射液或维生素$B_{12}$注射液。

操作：常规消毒。用常规穴位注射法，用注射针头将5%当归注射液或维生素$B_{12}$注射液注入穴位，每穴各注射0.5~1mL。

疗程：每天1次，1个月经周期为1个疗程。

**方2**

取穴：子宫（耳穴）、内分泌（耳穴）、关元、肾俞（双侧）、三阴交。随症加减：实热加血海、水泉；阴虚加内关、太溪；气虚加脾俞、足三里；虚脱加百会、气海。

药物：酚磺乙胺注射液、参麦注射液。

操作：用10mL注射器和5号半注射针头，抽取酚磺乙胺注射液4mL和参麦注射液4mL，共得复合注射液8mL。常规穴位局部消毒后，双侧子宫各注射0.1mL，双侧内分泌穴各注射0.1mL，三阴交各注射0.3mL，关元注射1mL，双侧肾俞各注射3mL。

疗程：每天1次，15次为1个疗程。

**方3**

取穴：中极、关元、三阴交。

药物：5%~10%葡萄糖注射液。

操作：常规消毒。用常规穴位注射法，得气后，将药液注入穴位各5mL。三阴交每天注射一侧，左右交替。

疗程：每天1次，5~7次为1个疗程。

### 6.刺络疗法

**方1**

取穴：

①血热：大敦、隐白。

②血瘀：太冲、三阴交。

操作：常规消毒，用三棱针点刺出血数滴。夹虚者放血量不宜过多。

疗程：隔天1次，1个月经周期为1个疗程。

**方2**

取穴：腰骶部阳性反应点。

操作：患者取俯卧位，在腰骶部督脉或周围部位寻找如红色丝条状小毛细血管，或红色丘疹样反应点，或局部青色瘀斑等阳性点，每次择取2~3个点；局部皮肤常规消毒后，使用规格为2.6mm的一次性无菌三棱针挑刺出血，挑刺后加拔火罐，并留罐5分钟，使其出瘀血5mL左右。

疗程：隔2天治疗1次，6次为1个疗程。

### 7.皮肤针疗法

取穴：膀胱经第1侧线，以及肾俞、白环俞、八髎。

操作：常规消毒，先用皮肤针在膀胱经第1侧线由上而下地反复叩刺3遍，然后重点叩刺肾俞至白环俞诸穴和八髎，予强刺激叩刺。

疗程：每天1次，出血期每天治疗2次，1个月经周期为1个疗程。

### 8.皮内针疗法

取穴：地机、中都、三阴交、血海。

操作：常规消毒，每次1~2穴，单侧交叉（如右侧地机、左侧血海）用皮内针埋针24小时。

疗程：每天1次，换穴再埋针。

### 9.刃针疗法

取穴：肝俞、肾俞、关元、气海、三阴交；气不摄血加脾俞、足三里，血热内扰加曲池，瘀滞胞宫加膈俞。腰骶部压痛点结节、条索状阳性反应点。

操作：患者取俯卧位，常规消毒，进针时针体垂直刺入皮下，进入皮肤后，继续进针达肌肉层，行纵行切刺、斜行切刺、提插手法。出针时，用纱布块压住孔针，迅速将针拔出，稍按压后贴上创可贴。

疗程：每周2次，经期、出血期也可治疗，1个月经周期为1个疗程。

### 10.艾灸疗法

**方1 温和灸**

取穴：

实证主穴为隐白、三阴交、中极、次髎。气滞者加太冲；腹胀者加天枢；胁痛者加阳陵泉；胸闷者加内关。

虚证主穴为隐白、三阴交、足三里、气海。气血亏虚者加脾俞、胃俞；肝肾不足者加太溪、肝俞、肾俞；头晕耳鸣者加悬钟。

操作：艾条灸法。注意调节室内温度，保持室内空气流通，取合理的体位充分暴露施灸部位皮肤，注意保暖及保护隐私。每次每穴温和灸15~20分钟，以穴位周围皮色转红且有热感为止。施灸过程中询问患者有无灼痛感，调整距离，及时将艾灰弹入弯盘，防止灼伤患者。

疗程：每天可灸3~4次，待出血停止后，可继续灸1~2天，巩固疗效。艾条灸后半小时禁用冷水洗手或洗澡，多饮温开水。

**方2 隔蒜姜饼灸**

取穴：神阙。

药物制备：大蒜瓣10枚，生姜5~10片，艾绒适量。先将大蒜、生姜捣烂如泥，压成圆形薄饼备用。

操作：常规消毒脐窝及其周围皮肤，将药饼敷于脐上，再将艾绒做成黄豆大小的艾炷10~15粒，每次将艾炷放在药饼上灸之，连续灸10~15壮。灸至血止为度。灸疮按常规处理。

疗程：每天1次，灸至血止。

**方3 雷火灸**

取穴：关元、气海、足三里、三阴交。

操作：患者取仰卧位，充分暴露下腹部，点燃雷火灸艾条，手持雷火灸对准关元、气海、三阴交、足三里等穴，距离皮肤3~5cm，每穴施灸约5分钟，以皮肤潮红、肤温增加，患者能耐受，且热度逐渐向深部组织渗透为度。

疗程：每天1次，7次为1个疗程，疗程间休息1天。

**方4 麦粒灸**

取穴：主穴为公孙；配穴为百会、内关、关元、气海、地机。

操作：患者平卧，用1寸针向前平刺百会5分，以头皮感觉微麻为度。内关用1寸针直刺5分，得气后施平补平泻法。关元、气海用1.5寸针直刺7分，行补法。地机穴用1.5寸针直刺7分，得气后施平补平泻法。留针期间，将陈艾绒搓成10粒麦粒大小的艾绒粒，在双侧公孙穴处涂抹少量凡士林以便艾绒附着；将制好的艾绒粒放于双侧穴位上，用香点燃，当患者感觉灼热不能耐受时，立即用镊子将艾绒取下，换下一炷，直到双侧穴位分别灸完5壮。其余穴位留针40分钟后取针。

疗程：隔天1次，5次为1个疗程，疗程间隔休息2天。

**方5 灯芯灸**

取穴：大敦。

操作：取灯心草1根，蘸香油点燃，在双侧足大敦各点灸10下。

疗程：每天1次，血停即止。

**方6 百会灸**

取穴：百会。

操作：熟地黄、白术、当归、党参、黑姜、升麻、茜草炭等各适量，将以上药物研末，与精艾绒混匀，做成塔形艾炷，底座直径5cm、高4cm；施灸时，取厚度大小约为6cm×8cm×1cm规格的新鲜生姜片为底座，置于患者百会上；然后将塔形艾炷置于生姜片上点燃，以患者感到温热、能够耐受为度。

疗程：每周1次，4周为1个疗程。

**方7 火龙灸**

取穴：督脉大椎至八髎。

操作：患者取俯卧位，充分暴露腰背部，嘱咐患者全身放松，适当清洁皮肤，将无纺纱布平铺于腰背部，再将宣纸平铺其上，宽度与腰背部一致。取老姜1.5kg，洗净后温水浸泡10分钟，打成粗细均匀、黄豆大小的生姜粒，均匀铺于患者腰背部位，由大椎至八髎，保持生姜末厚度为2~3cm。再于姜粒上铺艾绒，厚度为1cm，将酒精均匀喷洒于艾绒上，引燃艾绒。以患者腰背部有温热感并能耐受为度，待艾绒完全燃尽后移除。治疗结束后取下纱布，患者背部可有细密水珠渗出，皮肤微微发红。治疗过程中要防止烫伤皮肤，一旦发生烫伤，应立即按照烧烫伤处理原则进行处理。

疗程：隔天1次，3次为1个疗程。

【评述】

（1）中医治疗崩漏有丰富的经验，而针灸无论从崩到漏、从出血量大到小、从出血急到缓都有独到的治疗方法，且具有方便、实用、安全、疗效确切的优点。文中介绍的深刺中极、艾灸隐白等，均可收到立竿见影的效果。但本病属妇科重证，血止后仍须坚持治疗数个月经周期，调节脏腑功能，以巩固其疗效。

（2）患者在治疗的同时，应注意精神调养，保持身心愉快，避免不必要的精神紧张，以防七情内伤。并要注意经期卫生，避免寒冷刺激，做好劳动保护。

（3）崩漏患者饮食应富于营养、易于消化。食用猪瘦肉、鸡肉等富有营养的食物，多吃新鲜蔬菜、豆制品。偏肾阳虚的崩漏患者可选食海虾、鸡肉、羊肉等；偏脾虚的崩漏患者选食山药、牛肉、红枣等偏血热的崩漏患者选食苦瓜、生藕等。应禁食辣椒、胡椒、油炸等辛辣燥热刺激的食物、禁食冻西瓜、冻果汁等生冷寒凉的食物，严禁喝烈酒和浓茶。

（4）一些民间疗法可配合治疗，如茜草浴足法，即取鲜茜草全草60g（或干品30g），水煎取汁1000~1500mL，趁热浴足，并轻揉足底，每次15分钟，每天2~3次，止崩确有疗效。

（5）下面介绍几个食疗方，应用时须辨证施治，根据各自症状"对号入座"。一般来说，青春期"功血"多属血热型；育龄期"功血"则以瘀血型和血虚型较为多见；围绝经期"功血"大多属于脾虚型。选择食疗时可以参考。

①乌贼骨炖鸡：取乌贼骨30g，当归30g，鸡肉100g，精盐、味精各适量。把鸡肉切丁，当归切片，乌贼骨打碎，装入陶罐内，加清水500mL、精盐适量，上蒸笼蒸熟，每天1次。吃肉喝汤、佐膳食适用于血虚型崩漏。

②二鲜汁：取鲜藕节、鲜白萝卜各500g。以上用料洗净，共捣烂，用干净纱布包裹取汁，加冰糖适量，即可饮用，每天2次。适用于血热型崩漏。

③益母草炒荠菜：取鲜益母草30g，鲜荠菜30g，菜油适量。将鲜益母草、鲜荠菜洗净切断。把铁锅放在大火上，倒入菜油烧热，放入鲜益母草、鲜荠菜

炒熟，即可食用，每天2次。适用于瘀血型崩漏。

④荔枝干炖莲子：取荔枝干20粒，莲子60g。将荔枝干去壳和核，莲子去芯，洗净后放在陶瓷罐内加水500mL，上蒸笼用中火蒸熟，即可服用。适用于脾虚型崩漏。

⑤乌梅红糖汤：乌梅15g，红糖30~50g。将乌梅、红糖一起入锅，加水1碗半，煎煮至大半碗，去渣温服。适用于妇女月经过多或功能性子宫出血。

## 十、经行发热

### 【概述】

经行发热是指经期或经行前后出现以周期性发热为主的病证，称"经行发热"，又称"经来发热"。若偶尔1次经期发热，不属于本病范畴。本病与西医学的慢性盆腔炎、生殖器结核、子宫内膜异位症及临床症状不明显的感染有关。经行发热一般经后自然逐渐消退，如果病程日久，反复发病，甚至经后热度反而升高，应根据其临床表现，进行必要的妇科检查，明确发热原因后进行治疗。

本病的病因主要是气血营卫失调。妇人以血为本，月经乃血所化，值经行或经行前后，阴血下注于冲任，易使机体阴阳失衡；若素体气血阴阳不足，或经期稍有感触，即可诱发本病。

经期外感发热于行经前后或经期偶患感冒者，亦可有发热症状，但以外感表证为主，伴见恶寒发热、鼻塞、流涕等症状，与月经周期无关。而经行发热伴随月经而发生，无外感表证，经后热退，应予鉴别。

### 【临床表现】

经期或经行前后出现周期性发热，并伴随月经周期反复发作，多以低热为主。

### 【辨证分型】

中医将其分为肝肾阴虚、血气虚弱、瘀热壅阻3个证型。

**1.肝肾阴虚型** 证见经期或经后午后发热，五心烦热，咽干口燥，两颧潮红，经量少，色鲜红，舌红，苔少，脉细数。

**2.气血虚弱型** 证见经行或经后发热，热势不扬，动辄汗多，经量多，神疲肢软，少气懒言，舌质淡薄，舌淡，苔白润，脉虚缓。

**3.瘀热壅阻型** 证见经行或经后发热，腹痛，经色紫黯，夹有血块，舌黯或舌尖边有瘀点，脉沉弦数。

**【针灸处方】**

**1.毫针刺法**

**方1 辨证加减法**

取穴：主穴为三阴交、行间、曲池、大椎。血热内盛加内庭、太冲；气血虚弱加足三里、阴陵泉；肝肾阴虚加太溪、肝俞、肾俞；瘀热壅阻加血海、膈俞、太冲。

操作：常规消毒。三阴交直刺0.8~1.2寸，平补平泻；行间直刺0.3~0.5寸泻法；曲池直刺0.8~1.2寸，平补平泻；大椎直刺0.5~0.8寸，施泻法或三棱针点刺放血。

疗程：每天1次，5次为1个疗程。

**方2 化瘀清热法**

取穴：血海、足三里、三阴交、合谷、关元。

操作：常规消毒。针行捻转泻法，留针30分钟，其间每10分钟行针1次。

疗程：每天1次，5次为1个疗程。

**2.耳针疗法**

取穴：肺、心、肾、子宫、卵巢、内分泌、皮质下。

操作：耳郭常规消毒，每次选3~5穴，用0.5寸毫针予中等刺激，留针20分钟。

疗程：每天1次，5次为1个疗程。

**3.穴位贴敷疗法**

取穴：小腹部。

药物制备：大黄6g，黄柏10g，姜黄8g，白芷8g，陈皮8g，厚朴8g，苍术6g，炒艾叶12g，红花8g，透骨草15g，防风8g，天花粉15g，香附6g，乌头1.5g，泽兰12g，丹参9g，乳香、没药各5g。共研细末备用。

操作：用时，用温热水适量或白酒将药末调成糊状，装入布袋中，敷于腹部。布袋上加热水袋，保持一定热度。每次敷0.5~6小时，可选择晚睡时贴敷。

疗程：每天或隔天1次，1个月经周期为1个疗程。

**4.电针疗法**

取穴：血海、三阴交、太溪、行间（均为双侧）。

操作：常规消毒。直刺0.8~1.5寸，施捻转泻法，针刺得气后，接G6805电疗仪，选连续波，中等刺激，通电20分钟。

疗程：隔天1次，10次为1个疗程。

### 5.温针疗法

取穴：关元、气海、足三里、三阴交、公孙。

操作：常规消毒。关元、气海直刺1.2~1.5寸，足三里、三阴交直刺1~2寸，公孙直刺0.5~0.8寸，均行捻转补法。得气后，关元、足三里针柄套2cm长的艾条，下端点燃，灸2壮。

疗程：隔天1次，10次为1个疗程。

### 6.刃针疗法

取穴：关元、次髎（双侧）、三阴交（双侧）、阴陵泉（双侧）。

操作：常规消毒。针体垂直刺入皮下，针达肌层，行提插手法至有酸、麻、胀、重感，出针。出针时迅速将针拔出，稍按压后贴创可贴。

疗程：隔天1次，3次为1个疗程。

### 7.艾灸疗法

取穴：大椎、阴交、神阙、中脘、曲池、行间、太冲、期门、太溪、膈俞、肝俞、肾俞、三阴交、阴陵泉、血海、足三里、内庭。

操作：按照先灸腰背部穴位再灸胸腹部穴位、先灸头部后灸四肢、先灸上部后灸下部的顺序施灸。每次各部位选2~3个穴位，四肢穴位两侧交替。患者取合适体位，使用艾条直接对准穴位施灸，或者选用适合的灸器进行施灸，每个穴位灸15~20分钟，或以皮肤出现红晕为宜。

疗程：每天灸1~2次，1个月经周期为1个疗程。

### 【评述】

（1）针灸治疗本病，只要辨证得当，即可获得较好的疗效。

（2）患者应注意经前及经期保暖，经期抵抗力弱，应尽量避免受寒、淋雨、接触凉水等。经期要保持情绪稳定、心境平和，忌烦躁发怒，避免七情内伤。

（3）饮食宜吃含高纤维、富含蛋白质、富含铁质的有营养的食物，如燕麦、瘦肉、鸡蛋、菠菜等，不宜过食寒凉冰冷之品。

## 十一、经行头痛

### 【概述】

经行头痛是指每次经期或行经前后，出现以头痛为主的症状，一般经后消失。本病属西医中的经前期紧张综合征范畴，慢性盆腔炎患者发生经行头痛，亦可按本病论治。

西医的经前期紧张综合征是指妇女在月经周期后期（黄体期）表现出来的一系列生理和情感方面的不适症状，症状与精神和内科疾病无关，可在卵泡期缓解，在月经来潮后自行恢复到没有任何症状的状态。其主要表现有烦躁易怒、失眠、紧张、压抑，以及头痛、乳房胀痛、颜面浮肿等一系列症状，严重者可影响正常生活。从经前期综合征的临床症状看，本病是育龄妇女发病率较高的疾病之一。同时，经前期综合征是一种由生理和社会心理等综合因素导致的妇女疾病。

本病的常见病因有情志内伤，肝郁化火，上扰清窍；或瘀血内阻，脉络不通；或素体血虚，行经时阴血愈加不足，脑失所养；或素体肥胖，痰湿中阻，不通而痛。

【临床表现】

经期或月经前后出现头痛，月经净后则消失如常，发作2次以上。头痛大多为单侧（或左或右），也可见于两侧太阳穴，前额连及眉棱骨、眼眶，或头顶部、后枕部等，痛呈如锥刺痛、胀痛、抽掣痛或绵绵作痛，或伴有头晕目眩，午后潮热，胸闷气短，乳房胀痛，食呆呕恶，腹痛拒按等证，月经色淡，呈鲜红、紫黯等。

【辨证分型】

中医将其分为阴虚阳亢、瘀血阻滞、气血虚弱、痰湿中阻4个证型。

**1.阴虚阳亢证**　证见经前期或经期头痛，甚或巅顶掣痛，头晕目眩，口苦咽干，烦躁易怒，腰腿酸软，手足心热，瘀血阻滞，月经量少，色鲜红，舌红，苔少，脉细数。

**2.瘀血阻滞证**　证见每逢经前、经期头痛剧烈，痛如椎刺，月经紫黯有块，或伴小腹疼痛拒按，胸闷不舒，舌紫黯、尖边有瘀点，脉沉弦或弦涩。

**3.气血虚弱证**　证见经前期或经期头痛，心悸气短，头晕少寐，神疲乏力，面色苍白，头部绵绵作痛，月经量少，色淡，质稀，舌淡，苔薄，脉虚细。

**4.痰湿中阻证**　证见经前期或经期头痛，头晕目眩，面色㿠白，形体肥胖，胸闷泛恶，平素带多且黏，月经量少，色淡，舌淡胖，苔白腻，脉滑。

【针灸处方】

1.毫针刺法

**方1　瘀血阻滞型**

取穴：风池、太阳、合谷、三阴交、阿是穴。

操作：常规消毒。风池、太阳，进针得气后施平补平泻法；再补合谷，泻三阴交、阿是穴，均留针15分钟，隔5分钟行针1次。

疗程：每天1次，5次为1个疗程。之后每次行经前5天开始治疗。

### 方2 阴虚阳亢型

取穴：百会、关元、肾俞、太溪、三阴交，风池、太冲、涌泉。

操作：常规消毒。平补平泻法或补泻法兼施。留针30分钟。

疗程：每天1次，5次为1个疗程。

### 方3 肝郁气滞型

①取穴：颈2~颈7夹脊。

操作：患者取坐位，微低头；医者左手拇指固定穴位，右手持40mm毫针，沿棘突下两侧刺入穴位，针尖对着椎体斜刺，针身与皮肤呈75°角，刺入25mm左右（依据患者胖瘦来酌情掌握），使针感向头部传导，用平补平泻手法，达到针感要求后即出针。双侧穴位交替治疗。

疗程：从月经前3天开始，包括整个经期，每天1次，3个月经周期为1个疗程。

②取穴：风池、正营。

操作：患者取舒适坐位，常规消毒，用30号2寸毫针施针。针刺风池穴时，针向鼻尖方向进针1~1.2寸深，行捻转泻法，要求针感直达病所或者到达同侧眉棱骨处。针刺正营穴时，从眉毛中点直上前发际2.5寸处取穴，向后平刺1.2~1.5寸，行捻转泻法。单侧痛取患侧，双侧痛取双侧穴，针刺深度根据患者头痛程度、体质和年龄综合而定。

疗程：月经前3~7天施针，每天1次，10次为1个疗程。

### 方4 气血虚弱型

取穴：风池、太阳、百会、血海、足三里、膈俞、脾俞、气海。

操作：常规消毒。风池、太阳施平补平泻法，其余各穴行补法并加灸。留针15分钟，针后用七星针轻度叩刺太阳、百会穴，以局部皮肤潮红为度。

疗程：每天1次，月经前7天开始，月经来潮时停止治疗。

### 方5 痰湿中阻型

取穴：关元、中脘、天枢、滑肉门、三阴交、足三里、丰隆。

操作：常规消毒。关元直刺1.5寸，施捻转补法；中脘、天枢、滑肉门直刺1~1.5寸，施捻转泻法；三阴交直刺1.2寸，施平补平泻法；足三里直刺1.5~2寸，施捻转补法，加针柄灸；丰隆直刺1.5~2寸，施捻转泻法。

疗程：每天1次，12次为1个疗程。

### 方6 "四天穴方"（刘公望）

取穴：四天穴（即天牖、天窗、天容、天鼎，均为双侧）；配穴为头维、率谷、列缺（均为患侧）。

操作：患者取俯卧位，取0.3mm×0.5~0.66cm毫针，穴位常规消毒，四天穴均朝向椎体方向直刺0.5cm，得气后施雀啄法约30秒（每分钟小幅度高频率提插100次）；列缺：针尖斜向肘部，刺入0.17cm，得气后大幅度低频率捻转1分钟（捻转180°，每分钟60次）；头维向后平刺0.33cm，率谷向角孙方向平刺0.33cm，两穴得气后，施平补平泻法1分钟。诸穴留针30分钟。

疗程：对经期较稳定者在经前7天开始针刺，隔天1次，直至月经结束。月经周期紊乱者则以小腹发胀、乳房胀痛及其他经前症状为开始标志，针刺方法和时间同上，每个月经经期为1个疗程。

### 方7 开四关穴

取穴：四关（合谷、太冲，均为双侧）、风池（双侧）。

操作：常规消毒。均用毫针泻法，太冲出血少许为度。

疗程：每天1次，3次为1个疗程。下次月经前巩固治疗1个疗程。

### 2.耳针疗法

### 方1

取穴：耳垂、神门、皮质下、肝、交感、内分泌。

操作：①耳垂放血。患者取正坐位，医者持棉棒并用其柄在其耳垂周围探查，寻找一疼痛反应点，然后双手按摩患者耳垂，使其充血；接着用2.5%碘伏进行局部消毒，再用75%酒精棉球脱碘，戴一次性无菌手套后，以左手拇、食指固定耳垂，右手持一次性无菌采血针快速点刺耳垂疼痛反应点深约2mm，瞬时出针；接着用双手拇、食指挤压耳垂，边挤边用酒精棉球进行擦拭，直至血液颜色由紫暗变为鲜红；最后用无菌干棉球按压针孔片刻即可。②余穴用压豆法，常规消毒，将粘有王不留行籽的0.6cm×0.6cm大小的方形胶布贴在所选耳穴上，并按压患者耳穴局部，以出现热胀感为度。嘱患者回家后每天自行按压3~5次，每次约3分钟。

疗程：每天1次，两耳交替进行，10次为1个疗程。

### 方2 经前调治法

取穴：单侧卵巢、内分泌、肾、肝、脾、神门、皮质下。

操作：将王不留行籽粘在0.6cm×0.6cm大小胶布的中央，然后用镊子夹住胶布，贴敷于所选耳穴处，并稍微按压，使耳郭有发热感和胀痛感。两耳交替，贴压后嘱患者每天自行按压3次，每次每穴1分钟，贴压至头痛发作前撕下。

疗程：月经前5天开始治疗，每天1次，5次为1个疗程。

### 3.头皮针疗法

取穴：顶中线、额旁2线（左）、颞前线（双侧）、颞后线（双侧）、枕下旁线（双侧）、顶颞后斜线下2/5。

操作：头针采用毫针平刺进针，针尖抵达帽状腱膜下，针刺得气后施平补平泻手法，捻转针柄。留针30分钟，留针期间，每5分钟捻针1次。

疗程：每天1次，发作期（经前7天）或头痛症状出现时开始治疗，连用10天停止。缓解期（经后期）月经完全干净后开始，共治疗14天，3个月经周期为1个疗程。

注：本法适宜于血虚肝郁型经行头痛。

### 4.穴位注射疗法

取穴：主穴为百会。前额痛配印堂、上星；侧头痛配太阳、头维；后头痛配风池、大椎。

药物：维生素$B_{12}$注射液、维生素$B_6$注射液、维脑路通（曲克芦丁）注射液、复方丹参注射液。

操作：血虚型头痛者，用28~30号2寸毫针，针尖从后向前沿头皮刺入百会，进针深度约3cm，中速捻转，频率为每分钟约80次。留针45~60分钟，隔5分钟捻针1次，每次如法行针2分钟。起针后，用5mL注射器、6号针头抽取维生素$B_{12}$注射液100μg、维生素$B_6$注射液50mg，由后向前斜刺进针，注入百会。血瘀肝火型头痛者，毫针针尖由前向后沿头皮斜刺至百会，快速捻转，频率为每分钟约160次。留针30分钟，隔3分钟捻转1次，每次行针2分钟。起针后，以血瘀为主者，如法由前向后斜刺至百会，注入维脑路通（曲克芦丁）注射液100mg；以肝火为主者，如法在百会注入复方丹参注射液2mL。所选针刺配穴，依证虚实之异，施以提插法虚补实泻，留针10分钟，留针期间，提插行针1~2次。

疗程：经行头痛前1天开始治疗，每天1次，7次为1个疗程。

### 5.温针疗法

取穴：子宫、气海、关元、足三里、血海、百会。

操作：患者取仰卧位，百会顺经络斜刺，行捻转补法；余穴常规进针，得气行捻转补法后予温针灸：取约2cm长的艾炷套在针柄上，距离皮肤2~3cm，再从其下端点燃施灸。在燃烧过程中，如患者觉灼烫难忍，可在该穴区置一硬纸片以稍减火力，灸约30分钟。

疗程：经净后每天1次，7次为1个疗程。

注：本法适宜于缓解期的经行头痛。

### 6.电针疗法

**方1　齐刺法**

取穴：主穴为率谷（患侧）、头维（患侧）、百会；配穴为风池（患侧）。

操作：患者取坐位或侧卧位，穴位常规消毒，取以规格0.3mm×40mm毫针，率谷进针沿皮透向角孙，头维垂直发际平刺，百会针尖向后平刺，并且同时分别在三穴左右各1寸处各加刺1针，针尖方向向第一针针尖，深度均为0.5~1寸；采用捻转手法，频率为每分钟80~100次。风池穴针尖向对侧眼眶，深度为1~1.5寸，施平补平泻法。各穴均得气后接通电针，分为率谷与风池、头维与百会2组，分别接上G6805型电疗仪的1个插头的两端，采用直流电，频率为每分钟40次，波形为疏密波，强度以患者能耐受为度，留针30分钟。

疗程：于上次月经结束后的第26天开始，每天1次，2周为1个疗程。

**方2　辨证法**

取穴：主穴为颈夹脊穴、风池、风府、天柱、三阴交、合谷。气血虚弱配脾俞、胃俞、足三里；肝肾阴虚型配肾俞、肝俞；肝火上扰型配百会、头维、太冲、阳陵泉；寒湿凝滞型配风市，前额痛配印堂、攒竹、太阳，巅顶痛配百会、头维，肩背痛配天宗、肩井。

操作：患者取俯卧位，先用28号1寸毫针针刺主穴，以平补平泻法为主，再根据症状配穴。留针30分钟，留针时颈夹脊穴及局部穴位接G6805型电疗仪通电，选疏密波。

疗程：每天1次，10次为1个疗程。

### 7.平衡针疗法

取穴：主穴为头痛穴（位于足背第1、第2趾骨结合之前凹陷中）。配穴为颈痛穴（位于无名指与小指指掌关节结合部的正中点，呈半握拳姿势取之）；胸痛穴（位于前臂掌侧1/3处，正中神经走行区）。

操作：左右交替取穴或双侧同时取穴。采用2寸无菌毫针斜刺1.5寸左右，针感以局部有酸、麻、胀、痛感为主。配穴采用1寸无菌毫针直刺0.5寸左右，针感以中指、食指或前掌有麻木放射性针感为主，快速针刺，不留针。

疗程：每天1次，2周为1个疗程。

### 8.腹针疗法

取穴：引气归原（中脘、下脘、气海、关元）；腹四关（双侧滑肉门和双侧外陵）。

操作：常规消毒。选取规格0.25mm×40mm一次性毫针直刺上述穴位皮下，缓慢进针至地部。当手下有轻微阻力时停止进针，轻微捻转针体，不做提插，留针30分钟。起针后，以消毒干棉签按压针孔半分钟。

疗程：每天1次，经前1周开始治疗至月经结束为1个疗程。

### 9.火针疗法

取穴：率谷（双侧）、头维（双侧）、百会、阿是穴。

操作：每次针刺选取1~2个不同穴位，3天内同一穴位不重复施术。患者取仰卧位，选准穴位，常规消毒后，选用中粗火针，一手持酒精灯，一手持针，在火焰外焰部将针尖及前部针身烧热，呈白亮时迅速垂直点刺所选穴位。点刺完毕，迅速以跌打万花油外涂针孔，嘱患者12小时内勿进水，忌鱼腥、豆类、生冷等食物。

疗程：经前1周开始治疗，经净后停止针刺，2个月经周期为1个疗程。

注：本法适宜于痰瘀阻络型经前头痛。

### 10.刺络拔罐疗法

**方1**

取穴：头维。

操作：患者取坐位或仰卧位，医者用拇指和食指在患者头维穴周围向针刺处推按，使血液积聚于针刺部位；然后常规消毒穴位皮肤，用左手拇指、食指和中指紧捏头维处，右手拇指和食指持三棱针针柄，中指指腹紧靠针身下端，对准头维，与皮肤呈30°角向后斜刺入3~5mm；随即将针迅速退出，挤压针孔周围使出血，至血色变浅为止，最后用干棉球按压针孔。

疗程：月经前1周治疗1次，4个月经周期为1个疗程。

**方2**

取穴：肝俞、膈俞、心俞（均为双侧）。

操作：患者取俯卧位，常规皮肤消毒，用0.45×16RW SB一次性注射器针头迅速斜刺入皮下1~2mm，散刺2~3针；用闪火法将玻璃罐吸附在穴位上，留罐5~10分钟，使拔罐部位出血1~3mL；起罐后，用酒精棉球涂擦针孔及血迹，用消毒干棉球按压片刻。

疗程：经前1周开始刺络放血治疗1次，3个月经周期为1个疗程。

**方3**

取穴：在患侧颈部、额部、太阳穴附近寻找显露的瘀络为穴，寻找不到显露的瘀络者，直接选用太阳、阳白、印堂、风池穴。经辨证，气血瘀滞者配血海、膈俞；肝火旺盛者配行间、阳陵泉。

操作：常规消毒后，用5号一次性注射针头点刺，使其出血至自然止血；如出血不明显，须用手轻轻挤压针孔周围，使其出血数滴，后用消毒干棉球按压点刺处。气血瘀滞者在血海、膈俞，肝火旺盛者在行间、阳陵泉同时放血。

疗程：头痛发作时，每天进行放血；待头痛缓解后，改为每5天放血1次，1个月经周期为1个疗程。

【评述】

1.针灸治疗经行头痛的疗效显著，但中医认为"急则治其标，缓则治其本"，故除了临痛治疗外，还应在经前、经后缓解期予以调治，疗效方能巩固。

2.本病实证多因情志内伤，肝郁气滞，血瘀内阻，不通而痛，故患者应保持心情舒畅，避免忧思郁怒，肝气郁结或肝气上逆而发病。适当运动，并注意劳逸适度，经期不宜过度劳累和剧烈运动，以损伤阳气。

3.饮食宜保持清淡为主，少食生冷、油炸食品，避免辛辣刺激性食品；肥胖者应忌肥厚、油腻之品，不贪食甜品和碳酸饮料；气血虚弱者要加强营养，进食一些富含蛋白、维生素的食品。

4.下面介绍几个食疗方，供选用。

（1）肝火上炎型

二草葛根蜜饮：夏枯草20g，车前草15g，葛根20g，蜂蜜50g。三药冲洗干净后，共放锅中，加水1000mL，煎至约剩300mL时去渣留汁，加入蜂蜜拌匀后即可。分3次服，每天1剂。

（2）气血亏虚型

参归白芷炖乳鸽：党参20g，当归15g，白芷10g，乳鸽1只，调味品适量。将乳鸽去毛及内脏洗净；上述中药用布包好，放入鸽腹内，放入调味品，加水适量，用水火炖至鸽肉烂熟后拣去药包。吃肉喝汤，随量食用。

（3）阴虚火旺型

①二子旱莲炖甲鱼：女贞子20g，枸杞子15g，墨旱莲15g，甲鱼1只。将甲鱼宰杀后洗净，剁成小块；上述三药用布包好，与甲鱼共放炖锅中，加入生姜、葱、盐、料酒等辅料及水适量，用小火炖至甲鱼烂熟后拣去药包。吃肉喝汤，随量食用。

②二地白芷鱼头汤：生地黄20g，地骨皮20g，白芷15g，草鱼头1个（约重150g），生姜、葱、盐、料酒等辅料各适量。将生地黄洗净切片，地骨皮、白芷冲洗干净；草鱼头去鳃洗净，与药物共放砂锅中，加入辅料及适量水；将砂锅置大火上烧沸，再改用小火炖至草鱼头熟透即可。吃鱼头喝汤，每天1剂。

（4）气滞血瘀型

桃红葛根粥：桃仁15g，红花10g，葛根20g，粳米60g，红糖适量。所有药物共放锅内，加水适量，煎煮30分钟后去渣留汁；再将淘洗干净的粳米放入上述药汁中，用小火煮粥（若药液不足可加水），煮至粥将熟时，加入红糖煮化即可。分2次温服，每天1剂。

# 十二、经行乳房胀痛

【概述】

经行乳房胀痛是指每月行经前后或正值经期出现的乳房胀满疼痛，简称经前乳胀。多伴随月经周期而发，发生于经前3~7天，于经前2~3天达到高峰，经水一来，乳胀明显消退。但有的经前乳胀，在经后半个月左右就出现，至月经来临前一两天才消失，亦有直到月经结束后才消失的，于下次月经来潮前重复发作，颇有规律性和周期性。乳胀程度不一，以乳房胀痛、乳头疼痛为主，严重者出现不可触衣的病变。部分患者有乳头痒或可触及界线模糊的结块。经行乳房胀痛的发生多系内分泌失调所致，其中主要和性激素过多或过少有关（雌激素长期过高或因黄体素水平不足而显得雌激素水平相对过多），从而引起经前期紧张综合征、乳痛及乳腺小叶增生症等疾病。不同文献显示，有3%的乳腺增生可能会转变成乳癌，所以患者千万不可掉以轻心。除此之外，此病可兼有月经失调，如月经紊乱或闭经，继而引发不孕。有研究认为，经行乳房胀痛是输卵管性不孕症的早期症状，而输卵管性不孕症者必然伴有经行乳房胀痛的症状。

中医学认为，女性乳头属足厥阴肝经，乳房属足阳明胃经，通过冲、任、督三脉与子宫相联，一旦肝经出现问题，就可能造成子宫肌瘤、乳腺增生及妇科肿瘤等疾病。《妇科玉尺》云："妇人平日水养木，血养肝，未孕为月水，既孕养胎，既产为乳，皆血也。今邪逐血并归肝经，聚于膻中，结于乳下，故手触之则痛。经前气血下注胞宫，使其他脏腑相对气血不足。阴血下注血海，肝失血养，肝气易郁，则可见经行头痛，乳房胀痛。"《外证医案汇编》说："乳症，皆云肝脾郁结。"本病病位在乳房，病变所属脏腑、经络以肝、脾、肾、冲任二脉为主。主要病机是肝气郁结或肝胃气滞，其次是冲任失调，肝肾阴虚。

【临床表现】

每逢经前或经行期胸部或两乳作胀，往往自觉有气膨胀于胸腹，胀感甚于痛感，并连及胸胁，多伴情绪抑郁，性格急躁易怒或沉默寡言；或两乳头胀痒作痛，甚至不能触衣，乳房内未触及肿块，或两侧乳房均有结块，可为一个或散在数个，呈结节状，经前结块增大或变硬，触之胀痛，兼有灼热感等，经净则结块变软，甚至消失。临床以乳房胀痛或触痛性结节，并随经期呈周期性反复发作，经后逐渐消失，与经期密切相关为特点。多见于育龄妇女。

本病应与乳癖、乳核相鉴别。乳癖之乳房胀痛与月经周期有关，乳房可触摸到大小不一的肿块，行经后不消失。乳核之乳房胀痛与月经周期无关而不呈规律性，乳房可触摸到无痛性硬结肿块，行经后不消失。

乳痛分为以下5级。

0级：乳房无明显疼痛，包括刺痛、胀痛、隐痛等各种性质的疼痛不适。

1级：乳房疼痛表现为乳房触压痛，无自发痛。

2级：乳房疼痛表现为阵发性自发疼痛，主要以月经来潮前为甚。

3级：乳房疼痛表现为持续性自发疼痛，但不影响生活质量。

4级：乳房疼痛表现为持续性自发，可伴或不伴腋下、肩背部放射痛，且会影响日常生活。

【辨证分型】

中医将其分为肝郁湿热、肝郁血瘀、肝郁心脾两虚、肝肾不足、肝郁冲任虚寒、肝郁火旺6个证型。

**1.肝郁湿热型** 证见经前胸闷，心烦易怒，乳房胀痛，口干，食欲不振，泛泛欲吐，胸脘烦热，腹胀或小腹坠胀而痛，间有小腹两侧抽痛感，或阴痒，白带多，质稀，色黄，有味，舌红，苔薄黄，脉弦数。

**2.肝郁血瘀型** 证见经前心烦易怒，乳房胀痛，时有硬结，小腹胀痛拒按，经量少，经行不畅，色暗紫、有块，舌紫暗或有瘀斑，苔薄白，脉弦滑。

**3.肝郁心脾两虚型** 证见经前胸闷，心烦意乱，乳房软绵隐痛而有微胀感，心悸头晕，失眠多梦，全身疲倦乏力，食欲不振，白带多，质稀，舌淡而体大有齿印，苔薄白，脉弦细。

**4.肝肾不足型** 证见经前胸闷，心烦意乱，乳房软绵隐痛而微胀，头晕耳鸣，腰痛肢软乏力，舌淡，苔少，脉沉弦。

**5.肝郁冲任虚寒型** 证见经前乳房胀痛，心急烦躁，腰酸神疲，小腹隐痛而有寒冷感，舌淡，苔薄白，脉细迟。

**6.肝郁火旺型** 证见经前胸闷乳胀，口干内热，小腹疼痛或小腹两侧胀痛，时有秽带，舌淡红，苔薄黄，脉弦而稍数。

**【针灸处方】**

**1.毫针刺法**

**方1 单穴法**

①取穴：三阴交。

操作：常规消毒。用2寸毫针直刺1.5~1.8寸，平补平泻，留针20分钟。

疗程：每天1次，7次为1个疗程。

②取穴：臂中穴。

操作：患者取仰卧位或坐位，前臂自然伸展，掌心向上，取双侧臂中穴。常规消毒，行针得气后，行提插捻转泻法2分钟，留针30分钟，每10分钟行针1次。

疗程：每天1次，10次为1个疗程。

**方2 透穴法**

取穴：筋缩、中枢，脊中、悬枢，命门、腰阳关，肝俞、胆俞，脾俞、胃俞，三焦俞、肾俞，魂门、阳纲，意舍、胃仓，肓门、志室。

操作：常规消毒。采用沿皮透穴法。督脉：筋缩透中枢，脊中透悬枢，命门透腰阳关。足太阳膀胱经背部第1侧线：肝俞透胆俞，脾俞透胃俞，三焦俞透肾俞。足膀胱经背部第2侧线：魂门透阳纲，意舍透胃仓，肓门透志室。用28号1.5寸毫针由背上部沿上述经脉由上至下分段刺入，针刺得气后，留针30分钟。

疗程：每天1次，10次为1个疗程，经前14天开始针刺，月经来潮即停止治疗。

**方3 交会穴龙虎交战法**

取穴：膻中、屋翳（双侧）、乳根（双侧）、丰隆（双侧）、足三里（双侧）、内关（双侧）、太冲（双侧）。位于外上象限者：中府（双侧）、头维（双侧）、下关（双侧）、肩井（双侧）、颔厌（双侧）。位于外下象限及乳头、乳晕者：府舍（双侧）、期门（双侧）、上关（双侧）、肩井（双侧）、颔厌（双侧）。位于内侧象限者：幽门（双侧）、阴都（双侧）、肓俞（双侧）、大赫（双侧）、关元。

操作：患者取仰卧位，选定穴位，使用0.3mm×40mm、0.3mm×25mm毫针，常规皮肤消毒后刺入，采用单手快速进针法；膻中向上平刺0.3~0.5寸，太冲直刺0.5~0.8寸，屋翳、乳根、中府、期门向外平刺0.5~0.8寸，头维、颔厌平刺0.5~0.8寸，肩井向后斜刺0.5~0.8寸，内关、上关、下关、幽门直刺0.5~1寸，足三里、丰隆、府舍、阴都、肓俞、大赫直刺1~1.5寸，关元直刺1~2寸。进针后得气，行龙虎交战法30分钟。具体操作为，医者紧捏毫针针柄，仅在穴位中层（人部）施手法，每次先以拇指用力向前（左）捻转、重插轻提9下（九阳数）后，配合大幅度捻转（360°）后，稍停10秒，再继续捻转，重复上述动作9次；然后以拇指用力向后（右）捻转、重提轻插6下（六阴数），配合小幅度捻转（180°）后，稍停10秒，再继续捻转，重复上述动作6次。

疗程：隔天1次，每周治疗3次。自月经结束后开始治疗，直至下次月经来潮停止治疗，为1个疗程。

### 方4　解郁清火法

取穴：屋翳、期门、日月、膻中、血海、足三里、阳陵泉、太冲、行间、足临泣、中脘、气海、关元（患侧）。

操作：常规消毒，膻中向患乳方向平刺，屋翳、期门、日月均向下或沿肋间隙向外平刺，上述各穴均用捻转泻法；血海、阳陵泉、太冲、行间、足临泣均直刺0.8~1.5寸，施提插泻法；足三里、中脘、气海、关元均直刺1~1.5寸，施平补平泻法。

疗程：每于经前始觉乳房胀痛开始针刺，每天1次，到月经来潮后乳胀消失为1个疗程。

### 方5　疏肝行瘀法

取穴：屋翳、期门、日月、血海、阳陵泉、太冲、行间、足临泣、足三里、中脘、气海、关元（患侧）。

操作：常规消毒。患侧屋翳、期门、日月向下沿肋间隙向外平刺，施捻转泻法；血海、阳陵泉、太冲、行间、足临泣，施提插泻法；足三里、中脘、气海、关元，施平补平泻法。

疗程：每于经前始觉乳房胀痛开始针刺，每天1次，至月经来潮后乳胀消失为1个疗程。

### 2.耳针疗法

**方1　压丸法**

取穴：内分泌、皮质下、卵巢、子宫、神门、交感、肝、胆、胃、肾、三焦、乳房。

操作：在上述穴区探测到反应点后，将王不留行籽用胶布贴压于穴位上，嘱患者自行按压，每天数次。

疗程：每隔4天换贴另一侧耳穴。每于经前始觉乳房胀痛开始贴压，到月经来潮后乳胀消失为1个疗程。

**方2　电针法**

取穴：内分泌、内生殖器、交感、皮质下、肝、肾、心、脾。

操作：常规消毒。医者用左手拇指固定患者耳郭，中指托着针刺部位的耳背，这样既可以掌握针刺的深度，又可以减轻针刺时的疼痛；用右手持针，在选定耳穴处进针，一般刺入2分深左右，小幅度捻转，宜有酸胀感；然后接上电针，选疏密波，每次20分钟。

疗程：月经周期的第16天开始治疗，双耳轮流取穴，10天为1个疗程。

### 3.头皮针疗法

取穴：额中线、顶中线、额旁2线、额旁3线。

操作：常规消毒。在所选穴位上，用25mm毫针沿皮向下斜刺，将针体推进至帽状腱膜下层，施以抽提法，用爆发力向外速提3次，持续5秒，如此反复10遍，配合抚摸乳房的运动；然后连接G-6805型电疗仪，电量以患者感到舒适为宜。频率为1.3~1.7Hz，通电20分钟。留针2小时后出针。

疗程：每周3次，1个月经周期为1个疗程，月经结束后休息5天。

### 4.穴位贴敷疗法

**方1**

取穴：乳房局部阿是穴、气海、关元。

药物制备：大黄䗪虫丸。

操作：先将大黄䗪虫丸粉碎，放于胶布上，贴敷于穴位上。

疗程：隔天1次，10次为1个疗程。

**方2**

取穴：神阙。

药物制备：柴胡疏肝散，即柴胡20g、白芍20g、川芎15g、香附15g、陈皮15g、枳壳15g、牡丹皮20g、栀子15g、五灵脂8g、蒲黄8g、甘草5g。膏药制作采用凡士林作为溶剂，用HD-705膏霜乳化剂作为水脂双溶基质，将浓煎后的中药与凡士林溶剂及HD-705膏霜乳化剂在40~60℃之间互溶，加入羊毛脂及氮酮冷却即成。浓煎中药、凡士林及羊毛脂的体积比为2∶1∶1，氮酮的浓度为3%，制成规格为直径4cm、厚0.6cm的圆形外用贴剂。

操作：于月经前10天开始，取药膏适量置于胶布上，贴于脐部，夜间临睡时贴药，于次晨起床后取下。

疗程：每天1次，直到月经来潮停止，3个月经周期为1个疗程。

**5.穴位注射疗法**

取穴：肝俞、膈俞。

药物：丹参注射液。

操作：常规消毒，予常规穴位注射法注射。每穴注射1mL，肝俞、膈俞交替注射。

疗程：每天1次，10次为1个疗程。

**6.埋线疗法**

**方1**

取穴：主穴为膻中、子宫、阳陵泉、三阴交、太冲。肝郁气滞型配肝俞、地机；肝郁脾虚型配足三里、漏谷、脾俞；肝郁肾虚型配肾俞、太溪、关元。

药线制备：将2mL当归注射液打开后倒入无菌弯盘中，然后把2-0号医用羊肠线剪成1~2cm长的小段，置于上述当归注射液中浸泡2分钟。

操作：施术局部严格消毒，医者戴无菌手套，用消毒后的止血钳将配制好的药线置于埋线针针管前端，对准所选穴位快速透皮，缓慢进针；得气后，缓缓推针芯的同时退出针管，将药线留在穴内。出针后，用消毒干棉球按压针孔片刻，以防出血，并用创可贴固定。要求埋线针孔处1天内不要沾水，以防感染。

疗程：每3周埋线治疗1次，3次为1个疗程。

**方2**

取穴：主穴为内关、三阴交、膻中、关元、太冲；配穴为脾俞、肝俞、肾俞、膈俞。

操作：用简易注线法。取一次性医用8号注射不锈钢针头做套管，用直径0.3mm、长50mm的毫针（剪除针头，高压蒸汽消毒）做针芯。将0号医用羊肠线剪成长1.5cm的线段若干，浸泡在75%酒精内备用。医者手部严格无菌消毒，将针芯退出少许，将羊肠线放入针头内，垂直穴位，快速进针至皮下，缓慢进针至所需深度，稍做提插，待得气后推动针芯，将羊肠线留于穴内，外贴创可贴24小时。

疗程：月经前15天埋线1次，3个月经周期为1个疗程。

### 7.电针疗法

取穴：夹脊穴胸3、胸5、胸9、胸11、腰2，人迎。

操作：常规消毒。人迎仅使用单纯针刺治疗，留针20分钟。用1.5寸毫针针刺夹脊穴，在胸3（患侧）、胸5（患侧）、胸9（双侧）、胸11（双侧）、腰2（双侧）进行针刺，胸3、胸5加电针治疗。

疗程：从月经结束后的3~7天开始，每天或隔天1次，10次为1个疗程。

### 8.刺络拔罐疗法

**方1**

取穴：期门。

操作：常规消毒。在穴位或瘀络上，先用三棱针、注射针头点刺出血，再在放血的部位扣拔火罐。

疗程：每周2次，2个月经周期为1个疗程

**方2**

取穴：膻中、三阴交、太冲、太溪、合谷。

操作：常规消毒。刺血前，在预定刺血部位上用左手拇、食指向刺血处推按，使血液积聚于刺血部位，继而用20%碘伏消毒，再用75%酒精脱碘。选择约6cm的三棱针，右手拇、食、中指三指指腹紧靠针身下端，针尖露出1~2分，对准已消毒的部位快速刺入1~2分深（膻中可提起皮肤斜刺）；随即将针退出，轻轻挤压针孔周围，使之出血少许（2~3滴）。双侧轮流取穴。

疗程：隔天1次。月经周期的第16天开始治疗，10天为1个疗程。

### 9.拔罐疗法

**方1**

取穴：关元、血海、三阴交，肾俞、腰阳关、命门、膈俞。

操作：首先用闪火法松解皮肤，留罐2~5分钟；然后在腰骶部及脊柱两侧行闪火法5分钟，用温热的罐体按摩背部皮肤，以进一步松解皮肤；再在患者背部摇罐、抖罐3分钟，沿着脊柱两侧涂抹凡士林，顺着督脉及膀胱经走罐3~5分钟，直至背部皮肤发红为度，用纸巾擦去凡士林；最后在肾俞、腰阳关、命门、膈俞上留罐3~5分钟。

疗程：月经前1周，每隔3天拔罐1次，每个月拔罐2次，连续3个月，共计6次为1个疗程。

**方2**

取穴：乳腺穴、中脘、肺俞、心俞、小肠俞、大肠俞。

操作：闪火法拔罐，留罐16分钟。

疗程：每天1次，隔周治疗，3个月经周期为1个疗程，月经期暂停。

**10.艾灸疗法**

**方1　温和灸**

取穴：关元、气海、肾俞、肝俞、脾俞、中脘、足三里、合谷、太冲、阳陵泉、公孙。

操作：温和灸，每次3~4穴，每穴各10~20分钟。

疗程：每天或隔天1次，5~10次为1个疗程。

**方2　先针后灸**

取穴：肝俞、支沟、足三里、三阴交（均为双侧）。

操作：常规消毒。虚证以弱刺激手法刺之，用补法，先针后灸；实证用泻法，不灸。

疗程：月经结束后2周开始治疗，每天1次，10次为1个疗程。

**【评述】**

1.经行乳房胀痛有别于乳腺增生症，多由肝气郁滞而致，通过针灸疏肝理气，有较好的治疗效果。但乳房一直被认为是女性的隐秘之处，即使有胀痛，她们也大多因为害羞而不会主动去看病，加上本病在月经前发作，至月经来后能自然消失，因而被很多女性忽略。其实，这种忽略不但会给女性带来很大的痛苦，长期下去可能形成乳腺病，还可能转变为乳癌，或造成子宫肌瘤、不孕症等，因为这些病大都与肝郁气滞有关，乳房胀痛常常是最先出现的症状而已，所以患者千万不可掉以轻心。针灸对本病有众多方法，且有较为满意的疗效。针灸治疗期间，亦可配合按摩乳房，可以使过量的体液回到淋巴系统，还能预防乳腺疾病的发生。

2.很多患者喜欢在发作期使用热水袋等传统方式热敷，来缓解乳房的胀痛感。如果冷热交替使用，效果会更好。但值得指出的是，热敷只能暂时缓解症状，并没有治疗作用。此外，建议本病患者穿戴胸罩，既可以防止乳房下垂，也可有效阻止乳房神经受到压迫，消除乳房的不适感。

3.为了能有效预防肝郁气滞的发生，女性要在日常生活中应保持开朗乐观的心态，注意经期情绪稳定、心境平和；要注意起居有常，避免熬夜等不良生活习惯。经前及经期注意保暖，经期抵抗力差，应尽量避免受寒、淋雨、接触凉水等，以防血为寒湿所凝，导致月经病的发生。

4.经期不宜过食寒凉冰冷之物，要定时进餐，少吃多餐。应以高纤维谷类为主，并尽量每3~4小时就进食少量食物。要避免恣食糖果、蛋糕、甜饼干、巧克力等。坚持低盐饮食，尽量少吃外卖食物及加工食物，少吃火腿等腌制食物及薯片等高钠的食物。经前尽量少喝咖啡，有经前综合征的女性可尝试在经前3~4天停喝咖啡，或改喝低咖啡因咖啡，观察情况有否改善。可以选用水或清茶取代咖啡。另外，一些碳酸饮料及巧克力中亦含咖啡因，故在经前7~10天便应尽量避免摄入。

5.本病患者既要注意防治，但也不必过于惊慌，应与以下疾病相鉴别。

（1）乳癖（乳腺增生症）：经前乳房胀痛随月经周期而发，经后消失，一般无乳房肿块。而乳癖也可有乳房胀痛，也随月经周期反复发作，并在经前期加重，月经结束后疼痛减轻，但可以触摸到乳房内有肿块，可通过乳腺B超或红外线扫描发现乳房的器质性病变。

（2）乳腺囊性增生症：乳腺囊性增生症的肿块边界不甚清楚，肿块有单一或一簇存在，单独肿块与皮肤及筋膜无粘连，可活动；一簇肿块则活动受限，经后肿块亦不消失。肿块组织活检如果显示上皮增生活跃，则演变为乳头状增生，则有发展为乳腺癌的倾向。

（3）乳岩（乳癌）：乳癌初起也有经行乳房胀痛，但经前检查，乳房往往可触及结块，经后肿块也不消失。乳癌晚期可伴有乳头凹陷、溢血，表皮呈橘皮样改变，临床需要详加诊断。患者若有疑问，可到专科医院作进一步诊断治疗。

6.下面介绍一些食疗方，供参考。

（1）肝气郁结型

①香附牛肉汤：香附15g，牛肉100g。将牛肉切成小块，与香附（切、洗）一起放入砂锅中，加水适量，小火熬1小时，加入盐、油等调料即可食用。

②双花茶：玫瑰花、月季花各9g，红茶3g。将上3味研成细末，以沸水冲泡，焖10分钟，不拘时温服。

③青皮麦芽饮：青皮10g，麦芽30g。二者加水适量，大火烧开，改用小火煮15分钟，停火，滤去药渣即成。

④玫瑰花蕾膏：玫瑰花蕾100g，红糖500g。将玫瑰花蕾加清水500g左右，煎煮20分钟，滤去花渣，再熬成浓汁，加入红糖，熬成膏状即可。

（2）肝肾阴虚型

①龟肉百合红枣汤：龟肉250g，百合50g，红枣15枚。将龟肉洗净，切成小块，与百合、红枣同入砂锅，加水适量，先用大火烧开，后用小火慢炖，至肉熟枣烂，加入味精、精盐各适量即可。吃肉喝汤，随量食用。

②阿胶粥：阿胶30g，粳米100g。先将阿胶捣碎，炒至黄燥，研末，再加粳米煮粥，粥熟后下阿胶末，拌匀食之。

③玄参炖猪肝：玄参15g，猪肝200g。先将玄参洗净，放入砂锅中煎熬，取汁代用；将猪肝放入盛有玄参药液的砂锅中，小火炖烂，加入食盐少许，炖好，加少许香油即可食用。

## 十三、经行情志异常

【概述】

经行情志异常是指每值行经前后或正值经期，出现烦躁易怒，悲伤啼哭，或情志抑郁，喃喃自语，彻夜不眠等证者，亦有称"周期性精神病"者。一般与月经周期有关，随月经来潮反复发作。本病属西医学中的经前期紧张综合征范畴。

西医认为，周期性精神病发病呈现有规律地发作和缓解等特点，每次发作形式相似。临床表现以兴奋、易激惹、轻度意识障碍和行为紊乱居多，偶见呆滞、缄默，常伴有自主神经功能紊乱，如口渴、多饮、尿意频数、心率增快、呕吐和腹泻等，间歇期完全正常。

中医认为，本病主要由气郁恼怒伤肝，木火偏亢；或忧思积虑，暗耗心液，心血不足，神不守舍；或脾虚痰盛，痰热扰心所致。

【临床表现】

每值行经前后或正值经期，出现易兴奋、易激惹、轻度意识障碍和行为紊乱，偶见呆滞、缄默，常伴有口渴、多饮、尿意频数、心率增快、呕吐和腹泻等。本病应与脏躁相鉴别。妇人无故自悲伤，不能控制，甚或哭笑无常，呵欠频作，称为"脏躁"。虽与经行情志异常一样都有情志改变，但躁脏无周期性，与月经无关，而经行情志异常则伴随月经周期而发作。

**【辨证分型】**

中医可分肝气郁结、痰火上扰、心阴不足3个证型。

**1.肝气郁结型** 证见经前抑郁不乐，心烦易怒，或曾有情志不遂或精神刺激，每逢经期或经前多疑多猜测，意志消沉或情绪激动，语无伦次，胸闷胁胀，甚至怒而发狂，经后逐渐减轻或复如常人，月经量多，色红，经期提前，胸胁苦满，不思饮食，彻夜不眠，苔薄，脉弦。

**2.痰火上扰型** 证见经前或经行情志异常，狂躁不安，头痛失眠，面红目赤，心胸烦闷，有时惊恐，语无伦次，亲疏不识，善猜疑，时昏睡，平时带下量多，色黄质稠，月经量少色黯，质黏腻，形体肥胖，喉间黏痰，大便干结，舌红，苔黄厚或腻，脉弦滑而数。

**3.心阴不足型** 证见经行悲伤欲哭，精神恍惚，喃喃自语，或语言错乱，有时倦怠懒言，沉默少语，夜寐不安，或噩梦惊醒，心悸怔忡，面色少华，月经推迟，量少，色淡红，舌淡，苔薄，脉细弱。

**【针灸处方】**

**1.毫针刺法**

**方1**

取穴：内关、神门、百会、四神聪、三阴交、关元、气海。阴虚火旺者加太溪，肝气郁滞者加太冲。

操作：常规消毒。百会、三阴交、四神聪施平补平泻法；关元、气海行补法，施温针灸；太溪行补法；太冲行泻法。

疗程：每天1次，针至经行停止，1个月经周期为1个疗程。

**方2**

取穴：①膻中、章门、天枢、太冲、足临泣、百会；②内关、神门、中脘、丰隆、阳陵泉。

操作：常规消毒。章门、天枢、太冲、足临泣、丰隆、阳陵泉施捻转泻法，余穴施平补平泻法。

疗程：每天1次，两组隔天交替治疗，10次为1个疗程。

**方3**

取穴：心俞、肾俞、关元、气海、内关、三阴交。

操作：常规消毒。行捻转补法，可针灸并施。

疗程：隔天1次，10次为1个疗程。

### 2.耳针疗法

**方1 贴压法**

取穴：神门、子宫、内分泌、皮质下、肝、心、肾。

操作：穴位常规消毒，用耳穴探测仪在该穴区选取最敏感点，用橡皮膏将王不留行粘贴在所选耳穴上，嘱患者回家后自行按压耳穴，每天6~8次，每穴按压1分钟，2天后换对侧耳朵贴压。

疗程：月经前1周开始接受治疗，连续治疗7天为1个疗程。

**方2 毫针刺法**

取穴：缘中、脑干、颈、神门、子宫、卵巢、肾、内分泌、皮质下。

操作：耳郭常规消毒，毫针刺，中强度刺激，每次选3~5穴，留针30分钟。

疗程：每天1次，10次为1个疗程。

### 3.头皮针疗法

取穴：额中线、额旁1线（右侧）、额旁2线（左侧）、顶中线。

操作：常规消毒。采用0.25mm×40mm毫针，快速破皮进针，平刺至帽状腱膜下层，进针1寸，用爆发力向外速提3次，每次最多提出1分许，然后进针至1寸，计时5秒钟；如此运针10遍，配合全身放松、深呼吸、气沉丹田等动作。留针1小时，其间运针2次，嘱患者带针返家，留至睡前出针。出针时，嘱患者用消毒棉球压住针孔，缓缓拔出；若有出血，压迫止血1~2分钟。

疗程：隔天1次，10次为1个疗程。

### 4.穴位注射疗法

取穴：脾俞、肾俞、心俞、肝俞、内关。肝气郁结者加三阴交；痰火上扰者加丰隆、肺俞、大陵；心血不足者加神门、肾俞、安眠。

药物：复方当归注射液。

操作：患者取俯伏坐位，暴露穴位，常规消毒。用5mL注射器配5号短注射针头，抽取药液4mL，在背俞穴以30°斜角进针，无回血后，将药物缓慢推入，每穴0.5mL，两侧穴位交替治疗。

疗程：隔天1次，于月经前10天开始治疗，月经来潮时停止，3个月经周期为1个疗程。

**5.穴位埋线疗法**

取穴：心俞、肝俞、肾俞、命门、关元、三阴交。

操作：常规消毒。每次选3个穴位，按常规穴位埋线法操作。

疗程：10天1次，1个月经周期为1个疗程。

**6.电针疗法**

**方1**

取穴：百会、印堂。

操作：百会向前平刺，进针1~1.2寸；印堂向上平刺，进针0.8~1寸，以捻转法平补平泻。得气后，接G6805型电疗仪，选疏密波，通电20~30分钟。

疗程：每天或隔天1次，10次为1个疗程。

**方2**

取穴：百会、神庭、四神聪。

操作：常规消毒。针刺得气后接电疗仪，频率为100Hz，强度以患者能耐受为度，通电30分钟。

疗程：隔天1次，10次为1个疗程。

**7.艾灸疗法**

取穴：关元、气海、肾俞、肝俞、脾俞、中脘、足三里、三阴交、合谷、太冲、阳陵泉、公孙。

操作：温和灸，每次灸3~4穴，每穴各灸10~20分钟。

疗程：每天或隔天1次，连灸5~10次为1个疗程。

**【评述】**

（1）针灸对本病有较好的疗效，但此病易反复发作，应坚持治疗，以期巩固。

（2）本病患者多有情志不遂、心绪不畅，治疗的同时必须配合心理疏导，针对患者的思想情绪进行解释及安慰，同时将本病的生理、病理特点向之解释清楚，让其主动配合治疗。发病期间适当休息，劳逸结合，少看言情、惊悚等影视或文学作品，避免情绪伤感、紧张。

（3）注意饮食均衡，避免辛辣等刺激性食物，避免含咖啡因的食品和碳酸饮料，如咖啡、可乐、雪碧、浓茶及烟酒等；避免奶酪、火鸡、葵花籽、狗肉、羊肉等食品；避免易生痰的食品，如肥肉、甜品、蟹、鲤鱼、黄鳝等；避免温肾阳的保健食品及中药，如鹿茸、附子、巴戟天等；宜多吃富含粗纤维的水果和蔬菜，以及牛奶、鸡蛋、海产品等。

（4）下面介绍几个食疗方，供参考。

①陈皮粥：陈皮20g，粳米100g。将陈皮先煎取汁去渣，后加入粳米煮粥服用。适用于痰火上扰型经行情志异常。

②蒸三斑鱼：三斑鱼去内脏，洗净、沥干水分，放入生姜、陈皮，加适量生油，隔水蒸10分钟，倒去鱼汁；烧热油锅，稍爆生姜丝，将热香油淋在鱼上，倒入酱油，即可食用。适用于肝肾阴虚型经行情志异常。

③郁金荸荠茅根饮：郁金12g，荸荠60g，白茅根30g，冰糖30g。将郁金、荸荠、白茅根同放入锅内，加水1000mL，中火煮30分钟，加入冰糖拌至溶化，可频频饮用。适用于肝经郁热型经行情志异常。

## 十四、经行风疹块

### 【概述】

经行风疹块是指以经前或行经期间，周期性出现周身皮肤瘙痒，起风团为主要表现的月经期疾病。类似于西医的经前期综合征，多发于行经妇女，一年四季均可发生。本病若可早期治疗，一般预后良好，但易随月经反复发作。

经行风疹块多因风邪为患，或素体本虚，适值经行，气血亦虚，风邪乘虚而入，郁于肌表而发。本病有内风和外风之分。内风者由血虚生风所致；外风者由风邪乘经期、产后、体虚之时，袭于肌表腠理而致。

风邪常兼湿邪侵袭脾胃，还可见消化不良、腹胀、腹泻、便秘等脾胃受损的症状，故患者常见大便秘结，数日方行。辨为风邪夹湿后，还需分清内风还是外风。内风者多见面色不华，肌肤枯燥，可见疹色淡白。外风为患，多见遇风即作，瘙痒尤甚，疹色发红而高起。本病全身起皮疹，色红隆起，可见外风为患。故本病为卫外不固，风邪夹湿邪乘虚侵袭所致，致使营卫失调。

本病属瘾疹、风疹、风团疙瘩、荨麻疹、发风丹、风瘙瘾疹的范畴。

### 【临床表现】

经前或经行期间，周身皮肤上产生瓷白色或浅红色风团，并伴有瘙痒感或烧灼感，或时隐时，或突起成块，经后逐渐消退，随月经周期呈规律性发作。

### 【辨证分型】

中医分为血虚、风热、风寒、肠胃湿热4个证型。

1.血虚型　证见经行风疹频发，风团色淡红，瘙痒难忍，入夜尤甚，劳累后加重，病程迁延，反复不愈，月经推迟，量少色淡，面色不华，肌肤枯燥，伴有多汗、气短、乏力等，舌淡红，苔薄，脉虚数。

**2.风热型** 证见经行身发红色风团、疹块，瘙痒不堪，感风遇热，其痒尤甚，重则口唇俱肿。月经多提前，量多色红，口干喜饮，尿黄便结，舌红，苔薄黄，脉浮数。

**3.风寒型** 证见经行风团色淡微红或苍白，多见于头面、手足，受风着凉后即于露出部位，得热得缓，冬重夏轻，舌淡，苔薄白，脉浮紧。

**4.肠胃湿热型** 证见经行风团色红，此起彼伏，兼见腹痛不适，大便或溏或秘，小便色黄，舌质红，苔黄腻，脉濡数。

**【针灸处方】**

**1.毫针刺法**

**方1 单穴法**

取穴：后溪（双侧）。

操作：常规消毒。行捻转泻法，有针感后留针30分钟，每隔5分钟行针1次。

疗程：每天1次，3次为1个疗程。

**方2 透刺法**

取穴：主穴为曲池、太阳、外关、血海、风池、膈俞、膻中、神道—至阳、大椎—身柱。配穴为足三里、三阴交。

操作：常规消毒。神道透至阳、大椎透身柱，行平补平泻，留针20~30分钟，间隔行针2~3次。

疗程：每天1次，7~10次为1个疗程。

**方3 辨证法**

取穴：关元、足三里（双侧）、三阴交、百虫窝、曲池、风池、合谷。肠胃湿热配中脘、丰隆；气血两虚配膈俞、气海：冲任失调配肾俞、归来；外感风热配大椎；气滞血瘀配膈俞、肝俞；外感风寒可灸关元、三阴交。

操作：常规消毒，采用长40mm毫针进行直刺，得气后行平补平泻法，每隔10分钟行针1次，留针30分钟。

疗程：每周3次，2个月经周期为1个疗程。

疗程：每4天换药1次，12天为1个疗程。

**2.耳针疗法**

**方1 水针法**

取穴：心、肺、神门、肾上腺、皮质下、荨麻疹点。

操作：患者取坐姿，侧头伏案案位，一侧耳部向上，常规消毒。医者用2mL注射器和4$\frac{1}{2}$号注射针头，抽取胎盘组织液2mL，左手固定耳郭并把注射局部皮肤绷紧；右手持注射器使针头孔斜面朝上，针头与耳郭皮肤呈30°角刺入耳穴皮下；然后旋至针孔斜面向下，以防药液注射外溢；调整好，回抽无血，即可注入药液；形成耳穴处出现绿豆大小的皮丘，拔出针头，针孔可能稍有渗血或药液外溢，应以消毒干棉球轻轻压迫，不宜重压和按摩，让药液自然吸收即可。耳穴水针得气后，耳部会充血发热，血管扩张而有轻度胀痛感。每次注射的穴位可作适当调整。

疗程：每天1次，两耳交替注射，7次为1个疗程。

**方2 皮内针法**

取穴：神门、肺、交感、皮质下、内分泌。

操作：耳郭常规消毒，用皮内针（耳揿针）刺入穴位，以胶布固定，4~6小时后出针。

疗程：隔天1次，15次为1个疗程，疗程间隔1周。

**方3 放血、毫针刺、压豆联合法**

取穴：风溪、肺、神门、耳尖。

操作：常规消毒。先用0.3~0.5寸28号毫针耳尖点刺放血；继而针刺一侧耳郭的风溪、神门、肺，强刺激，留针15~60分钟。视病情轻重，在留针期间每隔10分钟行针1次。起针后，在另一侧耳郭相应穴位以王不留行籽按压，保留3~4天，每天按压诸穴5~6次，每穴每次按压1~2分钟。

疗程：针刺每天1次，连针7次。耳尖放血，每3天1次，连续3次。耳穴按压法，左右耳郭每3~4天交换1次，连续5次。

**3.头皮针疗法**

取穴：顶颞后斜线（双侧）、额中线、额旁1线（双侧）、顶中线。

操作：常规消毒，采用0.25mm×40mm一次性毫针，用切指进针法快速破皮进针，针进帽状腱膜下层1寸，用爆发力向外速提3次，每次最多提出1分许，用时5秒，再缓插至1寸；而后重复此法运针10遍，留针2小时；其间行针~35次，每次如法抽提5遍。

疗程：隔天1次，10次为1个疗程。

**4.电针疗法**

取穴：曲池、血海。

操作：常规消毒，采用0.25mm×40mm一次性毫针，直刺1~1.5寸，接G6805型电疗仪，选疏密波，通电30分钟。

疗程：隔天1次，10次为1个疗程。

### 5.温针疗法

取穴：肺俞、脾俞、肾俞、合谷、血海、足三里、三阴交。

操作：常规消毒，行提插补泻法，多补少泻，得气后，在肺俞、脾俞、肾俞施温针灸各2壮，留针25分钟。

疗程：隔天1次，1个月经周期为1个疗程。

### 6.穴位注射疗法

**方1**

取穴：大椎、身柱、肺俞、足三里、风池、曲池。

药物：风热型用复方丹参注射液、氯苯那敏注射液；血虚型用维生素$B_{12}$注射液、维生素$B_6$注射液、氯苯那敏注射液。

操作：风热型用复方丹参注射液4mL，常规消毒后，于身柱、双侧风池、曲池各注入0.8mL，双侧肺俞各注入氯苯那敏注射液0.5mL；捏起局部肌肉，进针深度为1.5cm，大椎点刺挤压放血约0.5mL。血虚型用维生素$B_{12}$注射液500mg、维生素$B_6$注射液50mg，于双侧足三里各注入药液1mL，大椎、双侧风池各注入0.3mL，双侧肺俞各注入氯苯那敏注射液0.5mL。遵"迎而夺之"之旨，于经行前第4天开始治疗，或可于风疹始现时，或始感皮肤瘙痒时开始治疗。

疗程：隔天1次，4次为1个疗程，每治疗1个月经周期为1个疗程。

**方2**

取穴：足三里、脾俞、肺俞。

药物：胎盘组织注射液。

操作：常规消毒，在足三里垂直进针，待得气后回抽，未见回血则注入药液3mL；脾俞、肺俞略向脊柱方向进针，得气后回抽，未见回血则各注入药液0.5mL。

疗程：每天1次，7天为1个疗程。

**方3**

取穴：血海、足三里、曲池、风市（双侧）。

药物：复方当归注射液。

操作：常规消毒，抽取复方当归注射液4mL于5mL一次性注射器中，在穴位处垂直进针，得气后回抽，未见回血则可注入药液，每穴各注入1mL；拔针后用棉签按压一会儿，再贴上医用贴敷。每次取2对穴位，轮流注射。

疗程：每周3次，2个月经周期为1个疗程。

注：可选药物还有醋酸曲安奈德注射液、2%利多卡因注射液、维生素$B_1$注射液、苯海拉明注射液及维丁胶性钙注射液等。

**7.穴位埋线疗法**

取穴：大椎、肺俞、膈俞、脾俞、肩髃、曲池、血海、足三里。

操作：选用一次性埋线针，将已消毒的0号羊肠线从针头处穿入针管后接针芯，皮肤消毒后，将针快速刺入穴位，进针深度及羊肠线的长度视所选穴位肌肉的丰厚程度来灵活掌握；推动针芯，将羊肠线送至肌肉层或皮下组织，然后顶住针芯退出针管；退出穿刺针后，用无菌纱布按压针孔，用创可贴固定，以防感染。左右交替选穴。

疗程：2次穴位埋线时间间隔25~30天，3次为1个疗程。

**8.穴位贴敷疗法**

取穴：膈俞（双侧）。

药物制备：防风25g，苍耳草25g，徐长卿25g，钩藤20g。共研细末，贮瓶备用。

操作：用时取麝香壮骨膏2张，将适量药末置于膏药中央，直径为1.5cm，贴敷双侧膈俞穴。

疗程：每4天换药1次，12天为1个疗程。

**9.刺络拔罐疗法**

取穴：大椎、肺俞（双侧）、心俞（双侧）、委中（双侧）、曲池（双侧）。

操作：常规消毒，用2mL注射器针头依次挑刺穴位，每个穴位挑刺8下，深2~5mm；然后选择中号玻璃火罐，用闪火法迅速吸拔在刺络放血处，留置5分钟后取罐，出血5~10mL；最后用消毒干棉球擦净。

疗程：隔天1次，1周为1个疗程。

**10.拔罐疗法**

**方1　闪火法**

取穴：神阙。

操作：选用4号玻璃罐，用闪火法在神阙拔罐，留罐5分钟。取下再拔罐，留5分钟，使局部充血、肤色潮红。嘱患者避风寒，忌食鱼虾等发物。

疗程：隔天1次，1周治疗3次为1个疗程。

**方2　走罐法**

取穴：足太阳膀胱经背部两侧线。

操作：足太阳膀胱经背部两线双侧穴位均取，各走罐3~4次。如有发热，则于大椎、曲池、委中施以刺络放血法。每次均单侧取穴。

疗程：月经前5天，每天1次，后隔天1次，10次为1个疗程，疗程间隔3~5天。

**11.刃针疗法**

取穴：足三里、三阴交、血海、肺俞、风池。风热犯肺加大椎、曲池；风寒束表加外关、腰阳关；血虚风燥加膈俞、太溪、太冲。

操作：常规消毒。针体垂直刺入皮下深度达肌肉层，行提插手法切刺；出针时用纱布块压住进针点，迅速将针拔出，稍按压，贴上创可贴。

疗程：隔天1次，3次为1个疗程。

**12.皮肤针疗法**

**方1**

取穴：阿是穴（瘙痒最甚处）。

操作：常规消毒。施中度叩刺手法，直至患者瘙痒减轻或消失。

疗程：急性瘙痒发作时施用。

**方2**

取穴：血海、曲池、阴陵泉、膈俞、夹脊。胃肠不适加足三里、大肠俞。

操作：每次选2~3对穴位，交替使用；以穴位为中心的直径0.5~1cm范围内，用碘伏及酒精消毒后，以叩刺法叩至皮肤潮红，并有轻微出血为度。

疗程：每天1次，2次治疗间隔1~2天，5次为1个疗程。

**13.艾灸疗法**

**方1　温和灸法**

取穴：阳溪、大椎、曲池、合谷、血海、足三里、委中、膈俞。

操作：艾卷灸，每次选3~5穴，每穴每次灸10~20分钟。

疗程：每天灸1~2次，连灸1~2个月经周期为1个疗程。

**方2　热敏灸法**

取穴：风门、肺俞、膈俞，神阙、关元、血海、足三里。

操作：采用热敏灸法，用点燃的艾条在患者上背部、下腹部、双侧下肢穴附近距离皮肤约3cm处施行温和灸，直至热敏点现象消失。

疗程：隔天1次，10次为1个疗程。

**方3　悬灸带脉法**

取穴：带脉穴。

操作：患者取侧卧位，医者取其第11肋骨游离端直下，与脐水平线的带脉穴，取艾条1根，从艾条下端点燃，从肚脐开始沿带脉循行环绕身体灸1周，采用悬灸法。先灸背侧，待局部红晕扩散至整个腰间，再灸腹侧，令腹部充满热感后，在双侧带脉穴停留时间稍长（2~3分钟）。

疗程：每天治疗1次，4周为1个疗程。

【评述】

（1）本病的针灸治疗方法颇多，疗效亦佳，但本病易反复发作，故需较长时间的治疗，以期巩固。

（2）本病以风疹块、皮肤瘙痒、行经期发作为临床特点，故行经期的饮食宜忌尤为重要。一般中医称为生风动血之品，西医称为易致敏食物，都应尽量避免，如海鲜、猪头肉、公鸡头、南瓜、香菇、蘑菇、香椿等发物以及辛辣油腻的食物等，食则易生痰动火、耗散气血，凡辨证为阳证、热证者，更应严格忌食。如饮酒后即发风疹块的，平时必须严格禁酒。饮食宜清淡，保持大便通畅，必要时应用缓泻药物。室内禁止放花卉及喷洒杀虫剂，以防花粉及化学物质再次致敏。

（3）下面介绍几种外洗法，供选用止痒。

①五倍子、红茶各10g，水煎熏洗。

②鲜青蒿60g，水煎，擦患处。

③荆芥穗30g，研末，用纱布包裹后置于皮肤上，用手来回揉搓，至皮肤发热为度。

# 十五、经行浮肿

【概述】

经行浮肿是指以经期或行经前后，周期性出现以面睑或手肘脚踝浮肿为主要表现的月经期疾病，或称"经来遍身浮肿"。本病属西医中的经前期综合征范畴，是常见症状之一。西医认为，本病由于体内雌性激素分泌量相对增高，丘脑下部自主神经功能紊乱及感受器官过度敏感所致。若及时治疗，一般预后良好。

中医学认为，经前机体脏腑功能失调与肝郁气滞、脾肾阳虚有关。凡浮肿之证，莫不由脾、肾两脏相干为病，《素问·至真要大论》云："诸湿肿满，皆属于脾。"《叶氏女科证治》曰："经来遍身浮肿,此乃脾土不能化水,变为肿。"脾虚则土不制水而反克,肾虚则水无所主而妄行。《素问·水热穴论》云:"肾者,胃之关也,关门不利,故聚水而从其类也,上下溢于皮肤,故为胕肿,胕肿者,聚水而生病也。"《皇汉医学·妇训义》曰:"经行浮肿因于肾虚者,多为房劳不节,多胎小产,致肾气内伤,经血下注碍于肾阳敷布,气化失职,水道不利而浮肿生。"故经行浮肿之由,亦责之于脾肾两脏。况经本于肾,脾为气血生化之源,若素体脾虚或肾虚,值经期经血下注,脾肾益虚,水湿无以运化,则泛溢为肿。亦有因气滞血瘀,气不行水,而出现经行肿胀。

**【临床表现】**

每值月经前或行经期头面、眼睑、四肢浮肿,小便短少;或伴腰膝酸软,体倦乏力,纳呆食少;或伴双乳胀痛明显,易怒善叹息,甚至头痛等。

**【辨证分型】**

中医分为脾肾阳虚、气滞血瘀2个证型。

**1.脾肾阳虚型** 证见经行面浮肢肿,晨起头面肿甚,腹胀纳减,腰膝酸软,大便溏薄,月经推迟,经行量多,色淡质薄,舌淡,苔白腻,脉沉缓或濡细。

**2.气滞血瘀型** 证见经行肢体肿胀,按之随手而起,经色黯、有血块,脘闷胁胀,善叹息,舌紫黯,苔薄白,脉弦细。

**【针灸处方】**

**1.毫针刺法**

**方1 脾肾阳虚型**

①取穴:足三里、脾俞、肾俞、太溪、三阴交、关元、水分、气海;泄泻加中脘、天枢,

操作:常规消毒。施以捻转补法。关元、气海加灸。

疗程:经前10天开始治疗,每天1次,10次为1个疗程。

②取穴:足三里、上巨虚、下巨虚、解溪、复溜、太溪、太白、三阴交、地机、阴陵泉、阳陵泉。

操作:常规消毒。诸穴双取补法,慢提紧插,出针疾按其穴,行针5~6次,留针30分钟。

疗程:经前10天开始治疗,每天1次,10次为1个疗程。

**方2 气滞血瘀型**

取穴:气海、血海、三阴交、腰阳关。

操作：常规消毒。气海、腰阳关施捻转补法，血海、三阴交施平补平泻法。留针30分钟。

疗程：每天1次，7次为1个疗程。

**2.耳针疗法**

**方1  压丸法**

取穴：主穴为心、肾、脾、内分泌、神门、内生殖器。精神症状明显者加肝；腹胀、便秘者加大肠。

操作：用王不留行籽贴压，每次取一侧耳穴，手法以直压或对压为主，嘱患者每天自行按压5次，每次5分钟。

疗程：经前10天开始治疗，隔天一换，双耳交替，直至月经来潮。连续治疗3个月经周期为1个疗程。

**方2  毫针刺法**

取穴：膀胱、肾上腺、神门、子宫、卵巢、盆腔、肾、内分泌、皮质下。

操作：常规消毒。用毫针刺，每次选3~5穴，中等刺激，留针30分钟。

疗程：每天1次，10次为1个疗程。

**3.温针疗法**

取穴：阴陵泉、三焦俞、气海、水分、足三里。阳虚水泛加肾俞、关元；气血两虚加脾俞、关元。

操作：常规消毒。针刺得气后，行捻转补法，留针，针柄套2cm长的艾条，点燃下端，每次灸2壮。

疗程：月经前5天开始，隔天1次，1个月经周期为1个疗程。

**4.电针疗法**

取穴：气海、中脘、合谷、足三里、三阴交、血海、肾俞。

操作：常规消毒。针刺治疗，针刺用捻转补法，得气后在气海、中脘、足三里、血海接G6805型电疗仪，通电30分钟，选连续波，强度以患者能忍受为度。

疗程：月经前5天开始治疗，隔天1次，月经期停止治疗，1个月经周期为1个疗程。

**5.穴位注射疗法**

取穴：足三里、三阴交。

药物：黄芪注射液。

操作：选择5mL一次性注射器及5号针头，穴区常规消毒，进针到适当深度，施捻转手法，使产生轻微的酸胀重感，回抽无回血，则缓慢注射药液1mL左右，足三里可适当多注入些药液；快速出针，局部按压1~2分钟。

疗程：月经前10天开始，每3天治疗1次，月经来潮后停止治疗。

### 6.穴位贴敷疗法

取穴：神阙、命门、肾俞。

药物制备：将食盐2.5kg入锅中翻炒至出白烟为度，趁热用碗盛至平满，双层干净毛巾盖覆其上，于碗底结扎。余盐备用。

操作：嘱患者临睡时仰卧，将所炒的剩余备用盐以干净布袋盛装，稍摊平并隔布3层，置放于腰部命门、肾俞（患者能耐受为度）；盛热盐之碗隔布3层，倒扣于神阙之上（以患者能耐受为度）。用时长达40分钟，务使上下热力通透。

疗程：经前10天开始治疗，每天1次，10次为1个疗程。

### 7.穴位埋线疗法

#### 方1 肝郁气滞型

取穴：太冲、三阴交、期门、肝俞。

操作：选取一次性注射针头（规格为0.7×32TWLB）作套管，用一次性无菌针灸针（规格为0.35mm×40mm）作针芯。上述穴位予碘伏常规消毒后，用无菌镊子取4-0号医用羊肠线约10mm，放入7号一次性注射针头中，线头与针尖内缘齐平；针头后端放入一次性无菌针灸针。医者左手绷紧穴位皮肤，将针头快速刺入穴内1.5~2cm（太冲、三阴交直刺进针、肝俞穴向脊柱方向呈45°进针、期门向外呈15°进针）。然后将针芯内的毫针向内用力推，同时将7号针头缓慢地退出，使羊肠线留于穴内，检查有无线头外露。

疗程：经前14天施治1次，3个月经周期为1个疗程。

#### 方2 气滞血瘀型

取穴：三阴交、肾俞。

操作：选用穴位埋线专用针及配套2号活血化瘀、3号补气药物羊肠线。根据四诊合参所辨证候，选定不同功能的药线。辨证为气虚者，用3号补气线；血瘀者，用2号活血化瘀线；气虚血瘀者，肾俞用3号补气线，三阴交用2号活血化瘀线。患者先取仰卧位，三阴交处常规消毒。医者右手持针将针芯后退2cm，左手持无菌小弯镊将药线穿入针前端，将针快速垂直刺入右侧三阴交至深达肌层；当有针感后，将针芯向前推进，边推针芯边退针管，将药线植入三阴交肌肉层；出针后，用消毒干棉球按压穴周，令出血0.1~1mL，后紧压针孔以止血，贴创可贴保护针孔。而后依上法在左侧三阴交植入药线。患者改为俯卧位，取肾俞，如上法植入药线。

疗程：2周1次，3次为1个疗程。

**8.艾灸疗法**

**方1　补泻法**

取穴：水分、气海、关元、足三里、涌泉。

操作：艾条灸。水分、气海，施泻法；关元、足三里、涌泉，施补法。施艾灸补泻法，泻法即取准穴位后实施艾灸，之后不去按压施灸部位；补法即施灸后立即、快速地按住施灸穴位，待余焰热感继续透入穴内。艾灸至局部皮肤稍起红晕为止，每个穴位艾灸5分钟。灸后彻底熄灭艾条，清洁局部皮肤。

疗程：每天9：00~11：00施灸1次，2周为1个疗程。

**方2　悬灸法**

取穴：脾俞、通天、关元、命门。

操作：每穴悬灸50分钟。

疗程：每天1次，10次为1个疗程。

**【评述】**

（1）本病患者一般在月经来潮前3~5天即开始浮肿，经净后浮肿消退。以育龄妇女多见。故针灸治疗都在经前5~10天开始，坚持2~3个月经周期，有比较好的效果。

（2）合理的饮食结构对于缓解本症状有帮助。从经前1~2周起，应选择高碳水化合物食物及低盐、低脂、优质低蛋白饮食。中医认为，健脾能增强消化系统功能，去除体内湿气，如茯苓、薏苡仁等就有很好的健脾功效。补肾则能加强肾功能，让身体多余水分可以通过尿液排出，如红豆、绿豆、薏苡仁、冬瓜、西瓜等。以现代营养学而言，富含钾离子的食物均是"排水大功臣"。钾离子进入体内后，会自然排挤掉爱抓水分的钠离子，让水分不会滞留体内，如芹菜、海带、菠菜、大黄瓜等。并要注意不宜吃重口味的食物，如腌渍品、加工品或调味料等；油炸品是"浮肿元凶"之一，也要尽量少吃；蜜饯，如水果干、梅子干等，需要盐和调味品来腌渍，盐分高，也要尽量少吃。

（3）下面介绍几个食疗方，供选用。

①荷叶茶：荷叶大火煮10分钟，转小火焖一下即可，代茶饮。

②赤豆汤：连皮煮汤，煮沸即可饮用。

③薏苡仁冬瓜汤：将薏苡仁60g、茯苓10g、红枣6颗、生姜片2片，放入锅中，加入适量水煮至薏苡仁熟后，加入600g带籽冬瓜块续煮，等冬瓜熟后，调味即可食用。

④醋味海带：将西瓜肉底部绿色外皮去除，留下白肉部分150g，切成长薄片状，撒盐轻抓备用；海带片300g洗净，切小长片状，热水氽烫后泡水备用；将大蒜10g打碎、辣椒切丁，放入海带片、西瓜白肉，加入适量白醋、盐、白糖后，拌匀至入味，即可食用。

⑤韭菜煲龟：韭菜150g，龟1只（300~500g）。先将龟去头及内脏，洗净切块，与韭菜同放锅内，加水适量，煮至熟烂，入姜、葱等调味品。每天分3次服。适用于心、肝、肾等疾病引起的阴阳两虚型水肿。

⑥葫芦蚌肉汤：鲜葫芦连皮带籽50g，蚌肉100g，连皮生姜10g，红枣10枚。先将葫芦、生姜加水适量煮熟，去渣取汁，加入蚌肉、红枣，用小火煮熟，即可食用。

# 第二节　带下病及外阴病

## 一、带下病

### 【概述】

带下病指白带的量、色、质、气味发生异常的疾病。正常白带由前庭大腺分泌物、阴道黏膜渗出物、宫颈及子宫内膜腺体分泌物等混合形成，称生理性白带，是正常女性自青春期开始，分泌的一种润泽阴道的无色透明、黏而不稠或呈蛋清样，量少，无特殊气味的液体。该液体在经期前后、月经中期及妊娠期量相对增多，这是机体肾气充盛，脾气健运，任脉通调，带脉健固的正常表现。由于多数女性的带下略呈白色，故俗称"白带"。白带的量明显增多或减少，色、质、气味发生异常，或伴全身、局部症状者，称为带下病，又称"下白物""流秽物"。白带异常，也就是病理性白带，原因很多，多数白带异常由感染或炎症引起，如滴虫性阴道炎、霉菌性阴道炎、老年性阴道炎、子宫内膜炎、盆腔炎、卵巢功能早衰、闭经等，也有部分由于放置宫内节育器、子宫颈息肉、宫颈癌等其他疾病引起。临床表现常见白带增多、绵绵不断，腰痛，神疲等，或见赤白相间，或呈五色杂下，或脓浊样，有臭气等。

"带下"之名，首见于《黄帝内经》；而"带下病"之名，由《诸病源候论》明确提出。带下病的主要病因以湿邪为主，主要病机是任、带两脉损伤，失约或失养。治疗上重在调理任、带二脉。由于带下病以湿邪为患，故其病缠绵，反复发作，不易速愈，且常并发月经不调、闭经、不孕症等疾病，是女性患者中仅次于月经病的常见病。

带下有白带、青带、黄带、赤带、黑带、赤白带下、五色带下等。中医认为，带下病多由脾阳虚、肾阳虚、阴虚夹湿、湿热下注、湿毒蕴结等原因导致。带下亦有白沃、赤沃、赤白沃、赤沥、赤白沥、白沥、下白物、流秽物、赤白漏下、赤带、赤白带下、黑带、青带、黄带、白带、五色带下等称谓。

【临床表现】

带下过多者常表现为带下量较平时明显增多，色、质、味异常。最多见为白带，带下色白，终年累月下流白物，如涕如唾，甚则气有臭味；黄带色黄，宛如黄茶浓汁，气味腥臭；青带色青，甚是绿豆汁，稠黏不断，其气腥臭；黑带色黑，如黑豆汁，其气腥臭；赤带色红，似血非血，淋沥不断。或伴有外阴和阴道瘙痒、灼热、疼痛等局部症状。带下过少者表现为带下量较平时明显减少，阴道干涩、痒痛或萎缩，部分患者伴有性欲低下、性交疼痛，月经量少或月经延后，甚至闭经、不孕等。

【辨证分型】

中医将带下病分为脾虚湿困、肾阳虚、阴虚挟湿、湿热下注、湿毒蕴结、血枯瘀阻、肝肾亏损等7个证型。

1. 脾虚湿困型　证见带下量多，色白或淡黄，质稀薄，无臭气，绵绵不断，神疲倦怠，四肢不温或浮肿，纳少便溏，面色㿠白，舌质淡，苔白腻，脉缓弱。

2. 肾阳虚型　证见带下量多，色白清冷，稀薄如水，淋漓不断，头晕耳鸣，腰痛如折，畏寒肢冷，小腹有冷感，小便频数，夜间尤甚，大便溏薄，面色晦暗，舌淡润，苔薄白，脉沉细而迟。

3. 阴虚挟湿型　证见带下量不甚多，色黄或赤白相间，质稠或有臭气，阴部干涩不适，或有灼热感，腰膝酸软，头晕耳鸣，颧赤唇红，五心烦热，失眠多梦，舌红，苔少或黄腻，脉细数。

4. 湿热下注型　证见带下量多，色黄，质黏稠，有臭气，或伴阴部瘙痒，胸闷心烦，口苦咽干，纳食较差，小腹或少腹作痛，小便短赤，舌红，苔黄腻，脉濡数。

**5.湿毒蕴结型** 证见带下量多，黄绿如脓，或赤白相间，或五色杂下，状如米泔，臭秽难闻，小腹疼痛，腰骶酸痛，口苦咽干，小便短赤，舌红，苔黄腻，脉滑数。

**6.血枯瘀阻型** 证见带下量少或无，阴道干涩或干痒，面色无华，头晕眼花，心悸，神疲乏力，或经行腹痛，经色暗黑，夹有血块，舌质暗红或有瘀斑，脉细涩。

**7.肝肾亏损型** 证见带下量少或无，阴道干涩灼痛，或伴阴痒，性交疼痛，腰膝酸软，烘热汗出，胸闷易烦，小便黄，大便结，舌红，少苔，脉细数或沉细。

【针灸处方】

**1.毫针刺法**

**方1 健脾祛湿法**

取穴：关元、带脉穴、三阴交。

操作：常规消毒。关元直刺0.8~1寸，中等刺激；带脉穴侧卧取之，针0.5~0.8寸，中等刺激；三阴交垂足取之，直刺0.3~0.6寸，中等刺激。如患者月经延期，可针后加灸。

疗程：每天1次，5次为1个疗程。

**方2 温补肾阳法**

取穴：命门、次髎（双侧）、关元。

操作：常规消毒。针灸并用，重用灸法，每次40分钟。

疗程：每天1次，10次为1个疗程。

**方3 补气固冲法**

取穴：曲骨。

操作：常规消毒。直刺或稍斜刺向会阴部，进针2.5~3寸，施平补平泻法，有麻电感放射至阴道，留针1小时，10分钟捻针1次。

疗程：每3天1次，2次为1个疗程。

**方4 补益肝肾法**

取穴：复溜、交信。

操作：常规消毒。令患者仰卧，以2支50mm毫针直刺穴位25mm，得气后留针；予TDP治疗仪照射，距离皮肤30cm，时间为30~60分钟。

疗程：每天1次，治疗一侧，第二天更换，7次为1个疗程。

**方5　清泻湿毒法**

取穴：带脉、中极、阴陵泉、下髎。

操作：常规消毒。施针施捻转泻法，留针30分钟。

疗程：每天1次，3次为1个疗程。

**方6　清泄肝火，健脾益气法**

取穴：①阴交、中极、曲骨、大赫、肾俞、四花穴、带脉穴、子宫、阴陵泉、三阴交；②气海、关元、横骨、命门、合谷、太冲、太溪、行间、足三里。

操作：常规消毒。2组穴位交替使用。

疗程：每天1次，10天为1个疗程。

## 2.耳针疗法

**方1　压丸法**

取穴：主穴为子宫、卵巢、内分泌。带下量多，色白清稀，腹痛腰酸，纳少便溏者，加脾、肾；带下味臭，色黄，质黏稠，外阴瘙痒，溲赤便秘者，加肝、三焦、神门，或耳背静脉。

操作：先用耳穴探测仪在耳郭相应区域内探出敏感点（或用针柄按压找出压痛点）后，用75%酒精局部皮肤消毒；待皮肤干燥后，将王不留行籽与适当大小（约0.5cm×0.5cm）的方块胶布贴敷在选好的敏感点上；再用食指按压药籽，使其有压痛感，每穴按压1~2分钟，并嘱患者每天自行按压3~5次。每次选用3~4个穴，双侧或双侧交替取穴。耳背静脉采用三棱针点刺放血4~5滴。

疗程：每5天换药1次，4次为1个疗程，疗程间隔休息3~5天，再进行下一个疗程。

**方2　毫针、揿针、温针灸法**

取穴：

①脾虚型：脾、肺、子宫。

②湿热型：脾、肾上腺、子宫、盆腔、三焦。

③肾虚型：肾、内分泌、子宫、卵巢。

操作：取单侧耳穴，常规消毒后，用5分毫针刺入软骨，留针30~60分钟。亦可用揿针埋针法。两耳交替治疗。脾虚型、肾虚型均用艾绒灸针柄。取针后，用消毒干棉球压迫针孔，再用75%酒精涂擦耳郭。

疗程：每天或隔天1次，5次为1个疗程。

### 3.温针疗法

**方1　益气健脾法**

取穴：三阴交、气海、足三里。

操作：常规消毒，毫针直刺，得气后施捻转补法，并加温针灸3壮。

疗程：每天1次，5次为1个疗程。

**方2　固摄带脉，清热利湿法**

取穴：带脉、中极、阴陵泉、次髎、脾俞、关元、气海、肾俞、三阴交。

操作：常规消毒，在关元、气海、肾俞、脾俞穴用补法，加温针；带脉穴用平补平泻法，其余用泻法。留针30分钟，15分钟时行针1次。

疗程：每天1次，连续10天为1个疗程。

### 4.腕踝针疗法

取穴：双下2点（在内踝最高点上3横指，靠近胫骨后缘）。

操作：采用30号1.5寸毫针。患者取仰卧位，选好进针点，常规消毒后，用拇、食、中三指持针柄，针体与皮肤表面呈30°角，用拇指指端轻旋针柄，使针尖进入皮肤。过皮后即将针放平，贴近皮肤表面，顺着直线沿皮下表浅进针。进针速度稍缓慢，如有阻力或出现酸、麻、胀等感觉，则表示针刺太深而已入肌层，应将针退至皮下，重新刺入。刺进皮下的长度一般为1.4寸，留针20~30分钟。

疗程：每天1次，7次为1个疗程。

### 5.穴位注射疗法

**方1**

取穴：中极、关元、归来、肾俞。

药物：胎盘组织液或10%普鲁卡因注射液。

操作：常规消毒后，在上述穴位用常规穴位注射法注射胎盘组织液，每次每穴0.5mL，每次不超过4个穴位；或每次每穴注入10%普鲁卡因注射液3~5mL，每次2~3个穴位。

疗程：每天1次，5~10次为1个疗程。

**方2**

取穴：维胞、关元、三阴交、足三里。

药物：当归注射液与胎盘组织液混合液。

操作：常规消毒后，每次取一侧穴位，左右交替使用，每次每穴注射2mL。

疗程：每天1次，6~10次为1个疗程。

### 6.穴位贴敷疗法

**方1　清热燥湿**

取穴：神阙。

药物：椿根皮20g，白果20g，黄柏20g。上药研末，用米醋或黄酒调成糊状备用。

操作：取适量敷于脐部，覆盖清洁消毒纱布1块，外用胶布固定。

疗程：每天换药1次，连用5~7天为1个疗程。

**方2　温阳祛湿**

取穴：神阙。

药物：白芷3g，肉桂5g，当归5g，丁香2g，苍术2g，蛇床子2g。上药研磨后贴于神阙穴30分钟。

疗程：每天2次，2周为1个疗程。

**方3　补脾固元**

取穴：带脉、气海、脾俞、关元、建里、足三里、三阴交。

药物制备：白术20g，川芎15g，苍术15g，柴胡8g，黄芪15g，生姜10g，香附10g，桂枝9g，丁香9g，艾叶9g。上药共研末，用少许白酒或米醋搅拌后置于锅中，用文火炒至60~70℃，装入布袋外包大毛巾保温。

操作：待温度降至45~50℃时，药熨所选穴位，每次治疗15分钟。然后在每次药熨使用后的散剂中取出一部分，用生姜汁调成膏状，贴敷在穴位上，每次4~6小时，以延长穴位刺激时间。

疗程：药熨每天1~2次，穴位贴敷每天1次，10天为1个疗程。

### 7.穴位埋线疗法

取穴：中极。

操作：局部严格消毒，用消毒后的止血钳将配制好的药线置于埋线针针管前端，对准穴位，快速透皮，缓慢进针。得气后，缓推针芯的同时退出针管，将药线留在穴内。出针后，用消毒干棉球按压针孔片刻，以防出血，并用创可贴固定。要求埋线针孔处1天内不要沾水，以防感染。

疗程：每周1次，4次为1个疗程。

### 8.刺络拔罐疗法

取穴：主穴为十七椎下、腰眼；配穴用八髎周围之络脉。

操作：患者取俯卧位，全身放松，局部常规消毒，用消毒之三棱针迅速刺入穴内；出针后立即拔罐，留罐5~10分钟。之后用2%碘伏棉球消毒针孔。每次出血量最少者3~5mL。

疗程：3~5天1次，2次为1个疗程。

### 9.激光穴位照射疗法

取穴：主穴为子宫、中极、气海、关元；配穴为肾俞、关元俞。

操作：用氦氖激光针，波长6328Å，光斑直径0.3cm，照射距离5~10cm。每次取4对穴位，每穴5照射分钟。

疗程：于月经第6天开始治疗，每天1次，15次为1个疗程。

### 10.艾灸疗法

#### 方1　隔姜灸法

取穴：关元、带脉、三阴交。

操作：隔姜灸常规操作法。关元灸2壮，带脉灸3~6壮，三阴交灸3~5壮。

疗程：每天1次，5次为1个疗程。

#### 方2　热敏灸法

取穴：腰阳关、次髎、关元、三阴交、阴陵泉。

操作：患者取仰卧位，在上述穴位分别逐一进行回旋灸、雀啄灸、往返灸、温和灸，首先行回旋灸1~3分钟，温通局部气血，继以雀啄灸灸1~2分钟，加强施灸部位的热敏化程度，循经施往返灸灸2~3分钟，以疏通经络，激发经气。再施以温和灸发动灸性传感，开通经络。只要出现以下1种以上（含1种）灸感反应，则表明该腧穴已发生热敏化：透热、扩热、传热、局部不热（或微热）远部热、表面不热（或微热）深部热，施灸部位或远离施灸部位产生酸、胀、压、重、痛、麻、冷等非热感。艾灸最佳剂量以个体化的热敏灸感消失为度。

疗程：每天1次，5次为1个疗程。

#### 方3　十字灸法

取穴：中脘至中极的任脉段及双侧带脉之间。

操作：将黄芪、人参、柴胡、白芍、熟地黄、山萸肉、肉桂、山药、白术、菟丝子等各2g研末过筛，制成灸疗粉；再选取生姜800~1000g，洗净切丁，用粉碎机打成碎末后，以纱布包裹，滤去生姜汁（生姜汁另用），制成湿度适中的生姜泥；再使用清艾绒搓成橄榄状的艾炷，松紧适中；并准备2张25cm×6cm的长条桑皮纸备用。操作时，嘱患者排空膀胱后取仰卧位，暴露腹部，于施灸部位常规消毒3遍，再涂抹适量生姜汁1遍，将约3g灸疗粉填满神阙穴后均匀地撒在施灸部位，使其呈"十"字；然后将2张桑皮纸十字交叉地覆盖在灸疗粉上，将备好的生姜泥在桑皮纸上铺成宽约6cm、高约3cm的梯形状，在生姜泥中间压一凹槽，并将橄榄状艾炷置于凹槽中，摆成长条状；点燃上、中、下3点，待其自燃自灭，连灸3壮，约1小时。施灸结束后，将生姜泥、艾灰和灸粉移除，用温热的湿毛巾清理干净。

疗程：每周1次，6周为1个疗程。

**方4　悬灸**

①取穴：隐白（双侧）。

操作：点燃艾条，两侧同时施灸20分钟。

疗程：每天1次，1周为1个疗程。

②取穴：中极、足三里、三阴交。

操作：点燃艾条，对着这3个穴位，依次进行悬灸，每个穴位灸15分钟左右。

疗程：每天1次，1周为1个疗程。

**方5　麦粒灸**

取穴：隐白（双侧）。

操作：在穴位表面涂少许凡士林，将麦粒大艾炷置于其上，点燃施灸，以灸至局部红晕温热而无灼伤为度，每穴3壮。

疗程：隔天1次，10次为1个疗程。

**【评述】**

（1）针灸治疗带下病的方法多，效果好。但带下病一证病因复杂，病程缠绵，应辨证施针，补泻得当，坚持治疗，以期取得和巩固疗效。治疗痊愈的标准是3个月经周期后复查白带均阴性。

（2）带下病与个人卫生有很大关系。患者应注意个人卫生和性卫生，保持外阴清洁、干燥、勤换内裤，勿穿紧身化纤内裤，减少局部刺激；外阴用具专人专用，用过的内裤、毛巾、面盆均应用开水烫洗；去公共场所如公共厕所、游泳池、浴室要注意预防交叉感染。避免不洁性生活尽量用避孕套预防感染；性伴侣尽量单一。

（3）增强机体抵抗力，加强营养，锻炼身体，减少条件致病菌的发病机会。

（4）下面介绍几个食疗方，供参考食用。

①湿热带下者可用赤小豆粥：取赤小豆100g，煮烂后加入白米200g，共煮

成粥，再加入适量食盐调味，即可服食，连用1周。或用茵陈陈皮饮：取茵陈15g，陈皮10g，加水共煎后取汁，再加入白糖适量饮用，每日1料，连服1周。

②脾虚带下者可用茯苓粥：取茯苓（研末）100g，白米200g，红枣30枚，加水适量后煮粥，待半熟时加入肉桂末5g；粥熟时再据个人口味，放适量红糖或食盐调味，即可服食，连服1周。或用薏苡仁粥：取薏苡仁150g煮烂，再加入白米100g，共煮成粥，适量放入食盐后食用，连服1周。

③肾阳虚带下者可用山药核桃粥：取山药30g，核桃30g，羊肉30g，再放入葱、姜调料煮熟，即可分次酌量食用，连服1个月。

④肾阴虚带下者可用萸肉山药粥：取山萸肉50g，山药50g，共煮成粥食用。

## 二、阴道炎

**【概述】**

阴道炎是导致外阴阴道症状，如瘙痒、灼痛、刺激和异常流液的一组病证。正常健康妇女阴道由于解剖组织的特点，对侵入的病原体有自然防御功能，如阴道口闭合，阴道前后壁紧贴，阴道上皮细胞在雌激素的影响下出现增生和表层细胞角化，阴道酸碱环境保持平衡，使适应碱性的病原体的繁殖受到抑制等。而子宫颈管的黏液呈碱性，当阴道的自然防御功能受到破坏时，病原体则易于侵入，导致阴道炎症。

正常情况下，有需氧菌及厌氧菌寄居在阴道内，形成正常的阴道菌群。任何原因打破阴道与菌群之间的生态平衡，也可形成条件致病菌。临床上常见细菌性阴道炎（22%~50%）、念珠菌性阴道炎（17%~39%）、滴虫性阴道炎（4%~35%）、老年性阴道炎和幼女性阴道炎等。中医将本病称为阴痒、带下病等。

**【临床表现】**

**1.细菌性阴道炎**　10%~40%的患者无临床症状，有症状者主要表现为阴道分泌物增多，有鱼腥味，尤其性交后加重，可伴有轻度外阴瘙痒或灼热感。检查见阴道黏膜无充血等炎症表现。分泌物特点为灰白色，均匀一致，稀薄，常黏附于阴道壁，容易从阴道壁拭去。

**2.念珠菌性阴道炎**　又称真菌性阴道炎、霉菌性阴道炎等。症状主要表现如下。

（1）外阴瘙痒、灼痛、性交痛。

（2）尿频、尿痛。尿痛特点是排尿时尿液刺激水肿的外阴及前庭，导致疼痛。

（3）分泌物特征：白色，稠厚，呈凝乳样或豆渣样。

（4）外阴炎呈地图样红斑、水肿，有抓痕。

（5）阴道炎可见水肿、红斑、白色膜状物。

**3. 滴虫性阴道炎**　症状主要表现如下：

（1）阴道分泌物特点：增多，稀薄，脓性，黄绿色，泡沫状，有臭味。

（2）外阴瘙痒部位：阴道口和外阴。

（3）若合并尿道感染，可见尿频、尿急、尿痛，有时可见血尿。

（4）不孕：阴道毛滴虫能吞噬精子，抑制乳酸生成，影响其在阴道内的存活。

（5）检查见阴道黏膜充血，散在出血斑点，"草莓样"宫颈后穹窿有大量白带，呈灰黄色、黄白色稀薄液体或黄绿色脓性分泌物，常呈泡沫状。带滴虫者阴道黏膜无异常改变。

**4. 老年性阴道炎**　症状主要为围绝经期或绝经期，阴道分泌物增多，外阴瘙痒等，常伴有性交痛。

**【辨证分型】**

中医主要分为肝经湿热型和肝肾阴虚型。

**1. 肝经湿热型**　证见阴道及外阴部瘙痒，甚则痒痛，坐卧不安，带下量多，或白，或黄，或似脓状，或呈泡沫米泔样，质稠秽臭，心胸烦闷，口苦而腻，脘闷纳呆，小溲热赤，苔黄腻，脉滑，带弦数。

**2. 肝肾阴虚型**　证见阴部干涩，灼热瘙痒，或带下量少、色黄或赤，五心烦热，头晕目眩，时有烦热汗出，腰酸，耳鸣，舌红，少苔，脉细数。

**【针灸处方】**

**1. 毫针刺法**

**方1　调补肝肾，活血祛风**

取穴：中极、曲骨、三阴交、大敦、蠡沟。肝经湿热者加太冲、行间；肝肾阴虚者加太溪、照海；瘀热内阻者加血海、曲池。

操作：患者取仰卧位，常规消毒后，选用直径30mm的毫针，于中极、曲骨二穴向下斜刺25~40mm，至针下有抵触感，或患者感觉刺痛，稍退针，配合呼吸补泻之泻法，使针感向前阴放射；血海、三阴交、蠡沟、太溪直刺进针25mm后。行提插捻转平补平泻法；大敦、蠡沟、太冲直刺进针15~25mm，施捻转提插泻法，行针5分钟，均留针30分钟，其间行针4次。

疗程：每天1次，7天为1个疗程，疗程间隔5天。

注：本法适用于老年性阴道炎。

### 方2 清热利湿，杀虫止痒

①取穴：大敦蠡沟、太冲、中极、三阴交。

操作：常规消毒，针行泻法。

疗程：每天1次，10次为1个疗程。

②取穴：主穴为蠡沟、曲泉、中极；配穴为阳陵泉、丰隆、带脉、足三里、阴陵泉、三阴交、血海。

操作：嘱患者排尿后取仰卧位，全身放松，常规消毒。采用0.3mm×75mm针灸针，取蠡沟穴，左手捏住皮肤，右手迅速进针，进针后将针缓慢沿肝经向近心方向平刺，刺入约70mm，行提插捻转泻法，使患者有局部酸胀得气感，并且向前阴方向放射；采用0.3mm×60mm针灸针，取中极穴，用双手进针法直刺55mm，行提插捻转泻法，使患者局部有酸胀得气感，并且向前阴方向放射；采用0.3mm×50mm针灸针，直刺曲泉、阳陵泉、丰隆、带脉、足三里、阴陵泉、三阴交、血海30~45mm，使局部有酸胀感，其中曲泉、阳陵泉、丰隆、带脉行提插捻转泻法，足三里、阴陵泉、三阴交、血海行提插捻转平补平泻法。每次留针30分钟，其间行针1次，以加强针感。

疗程：每天1次，治疗6天为1个疗程。1个疗程结束后休息1天。

注：本法适用于霉菌性阴道炎。

### 方3 协调冲任，调经止带

取穴：带脉穴、关元、三阴交、白环俞。湿邪下注加中极、次髎；脾虚湿困加脾俞、足三里；肾阴亏虚、肾阳不足加肾俞、太溪、命门。

操作：常规消毒。诸穴以常规针刺为主；带脉向前斜刺1寸，不宜深刺；关元针尖向下斜刺1~1.5寸，施平补平泻法，使针感传至耻骨联合上下；三阴交直刺1寸，施捻转补法；白环俞直刺，使骶部出现较强的酸胀感。每次留针15分钟。命门灸之。

疗程：每天1次，7日为1个疗程。

注：本法适用于细菌性阴道炎。

### 2.耳针疗法

取穴：卵巢、神门、外生殖器、内分泌、脾、肝、皮质下、肾上腺。

操作：常规消毒。毫针刺法。每次3~5穴，留针15~30分钟。或用揿针埋入法。

疗程：每天1次，两耳交替，10次为1个疗程。

### 3.穴位注射疗法

**方1**

取穴：次髎。

药物：庆大霉素、2%利多卡因注射液、糜蛋白酶、注射用水。对庆大霉素过敏者或有肾病者，可改用青霉素或其他抗生素配合治疗。如炎症较重者，在应用有效抗生素的同时，加地塞米松短程应用，以促进炎症吸收。

操作：取无菌5mL注射器及6.5号或7号针头，抽取庆大霉素16万U、2%利多卡因注射液1mL、糜蛋白酶5000u、注射用水1mL。患者取俯卧位，取双侧次髎，局部皮肤常规碘酊、酒精消毒；针头刺入1.5cm左右，至有酸、胀、麻、重针感且抽无回血后，将药液缓慢注入。

疗程：隔天1次，5次为1个疗程。

**方2**

取穴：曲骨、环跳、足三里、三阴交。

药物：维生素$B_{12}$注射液、1%盐酸普鲁卡因注射液，或2.5%异丙嗪注射液0.2mL和维生素$B_1$注射液1mL混合液。

操作：常规消毒。以维生素$B_{12}$注射液200mg加1%盐酸普鲁卡因注射液至5mL，局部穴位注射2~3次后，配合注射1次足三里或三阴交（皆取双侧穴）；或用2.5%异丙嗪注射液0.2mL和维生素$B_1$注射液1mL混合注射曲骨。

疗程：每3天注射1次，10次为1个疗程。

### 4.穴位埋线疗法

取穴：上髎。

操作：患者取俯卧位，常规消毒；医者戴无菌手套，使用9号无菌针灸穴位埋线针，将一根长2cm的2-0号可吸收性外科缝线放入套管针前端，后接针芯，用一手拇指和食指固定拟进针穴位，另一手持针刺入穴位25mm，施以适当提插捻转手法；当出现酸胀感后，边推针芯，边退针管，将线埋植在穴位肌肉和皮下组织内；起针后，挤出3~5滴血，并用消毒干棉球按压针孔止血。

疗程：每周治疗1次，3次为1个疗程。

### 5.温针疗法

取穴：双侧肾俞、膀胱俞、三阴交、阴陵泉，以及中极、气海、关元、命门。

操作：常规消毒。采用26号的3寸毫针针刺入穴位，行轻提插手法，诱导出向远端放射的针感后留针；在针尾插上约3cm长的艾条施灸，待艾条燃尽、针凉后出针。

疗程：每天1次，10次为1个疗程，疗程间隔3~5天。

### 6.艾灸疗法

取穴：关元、中极、三阴交、地机、阴陵泉、足三里。

操作：艾卷灸，每次选3~4穴，每穴每次灸10~20分钟。

疗程：每天或隔天1次，连灸20~30次。

### 7.拔罐疗法

取穴：大椎、肺俞、脾俞、肾俞。

操作：患者取俯卧位，暴露背部皮肤；首先使用闪罐法，1个火罐吸附在肺俞上，自上而下；同时另一个火罐吸附在对侧肾俞穴上，自下而上，在背部两侧膀胱经分别闪罐5个来回。其次，使用走罐法，沿督脉及膀胱经两侧，自上而下，走罐各5次。再者，使用抖罐法，从大椎开始，沿脊背部左右抖动火罐，从上到下，注意幅度不宜过大，以患者能耐受为度。最后选择大椎、肺俞、脾俞、肾俞各留罐5分钟。

疗程：每周3次，2周为1个疗程。

【评述】

（1）针灸治疗本病有良好效果，尤以肝经湿热型的疗效较好。治疗均须避开经期。初次发作者治疗要彻底，通常情况下，彻底治愈阴道炎，应在月经结束7天后，持续3个月检查结果均为阴性。治疗不彻底是造成阴道炎复发和难治的原因之一。必要时，也可配合中药内服和灌洗、熏蒸等外治法。

（2）日常生活中，要尽量穿着比较透气的衣物，内裤可直接用开水烫洗，并在太阳底下将内裤晒干。应做到定期清洁外阴，清洁时讲究顺序，先清洗外阴，后清洗肛门。但切忌过度清洁，因阴道中的乳酸杆菌有自我调节作用以防扰乱菌群。另外，应注意少用多种洗液对外阴进行冲洗，禁止清洗阴道内部。日常生活中可直接使用温开水代替不同洗液对外阴进行清洗。通常每天清洗频率为1~2次。如果患者阴道产生分泌物较多，可及时清洁。女性阴道炎疾病还未得到根治之前，应重视避孕措施。为了减少出现重复感染的现象，应及时检查自己的身体，尽量减少，甚至避免性生活。霉菌性阴道炎患者需检查血糖含量，确认为糖尿病患者，需控制血糖，同时降低糖分摄入。此外，切勿滥用抗生素，避免对身体造成伤害。保持每天睡眠时间充足，不要熬夜。

（3）调整饮食。阴道炎患者饮食尽量保持清淡，禁止吃脂肪与糖分含量较多的食物，如巧克力、甜点等；忌辛辣品、烟酒、发物。多食用B族维生素含量高的食物，如豆腐、高粱、芡实、小麦、蜂蜜、鸡肉等。另外，还应注意选择适宜的水果与蔬菜品种。禁止食用的食物种类有海虾、海蟹、海鱼、羊肉，这些食物易导致外阴瘙痒，对炎症消退不利。过于油腻的食物也应尽量少吃，例如奶油、猪油等，易致白带分泌量增加，助湿增热，对女性阴道炎的治疗效果造成影响。滴虫性阴道炎应配偶同治。

（4）下面介绍几个食疗方，供参考。

①萹蓄草薢粥：萹蓄、川草薢各15g，粳米100g，冰糖少许。先将萹蓄、川草薢以适量水煮取汁，去渣，入粳米煮粥，食用时调入冰糖即成。此方有利湿通淋、抑菌止痒之功。

②山药扁豆粥：鲜山药片100g，白扁豆、莲子肉各30g，大米100g，白糖适量。白扁豆、莲子肉、大米加水煮粥，将成时，加入山药片、白糖煮至粥成即可。每天1剂，分2次服用。适用于脾虚型阴道炎的围绝经期妇女等。

③蒲公英薏苡仁瘦肉汤：猪瘦肉250g，蒲公英30g，生薏苡仁30g。将蒲公英、生薏苡仁、猪瘦肉洗净，一起放入锅内，加清水适量，大火煮沸后，改小火煲1~2小时，调味食用。适用于阴道炎、输卵管炎等属湿热者。

④槿花马齿苋汤：鲜白槿花20g，鲜马齿苋30g。将2味同煎水服用。每天1剂，日服2~3次，有清热解毒的功效。适用于滴虫性阴道炎。

⑤虫草炖乌鸡：冬虫夏草10g，乌鸡块300g，料酒、葱、生姜、盐、味精、五香粉各适量。冬虫夏草水发后洗净，与乌鸡肉块、料酒、葱、生姜一起入锅，加水煮沸，改小火炖煮至乌鸡肉块熟烂，加入盐、味精、五香粉调味即可。每天1剂，分2次佐餐食用，可连用数剂。适用于肾虚型阴道炎。

## 三、外阴湿疹

**【概述】**

外阴湿疹是一种由多种病因引起的变态反应性皮肤病，可累及外阴及周围皮肤。其特征为多形性皮肤损害、反复发作、对称发生、炎性渗出，伴剧烈瘙痒。湿疹有结痂，当病情好转或痊愈后，皮肤不留任何瘢痕。

过敏是发病的重要原因。过敏原主要有化妆品、放射线、植物花粉、蛋、鱼、虾、奶等异种蛋白等，或体内的代谢产物、肠道寄生虫、消化道疾病以及体内产生的自身抗体等。精神因素导致神经内分泌功能紊乱，使皮肤对各种刺激的易感性增高，亦可诱发外阴湿疹。

外阴湿疹需与接触性皮炎、神经性皮炎及银屑病等相鉴别。

中医责之于肝经湿热和脾虚生湿。

【临床表现】

（1）女性外阴湿疹多发生于大阴唇和腹股沟内，其病程长短不定，发作无规律，平时自觉症状不明显，当就寝或精神过于紧张时出现剧痒，伴有的瘙痒经搔抓后可继发感染，出现局部发红，个别皮疹中心出现小脓点。

（2）慢性期由于反复搔抓，抓伤处会有少量浆液渗出，病情迁延不愈，在表皮与真皮内引起浸润与肥厚，致使皮肤粗糙。皮肤可有苔藓样硬化，边界清楚，表面常有糠皮状鳞屑，触之较硬或有湿润痂皮，重者可发生皮肤皲裂，活动时有疼痛感。由于血痂和色素沉着，皮肤呈褐色或色素脱失。

（3）急性期主要表现为剧烈瘙痒及外阴呈弥漫性潮红，皮肤损害呈多形性，无明显界限。病情进一步发展，皮肤表面可出现针头大小的丘疹、丘疱疹或小水疱、基底部充血，损害边界不清，进而导致糜烂、水肿、渗出加重。由于灼热及剧烈瘙痒而搔抓，伤及表皮，导致感染而结痂，同时可伴有腹股沟淋巴结肿大、发热及全身不适等表现。如果治疗不当，反复发作，可使病程延长而转为慢性病变。

【分期】

临床上，外阴湿疹可分为急性期、亚急性期、慢性期。

1.**急性期**　红斑、水肿、丘疹、水疱成群聚集。水疱可融合、破溃、糜烂、渗出、结痂。病损常对称分布，较局限，并反复发作。

2.**亚急性期**　糜烂、渗出减少，出现结痂、脱屑。

3.**慢性期**　急性期后，炎症反应变轻，表现为皮肤肥厚、皲裂、脱屑、苔藓样变，伴色素沉着或减退。

【辨证分型】

中医可分为肝经湿热、脾虚生湿2个证型。

1.**肝经湿热型**　证见外阴瘙痒难忍，皮肤红，起水疱，烦躁不安，胁满口苦，溲赤便秘，舌红，苔黄腻，脉弦滑。

2.**脾虚生湿型**　证见外阴湿疹日久不愈，局部皮色暗红、增厚、粗糙、潮湿，瘙痒与疼痛并作，伴纳少脘胀、便溏乏力、口淡无味，舌胖，舌边见齿痕，苔白腻，脉濡滑。

**【针灸处方】**

**1.毫针刺法**

**方1**

取穴：大椎、合谷、曲池、三阴交、神门、关元、蠡沟、血海、足三里。

操作：常规消毒。用0.25mm×40mm毫针，捻转泻法，中强度刺激，留针20分钟。

疗程：每天或隔天1次，10次为1个疗程。

**方2**

取穴：

①止痒穴、蠡沟、关元。

②曲骨、阴廉、三阴交。

③次髎、委阳、支沟。

操作：常规消毒。针止痒穴时，用4寸毫针沿皮向会阴部斜刺轻轻捻转，不作提插，使局部有酸、胀、痒感。针关元时快速进针，得气后，行中等强度的提插捻转法，使针感向外阴部放射。针曲骨用2.5寸毫针向下斜刺，使之有兴奋感为度。针刺的同时，局部用艾条施温和灸，使产生温热感为度。余穴遇病程短、痒甚者用泻法，刺激量要大，多针少灸；病程长、反复发作、局部症状不甚者用补法，多灸少针。留针30~60分钟。

疗程：每天或隔天1次，10次为1个疗程。疗程间隔3天。

**2.耳针疗法**

取穴：外生殖器、肺、神门、脾、肾上腺、子宫、盆腔、三焦。

操作：常规消毒一侧耳郭。用0.5寸毫针刺入软骨，留针30~60分钟；或用揿针埋针法，两耳交替使用。

疗程：每天或隔天1次，10次为1个疗程。

**3.穴位注射疗法**

**方1**

取穴：箕门。

药物：当归注射液。

操作：常规消毒后，用5mL注射器抽取当归注射液2mL，快速进针，刺入穴位，提插得气后，回抽无血，即将药液注入。然后加艾条灸15分钟左右。双侧穴交替注射。

疗程：急性发作时每天1次，7天为1个疗程；慢性者每天1~2次。20天为1个疗程。

**方2**

取穴：中极。

药物：0.5%普鲁卡因注射液。

操作：常规消毒后，以0.5%普鲁卡因注射液5mL，按常规穴位注射法注入。

疗程：每天1~2次，7天为1个疗程。

注：本法可用于外阴湿疹，见破溃、红肿患者。

**4.温针疗法**

取穴：关元、水道、三阴交、地机、血海、曲池、合谷、太冲。

操作：常规消毒后，用0.25mm×40mm毫针刺入1~1.2寸，行提插捻转法至得气后，用捻转法进行平补平泻。留针的同时，取1~2组穴位，点燃艾段后将其套在针柄上，每穴每次1壮，灸10~20分钟，令患者穴处有温热感、微红为度。留针期间不行针。30分钟后出针，用消毒干棉球按压针孔。

疗程：每天或隔天1次，10次为1个疗程。

**5.穴位贴敷疗法**

**方1**

取穴：神阙。

药物制备：芡实30g，桑螵蛸30g，白芷20g。共研细末，备用。

操作：施用时，用醋适量将上药末调成糊状，取适量敷于脐部，外以胶布固定。

疗程：每天更换1次，1周为1个疗程。

**方2**

取穴：阿是穴。

药物制备：吴茱萸50g，苦参35g，煅石膏20g，白及20g，硫磺10g。将上述中药研末装瓶，密封备用。

操作：施用前，先用淡盐水洗净擦干患部。有渗出的局部皮肤，可直接撒吴茱萸复方粉；无渗出者，可根据湿疹部位大小，取适量药粉用香油调成糊状外敷，厚3~4mm；药糊上覆盖消毒保鲜膜，用无菌敷料包扎固定。

疗程：每天1次，7天为1个疗程。

**方3**

取穴：阿是穴。

药物制备：马齿苋合剂，即马齿苋15g、荷叶15g、白及15g、地榆15g、明矾10g、首乌藤15g、地肤子15g、白鲜皮15g。肤色发红、剧痒者加白蒺藜、川椒、蛇床子；皮肤渗出糜烂明显者加大马齿苋用量为30g，并加败酱草、枯矾；病程较长而日久不愈者加皂角刺、红花、鸡血藤。

操作：施用时，上药加清水至2000mL，大火煮沸5分钟，小火煮15分钟后将药液倒出，置至温热偏凉（控制水温在35℃）；用棉质毛巾叠3~4层，浸湿药液，轻拧，以不滴水但饱含药液为原则，湿敷皮损处，每次敷约10分钟。湿敷完毕，蘸干，待皮损干燥后，外涂丁苯羟酸乳膏。

疗程：每天3次，7天为1个疗程。

**方4**

取穴：阿是穴。

药物制备：把土豆洗净、去皮、磨成泥状，或切成薄片，但不要冲洗掉上面的汁水，备用。

操作：施用时，将土豆泥或土豆片贴敷在患处。

疗程：每天数次，7天为1个疗程。

注：本法为民间偏方，止痒有奇效。

### 6.皮肤针疗法

取穴：腰骶部夹脊穴、阿是穴。

操作：常规消毒。先轻叩腰骶部脊柱两侧，直到皮肤发红，再点叩局部患处皮肤至微微充血，或点叩至微见血珠为止。

疗程：隔天1次，10次为1个疗程。

注：本法适用于慢性外阴湿疹，见皮肤肥厚、呈苔藓样变者。

### 7.激光照射疗法

取穴：阿是穴、三阴交、关元、大椎、血海。

操作：氦氖激光穴位照射，输出功率为30mW，距离患处30cm，对病变部位局部直接照射或分区照射，每次20分钟。穴位照射10分钟。

疗程：每天1次，7次为1个疗程。

### 8.艾灸疗法

取穴：阿是穴。

操作：麦粒灸，即将艾炷放置于皮疹四周，每隔1.5cm放1壮，顺次点燃，连灸3壮。注意避免烫伤。

疗程：隔天1次，10次为1个疗程。

### 9.ATP照射疗法

取穴：阿是穴。

操作：选用ATP治疗仪对患者外阴部进行照射，以病灶为中心向四周扩散，照射面积大小为病灶及其外延2~3cm范围；将治疗仪的功率设定为30W，照射外阴部的时间约9分钟；照射中与照射后，要在患者外阴部涂抹专用油。

疗程：初始治疗为每天1次，之后根据患者的实际治疗情况适当延长治疗间隔时间。

**【评述】**

（1）针灸治疗外阴湿疹，有一定效果。

（2）外阴湿疹较易复发，关键在于预防，查找病因，去除可能的致病因素。避免使用对外阴皮肤有刺激的药物和洗剂，尽量保持外阴干燥，避免与过敏物质接触，避免热水烫洗、搔抓、摩擦及刺激等，选用纯棉内裤。禁食辛辣油腻食物、浓茶和咖啡等，戒烟忌酒。过敏体质者少吃虾、扇贝、鱿鱼等海鲜；多吃新鲜水果和蔬菜，多吃苦瓜、西红柿、韭菜、芹菜等，多吸收各种维生素，让皮肤恢复正常的新陈代谢。西红柿汁、韭菜汁还可外用，来治疗湿疹。

（3）过度疲劳和精神过度紧张也可诱发外阴湿疹，这是因为其神经及内分泌系统发生相应变化，从而影响皮肤对各种刺激因子的易感性。因此，平时要保持乐观情绪，遇事不急不躁，适度劳作，保持良好的生活习惯，均对本病有利。

（4）下面介绍几个食疗方，供参考。

①茅根苡仁粥：鲜白茅根30g，生薏苡仁300g。先煮白茅根20分钟，去渣留汁，加入生薏苡仁煮成粥。适用于湿热蕴结型外阴湿疹。

②绿豆百合苡仁汤：绿豆30g，百合30g，薏苡仁15g，芡实15g，山药15g，冰糖适量。以上一起下锅，加水适量至烂熟后，加冰糖即成。每天分2次服完。适用于脾虚湿盛型外阴湿疹。

③苡仁绿豆粥：绿豆50g，薏苡仁50g。二者加粳米和适量水熬粥服食。适用于急性期外阴湿疹。

## 四、阴中疼痛

### 【概述】

阴中疼痛是指以女性阴中或阴户抽掣疼痛，甚或连及少腹为主要表现的疾病，一般无器质性病变，病因不明。疼痛涉及阴道口、阴蒂根部、阴唇、尿道口及其周围组织。中医又称之为阴痛、阴中痛、阴户痛，包括小户嫁痛、嫁痛等。《张氏·医通·诸痛门》云："须知痛而胀闭者，多实。不胀不闭者，多虚。拒按者，为实。可按者，为虚。喜寒者，多实。爱热者，多虚。新病年壮者，多实。久病年衰者，多虚。下虚而痛者，肝肾败也。"《诸病源候论》中亦记载："肾气虚损，为风邪所侵，气流入于肾经，与阴气相击，真邪交争，故令阴痛。"经络辨证则为足少阴肾经壅闭。本病病位在肝、脾、肾，多因肝郁脾虚、郁热夹湿下注，或中气下陷，系胞无力；或风邪客于下焦，与气血相搏，壅闭肝肾经络而致。证见阴痛，甚则痛极难忍。郁热夹湿下注者，兼见阴户肿胀疼痛，带多色黄；中气下陷者，兼见阴户坠痛，气短懒言；风邪壅滞者，兼见肿胀痛甚。

### 【临床表现】

主要表现为阴痛，疼痛部位涉及阴道口、阴蒂根部、阴唇、尿道口及其周围组织，甚至牵引至少腹两侧及腰背等。疼痛性质为抽痛、刺痛、胀痛、坠痛等，痛甚则极难忍受。各种检查多为阴性，无器质性病变。

### 【辨证分型】

中医分为肝肾阴虚、气虚下陷、肝郁气滞、肝经湿热、寒滞肝脉等5个证型。

**1.肝肾阴虚型** 证见阴中抽掣疼痛，有干涩灼热感，带下量少，色黄或无，头晕耳鸣，腰酸腿软，夜寐不实，五心烦热，两目干涩，或烘热汗出，神倦乏力，口干咽燥，大便难行，小便黄少，舌质略红，苔薄黄，脉细数。

**2.气虚下陷型** 证见阴户坠痛，带下量多，色白质稀，头晕纳差，神倦肢疲，气短懒言，面色少华，舌质淡或淡红，苔薄白，脉沉细弱。

**3.肝郁气滞型** 证见阴中掣痛，或阴部胀痛，连及少腹，甚则两胁，乳房牵引作痛，烦躁易怒，胸闷太息，或精神抑郁，舌质黯红，苔薄，脉弦。

**4.肝经湿热型** 证见阴部疼痛，带下量多，色黄如脓，黏稠秽臭，头晕目眩，胸闷烦躁，口苦咽干，渴喜冷饮，小便黄少，大便秘结，舌质红，苔黄腻，脉弦滑数。

**5.寒滞肝脉型** 证见阴部拘急抽掣，痛不可忍，甚则痛剧而不能近衣被，畏寒脏冷，周身关节疼痛，舌质黯，苔白或白腻，脉沉细。

**【针灸处方】**

**1.毫针刺法**

**方1 单穴针刺法**

取穴：秩边（双侧）。

操作：常规消毒。用4寸毫针，针向宜稍偏内侧，对准前阴方向，约作80°斜刺，深度为2.5~4寸，使针感直达阴道及子宫部位。注意操作时幅度不宜过大，提插不必过频，留针30分钟，每6分钟行针1次。

疗程：每天1次，3次为1个疗程。

**方2 肝郁气滞型**

取穴：百会、风池、风府、内关、神门、合谷、血海、足三里、太溪、行间、太冲、蠡沟、中脘、气海、曲骨、中极、关元、天枢、大椎、心俞、肝俞、脾俞、肾俞、命门。

操作：常规消毒。患者取坐位，针刺百会、风池、风府、大椎、心俞、肝俞、脾俞、肾俞、命门；然后转为仰卧位，关元、太冲快速进针，针感传至会阴部，得气后，快速提插捻转1分钟。其余穴位按常规治疗，留针30分钟。

疗程：每周治疗3次，2周为1个疗程。

**方3 寒滞肝脉型**

取穴：主穴为地机。痛经加三阴交、阴陵泉；肛周痛加足三里、次髎。

操作：患者取仰卧位屈膝或仰靠坐位，常规消毒；医者左手拇、食两指将针刺部位的皮肤向两侧撑开，使之绷紧；右手持长1.5~2寸毫针，垂直于皮肤表面，刺入穴位，经提插捻转手法使之得气，5分钟后取出。如阴痛时间在2天以上者，按上述手法得气后，留针加艾灸20分钟后取出。

疗程：每天1次，5次为1个疗程。

**方4 肝肾阴虚型**

取穴：三阴交、血海、中极、蠡沟。

操作：常规消毒，使用一次性针灸针对穴位实施针刺治疗，采用平补平泻手法，针刺得气后，留针30分钟。

疗程：每天2次，3天为1个疗程。

**方5 肝经湿热型**

取穴：中极（或曲骨）、蠡沟、曲泉、三阴交、地机、行间。

操作：常规消毒。直刺或斜刺，得气后，用平补平泻或泻法，留针30分钟。

疗程：每天或隔天1次，7~10次为1个疗程。

**方6 气虚下陷型**

取穴：主穴为会阴、阴陵泉；配穴为四神聪、肾俞、会阳、天枢、关元、中极、太冲、合谷。

操作：常规消毒。取侧卧位，针刺会阴，选用40mm×100mm一次性针灸针沿躯体长轴直刺，进针50mm左右，采用提插法行针法，平补平泻，使针感向阴部扩散，并询问患者感受，待患者诉疼痛明显减轻后出针。嘱患者改取俯卧位，针刺四神聪、肾俞、会阳，选用25mm×40mm一次性针灸针平刺四神聪，直刺肾俞；选用30mm×75mm一次性针灸针直刺会阳，使腰骶部产生麻胀感，并向前阴部放射，配以电针，选用疏波，留针20分钟。起针后嘱患者平卧，取天枢、关元、中极直刺，采用毫针补法，以针感向会阴方向放射为度；阴陵泉针尖向阴谷方向顺经而刺，采用毫针补法，使针感向阴部放射；太冲、合谷施平补平泻法，留针20分钟。

疗程：每天1次，5天为1个疗程。

**2.耳针疗法**

取穴：耳神门、外生殖器、皮质下、交感，酌配子宫、肝、肾、脾、内分泌。

操作：耳郭常规消毒，用5分毫针直刺，得气后留针30分钟，其间行针2~3次。亦可用王不留行籽贴敷，以胶布固定，每天按压2~3次。每次用单侧5个耳穴，左右交替。

疗程：每天或隔天1次，7~10次为1个疗程。

**3.穴位贴敷疗法**

取穴：阿是穴。

药物制备：食盐50~100g、葱白头50~100g。先将食盐炒热，再把捣碎的葱白头放入，继续炒1~2分钟，待葱散发香味，装入布袋备用。

操作：将布袋贴置于阴户处热熨，药凉即更换，每次贴敷20~30分钟，或以痛解为度。注意防止烫伤。

疗程：每天2次，7次为1个疗程。

**4.头皮针疗法**

取穴：顶中线、枕上正中线、额旁3线（双侧）。

操作：常规消毒。顶中线由前向后，枕上正中线、额旁3线由上而下，沿皮刺入，深达帽状腱膜下层1~1.5寸，用抽提法，配合按压小腹和疼痛部位，留针2~8小时，间歇动留针。

疗程：每天或隔天1次，5~7次为1个疗程。

### 5.温针疗法

取穴：关元、子宫、三阴交。

操作：患者取仰卧位，常规消毒。用0.25mm×40mm一次性毫针，针刺得气后，针柄套1cm长的艾条点燃施灸，每穴3壮。

疗程：每天1次，5次为1个疗程。

### 6.浮针疗法

取穴：股内收肌群及外阴疼痛患肌。

操作：患者取适当体位，用手查找股内收肌群患肌（医者触摸该肌肉时，指腹下有紧、僵、硬、滑的感觉，患者亦常有酸胀不适感，即为患肌）。取患肌外5~10cm处为进针点，消毒后用浮针专用进针器将一次性浮针的针尖向上快速刺入皮下，持针沿浅筋膜层推进25~35mm后，持针座呈扇形扫散，扫散幅度30°~45°，频率为每分钟100~120次，每次2~3分钟，要求患者无特殊不适感。扫散的同时配合再灌注活动，如鼓肚子、压迫患部并突然放松等；然后用同样方法寻找并标记出患者存在的腹直肌等其他所有患肌，自远端患肌至近端患肌逐一清扫，并配合同一患肌，每次再灌注活动持续10秒钟，放松1分钟，如此重复3次。所有患肌扫散及再灌注活动结束后，拔出针芯，留置软管并用胶布固定，4小时后拔除。

疗程：每天或隔天1次，3次为1个疗程。

### 7.艾灸疗法

**方1**

取穴：三阴交、合谷。

操作：用艾条行雀啄灸20分钟，以局部皮肤红润为度。

疗程：每天1~2次，5次为1个疗程。

**方2**

取穴：气海、关元、中极、子宫。

操作：艾盒灸。

疗程：每天1~2次，5次为1个疗程。

**【评述】**

（1）针灸治疗本病有较好疗效。但在治疗疼痛的同时，应注意一些原发病、合并症及针对病因的治疗，如肝肾阴虚者多有老年性阴道炎，阴道分泌物减少；由外阴炎、盆腔炎、子宫内膜异位症引起者，必予清利湿热法或活血化瘀法；因情绪紧张而阴道痉挛疼痛者，大多有肝气郁结；中气下陷者，则可能有子宫脱垂、宫颈过长等，临床上可结合西医诊断，对症取穴，辨证施治。

（2）预防为先。保持外阴清洁干燥，尤其在经期、孕期、产褥期。每天清洗外阴，勤更换内裤，不穿化纤内裤、紧身裤，穿着棉质内衣裤。局部坐浴时注意溶液浓度、温度、时间及注意事项。外阴瘙痒者应勤剪指甲、勤洗手，不要搔抓皮肤，以防破溃感染，从而继发细菌性感染。不用刺激性强的香皂、药物，以及用太凉或太热的水来清洗外阴。避免使用带有药物成分或特殊香味的卫生巾，勤换卫生巾，每2小时更换1次为宜。

（3）控制饮食。忌辛辣食品，忌海鲜发物，忌甜腻食物，忌烟酒；含酒饮食，如酒酿、药酒等均不宜饮用。可多吃水果和蔬菜，每周吃鱼2次，早餐时最好以各类谷物和奶制品为主，适当补充纤维素、叶酸、维生素C和维生素E。

（4）下面介绍几个食疗方，供参考。

①归杞竹蛋汤：当归30g，玉竹30g，枸杞子30g。三者加水1000mL，煮到300mL，然后取2个鸡蛋磕破，倒入药汁中煮至烂熟，加冰糖适量调味，早晚食用。适用于肝肾阴虚型阴痛。

②陈络当归粥：陈皮10g，丝瓜络20g，艾叶15g，当归15g。上药先煎，去渣取汁；粳米淘净，加清水适量，用大火煮至烂熟时。将药汁与粥拌和，再用小火熬至粥浓稠，调味食用，每天1次。适合于肝郁气滞型阴痛。

③齿苋拌芹菜：马齿苋、鱼腥草、芹菜各等量（鲜品）。三者洗净，入开水余烫一下，加盐、白糖、醋、大蒜、味精、香油凉拌，佐餐食用。适用于肝经湿热型阴痛。

④黄芪人参升麻鸡：黄芪15g，人参5g，升麻5g，嫩雌鸡1只（约500g），生姜丝、细盐、油、葱、料酒各适量。将鸡宰后去毛及内脏，放入砂锅内，升麻、人参、黄芪纳入鸡腹内，加水少许，隔水炖至鸡肉离骨时，去掉升麻、黄芪，加油、细盐、生姜丝、葱、料酒拌匀，继续炖10~12分，钟即食肉饮汤，每天1次。适用于气虚下陷型阴痛。

⑤姜枣冰糖饮：干姜30g，大枣50g，冰糖30g。将干姜洗净切片、大枣去

核，同入砂锅内，加冰糖及清水适量，煎煮20~30分钟，吃枣饮汤，每天2次。适用于寒滞肝脉型阴痛。

## 五、外阴瘙痒

### 【概述】

外阴瘙痒是妇科疾病中很常见的一种症状。外阴是特别敏感的部位，妇科多种病变及外界刺激均可引起瘙痒，使人寝食难安、坐卧不宁。外阴瘙痒多发生于阴蒂、小阴唇，也可累及大阴唇、会阴和肛周。外阴瘙痒的发病原因很多，常见的有以下几种。

**1.外阴局部病变** 寻常疣、湿疹、尖锐湿疣、外阴鳞状上皮细胞增生及硬化性苔藓、阴虱、疥疮等。

**2.阴道疾病** 念珠菌阴道炎、滴虫性阴道炎、老年性阴道炎、淋菌性阴道炎、支原体、衣原体感染等。

**3.不良卫生习惯** 外阴不洁，或接触一些有刺激性的物品，穿着透气性差的化纤内裤，或内裤不洁。

**4.全身性疾病** 糖尿病、黄疸、胆汁瘀积症以及维生素A缺乏症、B族维生素缺乏症、贫血，妊娠期、围绝经期内分泌改变，均可导致本病的发生。由于以上某种原因刺激内皮组胺样物质诱发血管运动神经，使血管扩张，致内皮水肿，刺激神经而传至中枢系统，可引起瘙痒。

外阴瘙痒，中医称为"阴痒"。中医学将本病的发生责之于肝、肾、脾功能失常。肝脉绕阴器，肝主藏血，为风木之脏；肾藏精，主生殖，开窍于二阴；脾主运化水湿。若肝经郁热，脾虚生湿，湿热蕴郁外阴，或肝肾不足，血虚生风，阴部失于濡养，均可致阴痒，临床常见证型有肝经湿热型、肝肾阴虚型和血虚生风型。

### 【临床表现】

外阴瘙痒多发生于阴蒂、小阴唇，也可累及大阴唇、会阴和肛周。多为阵发性发作，一般夜间加重。瘙痒重者，可见皮肤抓痕。

**1.外阴炎** 多发生于小阴唇内、外侧或大阴唇，严重时可累及整个外阴部，患者多诉外阴皮肤瘙痒、疼痛、有烧灼感，于活动、排尿或性交时加重。查体可见局部充血、肿胀。常有抓痕，并可有湿疹或溃疡，慢性炎症者皮肤或黏膜增厚、粗糙，可有皲裂。

**2.外阴磷上皮细胞增生**　外阴瘙痒是特征性症状，难以忍受，常表现为愈痒愈抓，愈抓愈痒。

**3.外阴硬化性苔藓**　主要症状为病损区瘙痒、性交痛及外阴烧灼感，程度较外阴鳞状上皮增生患者轻，晚期可出现性交困难。幼女患者的瘙痒症状多不明显，可能在排尿或排便后感外阴或肛周不适。

【辨证分型】

中医将外阴瘙痒分为肝经湿热、湿虫滋生、阴虚血燥3个证型。

**1.肝经湿热型**　证见阴部瘙痒，甚则痒痛，坐卧不安，带下量多，色黄如脓，或呈米泔样，或有秽臭气味，头晕目眩，口苦咽干，心烦不安，小溲短赤，舌红，苔黄腻，脉弦滑而数。

**2.湿虫滋生型**　证见阴部瘙痒，如虫行状，甚则奇痒难忍，灼热疼痛，带下量多，色黄呈泡沫样，或色白如豆渣样，气臭秽，心烦少寐，胸闷呃逆，口苦咽干，小便黄赤，舌红，苔黄腻，脉滑数。

**3.肝肾阴虚型**　证见外阴瘙痒日久不愈，奇痒难忍，阴部干涩，或阴部皮肤变白、增厚或萎缩，皲裂破溃，五心烦热，头晕目眩，时有烘热汗出，口干咽燥，大便干结，腰酸腿软，舌红，苔少，脉弦细而数。

【针灸处方】

**1.毫针刺法**

**方1**

取穴：百会、太冲、蠡沟、三阴交、合谷。

操作：局部常规消毒，体针常规针刺，并使用泻法，留针30分钟。

疗程：每天1次，7次为1个疗程。

**方2**

取穴：曲池、血海、曲骨、三阴交、蠡沟、太冲、少府。

操作：局部常规消毒，针刺得气后，予中等刺激，留针30分钟。

疗程：每天或隔天1次，10次为1个疗程。

**方3**

取穴：双侧秩边、肾俞、大肠俞、带脉、三阴交、归来、八髎、气海、石门、关元、鸠尾。

操作：患者取俯卧位，先用0.35mm×150mm毫针针刺秩边，透向同侧水道，要求患者前下腹出现酸、麻、胀、痛的针感，并向前阴部放射，留针

1分钟。留针期间须保持上述针感。用0.3mm×40mm毫针针刺双侧肾俞、大肠俞、八髎，至局部有酸、麻、胀的针感，留针20分钟。留针期间以TDP距离皮肤30cm照射，以患者能耐受为度。20分钟后出针，患者转仰卧位，用0.3mm×40mm毫针针刺双侧带脉穴、三阴交、归来、气海、石门、关元、鸠尾，要求患者局部有酸、麻、胀的针感，留针20分钟。留针期间以TDP距离皮肤30cm照射，以患者能耐受为度。

疗程：隔天1次，3次为1个疗程。

**方4**

取穴：上髎、次髎、中髎、下髎、大肠俞、中极、关元、曲骨、屋翳、三阴交。

操作：常规消毒。上髎、次髎、中髎、下髎每穴进针1寸，大肠俞进针0.8~1寸，中极、关元、曲骨进针0.8寸，曲骨加灸，屋翳只灸不针，三阴交进针0.8寸。三阴交、曲骨、屋翳为一组，其余7穴为一组，2组交替或结合针刺。

疗程：每天1次，5次为1个疗程。

**2.耳针疗法**

取穴：外生殖器、肝、肾、肺、脾、神门、风溪、内分泌、皮质下。

操作：用耳穴探测仪或针灸针柄找准穴位，用2%碘伏消毒，再用75%酒精脱碘，用小胶布将王不留行籽固定在穴位上，嘱患者用手指每天每穴按压4~8次，要求有胀、痛、热等感觉。每次贴压一侧耳穴。

疗程：隔天调换至对侧耳穴，10次为1个疗程。

**3.头皮针疗法**

取穴：顶中线、额中线、额旁1线（右侧）、额旁2线（左侧）、额旁3线（双侧）、顶颞后斜线（双侧）。

操作：常规消毒。顶中线由前顶刺向百会，额区治疗线均自上而下刺，顶颞后斜线自百会刺向曲鬓，针进帽状腱膜下层后行抽提法，用爆发力向外速提，一抽数抽，配合气守丹田，行阴部按摩。留针2~8小时，间歇动留针。

疗程：每天或隔天1次，10次为1个疗程。

**4.皮肤针疗法**

取穴：曲池、血海、三阴交、足三里。

操作：医者右手持针，左手捏起阴部皮肤，先行轻刺，确认无痛觉，遂重叩渗血，刺毕，挤出筛状血点，拭净。症状好转后，手法改轻叩浅刺。

疗程：隔天1次，3次为1个疗程。

### 5. 芒针疗法

取穴：秩边、肾俞、大肠俞、带脉穴、三阴交、归来、八髎（均为双侧）、气海、石门、关元、鸠尾。

操作：患者取俯卧位。先用长150mm、直径0.35mm的针灸针针刺秩边，透向同侧水道，要求患者前下腹出现酸、麻、胀、痛的针感，并向前阴部放射，留针1分钟。留针期间应保持上述针感。再用长40mm、直径0.3mm的针灸针针刺双侧肾俞、大肠俞、八髎，要求局部有酸、麻、胀的针感，留针20分钟。留针期间以TDP距离皮肤30cm照射，以患者能耐受为度，20分钟后出针。患者转仰卧位，用长40mm、直径0.3mm的针灸针针刺双侧带脉穴、三阴交、归来、气海、石门、关元、鸠尾，要求局部有酸、麻、胀、痛的针感，留针20分钟。留针期间以TDP距离皮肤30cm照射，以患者能耐受为度。

疗程：隔天1次，3次为1个疗程。

### 6. 穴位注射疗法

**方1**

取穴：曲池、血海、三阴交、足三里。

药物：维生素$B_1$注射液100mg（2mL）、维生素$B_{12}$注射液0.5mg（2mL）混合液。

操作：每次取单侧腧穴，用一次性5mL注射器和7号注射针头，抽取混合液；穴位常规消毒，直刺13~40mm，至有酸胀感后回抽无血，则将混合液缓慢注入穴位内，每穴注入1mL，退针后用消毒干棉球按压针孔片刻。两侧穴位交替注射。

疗程：每晨1次，7天为1个疗程，疗程间隔休息3天。

**方2**

取穴：单纯阴唇瘙痒者取会阴，伴肛周瘙痒者加注长强，伴阴阜瘙痒者加曲骨。

药物：醋酸确炎舒松-A 20~30mg，维生素$B_{12}$注射液200~400μg，以0.2%利多卡因2~5mL配制成混合液。

操作：患者取胸膝位或截石位，穴位局部严格消毒，用5mL针筒抽取混合液，直接用注射针头在上述穴位缓慢进针2~3cm；有针感后回抽无血，则缓慢注入药液，每穴2~4mL，边注射边退针；至皮下后，向皮损方向两侧皮下做扇形浸润注射，皮损较肥厚的皮下可适当多注。

疗程：每15~20天1次，2次为1个疗程。

**方3**

取穴：曲骨、阴陵泉（双侧）、三阴交（双侧）。

药物：2%利多卡因注射液5mL、维生素$B_{12}$注射液1mL组成6mL的混合液。

操作：用10mL注射器抽取药液，配5号针头；常规消毒，曲骨向阴部斜刺，得气后，缓慢注入混合液2mL。阴陵泉、三阴交直刺，得气后，各注入混合液1mL。

疗程：每天1次，10次为1个疗程。

**方4**

取穴：会阴、肝俞（双侧）、血海（双侧）。

药物：将异丙嗪针剂以生理盐水稀释为异丙嗪含量10mg/mL。

操作：常规消毒。用常规穴位注射法，每穴各注射0.5mL。

疗程：每天或隔天1次，5次为1个疗程。

**方5**

取穴：三阴交、足三里。

药物：0.5%普鲁卡因注射液。

操作：常规消毒。用0.5%普鲁卡因注射液（皮肤过敏试验阴性者可用）2mL，以常规穴位注射法每个穴位注射1mL。双侧交替使用。

疗程：隔天1次，5次为1个疗程。

**7.穴位激光照射疗法**

**方1**

取穴：阿是穴。

操作：用$CO_2$激光扩散光束照射女阴瘙痒局部，$CO_2$激光输出功率为30W，光斑直径100cm，照射距离50cm，照射10~15分钟。

疗程：每天或隔天1次，5次为1个疗程。

**方2**

取穴：阿是穴、阴廉、曲泉、三阴交、百虫窝、足五里。

操作：患者取仰卧位，脱去一侧裤腿，两腿屈曲外展，采用氦氖激光器，波长632.8nm，输出功率25mW，距离外阴30cm，用扩散光束垂直照射外阴瘙痒部位，每次20分钟。同时配合穴位照射其他穴位，使用双导光纤维，功率10mW，对准所取穴位照射，每穴照射5分钟。

疗程：每天照射1次，10次为1个疗程。

### 8.穴位埋线疗法

取穴：关元、中极、曲骨、会阴、大肠俞、膀胱俞。

操作：常规消毒。在利多卡因注射液局部麻醉下，用00号羊肠线埋线。会阴穴用腰穿针埋线，其余穴位用外科三棱缝皮针或埋线针埋线。穴位交替使用。

疗程：10天埋线1次，3次为1个疗程，疗程间隔10天，再进行第2个疗程。

### 9.刺络疗法

取穴：腰骶椎旁开两侧腧穴。

操作：每侧选5~6个穴，常规消毒后，以直径0.4~0.5cm、长8~10cm针柄较粗的针灸针进行每穴点刺，以稍出血为宜。

疗程：每周1次，4周为1个疗程。

### 10.艾灸疗法

取穴：神阙。

药物制备：

①脐灸粉：将人参、熟附子、肉桂、土鳖虫、续断、生龙骨、乳香、没药、白芥子等药物，按一定比例进行超微粉碎，密封备用。

②面圈：取面粉适量，以温开水调成面团，制成直径约1.5cm的环形面圈，其下放置一薄层脱脂棉，按压使其与面圈底座呈一整体，备用。

操作：患者取仰卧位，将面圈放置于其肚脐上，将脐灸粉（约8g）均匀地撒在中间脱脂棉上，再向药粉上均匀地洒水，使其湿润；最后在其上方放置艾炷（直径约3cm、高约3cm）点燃，燃烧3壮，热度以患者能耐受为宜，约1小时。

疗程：隔天1次，每周治疗3次，2周为1个疗程。

【评述】

（1）针灸对本病有较好的效果。引起本病的原因繁杂，局部有各种外阴皮肤病、非特异性皮炎、外阴干枯、外阴白色病变、外阴皮肤非典型增生性改变，有各种类型的阴道炎症，如滴虫性阴道炎、霉菌性阴道炎、肠道寄生虫性阴道炎、阿米巴性阴道炎、滴虫性阴道炎、子宫颈炎等引起的异常阴道分泌物，导致外阴瘙痒。尿液、皮脂腺异常分泌也可刺激皮肤而发病。全身疾病如糖尿病、黄疸、维生素A缺乏、过敏性疾病，还有神经精神方面的因素如神经性外阴瘙痒等，亦可诱发本病。针灸止痒的同时，注意对因治疗。

（2）以外阴瘙痒为主要症状的疾病中，有许多属于性传播疾病，与性行为有密切关系，因此，应予以重视。必要时进行化验，以明确诊断，同时要考虑夫妻或性伴同治。

（3）在针灸治疗的同时，可配合中药外洗，即苦参30g、黄柏30g、地肤子30g、蛇床子15g、浮萍30g、白鲜皮30g。将上药装入纱布袋，加水3000mL，煎煮30分钟后，取出药袋，药液倒入浴盆中。待水温40℃左右时，用药液洗皮肤瘙痒处，或将患处浸泡于药液中沐浴15~20分钟。每晚外用1次。

（4）要注意调节起居饮食，保持心情舒畅，切忌烦恼、焦躁、悲痛、激动，瘙痒部位切忌搔抓；要保持外阴清洁干燥，不要使用肥皂，不用热水洗烫；要穿纯棉、宽松、透气的内裤。睡眠时不要盖得太多太热。饮食方面，不要吃辛辣的食物，比如辣椒、大蒜、大葱及生姜，忌烟、酒，避免瘙痒症状加重；还要避免吃海鱼、海虾，以及咸鱼、咸菜等腌制食物；出现外阴瘙痒时，应及时就诊检查。

（5）下面介绍几个食疗方，供参考。

①草薢渗湿粥：草薢、薏苡仁、黄柏、赤茯苓、泽泻、车前草、竹叶、蛇床子各10g，滑石30g，大米100g，白糖适量。将诸药择净，放入锅中，加清水适量，浸泡5~10分钟后，水煎取汁；加大米煮粥，待熟时，调入白糖，再煮一二沸即成，每天1剂。适用于湿热型外阴瘙痒。

②首乌蛇汤：何首乌30g，蛇床子10g，乌梢蛇250g。将二药布包；乌梢蛇去皮、头、内脏后洗净、切段；二者同置锅中，加清水适量，煮至乌梢蛇熟后，去药包，加食盐、味精调味服食，每2天1剂。适用于湿虫滋生型外阴瘙痒。

③首乌当归鸡：何首乌、当归身各30g，鸡肉150g。将鸡肉洗净、切块，何首乌、当归布包；二者同加水，炖至鸡肉烂熟后，去药包，加食盐、味精调味服食，每天1剂。适用于阴虚血燥型外阴瘙痒。

④鸡冠花煲蚌肉：河蚌200g，鸡冠花30g。鲜河蚌用水煮过，去壳取肉备用；鸡冠花加水适量，煎至1碗半，去渣留汁；加入蚌肉煮沸至熟，加调味品即成。可清热解毒，利湿止痒，适用于泌尿系感染所致的外阴瘙痒。

## 六、子宫颈炎

### 【概述】

宫颈炎是妇科常见疾病之一，多见于育龄妇女，为宫颈受损伤和病原体侵袭而致，包括子宫颈阴道部炎症及子宫颈管黏膜炎症。宫颈是阻止下生殖道病原体进入上生殖道的重要防线，但宫颈管单层柱状上皮本身抗感染能力较差，若受到性交、分娩、流产、手术等机械性刺激而受损，就更易发生感染。临床上将宫颈炎分为急性和慢性两种，以慢性炎症为多。急性宫颈炎主要表现为宫颈红肿、颈管黏膜水肿，常伴急性阴道炎或急性子宫内膜炎。慢性宫颈炎有宫颈肥大、宫颈息肉、宫颈腺囊肿和宫颈外翻等多种表现。慢性宫颈炎与宫颈癌的发生有一定关系，故应积极防治。30岁以上有宫颈炎的妇女应定期做宫颈癌筛查。

究其病因，急性宫颈炎是由性交、流产、分娩、诊断性刮宫术等引起宫颈损伤，病原体"趁机"侵入损伤部位所致。常见的病原体有以下几种。

**1.性传播疾病病原体** 如淋病奈瑟菌及沙眼衣原体，主要见于性传播疾病的高危人群。

**2.内源性病原体** 如葡萄球菌、链球菌、大肠埃希菌以及滴虫、念珠菌、阿米巴原虫等。慢性子宫颈炎症可由急性子宫颈炎症迁延而来，也可为病原体持续感染所致，病原体与急性宫颈炎的病原体相似。不洁性生活、雌激素水平下降、阴道异物长期刺激等均可引起慢性宫颈炎。流产、分娩、阴道手术损伤宫颈后可继发感染，也可不引起急性症状，而直接引发慢性宫颈炎。

中医认为本病属带下病范畴，多责之于肝、脾、肾三脏。

**【临床表现】**

**1.急性宫颈炎** 临床表现为阴道分泌物增多，呈黏液脓性。阴道分泌物刺激，可引起外阴瘙痒及灼热感，可有性交痛、下腹坠痛等症状。若合并尿路感染，可出现尿急、尿频、尿痛。若为淋病奈瑟菌感染，因尿道旁腺、前庭大腺受累，可见尿道口和阴道口黏膜充血、水肿及有大量脓性分泌物，常与阴道炎和子宫内膜炎同时发生。葡萄球菌、链球菌等化脓菌感染可向上蔓延，导致盆腔结缔组织炎。沙眼衣原体感染所致的急性宫颈炎症状常不明显，甚至无症状。白带增多、点滴状阴道出血或尿路刺激征是其常见症状。

**2.慢性宫颈炎**

（1）白带增多：慢性宫颈炎患者可无症状，有时白带增多可为唯一症状。白带呈淡黄色白带，有时可带有血丝，也可有接触性出血。偶有分泌物刺激，引起外阴瘙痒不适。

（2）下腹或腰骶部疼痛为常见症状，月经期、排便时加重，可有性交痛。当炎症蔓延而形成慢性子宫旁结缔组织炎时，疼痛更甚。

（3）尿路刺激征：当炎症蔓延并累及膀胱三角区或膀胱周围结缔组织时，

可出现尿路刺激征状，如尿频或排尿困难。

（4）其他症状；部分患者可出现月经不调、痛经、盆腔沉重感等。

**【辨证分型】**

中医对宫颈炎的辨证分为3型。

**1.湿热下注型**　证见带下量多，色黄，质黏腻、有臭气，胸闷口腻，纳食较差，或小腹作痛，阴痒，小便黄少，舌苔腻或厚。

**2.脾虚型**　证见带下色白或淡黄，质黏稠，无臭气，绵绵不断，面色苍白或萎黄，四肢不温，精神疲倦，纳少便溏，两足浮肿，舌质淡，苔白或腻，脉缓弱。

**3.肾虚型**　证见白带量多，质稀薄或稍黏无臭气，或伴腰酸如折，小腹冷感，小便多，大便稀，舌质淡，苔白，脉沉；或伴阴部灼热，头晕目眩，面部烘热，五心烦热，舌红，少苔，脉细数。

**【针灸处方】**

**1.毫针刺法**

**方1**

取穴：三阴交、合谷、太冲、足三里、阴陵泉、蠡沟、次髎（均为双侧），关元、中极。

操作：常规消毒，关元、足三里用提插捻转补法1分钟，合谷、太冲、阴陵泉、三阴交、蠡沟、次髎、中极用提插捻转泻法1分钟，其中针刺中极及次髎时要求针感向患者会阴部传导。每次治疗均留针30分钟，每10分钟行针1次。

疗程：月经结束后的第3天开始，隔天1次，10次1个疗程。

**方2**

取穴：主穴为阴陵泉、丰隆、带脉。脾虚配脾俞、关元、太白；肾虚配肾俞、关元、命门、太溪；湿热配行间、丘墟。

操作：根据患者胖瘦，选用1.5~2.5寸针。根据辨证分型，每次取5~6穴，施虚补实泻或平补平泻法，针后用温灸盒灸腹部或腰骶部。

疗程：每天1次，5次为1个疗程，2个疗程间隔休息2~3天，月经期停止。

**方3**

取穴：脾虚取脾俞、气海、带脉、足三里。肾虚取肾俞、关元、带脉、复溜、命门。湿热取中极、带脉、八髎、三阴交。

操作：患者取仰卧位，松解衣物，露出针刺部位，常规消毒后，以毫针刺入适当深度。调针得气后，要求各穴皆要有较强的酸、麻、胀重感，并沿经络循行放射，留针30分钟。

疗程：每天1次，7次为1个疗程。休息1天后，再行下一个疗程。

**方4**

取穴：主穴为子宫、带脉、三阴交、气海。实证加行间、阴陵泉；虚证加足三里、关元。

操作：患者取仰卧位，穴位局部常规消毒，用平补平泻针刺法。带脉、子宫、气海采用夹持进针法，进针1寸后，施以均匀的捻转提插手法，以得气为度。三阴交取双侧指切进针法，进针1.2寸，得气后，施以捻转力度小、频率慢的捻转手法1分钟。间隔10分钟施术1次。留针25分钟后出针，

疗程：每天1次，10天为1个疗程，疗程间隔休息1周。

**2.耳针疗法**

取穴：

主穴为耳尖、宫颈、肝、脾、肾、三焦、内分泌、肾上腺。腹部坠胀加艇中、腹；腰酸加腰骶椎。

操作：常规消毒。耳尖放血，余穴用揿针或王不留行籽贴压。每天自行按压3~5次，予中强度刺激。

疗程：隔天1次，两耳交替，10次为1个疗程。

**3.穴位贴敷疗法**

**方1**

取穴：带脉、关元、气海、神阙、隐白、三阴交、阴陵泉、中极、白环俞、肾俞、蠡沟。

药物制备：硫黄18g，母丁香15g，麝香3g，朱砂（研细）3g，川椒50g，韭菜子、附片、肉桂、蛇床子各20g，铅丹250g，独头蒜300g。硫黄、母丁香、麝香，均研细末。以独头蒜（去皮）2枚与以上药末混合，捣烂如膏，制丸如黑豆大，外以朱砂为衣。再将川椒、韭菜子、附片、肉桂、蛇床子、独头蒜等药放入500mL香油内，入锅加热，将药炸至干枯，过滤去渣；再将油熬至滴水成珠，徐徐加入铅丹，搅拌收膏，备用。

操作：贴敷时，取熬制的黑膏药适量，摊于6~8cm²牛皮纸上，再取药丸1粒，研末后放于膏药中间，贴敷于穴位上。每次选用2~3个穴位。

疗程：3日换药1次，穴位交替贴敷。

**方2**

取穴：神阙。

药物制备：穿心莲200g，益母草100g。二者水煎2次，合并煎液，过滤后浓缩成100mL，加入防腐剂备用。

操作：每次用纱布蘸取10mL，敷于脐部。

疗程：每天1次，10天为1个疗程。

### 4.腕踝针疗法

取穴：主穴为腕踝针下1穴（内踝尖上3寸，跟腱前1横指）；配穴为关元、归来、气海。

操作：一般仅取主穴，效果不明显时加配穴1~2个。下1穴刺法：取长1.5寸30号毫针，针尖向穴位近心端呈30°角快速进皮，即将针柄放平，针体紧贴皮下，缓缓进针1~1.5寸，患者应感到无任何针感。留针20~30分钟。配穴直刺，使针感向会阴部放射，施平补平泻法，亦留针20~30分钟。

疗程：每天1次，10次为1个疗程，疗程间隔3~5天。

### 5.穴位注射疗法

取穴：三阴交。

药物：小檗碱注射液。

操作：穴位局部常规消毒，抽取小檗碱注射液2~6mL，选5号或6号针头，待进针得气且抽无回血后稍快注入，每穴注射1~3mL。

疗程：每天或隔天1次，10次为1个疗程。

### 6.温针疗法

取穴：关元。

操作：常规消毒。调针感至病所，在针柄上套1cm长的艾条点燃施灸，每次40分钟。

疗程：每天1次，10天为1个疗程，疗程间隔5天。

### 7.针刺拔罐疗法

取穴：次髎、三阴交。

操作：常规消毒。取俯卧位，次髎用2~2.5寸毫针，针尖朝下肢方向45°角斜刺，快速进针，得气直达少腹部或前阴部，带针行拔火罐，留罐15分钟，火力宜稍小。三阴交直刺，施提插或捻转泻法。

疗程：每天1次，7次为1个疗程。

**8. 刺络疗法**

取穴：十七椎下腰眼、八髎。带下极多、湿热下注配白环俞（双侧）。

操作：常规消毒。以三棱针点刺后，即行拔罐5~10分钟，一般出血3~5mL即可，八髎周围之络脉点刺放血。白环俞以三棱针散刺出血并拔罐，出血1~2mL。

疗程：每3~5天1次，5次为1个疗程。

**9. 艾灸疗法**

**方1**

取穴：中极、神阙、气海、归来（双侧）、三阴交（双侧）、血海（双侧）。

操作：温灸法，每次取3~4穴，每穴各灸10~15分钟。

疗程：每天1次，30次为1个疗程。

**方2**

取穴：隐白、气海、带脉、次髎。白带清稀加脾俞、命门、足三里；带下黄稠加阴陵泉、行间。

操作：双侧隐白穴位表面涂少许凡士林，将麦粒大的艾炷置于其上，点燃后施灸，以局部红晕温热而无灼伤为度，灸3壮。余穴施雀啄灸，每穴15~20分钟。

疗程：麦粒灸隔天1次，雀啄灸每天1次，10次为1个疗程。

**【评述】**

（1）针灸对本病有一定的疗效。

（2）宫颈炎重在预防。

①保护宫颈：日常一定要做好避孕措施，防止意外怀孕，不到迫不得已，最好不要接受人工流产术，避免对宫颈造成不必要的机械伤害，继而发生炎症；同时，要避免多次分娩，以免对宫颈造成严重损伤，导致宫颈上皮出现异常增生的情况，从而也可避免进一步向宫颈癌发展。

②注意卫生：人工流产术后、产后、宫腔手术后，应注意私处卫生和个人卫生，防止感染。如果治疗期间月经来潮，要注意不可继续再使用治疗宫颈的药物；更要注意的是，无论是否为生理期，只要还在进行治疗，就一定不能进行性生活，以免引发不必要的感染。

③避免不洁性行为：健康、节制的性生活可有效地预防宫颈炎的发生。避免性生活过早、过频，要有所节制，要保证固定的性伴侣，避免滥交而增加患宫颈炎的概率。

④保持外阴清洁：外阴清洁在预防各种妇科疾病方面具有比较有效的作用。

外阴清洁还包括男性伴侣外阴的清洁卫生。如果在性生活中双方都保持良好的卫生习惯，就能极大地降低细菌感染的概率。

⑤定期妇科检查：可以做到宫颈炎和其他妇科疾病的及时检出，在预防和诊治宫颈炎方面都可以起到非常有效的作用。

⑥及时治疗相关疾病：及时治疗急性子宫内膜炎、急性阴道炎等，可达到预防宫颈炎的目的。

（3）本病患者饮食方面宜少吃辛辣刺激、油煎油炸、性质温热的食物。辛辣刺激的食物如辣椒、茴香、花椒、洋葱等都会引起湿热。性质温热的食物如牛肉、羊肉、狗肉等也可以助热上火，加重病情。同时，忌食甜腻厚味的食物，如糖果、奶油蛋糕、八宝饭、猪油及肥猪肉等，这些食物有助湿的作用，会降低疗效，使病情迁延难治。忌饮酒，酒属温热的刺激性食物，会加重湿热，使病情加重；忌食海鲜、河蟹等食物，这些食物不利于炎症的消退。

（4）下面介绍几个食疗方，供参考。

①黄瓜土茯苓乌蛇汤：土茯苓100g，黄瓜500g，赤小豆60g，生姜30g，乌蛇250g，红枣8个。将乌蛇剥皮，去内脏，放入开水锅内煮沸，取肉去骨；黄瓜洗净。将上述用料与蛇肉一起放入锅，加清水适量，大火煮沸后，转小火煲3小时，调味后即可食用，每天1剂。适用于急性子宫颈炎。

②蒲公英瘦肉汤：薏苡仁、蒲公英各30g，瘦猪肉250g。三者洗净后一起入锅，加清水适量，大火煮沸后，改小火煲1~2小时，调味后佐餐食用。适用于湿热型急性子宫颈炎。

③白果苡仁猪小肚汤：白果10个，生薏苡仁30g，猪小肚3个，食盐适量。白果去壳；生薏苡仁去杂质，用铁锅炒至微黄；猪小肚剪开，用食盐反复揉搓，再用清水冲洗干净至无异味为止。全部用料同入砂锅，加清水适量，大火煮沸后改小火煮3小时，调味食用，隔天1剂。适用于慢性脾虚型子宫颈炎。

④白芷牡蛎墨鱼汤：墨鱼250g，银牡蛎30g，白芷12g，红枣4个。墨鱼剖开后留肉，银牡蛎用煲汤袋装好，与白芷、红枣（去核）同入锅，加清水，大火煮沸后改小火煲2小时，调味食用。适用于慢性肾虚型子宫颈炎。

## 七、外阴白色病变

### 【概述】

外阴白色病变又称外阴营养不良，旧称外阴白斑，是指由外阴局部神经与血管营养障碍引起的组织变性与色素改变的疾病。临床上常把外阴局部皮肤与黏膜的变白变粗或萎缩性疾病，统称为"外阴白色病变"。外阴白色病变出现在妇女阴部皮肤，可向两下肢内侧、会阴及肛门蔓延，但很少侵犯尿道口及前庭。本病发病原因还不十分清楚，多为内分泌失调或紊乱、免疫力低下或异常所致，临床表现为外阴皮肤黏膜色素减退、色白、角化、粗糙、增厚、脱屑、硬化、裂口、溃疡，大小阴唇萎缩、瘙痒或奇痒难忍，有疼痛及烧灼感。影响工作情绪，影响与人的正常交往，严重影响夫妻生活。本病可发生于任何年龄的妇女，但以中青年妇女为多。国内普查报告患外阴癌的同时患外阴白色病变者占19%~45%，国外则为12%~82%。该病有一定的恶变倾向，临床上认为外阴白色病变有鳞状上皮非典型增生时，应视为恶性病变前期，10%的患者可能发生癌变。

中医认为，此病与肝、肾、脾三脏关系密切。多因肝经湿热下注浸渍外阴，或血虚肝旺、肝肾阴虚、脾肾阳虚等，使精血不能润养外阴所致。临床表现可分为虚和实两种症状。所谓虚者，指血虚失容化燥，以致冲任虚损，阴部失去濡养或者温煦；所谓实者，指由于肝郁克脾土，肝热而脾湿，湿热相互浸渍，冲任受损，引发此病。临床上以虚证为主，即便是实证，也是本虚受邪所致。本病是一种慢性女阴营养不良性疾病，包括原发性外阴萎缩、萎缩性硬化苔藓、外阴白色病变、白斑性阴道炎、外阴干枯、外阴鳞状上皮增生等。无论从西医还是中医理论来看，都认为外阴白色病变是没有传染性的。

本病属中医学的阴痒、阴疼、阴痛、阴藓、阴疮、阴蚀范畴。

本病当与白癜风、白化病、特异性外阴炎等相鉴别。

**【临床表现】**

此病可发生于任何年龄，在妇女各个时期，如幼年期、青春期、围绝经期和老年期都有报道，但50岁前后的围绝经期者居多，病程长短不一，长者可达数十年。好发部位主要为阴蒂、小阴唇和大阴唇内侧沟间，有时发生于前庭、阴道及尿道口、后联合等处，常呈对称性分布。

外阴瘙痒是患者首先感到的突出症状，尤以夜间为重，瘙痒程度与时间、月经、气候、食物、环境、情绪有关，瘙痒通常为间歇性发作，患者常因奇痒而搔抓不停，所以常有局部灼热及疼痛感，特别是阴蒂、小阴唇等处很敏感。早期患部可有角化过度，浸润皮肤。外阴皮肤黏膜出现局限性或弥漫性白色增厚，呈皮革样，隆起有皱襞或有鳞屑，呈湿疹样变。外阴肤色多紫红色或淡红色，也可呈灰白色、灰蓝色，其中夹杂界限清楚的白色角化斑块，形状及大小不一。混合型营养不良的具有萎缩型与增生型混合症状，其表现有外阴明显萎缩，阴蒂包皮肥厚，角化明显，大阴唇纹增粗，色素减退，有局限性增厚溃疡。患部皮肤粗糙；呈苔藓样增厚，有抓痕，有时发生皲裂。局部色素减退，大阴唇、小阴唇普遍变白。外阴可见轻度萎缩，严重时阴蒂及大小阴唇萎缩、粘连，小阴唇部分或全部消失，后联合处缩紧，阴道口狭小、弹性消失，甚至影响正常排尿和性生活。

【辨证分型】

中医辨证分湿热下注、肝肾阴虚、脾肾阳虚3个证型。

**1.湿热下注型** 证见外阴皮肤及黏膜变白，甚者肿痛、破溃，流黄水，带下量多，色黄、有臭味，外阴瘙痒，胸闷不适，便干溲黄，口苦咽干，舌质红，苔黄腻，脉滑数。

**2.肝肾阴虚型** 证见外阴皮肤变白，外阴干涩、灼热或瘙痒，伴头晕目眩，耳鸣，五心烦热或烘热汗出，腰膝酸软，舌质红，苔薄黄，脉弱细。

**3.脾肾阳虚型** 证见外阴皮肤及黏膜变白，萎缩或增厚，痒痛不适，伴神疲乏力、面色无华、腰膝酸软、少腹冷痛、纳呆便溏，舌淡胖、边有齿痕，苔薄白或白腻，脉沉缓无力。

【针灸处方】

**1.毫针刺法**

**方1 单穴针刺法**

①取穴：秩边（双侧）。

操作：常规消毒。取3.5~5寸毫针直刺，使针感直达外阴部及小腹部，施平补平泻法，不留针。

疗程：隔天1次，10次为1个疗程。

②取穴：蠡沟。

操作：常规消毒。以50mm毫针平刺，行九六补法，留针30分钟后起针。

疗程：隔天1次，5次为1个疗程，月经期停止治疗。

**方2**

取穴：会阴、三阴交、地机、血海。

操作：常规消毒。取28号1.5寸毫针直刺上述腧穴，用平补平泻法，留针30分钟，每隔10分钟捻转1次。

疗程：每天1次，10天为1个疗程。

**方3**

取穴：关元、曲骨、血海、足三里、三阴交。

操作：患者排尿后取仰卧位，取30号3.5寸毫针在关元、曲骨处快速垂直进针，并提插捻转，使针感传导至阴蒂及阴道为度，施用补法。再用30号2.5寸毫针在血海、足三里进针，针刺方向均向上方，以穴位周围产生酸胀并向上传导为佳。又用30号1.5寸毫针在三阴交进针，针刺方向内上方，使针感向上传导。血海、足三里、三阴交均施用平补平泻法，留针20分钟。

疗程：每周1次，10天为1个疗程。

**方4**

取穴：中封、曲泉、三阴交、阴陵泉、地机、血海、足三里、阿是穴。

操作：常规消毒。采用长50mm毫针直刺或斜刺，得气后，行平补平泻法；局部针刺采用长13mm毫针斜刺其外阴破溃、粗糙、变白、变硬的部位，并对其未病变与病变的临界部位进行围刺，留针30分钟。

疗程：每天1次，10天为1个疗程，疗程间隔3天。月经期停用。

**2.耳针疗法**

**方1**

取穴：外生殖器、脾、三焦、肾、子宫、肝、内分泌。

操作：采用规格为0.2mm×0.9mm及0.2mm×1.2mm的揿针，对患者进行耳穴埋针。用75%酒精消毒患者耳部，以镊子将针尖对准所选穴位垂直刺入并固定，以患者感到酸、胀、微痛、发热为宜。嘱患者每天自行按压穴位3~5次，每次留针24小时。

疗程：隔天更换对侧耳穴，5次为1个疗程。

**方2**

取穴：内分泌、皮质下、肾上腺、脾、三焦。

操作：消毒患者耳部，选择王不留行籽贴布，按压在其耳部相关穴位，轻轻按揉10秒钟，以患者自觉酸、麻、胀感为度。嘱患者每天自行按压3次，每次10分钟，避免耳部损伤。

疗程：每2天一换，双耳交替进行，10天为1个疗程。

**3.火针疗法**

**方1**

取穴：华佗夹脊穴胸9~腰5，中脘、下脘、气海、关元、天枢（双侧）、大巨（双侧）、水道（双侧）、归来（双侧）。

操作：常规消毒。以细火针焠刺0.3~0.8寸。

疗程：隔周1次，10次为1个疗程。

**方2**

取穴：阿是穴（病变局部）。

操作：用1∶1000新洁尔灭溶液消毒患部，以贺氏粗火针快速点刺局部肤色变白处。每次点刺局部7~8针。

疗程：每5天1次，4次为1个疗程。月经期停止治疗。

### 4.电针疗法

取穴：阿是穴、曲泉、血海、三阴交、太溪、太冲。

操作：常规消毒。局部平刺加用电针。曲泉、血海、太冲用泻法；三阴交、太溪用补法。

疗程：每天1次，10次为1个疗程。

### 5.皮肤针疗法

**方1**

取穴：华佗夹脊穴胸9~腰5，中脘、下脘、气海、关元、天枢（双侧）、大巨（双侧）、水道（双侧）、归来（双侧）。

操作：常规消毒后。用皮肤针叩至局部发红，中等刺激，至微微出血。

疗程：隔周1次，10次为1个疗程。

**方2**

取穴：阿是穴（病变局部）。

操作：常规消毒外阴。手握梅花针，运用腕力将针尖垂直叩在皮肤上并立即弹起，如此反复进行。对年壮体实及角化亢进、局部粗糙增厚者用强刺激；老小体弱、外阴干枯、表皮薄者用弱刺激（治疗表皮菲薄者要先把针尖磨钝），无论是强刺激治疗还是弱刺激，以患者稍觉疼痛、局部皮肤潮红但无渗血为原则，每次10~20分钟。

疗程：每天1次，10次为1个疗程。

### 6.穴位贴敷疗法

取穴：阿是穴（病变萎缩、干枯部位）。

药物：灵桂散，即用淫羊藿、肉桂、赤芍，分量比例为3∶1∶2，共研细末，用植物油或鱼肝油调成糊状备用。

操作：将药糊外敷于患部，覆以纱布，以胶布固定。

疗程：每天1~2次，10天为1个疗程。月经期停用。

### 7.激光照射疗法

**方1**

取穴：

①阿是穴（病变局部）。

②三阴交、关元。

操作：用氦氖激光腧穴治疗仪照射。照射病变局部，发射波长632.8~650nm，功率密度1~5mW/cm²，每区照射10~15分钟。如局部涂以光敏剂——竹红菌素油剂，用氦氖激光照射，可提高疗效。穴位照射的功率密度为1~20mW/cm²，每穴照射5分钟。

疗程：每天1次，10次为1个疗程。

**方2**

取穴：横骨、会阴、神门、血海。痒甚加三阴交，周身酸痛加足三里，烦躁加行间或太冲。

操作：用氦氖激光腧穴治疗仪照射，每穴照射5分钟。

疗程：每天或隔天1次，12次为1个疗程。

**方3**

取穴：阿是穴。

操作：应用二氧化碳激光器，输出功率为5~15W，点灼加照射治疗。月经来潮者在经后3天进行。施点状灼法，需先用利多卡因局部麻醉，呈针刺样点状烧灼瘙痒部位，点灼间隔0.3~0.5cm，光束直径0.1cm，深达0.2cm，至出现淡黄色焦痂。再根据病变所需及需去除的病变范围，于手术后3天加用$CO_2$激光进行局部弱激光照射，促进伤口愈合。

疗程：一次性治疗。

### 8.温针疗法

**方1**

取穴：曲骨、横骨、阴阜穴（新穴，阴蒂上方旁开一横指）。奇痒加三阴交、太冲。

操作：常规消毒。用针灸针直刺，深2~2.5寸，针感放射至会阴部，然后针上加灸，即将艾条剪成1寸左右长的小段，插在针柄上燃烧，燃毕即起针，注意不要烫伤。一般留针20~30分钟。阴阜穴沿皮顺大阴唇向下直刺，达阴道口水平，至两侧大阴唇有鼓胀感为宜。

疗程：隔天1次，10次为1个疗程。

**方2**

取穴：

①膀胱截石位组：曲骨、横骨、会阴、阴廉、阴阜（阴蒂上1寸，旁开1.5寸）。

②俯卧位组：肝俞、肾俞、脾俞、足三里、血海、三阴交、太溪。

操作：嘱患者排空小便，以免刺伤膀胱。各穴常规消毒，阴阜穴用3寸针向下斜刺，以局部有酸胀感为度；其余穴位用1.5寸针，平补平泻，四肢部针感须沿肢体向上传导，躯干部穴应使针感放射到会阴部。第1穴组各穴采用温针灸的治疗方法，取清艾绒少许，放于掌心中搓匀如枣核大，用手指将艾绒压凹，包绕于针柄上捻转，使艾绒缠绕在针柄上；尽量使艾绒紧密地缠绕在针柄上，且使艾绒表面光滑，这样可避免点燃后的艾绒掉落而烫伤局部皮肤；从枣核状的艾绒上端点燃之，这样燃尽后，艾灰仍保持于针柄上，待艾火完全熄灭冷却后再去除艾灰；再同前，将另一个艾绒团缠绕于针柄上，灸第2壮。这样共灸3壮，留针30分钟。每次治疗，先取膀胱截石位施温针灸，起针后再取俯卧位，各穴进行针刺，采用平补平泻手法，留针30分钟。

疗程：1周治疗3次，3周为1个疗程，疗程间隔休息7天。

**9.热电针疗法**

取穴：阿是穴、会阴、曲骨、中极。

操作：常规消毒。采用DR2-1型电热针仪，针刺病变处，电流量为55~110mA，行针30分钟；同时配合针刺会阴、曲骨、中极等穴。对增生型者以浅刺为宜，对萎缩型者以深刺为宜。

疗程：每天或隔天1次，15次为1个疗程。

**10.穴位注射疗法**

**方1**

取穴：坐骨结节穴（新穴，位于坐骨棘处）。

药物：维生素$B_{12}$注射液。

操作：常规消毒。坐骨结节穴注入药液100μg，左右交替注射，针向阴道口呈45°角刺入，深1.5~2寸，针感向阴道口上下放射为宜。

疗程：隔天1次，10次为1个疗程。

**方2**

取穴：三阴交（双侧）、阴阜（双侧）及阿是穴（病变局部）。

药物：维生素$B_{12}$注射液0.2mg、维生素$B_1$注射液100mg，两药混合液为第1组。5%当归注射液2mL、参麦注射液2mL混合液为第2组，2组混合液交替使用。

操作：局部常规消毒后，取5mL注射器套上牙科5号针头，抽取上述混合液4mL，在选定穴位处垂直刺入；待有针感后，抽吸无回血，即可缓慢注入药液。三阴交、阴阜穴每穴注入0.5mL；阿是穴每次选2处，每处注入1mL，注射后用消毒干棉球紧压注射部位。

疗程：每周2~3次，10次为1个疗程，经期停止治疗。

**方3**

取穴：阿是穴（病变局部）。

药物：5-氟尿嘧啶（5-Fu）注射液。

操作：常规消毒。将7号注射针头刺入病变处皮下或黏膜下，注射5-Fu静脉注射液（250mg/10mL），剂量为100~200mg，依病变面积大小而定。注射完毕，以碘伏纱布湿敷外阴注射部位2小时。

疗程：间隔2周重复注射1次。

**方4**

取穴：长强。

药物：0.5%盐酸利多卡因注射液1mL、胎盘组织液2mL、维生素$B_1$注射液1mL、维生素$B_{12}$注射液1mL、地塞米松5mg混合液。

操作：患者取截石位，暴露会阴部；医者取长强，常规碘伏、酒精消毒，用无菌注射器抽取混合液10mL，置入6号注射针头，针尖向上，与骶骨平行进针约2cm，上下缓慢提插；使患者有酸、胀、麻感后，回抽一下，如无回血，即将药液缓慢推入。进针后，如患者立即产生触电感，切忌继续将药液推入，应将针稍退出或改变进针的方向，再将药液注入。

疗程：每周2次，10次为1个疗程。月经期、妊娠期停止治疗。

**方5**

取穴：主穴为肾俞、阴廉，脾俞、坐骨点（位于大转子与尾骨尖连线中点下方坐骨结节内侧）。配穴为瘙痒加止痒穴（位于阴阜两侧，大阴唇上方）。

药物：丹参注射液。

操作：常规消毒。2组交替注射，直刺，止痒穴由阴阜向大阴唇方向斜刺，每次每穴注射药液1mL。

疗程：根据病情，2组每天注射1次或隔天1次，10次为1个疗程，月经期暂停治疗，疗程间隔7~10天。

**方6**

取穴：曲骨、阿是穴（两侧大阴唇病变与正常皮肤交界处）。

药物：当归注射液2mL、维生素$B_1$注射液2mL（100mg）、维生素$B_{12}$注射液1mL（500μg）、2%盐酸利多卡因注射液4mL混合液，共9mL。

操作：常规消毒。常规穴位注射法，曲骨注射混合液3mL，两侧阿是穴分别注射3mL。注射后，用红外线照射10分钟，投照距离10cm。

疗程：每天1次，10次为1个疗程，疗程间隔1周。

**方7**

取穴：会阴穴。

药物：复方丹参注射液。

操作：患者取截石位，用一次性5mL注射器抽出复方丹参注射液4mL，用碘伏、酒精常规消毒会阴穴皮肤，直刺进针，回抽无血后缓慢推入药液，以注射后患者有便意和酸、胀、麻感为度。

疗程：每天1次，10次为1个疗程，疗程间隔休息2~3天。

**方8**

取穴：阿是穴（皮损处）、足三里（双侧）。

药物：干扰素100万IU，加入生理盐水2mL，加2%利多卡因注射液0.5mL作为溶媒及局麻剂。

操作：常规消毒。用1mL注射针具在皮损处选阿是穴4~5处，每处注入0.1~0.15mL，形成点状散布的皮丘；双侧足三里针刺得气后，每穴注入0.2~0.3mL。针后用棉签按压针孔3~5分钟。

疗程：每周1次，10次为1个疗程，疗程间隔休息1~2周。

**方9**

取穴：曲骨、阴廉。

药物：维生素$B_{12}$注射液1mL、丹香冠心注射液（每支2mL，含丹参和降香生药含量3g）2mL混合液。

操作：患者取膀胱截石位，常规消毒外阴，均采用5mL一次性注射器抽取混合液，在耻骨联合中点找曲骨，再在曲骨旁开2寸、直下2寸处找阴廉；分别用牙科5号细长针进针，有针感后，回抽无血即推药，每穴注射3mL，阴廉左右交替注射。局部针孔出血时，用棉签加压止血，同时避免搔抓。

疗程：每周1次，12次为1个疗程，月经期暂停治疗。

### 方10

取穴：气海、曲泉、血海、气穴、足三里（均为双侧）。

药物：胎盘组织液2mL、维生素$B_{12}$注射液100mg。

操作：每次选用3穴，5穴轮换。常规消毒，取5mL注射器和6号半针头，刺入所选穴位，待有酸、麻、胀感觉后，回抽不见血即注入药液，每穴注入1mL。

疗程：隔天1次，10次为1个疗程，2个疗程后休息10天，再进行下一疗程。

### 方11

取穴：中极、会阴、归来、三阴交、照海、太冲。

药物：生理盐水100mL加地塞米松4mg，加维生素$B_{12}$注射液0.25mg。

操作：常规消毒。用10mL注射器和5号针头，进针时先使患者有针感，即有酸、麻、胀感后，再注射药物，每穴注射上述混合液2mL。

疗程：每周注射2次，10次为1个疗程，疗程间隔2周。

### 11.毫火针疗法

取穴：阿是穴。

操作：用毫火针局部散刺。选择33号1.5寸针灸针10根，针身长40mm。月经结束3天开始治疗。患者取膀胱截石位，外阴部备皮，碘伏消毒。治疗范围选择外阴局部皮肤色素减退处。医者左手持止血钳夹住95%酒精棉球捏干，点燃酒精棉球，使火焰靠近针刺部位。右手以握笔式持针，将10根针灸针捏成一簇，将针尖针体伸入外焰中。待针尖烧至发红、发白，将针尖快速准确地刺入白斑处，深度约0.3cm，并迅速将针拔出，做到稳、准、快。保持外阴干燥，禁水3天。针刺时局部疼痛可忍受，局部可有轻微烧灼感，瘙痒症状即刻减轻。

疗程：每周1次，3次为1个疗程。

### 12.艾灸疗法

### 方1

取穴：会阴、足三里、三阴交。

操作：用艾条温灸每穴3~5分钟，以灸至皮肤潮红为度，勿令其起疱。

疗程：每天1次，2周为1个疗程，疗程间隔休息3日。

**方2**

取穴：神阙、小腹部穴位。

操作：先将湿贴敷（制作方法为蛇床子、补骨脂、地锦草各30g，白鲜皮、地肤子各20g，蝉蜕、白芷、防风、大黄、炉甘石各10g，当归、川芎、苦参各15g，冰片3g。将上述中药打成粉状，称取50g，用清水调和至糊状，均匀涂抹于20cm×15cm大小的桑皮纸上，放在神灯下，距离神灯30cm，垂直照射1分钟）贴于患者脐部及下腹部，然后将艾灸炷点燃，放入艾灸盒内；将艾灸盒置于患者上部施灸，施灸过程中注意调节温度，以患者局部有温热感为宜，时间为20分钟。

疗程：隔天1次，30天为1个疗程。

**13.ATP穴位照射疗法**

取穴：阿是穴。

操作：用专业的阴道护理液对患者外阴进行清洗，清洗后擦拭。之后选用ATP治疗仪对患者外阴部进行照射，以病灶为中心向四周扩散。照射面积大小为病灶及其外延2~3cm，将治疗仪的功率设定为30W，照射外阴部的时间约9分钟，照射中与照射后要在患者外阴部涂抹专用油。

疗程：初始治疗每天1次，之后依据患者的实际治疗情况适当延长治疗间隔。

**【评述】**

1.针灸对本病有较好的疗效。各种针灸方法可单独应用或联合应用，也可以和外洗等方法合用，效果更佳。

2.注意预防。日常生活中应穿宽松、透气性好的内衣裤，以纯棉制品为主，避免腈纶等化纤制品；要保持患处通气、清爽。此外，女性外阴有自洁作用，一般一周清洗2~3次即可，不宜每天频繁清洗，清洗时不要用任何洗涤剂（因其一般为碱性）。外阴以PH值为4的弱酸配方的女性护理液清洗即可，切忌用温热水烫洗。同时，日常生活中应注意生活压力及情绪的调节，保持情绪乐观、心情开朗，树立战胜疾病的信心，并在治疗期间避免性生活。

3.注意饮食调节。宜多吃具有抗外阴白色病变作用的食物，如芝麻、杏仁、小麦、大麦、土瓜、乌鸡、乌贼、乌梢蛇、菊花、乌梅、桃子、荔枝、马齿苋、鸡血、鳗鱼、鲍鱼、蟹、沙丁鱼、文蛤等；外阴疼痛者宜吃甲鱼、龙虾、淡菜、海参、虎鱼、甜菜、绿豆、萝卜、鸡血等；瘙痒者宜吃苋菜、白菜、芥菜、芋头、海带、紫菜、鸡血、蛇肉等；增强体质宜吃银耳、黑木耳、香菇、猴头菇、鸡胗、海参、薏苡仁、核桃、蟹、石龙子、针鱼等。同时要忌烟、酒及辛辣刺激性食物；忌肥腻、油煎、霉变、腌制食物；忌公鸡、鹅等发物；瘙痒严重时忌海鲜、刺激性及致敏食物；溃疡出血者忌温热性食物，如羊肉、韭菜、八角、胡椒、桂皮等。

4.下面介绍几个食疗方，供参考。

（1）湿热下注型

①薏苡仁炖莲子：薏苡仁、莲子各30g。薏苡仁先煮，然后加入莲子（去芯），共煮粥，放入冰糖适量、桂花少许。可作早餐食用，或随意食之。

②清热除湿粥：车前子10g，萆薢12g，赤小豆30g，粳米100g，佐料适量。将车前子用布袋包好，扎紧袋口，与萆薢、赤小豆同放入砂锅内，加水适量，先以大火煮沸，改小火慢煮半小时，倾出药汁去渣。药汁和粳米再入锅中，加水适量，用小火煮至米熟烂后，加佐料即可食用。

③荸荠猪蹄汤：猪蹄1只，土茯苓250g，荸荠300g。将猪蹄洗净、切块，在热水里烫一下，再煮沸，去掉浮沫，捞起；把猪蹄、土茯苓、荸荠（去皮）放入炖锅里，加入清水适量，炖20分钟，投入生姜末、葱花、鸡精、料酒、精盐，即可佐餐食用。

（2）肝肾阴虚型

①生地黄菊花枸杞饮：生地黄15g，白菊花12g，枸杞子15g，冰糖适量。前3味同放砂锅内，加水适量，用大火煮沸后，改小火煎半小时，去渣，加冰糖顿服。

②枸杞子猪肝汤：枸杞子20g，猪肝125g。猪肝洗净、切片、调味；枸杞子洗净煎汤，将沸汤反复掏入盛猪肝的碗内，至猪肝8成熟后，倒入锅内煮沸，一沸后即可。空腹食用或佐餐服用。

（3）脾肾阳虚型

①贵妃鸡：乌鸡1只，茯苓、枸杞子、核桃各30g。将乌鸡宰杀，去毛、剁去头爪，从其肛门下方横切一小口，弃内脏，洗净沥干；然后取黄酒、酱油调匀，将鸡肉里外抹一遍备用。炒锅置大火上，下茶油1000g左右，下鸡炸成金黄色捞出，放入沸水中煮2分钟，撇尽浮油，入盘。用猪油将大蒜炸至金黄色，与加工好的中药塞入鸡腹内，放入盘中，蒸至鸡肉熟软，淋入红葡萄酒，即可

食用。每天2次，3天服完。

②山药茯苓粥：山药15g，茯苓18g，肉桂6g，淫羊藿12g，粳米50g。前4味用纱布包好，扎紧袋口，与粳米同放入砂锅内，加水适量，大火煮沸后，改小火慢煮，粥成后，去药包即可服食。

③补元饮：党参10g，干姜5g，茯苓10g，山萸肉10g，淫羊藿6g。将以上药物洗净后，共放入锅内，加水适量，煎汤，代茶饮。

④壮阳汤：猪肾1~2个、猪尾龙（猪尾巴连脊骨）1条，巴戟天20g，淫羊藿10g，菟丝子9g，吴茱萸6g，牡蛎10g。猪尾龙切段，与上料（除猪肾）同放入砂锅内，加水及盐适量；先以大火煲沸后，改用小火慢煲，待煮好后，将洗净切花的猪肾盛在汤碗内调味，并反复倒入猪尾龙热汤，至猪肾达到8成熟后，倾入砂锅热汤内，一沸即得。

# 第三节　胎、产病

## 一、胎位不正

### 【概述】

胎儿在子宫内的位置叫胎位。正常的胎位应为胎体纵轴与母体纵轴平行，胎头在骨盆入口处，俯屈，颏部贴近胸壁，脊柱略前弯，四肢屈曲交叉于胸腹前，整个胎体呈椭圆形，称为枕前位。此外，其余胎位均为异常胎位。在妊娠中期，胎位可异常，之后多会自动转为枕前位。如在妊娠后期，仍为异常胎位，则称为胎位异常，亦叫"胎位不正"。常见的胎位不正有胎儿臀部在骨盆入口处的臀位，胎体纵轴与母体纵轴垂直的横位，或斜位等。引起胎位不正的原因有子宫发育不良、子宫畸形、骨盆狭小、盆腔肿瘤、胎儿畸形、羊水过多等。异常胎位在分娩时可引起难产，多需手术助产，如处理不当，甚至会危及母亲及胎儿生命。

中医认为，胎位不正系由孕妇平素气血虚亏，脾肾不足，而使胎元失养、胎儿无力运转所致。胎位不正在中医中属"难产""横产""横生逆产""逆产"范畴。

### 【临床表现】

胎位不正一般指妊娠30周后，胎儿在子宫体内的位置不正，常见于腹壁松弛的孕妇和经产妇。胎位不正包括臀位、横位、枕后位和颜面位等。腹形横大，或上小下大，腹部一侧可触及胎儿头部，或对侧触及胎儿臀部者，多为横位；子宫底可触及圆硬浮动的胎头者，多为臀位。临床以臀位多见，而横位对母婴危害最大。

**【辨证分型】**

中医将其分气血失和、气虚血弱、气虚血滞、脾肾两虚、肝脾不和等5个证型。

**1.气血失和型** 证见胎位不正（多为臀位），孕妇胸腹满闷不舒，恐惧不安，孕前多有月经失调或痛经史，舌质红，苔薄白，脉沉微弦。

**2.气虚血弱型** 证见胎位不正（横位或臀位），气短乏力，精神萎靡不振，面色不华，舌质淡，苔薄白，脉沉细而弱。

**3.气虚血滞型** 证见胎位不正，气短懒言，四肢无力，腹胀痛下坠，舌质淡，苔薄白，脉沉迟无力。

**4.脾肾两虚型** 证见胎位不正，纳少便溏，肢软乏力，面色萎黄，头晕耳鸣，腰膝酸软，舌质淡，苔薄白，脉沉迟无力。

**5.肝脾不和型** 证见胎位不正，胸胁胀满，腹大虚胖（B超提示羊水过多），小腹坠胀，有时拘急疼痛，足跗微肿，胎动微弱，舌质红，苔薄白，脉沉细滑微弦。

**【针灸处方】**

**1.毫针刺法**

**方1　单穴针刺法**

取穴：至阴。

操作：孕妇排空小便，解松裤带，坐于靠背椅上或半卧于床上。取至阴，常规消毒，用0.5寸毫针斜向上刺，进针0.1寸，施平补平泻手法，每次20~30分钟。

疗程：每天1次，3次为1个疗程。

**方2**

取穴：合谷、三阴交、至阴。

操作：孕妇排空小便，松解裤带，放松精神，脱去鞋袜，双膝屈膝，仰卧在床上，双手自然平放，呈半握拳势。常规消毒后，用1.5寸毫针刺合谷、三阴交，行补法提插捻转至患者有酸、麻、胀感为度。然后点燃清艾条2根，左右手于双侧至阴行雀啄灸，以有灼热感而无灼痛感为度。每次20~30分钟。

疗程：每天1次，3天为1个疗程。

**方3**

穴位：少泽、尺泽、至阴、三阴交。

操作：孕妇取仰卧位，下肢屈膝，松解裤带；常规消毒后，以1寸毫针针刺少泽、尺泽、至阴，入针2~3分。调针略和气后，以艾条灸双侧三阴交，留针及艾灸30分钟。

疗程：每天1次，7天为1个疗程。

**2.穴位贴敷疗法**

**方1**

取穴：血海。

药物制备：正胎膏，即当归15g，川芎12g，白芍15g，黄芪30g，菟丝子30g，羌活15g，艾叶9g，共研末，用凡士林调制成膏状备用。

操作：孕妇临睡前，将2帖"正胎膏"分别贴在双膝关节上缘稍内侧的血海穴区，正常休息，至早上揭去，一般贴5~8小时。

疗程：每天1次，3次为1个疗程。

**方2**

取穴：至阴（双侧）。

药物制备：取生姜适量，捣成泥状备用。

操作：将姜泥分别敷于双侧至阴，然后用塑料薄膜包裹，使生姜泥始终保持潮湿状态；如干燥可重新更换，贴24小时。

疗程：贴24小时后，如胎位未转正，可继续贴2~3天。

**3.穴位激光照射疗法**

取穴：至阴（双侧）。

操作：氦氖激光器照射，激光输出功率为2~6mW，输出电流为2~9mA，光束垂直照射至阴，距离30~40cm，每次照射10分钟。

疗程：每天1次，5次为1个疗程。

**4.耳针疗法**

**方1 压豆法**

取穴：子宫、交感、皮质下、肝、脾、肾、腹。

操作：用火柴棒头或用针灸针尾在耳部等相应穴位上找到敏感点，用75%酒精棉球消毒皮肤，将王不留行籽放在0.5cm²的胶布上，贴压在上述敏感点穴位上。嘱孕妇每天早饭、中饭和晚饭前，在贴压药籽的耳穴上，依次用手指揉压15分钟左右。

疗程：贴压4天为1个疗程，若异常胎位仍未矫正者，可更换新药籽在左右相应穴位上轮流贴压治疗。

### 方2 内外对称贴压法

取穴：子宫、内分泌。

操作：患者取坐位，双耳局部常规酒精消毒。医者探测双耳子宫和内分泌穴位，并做标记，用0.5cm×0.5cm见方的胶布把王不留行籽固定在穴位上，内外对称贴药。嘱患者每次饭前用手轻轻按压此穴位，每次30分钟。

疗程：每天3次，连续治疗7~10天为1个疗程。

### 5.电针疗法

取穴：至阴。

操作：常规消毒。取0.25mm的0.5寸或1寸毫针，刺入双侧至阴0.1寸，用G6805型治疗仪，选用疏波，通电20~30分钟。

疗程：每天1次，3次为1个疗程。

### 6.艾灸疗法

### 方1 温和灸

取穴：至阴为主穴。纳差乏力者加足三里；腰酸者加太溪、肾俞。

操作：施灸时，嘱孕妇松解裤带，仰卧在床上，或坐在靠背椅上。用艾条温和灸法，每穴每次灸5~20分钟。

疗程：每天1~2次，3次治疗后即可矫正胎位。治疗时机以妊娠7~8个月（30~35周）为最佳。

### 方2 麦粒灸

取穴：至阴。

操作：治疗前嘱患者用温水洗脚，排空小便，仰卧于治疗床上，放松裤带；医者取双侧至阴，用麦粒灸每穴灸1~3壮，双足交替使用。

疗程：每天1次，连续灸治5天为1个疗程。如不愈，休息2天后，继续下一个疗程。但不超过2个疗程。

### 方3 点穴艾灸法

取穴：至阴、三阴交。

操作：嘱孕妇排空膀胱，取舒适坐位，松解裤带，裸露至阴和三阴交。艾条灸和拇指掐至阴交替进行10分钟，艾条灸和拇指按揉三阴交交替进行5分钟，双下肢交替进行，每次进行15分钟。点穴予中度刺激量，以患者能耐受为度，艾条灸以温和灸为宜。

疗程：每天2次，10次为1个疗程。

**方4　隔姜灸**

取穴：至阴。

操作：每晚睡前施隔姜灸法，效率较白天大有幅提高。

疗程：每晚1次，3次为1个疗程。

**方5　悬灸法**

取穴：三阴交。

操作：让患者松开裤带，仰卧于床上，裤腿上翻，露出双侧三阴交；医者搬一高凳坐于床尾右侧，用点燃的艾条悬灸患者双侧三阴交，距离皮肤1cm，1~2分钟后，患者感觉烫时，移至距离皮肤3cm左右。此时，医者可将小指及小鱼际放在患者小腿上，以患者感觉三阴交处皮肤热而不烫为度，并保持这一姿势，每次灸40分钟。

疗程：每天1次，4次为1个疗程，最多治疗2个疗程。

**【评述】**

（1）胎位不正经过针灸治疗，大多可以矫正，尤其是通过对至阴针刺、艾灸、激光照射、药物贴敷等各种治疗手段，都可以取得极其满意的效果。早在《神灸经纶》中就说过："横逆难产，危在顷刻，符乐不灵者，灸至阴穴三壮，炷如小麦，下火立产，其效如神。"至阴在足小趾外侧，趾甲旁0.1寸处，属足太阳膀胱经井穴，足太阳经脉之气曲折回还，属膀胱络肾，通任、督二脉，肾经与冲脉相并，一源三歧，皆起于胞中。任主胞胎，冲为血海，肾主藏精，此数条经脉气失调，则出现孕、育、胎、产诸病。灸至阴可调经气、通胞脉、运胞宫，故能纠正胎位。有关动物实验和报道显示，艾条灸至阴，可使处于麻醉状态的家兔宫缩频率增快，子宫紧张度升高；可使母体血中游离皮质醇水平升高，尿17-羟、17-酮排量增加，使胎儿心率增快，对孕妇胎位不正有良好的纠正作用。故孕妇一定要及时做好产前检查，若预先诊断胎位不正，最好是妊娠7~8个月及时予以纠正，不致延误。

（2）胎位不正可配合胸膝卧位，即孕妇保持头低臀高姿势治疗。具体做法：取胸膝卧位前解好小便，松解裤带；孕妇跪在硬板床上，胸部垫一个枕头，将两手前臂上屈，头部放在床上转向一侧，臀部与大腿成直角。每天做2~3次，每次10~15分钟，5~7天为1个疗程。这是一个借胎儿重心改变，增加胎儿转为头位的机会。

（3）本病的有些治疗方法，孕妇亦可自行治疗，如艾条温灸、药物穴位贴敷等；睡前采用坐位、半躺位，放松心情，解好小便，松解裤带。经治疗后若有胎动，需即刻去医院检查。

## 二、妊娠剧吐

### 【概述】

妊娠剧吐又称"妊娠恶阻"。中医学认为本病主要由于冲脉之气上逆、胃失和降所引起。多数患者经治疗后呕吐症状好转，可恢复正常进食且不影响胎儿发育，但仍有部分患者因妊娠剧吐导致酸碱失衡，进而引起肾衰竭、流产等，危及生命。

大约有半数以上女性在怀孕早期会出现早孕反应，包括头晕、疲乏、嗜睡、食欲不振、偏食、厌恶油腻、恶心和呕吐等。症状的严重程度和持续时间因人而异，多数在孕6周前后出现，8~10周达到高峰，孕12周左右自行消失。少数孕妇反应特别严重，呈持续性呕吐，甚至不能进食、进水，称为妊娠剧吐。妊娠剧吐可导致两种严重的维生素缺乏症。一是维生素$B_1$缺乏，可导致韦尼克脑病，临床表现为中枢神经系统症状，即眼球震颤、视力障碍、共济失调、急性期言语增多，后逐渐出现精神迟钝、嗜睡，个别发生木僵或昏迷。若不及时治疗，死亡率达50%。二是维生素K缺乏，可导致凝血功能障碍，常伴血浆蛋白及纤维蛋白原减少，孕妇出血倾向增加，可发生鼻出血，甚至视网膜出血等，故应十分重视。

妊娠剧吐主要应与葡萄胎、甲状腺功能亢进症及可能引起呕吐的疾病，如肝炎、胃肠炎、胰腺炎、胆道疾病等相鉴别。有神经系统症状者应与脑膜炎和脑肿瘤等鉴别。

中医称本病为"妊娠恶阻""阻病""子病"。

### 【临床表现】

妊娠剧吐发生于妊娠早期至妊娠16周之间，多见于年轻、初次怀孕的孕妇。一般停经40天左右出现早孕反应，逐渐加重，直至频繁呕吐，每天恶心呕吐可达数十次，甚至百余次。呕吐为喷射性，伴上腹部烧灼样疼痛，喜按压，不能进食。呕吐物为食物黏液或胆汁或咖啡样物质。严重呕吐可引起失水及电解质紊乱，并动用体内脂肪，使其中间产物丙酮聚积，引起代谢性酸中毒。患者出现体重明显减轻、面色苍白、皮肤干燥、脉搏虚弱、尿量减少等症状，严重时出现血压下降，引起肾前性急性肾衰竭。

**【辨证分型】**

中医辨证分为脾胃虚弱、肝胃不和、痰湿阻滞、气阴两虚4个证型。

**1.脾胃虚弱型** 症见孕后频繁恶心呕吐，不能进食，呕吐痰涎或清水，体倦乏力，神疲嗜睡，舌质淡，苔薄白，脉滑无力。

**2.肝胃不和型** 症见孕后恶心呕吐剧烈，不能进食，呕吐酸水或苦水，精神紧张或抑郁不舒，心烦口苦，胸胁胀痛，舌质红，苔薄黄，脉弦滑。

**3.痰湿阻滞型** 症见孕后频繁恶心呕吐，不能进食，闻食即吐，呕吐痰涎或黏液，脘腹胀满，舌胖大而淡，苔白腻，脉濡滑。

**4.气阴两虚型** 症见孕后呕吐剧烈，不能进食，干呕或呕出黏液、胆汁、咖啡样物质，神疲乏力，形体消瘦，眼眶下陷，口干咽燥，尿少便干，舌质红，苔薄黄而干或花剥，脉细数无力。

**【针灸处方】**

**1.毫针刺法**

**方1　单穴针刺法**

取穴：肩井（双侧）。

操作：常规消毒。本着虚则补之、实则泻之、不虚不实的原则，施以平补平泻手法。针后加灸。

疗程：每天1~3次，4~6次为1个疗程。

**方2　降气和胃法**

取穴：内关、足三里（均为双侧）。

操作：局部常规消毒。采用一次性毫针1.5寸直刺内关，用3cm毫针刺足三里，每次留针30分钟。

疗程：每天1次，5次为1个疗程。

**方3　健脾降逆法**

取穴：足三里、内关、中脘、地仓。

操作：常规消毒后，选28~30号2~4寸毫针快速进针，行针至患者产生酸胀感后，让内关处产生的针感向上行；使足三里处产生的针感向上行，手法采用平补平泻；地仓穴用三棱针点刺放血。

疗程：每天1次，5次为1个疗程。

### 方4　辨证降逆法

取穴：主穴为大杼、上巨虚、内关、公孙、中脘、足三里。脾胃虚弱加脾俞、胃俞，肝胃不和加肝俞、胃俞、太冲，痰湿阻滞加丰隆、阴陵泉，气阴两虚加照海。

操作：患者取俯卧位或坐位，局部常规消毒后，采用0.35mm×40mm一次性毫针，大杼直刺约1.5cm，行捻转泻法，不留针；穴位拔罐约5分钟，至局部皮下轻微瘀血为度；其余背俞穴（脾俞、胃俞、肝俞）直刺约1.5cm，采用捻转补法，不留针。然后令患者仰卧，上巨虚直刺约3cm，行捻转泻法，不留针；穴位拔罐约5分钟，至局部皮下轻微瘀血为度；内关、公孙、太冲、照海针尖向四肢近端浅刺，足三里、丰隆、阴陵泉及中脘等腹部穴位直刺3cm左右，用捻转补法，慎用提插法，留针25分钟。

疗程：每天针刺2次，3天为1个疗程。

### 方5　俞募穴针刺法

取穴：中脘、胃俞（双侧）。

操作：患者取侧卧位，局部常规消毒。医者采用0.33mm×20mm一次性毫针，中脘直刺1cm，行捻转平补平泻法；双侧胃俞直刺1.5cm，行捻转平补平泻法。每次留针20分钟。

疗程：每天1次，5天1个疗程。

### 方6　经外奇穴针刺法

取穴：鼻隔穴（位于水沟穴上，在两鼻孔间的中隔下面，与皮肤相接处）。

操作：患者取仰卧位，选准穴位，局部常规消毒；然后医者以一手拇指、食指捏住鼻尖向上推，充分暴露穴位，另一手持消毒28号0.5寸短毫针，快速刺入，针刺深度（成人）2~3分。实证呕吐者，施三快手法，即进针快、捻针快、出针快。虚证呕吐者，施二快一慢手法，即快进针、慢捻转、快出针，不留针。起针后用消毒干棉球按压片刻，以防出血。

疗程：每天1次，3次为1个疗程。

### 2.耳针疗法

### 方1　毫针刺法

取穴：交感、胃区、神门（均为双侧）。

操作：局部常规消毒后，采用0.5cm一次性毫针直刺交感、胃区、神门穴，每次留针30分钟。

疗程：每天1次，5次为1个疗程。

### 方2　穴位注射法

取穴：胃、贲门（均为双侧）。

药物：维生素B$_{12}$注射液。

操作：耳郭局部常规消毒后，向胃、贲门穴位各注入0.5mL维生素B$_{12}$注射液。

疗程：每天1次，3天为1个疗程。

### 方3　压豆法

取穴：神门、贲门、交感、内分泌、脾、胃、肝、肾（均为双侧）。

操作：用75%酒精棉球严格消毒耳郭，将王不留行籽用沸水烫洗并晒干后，贴附于专用胶布中央，对准穴位进行贴压；患者可于三餐前或恶心时按压，每次1~2分钟，按压力度由轻至重，局部以产生酸、麻、胀、痛感为宜。

疗程：每3天更换贴穴1次，更换2~3次为1个疗程。

### 3.穴位贴敷疗法

### 方1　姜蓉贴法

取穴：内关、足三里（均为双侧）。

药物制备：生姜捣烂成泥备用。

操作：贴于双侧内关、足三里，用纱布覆盖，用胶布或绷带固定，贴4~6小时。

疗程：每天1次，严重者加贴1次，3天为1个疗程。

### 方2　药物贴法

①取穴：神阙。

药物制备：丁香15g，半夏20g，生姜30g，前2味研成细末，生姜捣碎取汁，三者共调成糊状备用。

操作：取适量药糊贴敷于脐部，一次性固定，无须按压，贴敷24小时。其间药糊若不慎掉落，则及时更换。

疗程：每天更换1次，持续治疗5天为1个疗程。

②取穴：涌泉（双侧）。

药物制备：姜制吴茱萸粉3g，用香油5mL调成糊状备用。

操作：用时，将备用药糊摊于贴敷胶布上，贴在涌泉穴上，待药粉干透即可取下。

疗程：每天1次，7天为1个疗程。

③取穴：天突、中脘、足三里（双侧）、内关（双侧）。

药物制备：每次取砂仁粉加生姜汁调成膏药备用。

操作：取2~3g放入空白穴位贴中。患者采取平卧位，掌心向上，将药贴分别贴于患者以上穴位。每次贴2~3小时，每次配合按摩贴敷处1~2分钟。

疗程：每天1次，6天为1个疗程。

**方3　分型用药贴法**

取穴：

①胃虚型：上脘、中脘、足三里。

②肝热型：中脘、上脘、内关。

③痰滞型：上脘、中脘、丰隆。

药物制备：

①胃虚型：炒白术、党参、砂仁和豆蔻，研磨成细粉末备用。

②肝热型：黄芩、黄连、紫苏梗、梅花。

③痰滞型：陈皮、茯苓、姜竹茹、姜半夏。上药打粉混合后，加生姜汁混合均匀，调成糊状，制成大小为1.5cm×1.5cm，厚0.5cm的药饼备用。

操作：将细末倒入药杯中，注入适量生理盐水，涂抹在空白穴位贴上；患者取平卧位，双手向上，将不同药末分别涂抹在不同证型的穴位上，同时对所取穴位进行按摩，每天按摩3次，每次1~2分钟；按摩完毕，使用专用贴敷固定。每次贴敷6小时。

疗程：每天1次，6天为1个疗程。

**4.穴位埋线疗法**

取穴：中脘、内关（双侧）、足三里（双侧）。

操作：患者取平卧位，对拟操作的穴位和穴周皮肤进行消毒，直径范围为5cm。打开穴位埋线专用无菌包，戴无菌手套，采用套管针埋线法，将胶原蛋白线置入套管针前端，接入针芯；左手拇指和食指捏起拟进针穴位皮肤，右手持针刺入穴位，予捻转提插，出现针感后推针，将羊肠线埋植入皮下组织或肌层，并用创可贴按压针孔，以止血。

疗程：1次为1个疗程。

### 5.穴位注射疗法

**方1**

取穴：足三里。

①药物：维生素$B_1$注射液。

操作：常规消毒，用2mL注射器抽取维生素$B_1$注射液100mg，用5号针头分别刺入双侧足三里，待局部有酸胀感，回抽无回血，再缓慢推进药液，每穴注入50mg。

疗程：隔天1次，5次为1个疗程。

①药物：维生素$B_6$注射液。

操作：常规消毒。仰卧伸下肢，以维生素$B_6$注射液50mg垂直进针约1cm，回抽无血液，且患者感酸、麻、胀后，缓慢注入药液；第3天用同样方法在对侧相应穴位上各注射维生素$B_6$注射液50mg。

疗程：隔天1次，4天为1个疗程。

**方2**

取穴：内关。

药物：维生素$B_1$联合维生素$B_6$注射液。

操作：取5mL注射针头各抽取100mg维生素$B_6$、维生素$B_1$注射液，共计4mL。患者取仰卧位，确定内关后，做好标记，并予以0.5%聚维酮碘消毒皮肤；准备好，换4号半注射针头在双侧内关垂直进针，针头进2/3，回抽无回血时，推药2mL；推注药物过程中，询问患者是否出现酸、麻、胀、憋的感受，快速出针后，用消毒棉球按压1~2分钟，将剩余药物溶液以相同的方式注射到对侧内关穴中。

疗程：未控制者，第2天重复注射；状况缓解良好的，隔天1次，7天为1个疗程。

**方3**

取穴：翳风。

药物：维生素$B_1$注射液。

操作：患者取坐位，身体头部稍向前倾斜，也可趴在治疗台上操作。常规消毒双侧翳风（最好张嘴取穴），用5mL一次性注射器抽取200mg维生素$B_1$注射液，使注射器直立，针尖斜面向下，对准穴位倾斜15°，直刺1cm，针尖缓慢插进，当针下有沉重感，且患者有酸、麻、胀、痛感时，回抽无回血，即可推注药液，每个穴位注射100mg。

疗程：每2天注射1次，3次为1个疗程。

**方4**

取穴：安眠、足三里。

药物：生理盐水或维生素B$_{12}$注射液。

操作：患者取侧头伏坐位，分别选取左右侧安眠穴，按压酸胀明显处，常规消毒，用5mL一次性注射器刺入0.8~1寸，每穴注入生理盐水或维生素B$_{12}$注射液1mL，以产生较强的酸胀感为佳。拔针后，用消毒棉球按压片刻。足三里穴操作基本同上。

疗程：每天1次，2天1个疗程。

**6.头皮针疗法**

取穴：额中线、额旁2线（双侧）。

操作：患者取坐位，令全身放松。常规消毒。用0.25mm×40mm一次性毫针以15°角快速破皮进针，针进帽状腱膜下层1寸，行抽提法，5秒钟用爆发力抽提3下，然后调整针体至进1寸，如此重复10遍。配合舒胸下咽等动作，留针2~8小时。

疗程：每天1次，5次为1个疗程。

**7.腕踝针疗法**

取穴：腕踝针双下（1、2区）。

操作：常规消毒后，以32号1寸0.25mm×25mm毫针针尖朝上，与皮肤呈30°角快速进针，而后将针体放平，沿皮肤向前推进，进针约35mm，要求针体位于皮肤浅表，针下无酸、麻、重、痛之感。针毕，露出体外部分用少许棉球包裹，用防水透气胶布固定。

疗程：留针2天，间隔1天，再行针刺，2次为1个疗程。

**8.经皮电刺激疗法**

取穴：内关（双侧）、膻中、中脘。

操作：患者取仰卧位，以舒适为主。采用G6805-Ⅱ型电疗仪直径为0.6cm的伞形导电橡胶电极，表面涂以导电膏，置于上述穴位上；并将电极用医用胶布固定于穴位处，选取4Hz的频率及连续波模式，缓慢增大刺激强度，以患者有明显电麻感而无痛感为度，治疗时间为30分钟。

疗程：每天1次，5天为1个疗程。

### 9.温针疗法

取穴：内关（双侧）。

操作：常规消毒。用0.25mm×40mm一次性毫针直刺1寸，得气后，在针柄套2cm长的艾条，下端点燃施灸。

疗程：每天1次，5次为1个疗程。

### 10.皮肤针疗法

取穴：头额部、双侧颞部、耳郭。

①阳明胃经：巨髎、地仓、颊车、下关到头维穴。

②少阳三焦经：从天牖、颅息至颞部。

③厥阴肝经：环绕口唇，沿面颊至前额，头顶与督脉会合处。

④少阴心经：面颊后方上至眼外角。

操作：常规消毒。按上述路线叩击，每次叩击15~20分钟。以患者稍有痛感，局部皮肤稍潮红，但不出血为度。使用腕力将针尖垂直叩击在皮肤上，并迅速弹起，避免斜、钩、挑。

疗程：每天2次，4天为1个疗程。

### 11.皮内针疗法

取穴：内关（双侧）。

操作：常规消毒后，采用0.22mm×1.5mm揿针进行针刺，以患者有酸胀感为度；再以无菌纱布覆盖后，用医用胶布将环形针柄妥善固定于穴位外皮肤处。患者按压揿针的方法与力度，以无痛或微痛，但有明显的酸胀感为宜。夏季留针2天，春、秋、冬季留针7天。留针期间，嘱患者每4小时按压揿针环形针柄处2分钟。

疗程：共治疗7天，2次换针中间休息1天。

### 12.艾灸疗法

#### 方1　艾叶加苍术灸

取穴：中脘、天突、内关、巨阙、神门、足三里。

操作：制作艾条。陈艾叶250g、苍术50g，先将苍术研成细末，再将艾叶揉搓成团状，两者混匀，用细麻纸（或易燃的薄纸卷）裹成长20~25cm、直径约1.2cm的艾条。点燃艾条，对准选定穴位，距离皮肤1寸处上下熏灸，直到所灸穴位皮肤呈潮红色为止。

疗程：每天1次，5次为1个疗程。

### 方2 隔姜灸

取穴：主穴为内关、足三里；配穴为中脘。

操作：取平卧位，掌面朝上，全身放松。用75%酒精涂擦穴位至皮肤微微发红；将生姜切成直径2~3cm、厚0.2~0.3cm的薄片，中间扎孔数个，放于穴位之上，上置艾炷，点燃施灸15~20分钟。

疗程：每天早晚各1次，7天为1个疗程。

### 方3 温和灸

取穴：

①脾胃虚弱型：足三里、中脘、内关、关元。

②肝胃不和型：足三里、中脘、内关、太冲。

操作：患者取仰卧位，双手掌向上，双臂伸直，双腿平伸，点燃艾条一端，对准穴位，在距皮肤2~3cm处进行温和灸，直至所灸穴位的皮肤微红为止，以患者局部有温热感而无灼痛为宜。每次灸15~20分钟。

疗程：每天1次，10天为1个疗程。

### 方4 温盒灸

取穴：中脘、下脘、关元。

操作：患者取仰卧位，把艾条切成长3cm的艾段，每次取2段，同时将一端点燃，放入底面积为12cm×12cm的艾灸盒中，罩在中脘、下脘、关元3个穴位上，灸30分钟。

疗程：每天1次，5天为1个疗程。

### 13.拔罐疗法

取穴：膀胱经第1侧线。

操作：患者取俯卧位，在背部两侧膀胱经上用闪火法拔火罐，至从上到下排满为止，留罐10分钟。

疗程：每天1次，3次为1个疗程。

【评述】

（1）针灸治疗妊娠剧吐有较好的疗效，且不会伤胎元。

（2）孕妇应保持精神愉快、情绪稳定。呕吐严重者，可暂时禁食，遵医嘱适当补充液体，以维持水及电解质平衡，并增加热量。同时，要注意口腔卫生，每次呕吐后应漱口，预防口腔炎。

（3）饮食调节十分重要，孕吐症状减轻、精神好转、食欲增加后，可适当吃些瘦肉、鱼虾、蛋类、乳类、动物肝脏及豆制品等富含优良蛋白质的食物。同时要尽量供给充足的糖类、维生素和矿物质，以保证孕妇和胎儿的需要。据相关资料报道，不加油、盐等调料的新鲜鲤鱼对治疗妊娠呕吐有良效。一般认为无调料的鱼很难食下，然而事实相反，妊娠呕吐者认为其愈吃愈香甜可口，对于抑制呕吐、满足口味、增加营养，具有独特的效果。此外，无论孕吐程度如何，均应忌食肥腻及不易消化的油炸食物。酒类对胃肠有强烈的刺激作用，也应绝对禁止。进餐方法以少食多餐为好，每2~3小时进食1次。妊娠恶心呕吐多在清晨空腹时为重，此时可吃些体积小、含水分少的干燥食物。要鼓励孕妇不要怕吃了吐。进食后万一再吐，千万不要精神过于紧张，可做深呼吸动作，或听听音乐，或到室外散散步，然后继续进食。进食后，最好卧床休息半小时，可使呕吐症状明显减轻。晚上孕吐反应较轻时，食量宜增加。食物要多样化，必要时，睡前可适量加餐，以满足孕妇和胎儿的营养需要。因为怀孕最初3个月，是受精卵分化最旺盛及胎儿各器官形成的关键时刻，所以，要十分注意对孕吐的饮食调理。

（4）下面介绍几个食疗方，供选用。

①芝麻250g，红糖250g，生姜汁5汤匙，同放入锅内炒焦，随时适量嚼食。

②生姜、陈皮各15g，加水适量煎15分钟，加红糖或白糖适量，温服。

③食醋60mL，煮开后加入白糖30g，待白糖溶解后打入鸡蛋1个，鸡蛋熟后食之，每天1次，连服3天。

④粳米100g，砂仁12g，薏苡仁15g，莲子20g，生姜15g，加水1000mL，用大火烧开，再转小火煮成粥，每天服2次，早晚空腹食用。

⑤取姜汁2~3滴吞服，或生姜一片涂擦舌根数次。

# 三、妊娠期高血压

## 【概述】

妊娠期高血压是指孕妇妊娠20周后首次出现高血压，收缩压≥140mmHg和（或）舒张压≥90mmHg，一般于产后12周内恢复正常水平；尿蛋白检测为阴性。其中将收缩压160mmHg和（或舒张压≥110mmHg称为重度妊娠期高血压。

妊娠期高血压是孕妇所特有而又常见的严重威胁孕产妇生命安全的产科并发症，是导致早产、低出生体重等不良出生结局的重要原因之一。妊娠期高血压疾病为多因素发病，可存在各种母体基础病理状况，也受妊娠期环境因素的影响。妊娠期间，病情缓急不同，可呈现进展性变化并可迅速恶化。妊娠期高血压疾病因其发病阶段的特殊性，是生育年龄妇女妊娠期特有的疾病，严重威胁母婴健康，也是引起孕产妇和婴儿死亡的主要原因。以下5类孕妇是妊娠期高血压的高危人群。

（1）初孕妇女，尤其是年龄小于20岁，或大于40岁者。

（2）双胎、多胎的孕妇。

（3）有高血压易感因素、遗传因素的女性。

（4）有血管性疾病、肾病及糖脂代谢异常的女性。

（5）超重或营养不良的女性。

此外，曾有重度子痫前期、不明原因胎死宫内或胎盘障碍、胎儿生长发育受限的病史，以及患有抗磷脂综合征的女性再次妊娠也属于高危人群。妊娠高血压的原因有许多学说，一般认为是来自胎盘的某种物质进入母体血液，引起孕妇机体免疫因子改变，导致孕妇全身小动脉痉挛而发生高血压；也有研究发现与遗传因素有关。

妊娠高血压或先兆子痫的妇女在之后的生活中患高血压的风险会增加，甚至一直到50年后，其因高血压相关疾病而住院的概率仍然很高，有先兆子痫病史的女性中风的风险是妊娠期血压正常女性的4倍。

妊娠期高血压在中医学中属于"子肿""子晕""子痫"等范畴。

**【临床表现】**

妊娠期高血压定义为同一手臂至少2次测量的收缩压≥140mmHg和（或）舒张压≥90mmHg。若血压<140/90mmHg，但较基础血压升高30/15mmHg时，虽不作为诊断依据，但仍需要密切随访。对于首次发现血压升高者，应间隔4小时或以上复测血压，如2次测量均为收缩压≥140mmHg和（或）舒张压≥90mmHg，即可诊断为高血压。对于严重高血压孕妇，其收缩压≥160mmHg和（或）舒张压≥110mmHg时，间隔数分钟重复测定，如结果如上，即可诊断。本病呈一过性，分娩后一般会消失。

妊娠高血压综合征（简称"妊高征"），是妊娠期妇女所特有而又常见的疾病，以高血压、水肿、蛋白尿、抽搐、昏迷、心肾功能衰竭，甚至发生母婴死亡为临床特点。妊娠高血压按严重程度，分为轻度、中度和重度；重度妊娠高血压综合征又称"先兆子痫"和"子痫"，子痫即在高血压基础上有抽搐。严重时，意识模糊或昏迷，或有心脑血管病变、肝肾功能衰竭，甚至母婴死亡。

本病的主要临床表现有：

**1.高血压** 2次血压≥140/90mmHg，即可诊断。

**2.蛋白尿** 应取中段尿进行检查，凡24小时尿蛋白定量>0.5g，即为异常；同时具有高血压和尿蛋白，即为子痫前期。

**3.水肿。**

**4.自觉症状** 有无头痛、眼花、胸闷、恶心及呕吐等症状。这些自觉症状的出现，表示病情发展已进入子痫前期阶段，应及时做好相应检查与处理。

**5.抽搐与昏迷** 抽搐与昏迷是本病发展到严重阶段的表现。

**【辨证分型】**

中医将本病分为脾虚湿盛、肾虚水泛、气滞湿阻、阴虚肝旺、脾虚肝旺、肝风内动、痰火上扰等7个证型。

**1.脾虚湿盛型** 证见妊娠数月，面目四肢浮肿，或遍及全身，皮薄光亮，按之凹陷不起，面色㿠白无华，神疲气短懒言，口淡而腻，脘腹胀满，食欲不振，小便短少，大便溏薄，舌淡体胖，边有齿痕，舌苔白润或腻，脉缓滑。

**2.肾虚水泛型** 证见妊娠数月，面目肢体俱肿，下肢尤甚，按之如泥，又可见腰膝酸软，肢冷乏力，小便不利，舌淡，苔白润，脉沉迟。

**3.气滞湿阻型** 证见妊娠3、4个月后，肢体肿胀，始于两足，渐延及腿，皮色不变，随按随起，胸闷胁胀，头晕胀痛，苔薄腻，脉弦滑。

**4.阴虚肝旺型** 证见妊娠中后期，头晕目眩，视物模糊，耳鸣失眠，心中烦闷，颜面潮红，口干咽燥，手足心热，舌红或绛，少苔，脉弦数。

**5.脾虚肝旺型** 证见妊娠中后期，头晕头重目眩，胸闷心烦，呕逆泛恶，面浮肢肿，倦怠嗜睡，苔白腻，脉弦数。

**6.肝风内动型** 证见妊娠晚期，或临产前，或新产后，头痛眩晕，突然发生四肢抽搐，昏不知人，牙关紧闭，角弓反张，时作时止，伴颜面潮红，口干咽燥，舌红或绛，苔无或花剥，脉细弦而数。

**7.痰火上扰型** 证见妊娠晚期或临产时，或新产后，头晕头重，胸闷泛恶，突然仆倒，昏不知人，全身抽搐，气粗痰鸣，苔黄腻，脉弦滑而数。

**【针灸处方】**

**1.毫针刺法**

**方1**

取穴：主穴为风池、太冲、曲池、内关、足三里。阴虚肝旺者加肝俞、肾俞，脾虚肝旺者加丰隆、中脘。

操作：常规消毒。针具选用直径0.3mm、长25~75mm毫针。风池（针尖朝向对侧口角）、太冲采用泻法（迅速进针，多捻转，徐徐出针）；曲池、内关用平补平泻法，轻刺激；足三里、肝俞、肾俞、丰隆、中脘用补法（徐徐刺入，少捻转，急速出针），留针30分钟。

疗程：每天1次，10次为1个疗程，疗程间隔休息2天。

**方2**

取穴：大陵、神门、内关、足三里（均为双侧）。

操作：局部常规消毒。采用2寸毫针，直刺1寸左右，行提插手法，出现触电式针感为度，留针20~25分钟。

疗程：每天1次，2周为1个疗程。

**方3**

取穴：主穴为双侧风池、太冲、合谷、三阴交、百会。阴虚肝旺加太溪；脾虚肝旺加内关、太白。

操作：局部常规消毒。选用30号1寸毫针。风池、太冲针刺，用泻法，刺风池时针尖朝向对侧口角，使针感向颞部传导；合谷、三阴交、内关用平补平泻法，轻刺激；百会、太溪、太白针刺用补法。每次留针30分钟，每5分钟行针1次。

疗程：每天1次，5次为1个疗程，疗程间休息2天。

**方4　产褥子痫**

取穴：水沟、涌泉，足三里、三阴交、血海、合谷、曲池、中脘。

操作：局部常规消毒。先刺水沟、涌泉，重刺激。待痫止且清醒后，继续针刺足三里、三阴交、血海、合谷、曲池、中脘，中等刺激，留针20分钟。

疗程：即刻针刺。

**2.耳针疗法**

**方1**

取穴：耳尖。

操作：先用手指按摩耳郭，使其充血，取患者单侧耳轮顶端的耳尖穴；常规消毒后，左手固定耳郭，右手持一次性采血针对准施术部位，迅速刺入约2mm深；随即出针，轻按针孔周围，使其自然出血。每侧穴位放血5~10滴，每滴如黄豆大小，最后用消毒干棉球按压针孔。两耳交替放血。

疗程：每周3次，12次为1个疗程。

**方2**

取穴：心、肝、脾、肺、神门、交感、皮质下、降压沟。

操作：用王不留行籽常规贴压耳穴，嘱患者每天自行按压6次以上，每次选3~4穴。

疗程：每2天一换，两耳交替，10次为1个疗程。

### 3.头皮针疗法

取穴：顶中线、额中线、额旁1线（右侧）额旁2线（左侧）。腰膝酸软、头晕目赤加枕上正中线、枕上旁线（双侧）、顶旁1线。

操作：常规消毒。行抽提法，配合调心志，即意守丹田，腹式呼吸，平心静气，排除杂念。留针2~8小时。

疗程：每天1次，10次为1个疗程。

### 4.穴位激光照射疗法

取穴：曲池、列缺、三阴交、太冲、丰隆、风池；呕吐配内关，昏迷抽搐配水沟、涌泉。

操作：予氦氖激光器或半导体激光器穴位照射。激光波长为632.8~650nm，输出功率为2.5mW，每穴照射10分钟。

疗程：每天1次，10次为1个疗程。

### 5.穴位贴敷疗法

**方1**

取穴：神阙。

药物制备：吴茱萸5g，川芎5g。将二者共研细末，备用。

操作：施用时，取药末2~5g，敷于脐中，以胶布固定。

疗程：3天换药1次，10次为1个疗程。

**方2**

取穴：涌泉（双侧）。

药物制备：天南星3g，附子3g。二者共研细末，用醋适量将其调成糊状备用。

操作：施用时，将药糊贴敷于双侧涌泉穴，外用纱布覆盖，胶布固定。

疗程：每天1换，10次为1个疗程。

**方3**

取穴：神阙、涌泉穴（双侧）。

药物制备：珍珠母、槐花、吴茱萸各等份，共研细末，用醋适量将其调成糊状备用。

操作：施用时，将药糊贴敷于脐部和双侧涌泉穴，外用纱布覆盖，胶布固定。

疗程：每天1换，10次为1个疗程。

### 6. 电针疗法

取穴：合谷、曲池、三阴交。

操作：常规消毒。针刺得气后，接G6805型电疗仪，选连续波，通电30分钟，强度以肌肉跳动为度。

疗程：每天或隔天1次，10次为1个疗程。

### 7. 腕踝针疗法

取穴：手上1、手上3。

操作：常规消毒。以腕踝针常规操作手法行针并加以固定。

疗程：每天1换，10次为1个疗程。

### 8. 艾灸疗法

取穴：关元、足三里（双侧）、气海、风池（双侧）、阳陵泉（双侧）。

操作：艾条灸，风池、阳陵泉直接灸，各灸10壮。

疗程：每天或隔天1次，10次为1个疗程。

【评述】

（1）本病针灸治疗有一定效果。对轻中度妊娠高血压者，通过针刺可控制血压和水肿等，对重度者急性昏迷、手足抽搐者可迅速得到缓解。但因本病发病阶段的特殊性，可呈现进展性变化并可迅速恶化，故应严密观察。必要时，应适时终止妊娠。

（2）患者因对疾病缺乏了解，会过度担心疾病对胎儿及自身的影响，故极易产生不良情绪，应给予适当的心理疏导及安抚，缓解患者对疾病的恐惧和心理负担，排除其心理障碍。轻、中度患者应保证充足的休息时间，避免不必要的体力劳动，保持安静的生活环境及摄入营养充足的食物。摄入高蛋白、高维生素食物。加强产前锻炼。每天测量血压2次，并做好记录。重度患者的血压波动较大，难以维持在一个稳定的水平，同时会出现头晕、头疼等临床症状，每天应测量血压2次以上，同时密切监测其胎动、胎心等变化。

（3）在饮食上，建议患者要低盐、低脂、低糖饮食，忌烟酒和辛辣食品，多进食富含谷类及维生素的食物，多吃水果和新鲜蔬菜，比如芹菜、茼蒿、茄子、苋菜、韭菜、黄花菜、荠菜、菠菜、木耳、玉米、茭白、芦笋、胡萝卜、荸荠等，以及西瓜、冬瓜、西红柿、山楂、柠檬、香蕉、红枣、桑椹等瓜菜水果。鸭子、鱼类、海带、牡蛎等也是孕妇佳品，但要注意少喝浓汤，因为其营养价值虽高，却有加重高血压症状之虞。每餐应粗细搭配，少食多餐，少进食富含脂肪和热量较高的食物，确保营养搭配合理，并根据血糖及体重调整饮食。在运动上，应根据患者运动喜好及耐受性，选择合适的运动方式，如孕妇操、散步等；运动量应以患者不感到疲惫为宜；运动后应适当休息；每周锻炼3次为宜，直至分娩。

（4）下面介绍几个食疗方，供参考。

①菊花茶：杭菊花10g，乌龙茶（或龙井茶）3g，用沸水冲泡饮（茶不宜太浓，浓茶易引起心跳加快、失眠）。

②杜仲夏枯海参羹：杜仲12g，夏枯草12g，海参150g。海参水发并洗净，切丁后用鸭汤煮沸；杜仲、夏枯草用纱布袋扎口，加入汤中同沸10分钟，捞去药袋；加盐、味精，再沸10分钟；撒葱花、姜末、胡椒，盛入汤盆，即可食用。

③芹菜粥：新鲜芹菜60g，粳米50~100g，加水600mL，煮粥。每天2次，温热服食。

④木瓜排骨汤：木瓜、花生、排骨、食盐、料酒为原料。先将新鲜木瓜清洗干净，去皮切块；将花生仁洗净、沥干。然后将排骨洗净，焯一下水后沥干，加入适量食盐搅拌均匀；最后把所有材料放入锅中，加水，用大火煮开后，转小火煮1小时即可。

⑤核桃米饭：米饭100g，鸡丁50g，核桃仁30g，食用油30g，葱10g。核桃仁先用油炸香，鸡丁用油滑透后沥干。食用油入锅，用大火烧至6成热时，加葱爆香，再加鸡丁、米饭、核桃仁，翻炒均匀即可出锅。

# 四、胎萎不长

## 【概述】

胎萎不长是指妊娠4、5个月后，其腹形与宫体增大明显小于正常妊娠月份，胎儿存活而生长迟缓者，亦称"妊娠胎萎燥""妊娠胎不长"等。本病相当于西医学的胎儿生长受限。胎萎不长者，经过精心调治，可继续顺利正常发育、生长，至足月分娩；但也有少数患者胎死腹中。

《陈素庵妇科补解·胎瘦不长》云："何至瘦而不长……盖胎瘦由于母血不足也。母血之不充由于脾胃之衰弱耳。"本病的主要发病机制是母体先天禀赋虚弱，脏腑血气亏损，或孕后气血不足以荣养其胎，遂致胎萎；也有因父气孱弱，男精不壮，胎气不实而致者。

【临床表现】

患者有早期妊娠史，或胎漏、胎动不安史，或有妊娠高血压综合征、慢性肾炎、慢性高血压、心脏病、贫血或营养不良等病史，或孕期接触致畸药物、毒物及放射线的病史等。其临床表现为孕妇腹部增大不明显，小于正常孕月，胎动弱。本病应与胎死不下、羊水过少相鉴别。

【辨证分型】

中医辨证以虚证为多，分为气血虚弱、肾气亏损、阴虚血热、气滞血瘀4个证型。

**1.气血虚弱型** 证见妊娠4、5个月后，腹形与宫体增大明显小于妊娠月份，胎儿存活，但身体羸弱，面色萎黄或㿠白，头昏心悸，气短，少言，舌淡嫩，脉细弱无力。

**2.肾气亏损型** 证见妊娠腹形小于妊娠月份，胎儿存活，母体头晕耳鸣，腰膝酸软，或形寒畏冷，手足不温，倦怠无力，舌淡，苔白，脉沉细。

**3.阴虚血热型** 证见妊娠腹形小于妊娠月份，胎儿存活，母体颧赤唇红，手足心热，烦躁不安，口干喜饮，舌红而干，脉细数。

**4.气滞血瘀型** 证见妊娠腹形小于妊娠月份，胎儿存活，母体胸胁胀闷，或有腹部胀痛或刺痛，肌肤干燥或甲错，口干不欲饮，舌黯红或有瘀斑瘀点，苔薄白，脉沉弦或涩。

【针灸处方】

1.毫针刺法

**方1 气血虚弱型**

取穴：关元、气海、血海、脾俞、肾俞、足三里、内关。

操作：常规消毒。毫针刺，行补虚泻实法，虚者可加艾灸。关元、气海沿任脉沿皮刺入0.5寸，血海直刺1寸，脾俞向脊柱斜刺0.8寸，肾俞直刺1寸，足三里直刺1.2寸；得气后，留针15~20分钟。内关直刺1寸，关元温和灸10分钟。

疗程：每天或隔天1次，10次为1个疗程。

**方2 肾气亏虚型**

取穴：肾俞、三阴交、关元、膏肓、太溪、命门、志室。

操作：常规消毒。针后，行小幅度捻转补法，得气后，留针15~20分钟。

疗程：每天或隔天1次，10次为1个疗程。

### 方3 阴虚血热型

取穴：肾俞、膈俞、太溪、行间、三阴交。

操作：常规消毒。肾俞直刺1~1.2寸，膈俞呈45°角向督脉方向斜刺0.8寸，太溪、行间直刺0.8~1寸，三阴交直刺1.2寸，肾俞、太溪行小幅度捻转补法，行间行提插泻法，膈俞、三阴交行平补平泻法。留针15~20分钟。

疗程：每天或隔天1次，10次为1个疗程。

### 方4 气滞血瘀型

取穴：脾俞、胃俞、血海、膈俞、三阴交、公孙、行间。

操作：常规消毒。脾俞、胃俞、膈俞呈45°角向督脉方向斜刺0.8寸，三阴交直刺1寸，公孙、行间直刺0.8寸，膈俞、行间施以小幅度提插捻转泻法，余均施以轻至中度的提插平补平泻手法，留针15分钟。

疗程：每天或隔天1次，10次为1个疗程。

### 方5 混合型

取穴：

①中脘、手三里、足三里、太溪、太冲、太白、百会、内关。

②心俞、膈俞、肝俞、脾俞、肾俞。

操作：常规消毒。2组交替使用，行虚补实泻法，留针30分钟。神灯TDP照射小腿部或中背部。

疗程：每天或隔天1次，10次为1个疗程。

## 2.耳针疗法

取穴：肾、内分泌、皮质下、卵巢。

操作：取王不留行籽穴位埋压，嘱患者每天自行捻搓3~5次，至耳穴有痛热感。

疗程：2天换1次，10次为1个疗程。

## 3.艾灸疗法

### 方1 温和灸或温盒灸

取穴：命门、关元、气海、阴交、神阙、中脘、太溪、脾俞、肾俞、膏肓、三阴交、血海、足三里。

操作：让患者取合适体位，使用艾条直接对准穴位施灸或者选用适合的灸器施灸。按照先灸腰背部穴位再灸胸腹部穴位、先灸头部后灸四肢、先灸上部后灸下部的顺序施灸。命门、脾俞、肾俞，关元、气海、阴交、神阙、中脘分别用温灸盒，余用艾条灸，每个穴位灸30~60分钟。

疗程：每天1~2次，1个月经周期为1个疗程。

**方2　直接灸**

取穴：第1天灸中脘、足三里（双侧）、神阙；第2天灸肾俞（双侧）、关元、太溪（双侧）；第3天灸脾俞、血海、气海（均为双侧）；第4天灸膏肓俞（双侧）、命门、三阴交（双侧）。

操作：直接灸，按顺序轮流用大剂量施灸，每穴灸30~50壮。

疗程：每天1~2次，12天为1个疗程。

**【评述】**

（1）针灸治疗本病有一定的疗效。

（2）需保持情绪舒畅，以使新陈代谢功能旺盛、脏腑气血和调。注意勿乱用药，以防导致胎儿畸形或血氧供给障碍。

（3）饮食要五味调匀，勿偏食，保证营养摄取均衡。宜吃补血的食物、含铁元素高的食物和温热性食物。忌烟酒、忌吸毒。

（4）积极治疗妊娠剧吐及其合并症、并发症，以防胎盘功能减弱。定期做产前检查，及早发现异常，及早治疗，防止各种异常情况的发生与发展。注意经常取左侧卧位休息，以增加子宫血流量，改善胎盘血液灌注，并应定期吸氧。

（5）下面介绍2个食疗方，供参考。

①红白豆腐：猪血250g，豆腐250g，加油、盐各适量炖煮后食用。或取猪血100g与菠菜同煮。适用于血虚型胎萎不长。

②鲤鱼粥：鲤鱼500g，糯米100g，阿胶50g，葱末、姜末、食盐、陈皮各适量。将鲤鱼除去内脏和腮，洗净后与葱末、姜末、陈皮、食盐一同放入砂锅内；加入清水1000mL熬汤，去骨留汁，保留原汁；糯米淘洗干净，与阿胶先炒一下，一同入锅，用小火熬煮至粥成，即可食用。适用于气血不足型胎萎不长。

# 五、胎盘滞留与残留

**【概述】**

胎盘一般在胎儿从产道娩出后5~15分钟，最晚不超过30分钟娩出体外。如果胎儿娩出后30分钟，胎盘尚未娩出者，称为胎盘滞留；此时如果出现胎盘没有完全排出而有一部分留存在子宫内部的现象，称为胎盘残留。胎盘部分残留，则指部分胎盘小叶或副胎盘残留于宫腔，可影响宫缩，造成产后出血。有胎盘残留时，即使产后经过10天，仍会出现恶露或出血持续不止等异常症状。

胎盘残留可由于子宫畸形、子宫肌瘤、宫腔粘连等原因引起，也可因手术操作者技术不熟练，致使妊娠组织物未完全清除，导致部分组织物残留于宫腔内。

【临床表现】

1.胎盘剥离不全　多见于子宫收缩乏力，或子宫收缩不协调，以致胎盘一部分与子宫蜕膜层分离，另一部分尚未剥离，影响子宫的全面收缩，而部分子宫松弛，胎盘剥离面血窦开放，致阴道出血不止。

2.胎盘剥离后滞留　胎盘已全部从子宫壁剥离，多因子宫收缩乏力，产妇体弱致腹肌收缩不良或膀胱充盈，以致胎盘虽已全部从子宫壁剥离，但滞留于宫腔内，进一步影响子宫收缩而引起出血。

3.胎盘嵌顿　子宫收缩不协调，子宫内口附近呈痉挛性收缩，形成狭窄环，使已完全剥离的胎盘嵌顿于宫腔内，妨碍子宫收缩而引起出血。如血块积聚于宫腔内，则呈现隐性出血，但有时也可见大量外出血。

4.胎盘粘连　胎盘全部或部分粘连于子宫壁上，不能自行剥离者，称为胎盘粘连。全部粘连者可无出血，部分粘连者可引起大出血。多由子宫内膜炎、子宫内膜损伤等所致。

5.胎盘植入　由于子宫蜕膜层发育不良或完全缺如，胎盘绒毛直接植入子宫肌层内，称为植入性胎盘。完全植入者不伴有出血，部分植入者可自剥离面发生出血。

6.胎盘部分残留　部分胎盘小叶或副胎盘残留于宫腔内，影响子宫收缩而引起出血。

本病诊断依据为排除凝血功能障碍及软产道裂伤的前提下，胎儿娩出后半小时以上，胎盘尚未娩出和出现阴道出血。

【辨证分型】

中医将其分为气虚、血瘀2个证型。

1.气虚型　证见产后胎盘残留，产妇神疲乏力，面色㿠白，气短心悸，血量较多，色淡，少腹坠胀而不痛，或痛微不甚，喜按，舌淡，苔白，脉虚无力。

2.血瘀型　证见产后胞衣不下，产妇小腹疼痛拒按，按之可觉有硬块，恶露甚少，色黯红，舌质黯，脉沉弦或涩。

**【针灸处方】**

**1.毫针刺法**

**方1**

取穴：至阴（双侧）。

操作：常规消毒。针刺0.1~0.2寸，刺激量逐渐增强，留针5~10分钟。

疗程：即刻针刺，至胎盘娩出。

**方2**

取穴：主穴为足底，第2、3趾间，与内庭穴相对处。配穴为内庭、三阴交、足三里、合谷。

操作：常规消毒。直刺透内庭，直达对侧之皮下，或斜刺0.5~1寸。先选右侧穴，强刺激，大幅度、快频率捻转，使针感向上传导，至胎衣娩出。如果行针3分钟仍无反应，或虽宫缩增强但10分钟后未见胎儿娩出时，可用同样手法针刺左侧内庭，亦可加刺三阴交、足三里或合谷，予强刺激。

疗程：即刻针刺，至胎盘娩出。

**方3**

取穴：中极（或至阴加中极）。

操作：常规消毒。采用0.3mm×50mm一次性毫针，直刺中极1~2寸，行针至得气。或加刺至阴，采用0.22mm×25mm一次性毫针，针刺0.1~0.2寸，行针至得气，留针20分钟。

疗程：即刻针刺，至胎盘娩出。

**方4**

取穴：主穴为三阴交、独阴。气虚型加关元、隐白；血瘀型加中极、气海、合谷。

操作：常规消毒，取28号1.5寸毫针快速进针，得气后留针20分钟，每隔3~5分钟行针1次。关元、隐白、合谷用捻转补法，中极、气海用捻转泻法，三阴交气虚者用补法，血瘀者用泻法；独阴只灸不针。

疗程：即刻针刺，至胎盘娩出。

**方5**

取穴：合谷、三阴交、子宫。

操作：常规消毒，直刺上述穴位1~2寸，较强刺激，每次留针30分钟，每10分钟行针1次。

疗程：每天1次，7天为1个疗程。

注：本法适用于人工流产后宫内残留。

### 2.耳针疗法

取穴：子宫、内分泌、皮质下、肝、肾。

操作：耳郭常规消毒，用毫针刺，中等刺激，留针至胎盘娩出。留针期间，每隔5分钟捻针1次。

疗程：即刻针刺，至胎盘娩出。

### 3.电针疗法

取穴：合谷、三阴交。

操作：常规消毒，用一次性毫针直刺，得气后，接G6805型电疗仪，选疏密波，通电30分钟（可视胎盘滞留情况，酌情延长通电时间）。

疗程：即刻针刺，至胎盘娩出。

注：本法适用于血瘀型胎盘残留。

### 4.穴位贴敷疗法

取穴：神阙、关元。

药物制备：伏龙肝50g，甘草15g，醋适量。先将伏龙肝研为细末，用醋调成糊状，另将甘草煎汤备用。

操作：将调成的药糊贴敷于上述穴位，纱布覆盖固定，再将甘草汤趁热饮下。

疗程：贴敷20分钟，待胎盘娩出。

### 5.艾灸疗法

取穴：至阴、足三里、三阴交、合谷（均为双侧）。

操作：用艾条温灸至阴，感觉疼痛时更换另一侧至阴，轮流灸至阴30分钟。灸时艾火要快，艾条要来回移动，以防烫伤皮肤。合谷、足三里、三阴交3个穴位斜刺，使针向病所；三阴交行捻转泻法，合谷、足三里行捻转补法。留针30分钟。

疗程：每天1次，14天为1个疗程。

### 【评述】

针灸治疗胎盘残留或滞留有显著效果。据英国一项研究认为，胎盘滞留是导致产后出血的主要原因。麻醉、子宫内扪诊、盆腔感染和采用传统手工清除胎盘术所致的子宫颈创伤，均可使产后出血风险增大。他们回顾分析了2年内的75例胎盘滞留病例，采用非随机分组法，将采用手工清除术的45例和针灸治疗30例分为2组。结果显示，针灸治疗组在最初20分钟内有83%患者的滞留胎盘得到清除，17%患者无效，并且未发生与操作有关的并发症；而手工清除组却有6.6%的患者出现并发症。结果表明，采用针灸治疗胎盘滞留，不失为一种简单、安全和有效的方法。

# 六、产后恶露不绝

## 【概述】

产后随子宫蜕膜的脱落，含有血液、坏死蜕膜的组织经阴道排出，称为恶露。如恶露持续3周以上不止者，称为"产后恶露不绝"，又称"产后恶露不止"。相当于西医的晚期产后出血。出血原因有子宫复旧不良、感染或胎盘部分残留（胞衣不下）等。产后恶露淋漓不止可能诱发感染，导致子宫内膜炎，也可能是因为患有滋养叶细胞疾病。本病当与绒毛膜癌相鉴别，B超和诊断性刮宫病理可确诊。

中医认为，本病由于素体气虚，或产时耗气，气虚不能收摄，而使子宫复旧不佳而淋漓出血不止；或因产时受寒，寒凝血瘀新血不生而淋漓不绝；或部分胞衣组织残留于宫腔，也可致恶露不绝；亦有产妇素体阴虚，因分娩亡血伤津，阴液更亏而致阴虚内热；或因产时不顺，肝郁化热，热迫血妄行，致恶露逾期不止；或因产后体虚，湿热病邪乘虚而入，滞留于宫腔内而致恶露淋漓不止。

## 【临床表现】

产后恶露持续3周以上不止者，即可诊断。若无腹痛、发热者，多为气虚；若胎盘部分残留，当以血瘀证候为主要表现；若有时伴低热、腹痛，有时炎症明显，乃血热证候，可能为子宫内膜炎，查血常规可见白细胞计数升高。

## 【辨证分型】

中医辨证可分为气虚、血瘀、血热3个证型。

**1.气虚型** 证见产后3周恶露不止，色淡不臭，面色㿠白，倦怠少气，纳少便溏，舌淡，苔薄，脉细弱。

**2.血瘀型** 证见产后3周恶露不止，量少或多，夹有血块，色紫黯，小腹胀痛，舌紫黯或有紫斑，脉弦细而涩。

**3.血热型** 证见产后3周恶露不止，或多或少，如酱色，伴秽臭，小腹胀痛拒按，低热持续不退，口干少饮，溲赤，舌红，苔黄腻或薄黄，脉细数。

## 【针灸处方】

### 1.毫针刺法

**方1 气虚型**

取穴：关元、足三里、三阴交。

操作：常规消毒。施以提插捻转补法。可针后加灸。

疗程：每天1次，3次为1个疗程。

### 方2　血瘀型

取穴：中极、石门、地机。

操作：常规消毒。施以提插捻转泻法。

疗程：每天1次，3次为1个疗程。

### 方3　血热型

取穴：中极、气冲、血海、中都、三阴交。

操作：常规消毒。采用一次性毫针，中极、气冲施捻转或提插泻法，血海、中都、三阴交施提插泻法。均不灸。

疗程：每天1次，3次为1个疗程。

### 方4　辨证分型

取穴：合谷、三阴交、子宫、血海、关元、气海。气血两虚加足三里、脾俞；气滞血瘀加隐白、地机、膈俞；血热内扰加中极、行间、然谷。

操作：常规消毒。血热血瘀用平补平泻法，气虚用先泻后补法。采用1.5~2.5寸一次性毫针，进针1~1.5寸，得气后，留针20~30分钟。

疗程：每天1次，5天为1个疗程。

### 2.耳针疗法

取穴：子宫、神门、交感、皮质下、肝、脾、肾、内分泌。

操作：耳郭常规消毒。每次选2~3穴，用0.5寸一次性毫针刺至软骨层，中等刺激，留针15~20分钟。或用揿针埋藏耳穴，也可用油菜籽贴穴按摩。

疗程：每天1次，两耳交替，至恶露停止排出。

### 3.穴位贴敷疗法

#### 方1

取穴：神阙。

药物制备：丁香15g，半夏20g。二者共研成细末，用新鲜生姜30g煎浓汁，将上药调成糊状备用。

操作：将药糊敷于脐部，盖以清洁纱布，并用胶布固定。

疗程：每天1次，连敷2~3天为1个疗程。

#### 方2

取穴：神阙。

药物制备：百草霜9g，以热烧酒调匀备用。

操作：用时，将调好的药物涂于脐上，药干就再涂沫。

疗程：持续治疗至恶露停止排出。

**方3**

取穴：气海、神阙、关元、三阴交（选其中2穴）。

药物制备：暖宫贴（市售）。

操作：贴于正对穴位的衣物内侧。

疗程：每天1贴，3贴为1个疗程。

### 4.温针疗法

取穴：关元、气海、子宫、膈俞、地机、三阴交、血海、足三里。

操作：患者取俯卧位，常规消毒。取膈俞向外针刺15~25mm，采用捻转补法，以针刺部位出现酸胀感扩散为宜，不留针。再指导患者取仰卧位，取关元、气海直刺20~40mm，子宫直刺15~25mm，施针前均需排空膀胱；提插捻转至得气后，使用长约2cm的艾炷套于针柄处，连续灸4壮，均以各穴位局部皮肤出汗为宜。地机向三阴交透刺，血海沿脾经向腹部透刺，地机和血海透刺深度均为70mm，均采用捻转泻法，待局部出现酸麻感为宜；三阴交、足三里直刺25mm，三阴交采取提插泻法，足三里采用提插补法，均以出现酸胀感为宜。待艾条燃尽后取针。

疗程：每天1次，10天为1个疗程。

### 5.艾灸疗法

**方1**

取穴：阴交。

操作：将长3~5cm的艾炷点燃，置入单孔艾灸盒中，放于阴交上方，艾灸时不可有明火，以防烫伤；并将食指和中指放在阴交两侧，以便探测产妇的受热程度，艾灸10~15分钟，至皮肤出现红晕为宜。

疗程：每天2次，7天为1个疗程。

**方2**

取穴：关元、三阴交、隐白。

操作：隐白用温和灸10分钟。关元、三阴交两穴皮肤常规消毒后，施以针刺针补法，并加灸15分钟。

疗程：隔天1次，10次为1个疗程。疗程内恶露停止排出后也要坚持巩固治疗。

**【评述】**

（1）针灸治疗产后恶露不绝有较好的疗效。

（2）本病患者应以卧床休息为主，避免重体力活动，以防大量出血。要保持心情愉悦，切忌烦恼忧伤、喜怒无常，以免肝气郁结，气血凝滞，引起腹痛蓄血。

（3）应注意居室保暖和空气流通；要注意个人卫生，每天清洗外阴2次，经常更换外阴坐垫；沐浴以淋浴为主。要保持大小便畅通，产后2个月内应严禁房事。

（4）饮食要营养丰富，忌生冷、肥厚、辛辣之品和不洁食物，多食新鲜水果，如鲜藕、梨、西瓜等。民间用生化汤加红糖、黄酒服用，也有利于恶露排尽。

（5）下面介绍几个食疗方，供产后恶露不绝患者选用。

①韭菜血余汁：鲜韭菜500g，血余炭6g，白糖20g。韭菜洗净，冷开水浸片刻，捣烂榨汁，调入白糖、血余炭，分1~2次服。适用于寒凝血瘀型恶露不绝。

②参芪大枣粥：党参10g，黄芪15g，红枣30g，粳米100g。党参、黄芪煎水，与后两者一同煮粥同食。适用于气虚型恶露不绝。

③阿胶猪肉汤：瘦猪肉100g切小块，和生姜片一起放入砂锅内，加清水适量，煮至烂熟后加入10g阿胶细火炖化，最后用精盐、味精调味。吃肉喝汤，隔天1次，连服20日。适用于血虚型恶露不绝。

④桃仁莲藕汤：莲藕250g，桃仁12g。二者放入锅内，加适量水共煮汤，煮熟后加入少量食盐，调味食用。适用于血热型恶露不绝。

⑤一味山药饮：新鲜山药250g，水煎带药渣服下，每天1剂。出自清代医家张锡纯《医学衷中参西录》，适用于气虚型恶露不绝。

# 七、产后出血

**【概述】**

胎儿娩出后24小时内出血量超过500mL者称为产后出血，其中80%发生在产后2小时内。晚期产后出血是指分娩24小时后，在产褥期内发生的子宫大量出血，多见于产后1~2周。产后出血是分娩期严重的并发症，是导致孕产妇死亡的四大原因之一。近年来，在我国，产后出血一直是引起孕产妇死亡的第一位原因，在边远落后地区，这一情况更加突出。产后出血还可能引起席汉综合征，表现为闭经、继发不育，故应积极防治。

产后出血的发病率占分娩总数的2%~3%，由于测量工具和收集出血量的主观因素较大，实际发病率可能会更高。

产后出血的发病原因依次为子宫收缩乏力、软产道裂伤、胎盘因素及凝血功能障碍。这四大原因可以合并存在，也可以互为因果。

产后出血属于中医学的"产后血崩"范畴。《血证论》曰："产后血崩，乃荣气空虚，不能摄血归经。"认为产后血崩主要由于气虚，血失统摄，血不归经所致；也有从血瘀立论，《产鉴》（下卷）曰："产后血崩，多因惊扰患怒，脏气不平，或服断血药早，致恶血不消，郁满作坚，亦成崩中。"认为产时血室正开，寒邪乘虚而入，余血浊液为寒邪凝滞，或情志不遂，气血瘀滞，瘀阻冲任，新血不得归经，而致崩下不止。此外，产时助产不当，或产力过强，产程进展过快，或胎儿过大，以致产道损伤，胞脉胞络破损，遂流血不止，亦可成为血崩。

**【临床表现】**

产后出血多发生在胎儿娩出后2小时内，可发生在胎盘娩出前、后或前后兼有。阴道流血可为短期内大出血，亦可长时间持续少量出血，一般为显性，但也有隐性出血者。

临床表现主要为阴道流血、失血性休克、继发性贫血；若失血过多，可并发弥散性血管内凝血。症状轻重视失血量、速度及合并贫血与否而有所不同。短期内大出血，可迅速出现休克，需要严密监测患者脉搏、血压等生命指征。对风险因素需进行早期识别，评估出血量，并进行积极救治，莫失最佳救治时机。此外，如产妇原已患贫血，即使出血不多，亦可发生休克，且不易纠正。

**【辨证分型】**

中医将产后出血辨证分为气虚、血瘀、外伤3个证型。

**1.气虚型**　证见产后下血如崩，色红，小腹不痛，头晕目花，面目苍白，心悸气短，四肢不温，冷汗淋漓，舌质淡，苔薄，脉沉细而数。

**2.血瘀型**　证见产后血崩，色紫黯有块，小腹疼痛拒按，按之似有硬块，面色㿠白，精神疲乏，苔薄润，脉沉弦或细而数。

**3.外伤型**　证见胎儿及胎盘娩出后持续出血，色鲜红，心烦不安，或精神抑郁，舌质淡红，苔薄白，脉沉细。

**【针灸处方】**

**1.毫针刺法**

**方1　单穴针刺法**

①取穴：至阴。

操作：常规消毒。直刺0.1~0.2寸，由中等刺激逐渐加强刺激，留针5~10分钟。

疗程：每天2~3次，直至血止。

②取穴：合谷。

操作：常规消毒。在宫口开大6cm以上时，针刺双侧合谷，直刺0.5~1寸，捻转得气后，每隔20~30分钟行针1次，刺激强度逐渐加大，留针至胎盘娩出。

疗程：一次完成，加速第二产程，以减少产后出血量。

**方2　气虚型**

取穴：中极，足三里、三阴交、子宫、隐白、大敦（均为双侧）。

操作：常规消毒。补合谷、足三里；泻三阴交；子宫向内斜刺，中极直刺，使针向病所。上述各穴均施以较强刺激，留针30分钟。隐白、大敦施以灸法，每穴每次均以艾炷灸5分钟。

疗程：每天1次，连用5天为1个疗程。

**方3　血瘀型**

取穴：合谷、关元、地机、三阴交、昆仑。

操作：患者取仰卧位，常规消毒。用28号2寸毫针针刺合谷、关元、三阴交、昆仑。合谷刺入0.5~1寸，取双侧，行补法，要求针感向上臂传导；关元直刺0.5~1.5寸，行补法，使针感向小腹腰骶放射；地机、三阴交直刺0.5~1寸，取双侧，行泻法，针感要求向大腿内侧及小腹部传导；昆仑直刺0.5寸，取双侧，行泻法，要求针感向膝部及以上传导。每10分钟行针1次，留针30分钟。

疗程：每天1次，连续治疗3天为1个疗程。

**方4　郁热型**

取穴：中极、气冲、血海、中都、三阴交。

操作：常规消毒。上述穴位均直刺，中极、气海进针1~2寸，施捻转或提插泻法；血海、中都、三阴交进针1~2寸，施提插泻法。

疗程：每天1次，直至血止。

**方5　血崩昏迷型**

取穴：水沟、印堂、涌泉。虚者加百会、隐白。

操作：常规消毒。水沟向鼻唇沟方向斜刺，强刺激；印堂向上平刺，强刺激；涌泉直刺，强刺激。均不留针。百会、隐白温灸30分钟或麦粒灸10壮。

疗程：急救至患者苏醒，每天施灸2~3次，3天为1个疗程。

**2.耳针疗法**

取穴：盆腔、神门、交感、皮质下、内生殖器、脾、胃。

操作：常规消毒，选用0.25mm×25mm一次性毫针直刺；右手持针并快速进针约5mm，得气后，行平补平泻手法。两耳隔天交替针刺，每次针刺后均留针30分钟。

疗程：每穴每天针刺3次（第1次在8：00针刺、第2次在14：00、第3次在18：00），连续治疗5天为1个疗程。

### 3.穴位注射疗法

取穴：合谷或三阴交。

药物：催产素。

操作：常规消毒穴位皮肤，用常规穴位注射法，胎儿娩出并断脐后立即于单侧合谷或单侧三阴交注射催产素20U。

疗程：1次完成。

### 4.电针疗法

取穴：合谷、三阴交。

操作：常规消毒穴位皮肤，常规针刺，得气后接G6805型电疗仪。调节电流强度，频率为50Hz，通电20分钟，间隔30分钟后可再次如同法操作1次。

疗程：每天1~2次，2天为1个疗程。

### 5.艾灸疗法

#### 方1 脾气虚弱

取穴：隐白。

操作：麦粒灸，每次施灸5~7壮。

疗程：每天1次，直至止血。

#### 方2 气滞血瘀

取穴：大敦。

操作：麦粒灸，每次施灸5~7壮。

疗程：每天1次，直至止血。

### 6.治未病疗法（预防产后出血）

#### 方1 温针法

取穴：合谷、三阴交。

操作：分娩后10分钟内取合谷、三阴交，常规进针，以患者感觉酸、麻、胀、痛、沉重为得气，施行捻转提插补法；然后在针柄置直径18mm、长200mm的艾条点燃，20分钟后除去灰烬，将针起出。间隔30分钟后再次如同法操作，双侧穴位交替进行。

疗程：4次为1个疗程。

注：本法可用于预防子宫收缩乏力导致的产后出血。

**方2 穴位注射法**

取穴：合谷。

药物：催产素。

操作：用1mL无菌空针抽吸催产素5U，任选一侧合谷；当胎儿前肩娩出后，助手立即在产妇穴位处常规消毒皮肤，直刺进针1~1.5cm，至产妇有麻胀感后，抽吸无回血，即推入催产素5U，用消毒干棉棒按压针孔。

疗程：1次完成。

注：本法可促进子宫收缩和胎盘早期剥离。

**【评述】**

（1）针灸治疗本病有较好的疗效。

（2）按摩产妇乳头，可预防产后出血：提早告知产妇家属，在胎儿娩出后，用双手捻动产妇乳头。因为捻动乳头能刺激内源性催产素释放，促进子宫收缩，方法简便，不用花钱，还能使产后出血发生率降低50%。

（3）产后出血的病情发展极快，可在短时间内发生休克，甚至死亡，因而对产后出血的治疗必须把握好诊断和治疗时机。对产道损伤或凝血功能障碍性疾病、胎盘因素和产科并发症等因素引起的产后出血等，需配合西医疗法，使产妇尽快脱离危险。若是由尿潴留引起的产后出血，尽快解决尿潴留问题即可。

（4）产后出血重在预防，文中介绍的治未病疗法，意在增强子宫收缩，促进胎盘早期剥离，减少产后出血。对于既往有出血倾向者，则需严密观察，谨防意外情况的发生。在产后出血观察过程中，如果血不从阴道内流出来，则肉眼不易观察到出血量。如果产妇表现出全身失血的情况，如面色苍白、心慌气短、血压下降，甚至休克，但从阴道向外流出的血量较少，出血量与全身失血情况不符，就是腹腔内出血的特征，应予以重视。

（5）产后出血患者的饮食应以清淡、易消化、富于营养为宜，平常可多吃碱性食品如豆腐、海带、奶类及各种蔬菜水果等，禁食肥腻、酸性、生冷、辛辣、刺激性食物，戒烟酒。

（6）下面介绍几个食疗方，供参考。

①三七鸡汤：生三七（切片）6g，红枣（去核）10枚，鸡肉300g。将以上

食料加生姜3片放炖盅内，加冷开水2小碗，隔水炖3小时，加食盐调味。喝汤食鸡肉，一天分2~3次食完。适用于血瘀型产后出血患者。

②红糖独参汤：用红糖搅入独参汤（人参）中服下。适用于气虚出血多的产后出血患者。

③红糖桃仁粳米粥：桃仁35g，粳米100g，红糖50g。桃仁去皮尖，粳米淘洗干净、清水洗净，共放入煮锅中，加清水适量熬粥，加入红糖搅化，调味食用。适用于血瘀型产后出血患者。

④马齿苋拌鲜藕：马齿苋、鲜藕各100g。鲜藕切丝，与马齿苋同入沸水中焯过，捞出沥水，用盐、香油、味精、白糖、醋凉拌。分1次或2次服用。适用于血热型产后出血患者。

⑤红枣桂圆泥：红枣100g，花生米100g，桂圆肉15g，红糖少许。将红枣去核，与花生米、桂圆肉放入大碗内，共捣为泥，加入红糖搅匀后，上笼蒸熟即成。适用于产后子宫出血和缺铁性贫血等症。

## 八、产后腹痛

### 【概述】

新产后以小腹疼痛为主症者，称为"产后腹痛"。引起腹痛的原因主要是新产后胞宫收缩痛，相当于西医的产后宫缩痛。

中医认为，妇人分娩时伤津耗血，正气受损，又常有恶露排出不畅，瘀血阻滞，故产后腹痛的特点是正虚为本，邪实为标，不外乎虚、瘀二字，且多见虚实夹杂。其病因病机，一为产后血虚里寒：寒邪乘血海空虚入里，寒气内盛，寒主收引，证见腹中痛。二为产后气血郁滞：产后恶露不尽，瘀阻气滞，向上冲逆，证见腹痛，烦满不得卧，呕恶，或胁痛，或行经腹痛，以气滞为主，瘀血次之。三为产后百脉空虚，邪气乘虚而入，邪与血互结化热，热结成实，以致瘀血结于胞宫。其他尚有产后恶露不尽，瘀血内阻胞宫，实热内结胃肠；或产后气血虚少，脾胃虚弱而不能化生气血；或因虚而滞，进而发展为气滞血瘀，见腹中刺痛不止；或因产后恶露不畅，血瘀而津不化，膀胱气化不行，产生水与血，俱结于血室等。

中医有"儿枕痛"一说，如《景岳全书·妇人规》中说："凡新产子后，多有儿枕腹痛者，摸之亦有块，按之亦微拒手，故古方谓之儿枕。"又如《证治冲绳·妇科》中说："有母胎中原有血块，产后不与胎儿俱下，而仍在腹作痛，谓之儿枕痛，其恶露下而不快而作痛者，胎中宿无积聚，不为而儿枕也。"故"儿枕痛"也是产后腹痛的证型之一。

【临床表现】

新产后下腹部阵发性收缩痛，不伴发热。腹痛时，下腹部可扪及隆起的质地较硬的呈收缩状态的子宫。产后腹痛当与产褥感染引起的腹痛相鉴别，因感染而腹痛者伴发热，恶露呈酱红色，伴秽臭气味，血常规显示白细胞计数升高。

【辨证分型】

中医将产后腹痛分为血虚和血瘀2个证型。

**1.血虚型** 证见产后小腹隐痛喜按，恶露量少、色淡，头晕目花，心悸怔忡，面色萎黄，大便干结，舌淡红，苔薄，脉细弱。

**2.血瘀型** 证见产后小腹疼痛或胀痛拒按，得热痛减，恶露色黯，量少不畅或夹小血块，面色青白，四肢不温，苔薄白滑，脉弦紧。

【针灸处方】

**1.毫针刺法**

**方1 血虚型**

取穴：关元、三阴交、足三里、合谷。

操作：常规消毒。先用毫针捻转进针，采用补法，得气即停止手法，留针30分钟，每5分钟行针1次。出针时迅速出针，用消毒棉球按压针孔。

疗程：每天1次，5次为1个疗程。

**方2 血瘀型**

取穴：太冲、气海、次髎、中极。

操作：常规消毒。采用泻法，迅速进针，得气后即出针，不留针，出针时缓慢出针，不按压针孔。

疗程：每天1次，5次为1个疗程。

**2.耳针疗法**

取穴：子宫、神门、皮质下、交感。

操作：左手固定产妇耳郭，右手持探棒进行取穴，找到耳部子宫、神门、皮质下、交感穴位点，稍加压力，予以标记。常规消毒治疗侧耳郭皮肤，待干。左手固定产妇耳郭，右手持镊子夹取王不留行籽耳穴贴贴于上述耳穴，以食指、拇指指腹按压埋豆处，给予适当的揉按捏压，有酸、麻、胀、痛感即为得气，力度适中，不可过重或过轻。

疗程：单耳隔天交替，3天为1个疗程。

### 3.腕踝针疗法

取穴：腕踝针下2。

操作：常规消毒。用直径为0.3mm、长25mm的毫针，以腕踝针下2为穿刺点，穿刺时按压穴位皮肤；右手拇指、食指与中指捏住针柄，与皮肤呈30°角快速刺入，轻捻针柄，使针体与浅层皮肤结合，直至针下有松软感。进针深度为25mm，留针时间为6小时。

疗程：每天1次，3次为1个疗程。

### 4.穴位贴敷疗法

**方1 神阙贴**

取穴：神阙。

药物制备：丹参12g，当归10g，红花10g，土鳖虫6g，三七8g，白芷10g，大黄10g，生薏苡仁15g，白术15g，川续断15g，淫羊藿10g，木香6g，冰片2g。上药共为细末，兑入温水及陈醋，调至糊状备用。

操作：每次取适量药膏贴敷于产妇脐部，并加以固定。

疗程：每天2次，3天为1个疗程。

**方2 患部贴**

取穴：阿是穴。

药物制备：双柏散瘀膏，即大黄、侧柏叶、黄柏、三棱、莪术、姜黄、泽兰、桂枝、羌活、牛膝、千斤拔等共研末，用酒调成糊状备用。

操作：直接贴敷于下腹部，每次贴敷8小时。

疗程：每天1次，每次1片，5天为1个疗程。

**方3 湿热贴**

取穴：神阙。

药物制备：川续断、白术、生薏苡仁各15g，大黄、红丹参、白芷、红花、土鳖虫、淫羊藿、三七、全当归、琥珀各10g，冰片2g。上药水煎2000mL备用。

操作：使用时，将消毒纱布放在药液中浸泡，覆盖于脐部，外覆温度为60~70℃的热水袋以保持温度，每次15分钟。

疗程：每天早晚各1次，8天为1个疗程。

### 5.穴位埋豆疗法

取穴：主穴为关元、气海、三阴交、合谷。血虚腹痛加足三里、肾俞；寒凝腹痛加命门、关元；血瘀腹痛加中极、血海、太冲。

操作：取黄豆、胶布若干；用胶布将黄豆贴敷于选定穴位处；每次稍施压力按摩2~3分钟。

疗程：可持续保留至宫缩痛消失（不超过1周）。

### 6.皮内针疗法

取穴：足三里、三阴交、关元、中极、合谷。

操作：确定穴位后进行局部消毒，在穴位上粘贴揿针并快速按下。根据产妇疼痛程度，合理选择双侧或单侧埋针数量。

疗程：每天1次，连续治疗3天为1个疗程。

### 7.艾灸疗法

#### 方1　艾盒灸

①取穴：右侧子宫。

操作：选取3年陈艾条（20~25g/支），让产妇取平卧位，暴露腹部；医者取右侧子宫，点燃艾条插入特定艾灸盒（底长8cm、顶长6cm、高8cm）内，放于右侧子宫，使产妇感觉热度适中，以不过度灼热为度。每次灸20分钟。

疗程：治疗3次，即产后2小时、24小时、48小时各1次。

②取穴：子宫、关元、神阙。

操作：产妇取仰卧位，暴露穴位，将艾条点燃插入艾灸盒内，置于上述穴位，每次灸20分钟。

疗程：每天早晚各1次，连续7天为1个疗程。

#### 方2　温和灸或隔姜灸

取穴：主穴为气海、足三里、膈俞。小腹隐痛加三阴交；小腹刺痛加合谷、地机。

操作：温和灸，每穴施灸15~20分钟。隔姜灸，取艾炷如黄豆大，置于生姜片上，每穴施灸5~7壮。

疗程：温和灸为每天1次，5次为1个疗程。隔姜灸为隔天1次，5次为1个疗程。

#### 方3　竹圈盐灸

取穴：关元、中极。

操作：把内径5~7cm的毛竹锯成高4~5cm的竹圈，并去掉上下竹节，用双层医用纱布封住底部，用橡皮筋固定纱布；然后将25mg粗盐放到竹圈底部，约

1.5cm高，再放上底直径约3cm、高约3cm的锥形艾炷，点燃施灸。施灸过程中，可根据患者自身皮肤灼热感来移动竹圈，患者也可自行操作。待竹圈底部无热感时（约20分钟），此为1壮。

疗程：每穴各灸1~3壮，每天1次，3次为1个疗程。

#### 8. 拔罐疗法

**方1　血虚型**

取穴：脾俞、关元、中极、足三里、三阴交。

操作：闪火法拔罐，留罐15分钟。

疗程：隔天1次，6天为1个疗程。

**方2　血瘀型**

取穴：膈俞、中极、归来、血海、三阴交。

操作：闪火法拔罐，留罐15分钟。

疗程：隔天1次，6天为1个疗程。

【评述】

（1）新产后腹痛是产后的自然现象，因为胎儿、胎盘娩出后，空虚增大的子宫，通过逐渐缩复而恢复至妊娠前大小，子宫缩复时，宫内血流暂时阻止，可出现腹痛，但这种腹痛较轻，可以耐受，无须治疗。如果腹痛较剧，可按上述方法加以治疗，可获得较为满意的疗效。

（2）产妇精神上宜保持安逸、乐观的状态，避免恐惧、忧思、郁怒情绪。临产时注意保暖，防止因受寒而致腹痛；临产及产后要预防出血而致的产后腹痛。产后要加强生活调适，注意适当休息，防止外感风邪、寒邪。要保持大便畅通，便质以偏稀为宜。同时，分娩后应及早起床活动，切忌一直卧床不动，可逐步增加活动量。禁行房事。

（3）饮食宜清淡而富有营养，少食生冷辛辣及易胀气的食物。

（4）下面介绍几个食疗方，供参考。

①艾香黄芪汤：艾叶15g，黄芪20g，小茴香5g，瘦猪肉100g。瘦猪肉洗净后切薄片，加适量食盐、生粉、生油、白糖、酱油等腌制后备用。艾叶、小茴香、黄芪放入砂锅内，加清水3小碗，煎成1碗；加入瘦猪肉煮熟，调味成汤。饮汤食肉，1次食完，每天1~2次。适用于子宫虚寒所致产后腹痛。

②阿胶炖鸡：阿胶30g，仔鸡肉300g。将仔鸡肉连同阿胶放入炖盅内，加冷开水2碗，隔水炖3小时，汤成，加食盐调味。饮汤食鸡，分2~3次食完。适

用于血虚所致产后腹痛。

③当归生姜炖羊肉：当归30g、生姜15g、羊肉250g。三者加清水炖熟后调味，吃肉喝汤。适用于血虚体寒所致产后腹痛。

④山楂饮：取山楂30~50g，加水煎煮后调入适量红糖，即可饮服。每天用1剂，分早晚2次服下。适用于产后瘀阻之实证腹痛。

⑤三七鸡汤：生三七末6g，鸡肉300g。将鸡肉放入炖盅内，加冷开水2小碗，隔水炖3小时，加食盐调味。次用鸡汤送服生三七末2g，并食鸡肉，分2~3次食完。适用于瘀血内留所致产后腹痛。

## 九、产后发热

### 【概述】

产褥期内，以发热为主症，出现发热持续不退，或突然高热寒战，并伴有其他症状者，称为"产后发热"。西医又分产褥感染、产褥期外感发热等。本病感染邪毒型发热，类似西医学的产褥感染，指分娩时及产褥期生殖道受病原体感染，引起局部和全身的炎性改变。发病率为1%~7.2%，是产褥期最常见的严重并发症，为危急重症，是产妇死亡的四大原因之一。而产褥病率是指分娩24小时后10天内每天用体温表测量4次，体温有2次达到或超过38℃。由此可见产褥感染与产褥病率的含义不同。虽造成产褥病率的原因以产褥感染为主，但也包括产后生殖道以外的其他感染与发热，如泌尿系感染、乳腺炎、上呼吸道感染等。产褥期外感发热则包含西医学的"产褥中暑"，其重症亦可危及生命，应予以高度重视。

值得指出的是，除发热外，常伴有恶露异常和小腹疼痛，尤其是恶露异常。王淑贞主编的《实用妇产科学》中指出："有1/3~1/2产褥感染首先出现的症状并不是发热……死于阴道分娩后败血症的患者，首先出现的症状是恶露异常。"

根据历代中医文献记载，引起产后发热的原因很多，但致病机制与产后"正气易虚，易感病邪，易生瘀滞"的特殊生理状态密切相关。产后胞脉空虚，邪毒乘虚直犯胞宫，正邪交争，而正气亏虚，易感外邪，败血停滞，营卫不通，阴血亏虚，阳气浮散，均可致发热。产后发热，虚实轻重有别，临证应根据发热的特点、恶露、小腹痛等情况以及伴随的全身症状，综合分析明辨。若高热寒战，持续不退，恶露紫黯秽臭，小腹疼痛拒按，心烦口渴，舌红苔黄，脉数有力，多属感染邪毒。若恶寒发热，头痛身痛，苔薄白，脉浮，多为外感发热。

若寒热时作，恶露量少，色黯有块，小腹疼痛拒按，舌紫黯，脉弦涩，多属血瘀发热。若低热不退，恶露量少、色淡，腹痛绵绵，头晕心悸，舌淡，苔薄白，脉细数，乃血虚发热。

**【临床表现】**

发热、腹痛和异常恶露是最主要的临床表现。由于机体抵抗力不同、炎症反应程度、范围和部位的不同，临床表现有所不同。根据感染发生的部位，可将产褥感染分为以下几种。

**1.急性外阴、阴道、宫颈炎** 表现为局部灼热、坠痛、肿胀，炎性分泌物刺激尿道，可出现尿痛、尿频、尿急。病变局限者，一般体温不超过38℃，病情发展可向上或延及宫旁组织，导致盆腔结缔组织炎。

**2.剖宫产腹部切口、子宫切口感染** 多发生于术后3~5天，局部红肿、触痛、组织侵入有明显硬结，并有浑浊液体渗出，伴有体温明显升高，超过38℃。

**3.急性子宫内膜炎、子宫肌炎** 为产褥感染最常见的类型，临床表现为产后3~4天开始出现低热、下腹疼痛及压痛、恶露增多且有异味，如早期不能控制，病情加重，可出现寒战、高热、头痛、心率加速、白细胞及中性粒细胞计数增高，有时因下腹部压痛不明显及恶露排出量较少而容易误诊，易导致败血症，甚至死亡。

**4.急性盆腔结缔组织炎、急性输卵管炎** 多继发于子宫内膜炎或宫颈深度裂伤，临床表现主要为一侧或双侧下腹持续性剧痛，妇检或肛查可触及宫旁组织增厚或有边界不清的实质性包块，压痛明显，常伴有寒战和高热。炎症可在子宫直肠窝积聚形成盆腔脓肿，如脓肿破溃，则向上播散至腹腔。如侵及整个盆腔，可使整个盆腔增厚，呈巨大包块状，不能辨别其内各器官，使整个盆腔似乎被冻结，称为"冰冻骨盆"。

**5.急性盆腔腹膜炎、弥漫性腹膜炎** 出现全身中毒症状，如高热、寒战、恶心、呕吐、腹胀、下腹剧痛，体检时下腹有明显压痛、反跳痛。如病情不能彻底控制，可发展为慢性盆腔炎。其他可有血栓性静脉炎、脓毒血症及败血症等。

本病之诊断依据为发热见于产褥期，尤以新产后多见，常伴有恶露异常或小腹疼痛等症。本病须与内外各科疾病之发热，如痢疾、疟疾、肠痈等相鉴别。如产后一两天内出现低热，多由产时过度疲劳与失血过多所致，属生理性发热，无需治疗，而能自愈。

【辨证分型】

产后发热，在中医辨证中可分为4个证型。

**1.感染邪毒型** 证见产后持续高热，伴寒颤，小腹疼痛拒按，恶露或多或少，色黯秽臭，大便秘结，小便短赤，烦躁口渴，舌质红，苔厚腻，脉滑数。

**2.外感型** 证见产后恶寒发热，头痛无汗，四肢酸痛，或鼻塞流涕，咳嗽咯痰，苔薄，脉浮。

**3.血瘀型** 证见产后寒热时作，恶露不下，色黯有块，小腹疼痛拒按，口燥而不欲饮，苔薄、青紫黯，脉弦涩。

**4.血虚型** 证见产后身热缠绵，汗出不止，头晕目眩，面色苍白，心悸乏力，舌质淡，苔薄脉细数无力。

【针灸处方】

**1.毫针刺法**

**方1 感染邪毒型**

取穴：关元、中极、维胞、阴陵泉、曲池、合谷。

操作：常规消毒。关元、中极直刺1~1.5寸，施捻转泻法。维胞直刺1.5寸，施捻转泻法。阴陵泉、曲池、合谷均直刺，进针1~2寸，施提插捻转泻法。

疗程：每天1~2次，5天为1个疗程。

**方2 血虚型**

取穴：①合谷、大椎、气海、血海；②中脘、足三里、关元、曲池。2组穴位交替使用。

操作：常规消毒。合谷直刺，进针1~1.5寸，施捻转泻法。大椎斜刺0.5~1寸，施捻转泻法。气海、血海均直刺，进针1~2寸，施捻转平补平泻法。中脘、足三里、关元均直刺，进针1~2寸，捻转补法。曲池直刺，进针1.5寸，施捻转泻法。2组穴位交替使用。留针30分钟，10分钟施行手法1次。

疗程：每天1~2次，5天为1个疗程。

**方3 外感型**

取穴：列缺、合谷、风门、风池、三阴交、血海。

操作：常规消毒。列缺向腕关节方向呈45°角斜刺。进针0.5~1寸，施捻转泻法。合谷直刺，进针1~1.5寸，施捻转平补平泻法。风门向脊柱方向斜刺，进针0.5寸，施捻转泻法。风池向对侧眼眶下缘方向进针0.5~1寸，施捻转泻法。三阴交、血海均直刺，进针1~2寸，施捻转平补平泻法。

疗程：每天1~2次，5天为1个疗程。

### 方4 血瘀型

取穴：中极、气海、行间、血海、合谷。

操作：常规消毒。中极向耻骨联合方向斜刺。气海直刺，进针1~1.5寸，施捻转泻法。行间直刺，深0.5寸；血海直刺，进针1~2寸，均施提插捻转泻法。合谷直刺，进针1~1.5寸，施捻转泻法。

疗程：每天1~2次，5天为1个疗程。

### 2.耳针疗法

取穴：子宫、卵巢、肾上腺、内分泌、肺、外生殖器、神门；外感加内鼻、外鼻、咽喉、额。

操作：常规消毒。每次取4~6穴，毫针刺，施用泻法，每次留针1~2小时。

疗程：每天1~2次，5天为1个疗程。

### 3.电针疗法

取穴：合谷、子宫、归来、足三里、三阴交。

操作：常规消毒。合谷直刺0.5寸。子宫、归来斜前刺1~1.5寸。足三里、三阴交直刺1~1.5寸。进针得气后，接G6805型电疗仪，选连续波，频率为每分钟160~320次，强度从0逐渐增加至患者能耐受为度，通电15~20分钟。

疗程：每天1次，6次为1个疗程。

### 4.穴位贴敷疗法

### 方1 外感型

取穴：涌泉。

药物制备：大黄、山栀子、僵蚕各40g，牛膝20g，细辛10g。共研细末，装瓶备用。

操作：用时取药末5~10g，以米醋调成稀糊状，分别贴于涌泉穴，外用伤湿止痛膏固定，或盖塑料薄膜，以胶布固定。4~6小时取下。

疗程：每天1次，5次为1个疗程。

### 方2 气血两虚型

取穴：膻中。

药物制备：党参、黄芪、生地黄、当归、川芎、柴胡、陈皮、羌活、白术、防风各10g，细辛、甘草各8g，生姜、葱白、红枣各适量。共研粗末，加香油熬，用黄丹收。

操作：取药膏适量贴于膻中上，覆以纱布，胶布固定。

疗程：每天或隔天换药1次，5次为1个疗程。

### 方3　暑湿型

取穴：劳宫、涌泉。

药物制备：羌活、佩兰叶各100g，苍术、香薷、明矾各6g。共研细末，装瓶备用。

操作：用时取药末20g，加生姜汁调和成软膏状，搓成4个药饼，分别贴于双侧劳宫、涌泉上，覆以纱布，胶布固定。

疗程：每天换药1次，5次为1个疗程。

### 5.董氏奇穴疗法

取穴：云白、海豹、还巢、妇科。

操作：常规消毒。针行捻转泻法。

疗程：每天1次，5次为1个疗程。

### 6.皮肤针疗法

### 方1　感染邪毒型

取穴：腰骶部、腹股沟、气海、三阴交、期门。

操作：常规消毒。予中等或重度刺激。

疗程：每天或隔天1次，5次为1个疗程。

### 方2　外感型

取穴：脊柱两侧、肘窝、大鱼际、小鱼际、风池。

操作：常规消毒。予中等或重度刺激。

疗程：每天或隔天1次，5次为1个疗程。

### 7.刺络疗法

取穴：十七椎下、腰眼、八髎、白环俞。

操作：常规消毒。十七椎下、腰眼以三棱针点刺后，即行拔罐5~10分钟，出血3~5mL；八髎、白环俞以三棱针散刺出血并拔罐，出血1~2mL。

疗程：每3~5天1次，5次为1个疗程。

### 8.热敏灸疗法

取穴：三阴交、大肠俞、次髎、关元、子宫。

操作：分别依次进行回旋灸、雀啄灸、往返灸、温和灸四步操作。回旋灸2分钟，雀啄灸2分钟加强敏化，循环往返灸2分钟，再施以温和灸。大肠俞、次髎同时行双点温和灸，灸至带脉感传消失；三阴交行单点温和灸，感传直达腹部，若未达者可再取1根点燃的艾条放置于感传所达的近心端点，依次接力，使感传到达腹部；最后将2根艾条分别固定于三阴交和腹部进行温和灸，直至感传消失。关元、子宫行三角温和灸，使热感向深部穿透至腹腔，灸至腹腔热感消失。

疗程：每周2次，5次为1个疗程。

【评述】

（1）产后发热，由于病因不同，症状各异，针灸采取对因治疗，有一定效果。

（2）产褥发热者，若见高热神昏、惊厥，属危重证候，应予中西医结合救治。同时应注意加强护理，取半坐卧位，以利于恶露排出。产妇宜多饮水，勤换贴身衣物，勤洗外阴，保持外阴清洁。居室要开窗通风，让空气流通，不可包头裹足，避免与有呼吸道感染的人接触，防止交叉感染等。要谨慎起居，调和情志，严禁房事，注意乳房清洁卫生。产妇不要接触污染的衣物及生活用品，不与他人共用盆、桶、毛巾等。同时要注意休息，如果有很严重的炎症，需先进行消炎处理，避免病情严重而导致产褥病的发生。

（3）发热产妇要注意饮食调节，不要大肉大补，而应以清补淡食为主。感染邪毒发热者宜食清凉解毒之品，如藕、甲鱼、小米、淡菜、鲫鱼、金银花等；产后外感发热者宜食豆豉、葱、姜、红糖、红枣、香菜、绿豆、藕粉、焦米粥等；产后血虚发热者宜食牛血、鸡蛋、牛奶、猪肝、西红柿、苹果、瘦肉、黑木耳、银耳、红枣、芹菜、油菜、大枣、杨梅、柚子、无花果、桂圆肉、豆类等。不要吃海鲜等容易致敏、不利于伤口愈合的食物；不要吃高脂肪食物或汤类。忌辛辣温燥、生冷油腻的食物。

（4）下面介绍几个食疗方，供参考。

①桂圆地黄粥：桂圆12g，熟地黄15g，粳米60~100g。将桂圆、熟地黄洗净，用纱布包好，同粳米共放砂锅内，加水适量，用小火煮至米熟后，去药包，加冰糖适量，稍煮片刻，即可食用。适用于产后血虚发热者。

②桃仁莲藕粥：桃仁10g，鲜莲藕150g，粳米60g，白糖15g。桃仁洗净、捣烂，加水适量，滤取汁；莲藕洗净，用果汁机绞取汁。锅中加入粳米，如常法煮粥，粥将成时加入桃仁汁、莲藕汁，再煮10~15分钟，加入白糖，搅匀即成。适用于产后血瘀发热者。

③荆芥豆豉粥：荆芥12g，淡豆豉6g。葱白2根，小米80g。将小米加水煮

沸，加入葱白、豆豉、荆芥，煮至米烂后即可使用。适用于产后外感发热者。

④赤芍牡丹皮粥：赤芍12g，牡丹皮10g，蒲公英、野菊花、紫花地丁各20g，粳米60~100g。前5味共放砂锅内，加水煎取药汁3次，去渣合并药汁，与粳米共煮成稀粥食用。适用于产后感染邪毒发热者。

## 十、产后缺乳

### 【概述】

产后缺乳是指妇女生产后产褥期内，分泌乳汁很少或几乎没有，不能满足婴儿需要的一种病证。西医学认为，乳汁分泌与乳腺发育、胎盘功能以及全身情况有密切关系，亦与垂体分泌催乳激素和催产素有关。产后出血、营养不良、精神刺激均可通过影响垂体功能而影响乳汁的分泌。产后乳汁开始分泌后，如果有营养不良、精神恐惧或抑郁，均可直接影响丘脑下部，致使垂体前叶催乳素（PRL）分泌减少，因此导致缺乳。此外，哺乳次数太少，或乳汁不能及时排空，造成乳汁淤积，亦可抑制乳汁的分泌。

中医认为，若产后乳汁分泌量过少或者乳汁几乎全无，而乳房生理结构发育正常，没有明显器质性病变，则要分清虚实。其辨证要点主要是根据乳汁的清稀度、乳房是否出现胀痛，再结合其他伴随症状与舌脉情况来进行辨证。产妇气血虚弱而致乳汁化源不足，或因情志抑郁致肝失条达而影响乳汁分泌，是导致产后缺乳的主要病因。乳汁的分泌受情绪的影响很大。一般乳汁清稀、乳房柔软、面色少华者为虚；乳汁浓稠、乳房胀痛、胸闷不舒者为气滞。

产后缺乳也称"乳汁不足"或"乳汁不行"。《女科经论》说："产妇有两种乳脉不行，有气血盛而壅闭不行者，有血少气弱涩而不行者，虚当补之，盛当疏之。"对后世研究缺乳颇有启迪。现代学者对于缺乳的病因病机，大多认为由于气血虚弱、生化不足、无乳可下，或肝气郁结、乳脉壅塞、乳不得下。

相关研究认为，针刺能通过促使脑垂体释放5-羟色胺而促进泌乳素分泌，增加乳汁分泌量。而且针刺穴位可以从不同方向刺激神经纤维，促进新陈代谢，激发乳汁分泌。中医则认为，针灸刺激，可以达到调和气血、通经活络、开窍通乳之功效。

### 【临床表现】

（1）产后排出的乳汁量少，甚或全无，不能满足喂养婴儿所需。

（2）乳房检查松软，不胀不痛，挤压乳汁则点滴而出，质稀；或乳房丰满，乳腺成块，挤压乳汁时疼痛难出，质稠。

（3）排除由于乳头凹陷和乳头皲裂造成的乳汁壅积不通及哺乳困难。

产妇除以上表现外，经常伴随其他不适症状，例如乳房胀满疼痛，食欲不振，胸闷心烦，精神抑郁，或自觉发热等。

**【分级】**

根据病情轻重，可分为3级。

**1.轻度**　满足婴儿需要量的2/3。

**2.中度**　满足婴儿需要量的1/3。

**3.重度**　几乎没有乳汁，不能满足喂养婴儿所需。

**【辨证分型】**

中医辨证将其分为气血亏虚、肝气郁滞、痰浊阻滞3个证型。

**1.气血亏虚型**　证见产后乳少，甚或全无，乳汁清稀，乳房柔软，无胀痛，面色苍白，精神疲惫，头晕眼花，甚或心悸气短，食少便溏，舌淡，苔薄，脉沉细或弱。

**2.肝气郁滞型**　证见产后乳汁甚少或全无，乳汁质稠，而乳房胀硬而痛，情志抑郁不乐，胸胁胀痛，食欲减退，或有微热，舌质暗红或舌尖边红，苔薄黄，脉弦细或弦数。

**3.痰浊阻滞型**　证见产后乳汁稀少或点滴全无，形体肥胖，乳房肥大，按之柔软、无胀感，伴胸闷呕恶，大便溏稀或黏滞不爽，舌质胖，苔白腻，脉弦滑。

**【针灸处方】**

**1.毫针刺法**

**方1　普适型**

取穴：膻中、乳根（双侧）、足三里（双侧）、少泽（双侧）。

操作：患者取仰卧位。采用30号1寸（0.3mm×25mm）、2寸（0.3mm×50mm）毫针，用蘸有75%酒精的棉签消毒穴位；然后将针刺入穴位，其中少泽用1寸针浅刺即可；膻中先向上或向下平刺0.3~0.5寸，再向左右乳房横刺；乳根向上横刺；足三里用2寸针灸针直刺1~2寸；患者得气后，留针20分钟，每5分钟行针1次（捻转法），出针时，用消毒棉签按压针孔。

疗程：每天1次，治疗1周为1个疗程。

**方2　气血亏虚型**

取穴：膻中、中脘、下脘、气海、关元、足三里（双侧）、少泽穴（双侧）。

操作：常规消毒后，使用0.35mm×25mm毫针平刺膻中8mm；直刺中脘、下脘、气海、关元、足三里10mm；浅刺少泽穴1mm。得气后，采用提插捻转补法，留针30分钟。

疗程：每天1次，治疗1周为1个疗程。

### 方3　痰浊阻络型

取穴：膻中、乳根、中脘、丰隆、肩井、少泽。

操作：患者取仰卧位，局部常规消毒后，选取0.3mm×25mm、0.3mm×40mm无菌一次性毫针，于膻中处向下平刺0.3~0.5寸，乳根向上平刺0.5~0.8寸，中脘及丰隆直刺1~1.5寸，肩井直刺0.5~0.8寸，少泽穴浅刺0.1寸或点刺出血。少泽点刺出血即止，其他穴位均于针刺得气后施泻法。每5分钟行针1次，留针20分钟。

疗程：每天1次，治疗2周为1个疗程。

### 方4　肝气郁滞型

取穴：太冲、足三里、乳根、膻中、少泽。

操作：常规消毒。太冲用泻法，足三里用补法，余皆施平补平泻法，留针30分钟；取针后在乳房周围选择2~3处胀痛较剧的地方再行拔罐，留罐10分钟。

疗程：每天1次，5次为1个疗程。

### 方5　脏时相调针刺法

取穴：主穴为期门、乳根、足三里、三阴交、太冲、内关（均为双侧）及百会。心情抑郁、善太息者加膻中、丰隆；心神不宁、失血过多、健忘、失眠者加血海、神门。

操作：严格按照子午流注纳子法，在未时选取主穴手太阳小肠经少泽来开穴。针具均选用0.22mm×（25~40）mm的毫针。患者取仰卧位，局部常规消毒，常规刺入所选穴位，随症取穴，采取平补平泻调神手法，均以补虚泻实为原则施治，以局部轻微酸胀为度。以上各穴均留针20分钟。

疗程：每天1次，5天为1个疗程。

### 方6　半刺法

取穴：膻中、神藏、气户、乳根、周荣、阿是穴（乳房病变硬结局部）；肩井、天宗、肝俞、脾俞、胃俞及督脉背部穴位。

操作：室温控制在25℃左右，让患者脱去上衣，端坐在靠背椅上。胸背部穴位皮肤常规消毒后，先用30号0.5寸毫针半刺（即快速刺入穴位皮下，快速出针）胸部穴位，轻微刺激穴位，使穴位局部产生微微麻胀的感觉即可。然后用指摩法适度按摩乳房局部硬结，顺着输乳管走行方向，从乳根向乳头方向按摩，用拇、食指挤压乳晕部，将乳汁从输乳管口挤出，如此往返数次，直到硬结变软，慢慢消失。最后用半刺法针刺背部穴位，手法采用平补平泻为主。

疗程：每天1次，5天为1个疗程。

注：《灵枢·官针》曰："半刺者，浅内而疾发针，无针伤肉，如拔毛状。"

**方7 滞针法**

取穴：肩井、天宗、膻中、少泽。郁气滞加期门、太冲、合谷；气血两虚加百会、中脘、气海、足三里。

操作：常规消毒。先令患者取坐卧位，取天宗向下或外下方平刺1寸，单方向捻针，待有紧涩感后提拉数下，将针柄按于肩胛骨后皮肤上，用胶布固定，然后覆盖清洁纱布。令患者仰卧，取肩井向前下方斜刺1寸，单方向捻针，待有紧涩感后提拉数下，将针柄向后按于皮肤上，用胶布固定；膻中向左右乳头方向平刺1.5寸，施平补平泻法，使针感放射至双侧乳房部；少泽斜刺1分或点刺出血少许。肝郁气滞型配穴针刺用泻法；气血两虚型配穴针刺用补法。得气后留针20~30分钟。天宗、肩井及少泽不再行针，其余各穴每隔5分钟行针1次。

疗程：每天1次，7次为1个疗程。

**2.耳针疗法**

取穴：胸、乳腺、内分泌。气血虚弱加脾、胃；肝郁气滞加肝、神门。

操作：耳郭常规消毒。将王不留行籽固定在小方块医用胶布中，左手固定患者耳郭，右手用镊子夹取粘有王不留行籽的胶布，对准穴位贴紧并稍加用力，使患者耳郭产生酸、麻、胀、热感为得气，每次1分钟。产妇在哺乳前30分钟自行按压，每次以有得气感为宜，每天按压3~5次。

疗程：每天1次，双耳交替，4次为1个疗程。

**3.电针疗法**

**方1**

取穴：膻中。

操作：局部消毒后，取0.3mm×25mm毫针，在膻中向下平刺进针约20mm；捻转得气后，采用电疗仪，一端接针柄，另一端握于患者右手，频率为2.5Hz，选疏密波，强度以患者能耐受为度，留针20分钟。

疗程：每天1次，3天为1个疗程。

**方2**

取穴：少泽。

操作：患者取正坐位或仰卧位，定取穴位局部消毒，用0.3mm×22mm一次性针灸针，使针尖与皮肤呈10°~15°角，迅速刺进皮下；进针后，针尖朝腕关节方向刺入0.2寸，待针刺得气后，将电疗仪电极接针柄，用断续波（电压9V，电流0.1A，频率20Hz），强度以患者能够耐受为度，留针30分钟。

疗程：每天1次，5次为1个疗程，休息2天后进行下一个疗程。

**方3**

取穴：膻中、膻中旁（膻中旁开0.5寸，左右各一）、乳根、肩井、少泽、足三里；肝气郁结加太冲。

操作：患者取仰卧位，穴位常规消毒，选用0.3mm×40mm毫针，膻中向下平刺0.5寸；膻中旁朝乳房方向平刺1~1.5寸；乳根向乳房方向平刺1~1.5寸；肩井平刺0.3~0.5寸，不可深刺；少泽浅刺0.1寸，起针后挤压出血2~3滴；足三里直刺1~1.5寸；太冲刺0.5~0.8寸；足三里行提插捻转补法，其余穴位行平补平泻法，留针30分钟。膻中旁与乳根，左右各一组，接电疗仪，选取连续波，频率1~1.2Hz，强度为患者有感觉且能耐受为度，通电30分钟。

疗程：每天1次，7天为1个疗程。

**方4**

取穴：膻中、璇玑、章门（双侧）、乳根（双侧）。

操作：局部消毒后，予以一次性针刺入，得气后，分别予以膻中、璇玑一组，左侧章门、乳根一组，右侧章门、乳根一组，接G6805型电疗仪，选连续波，通电30分钟。

疗程：每天1次，3次为1个疗程。

**4.头皮针疗法**

取穴：额旁2线（双侧）。

操作：局部消毒后，用0.25mm×40mm一次性毫针，快速破皮进针，针进1寸，行抽提法，边抽提边配合乳房按揉；抽提左侧额旁2线时，配合按摩右侧胸胁。留针2~8小时，其间行针3~5次和配合乳房按揉。

疗程：每天1次，5次为1个疗程。

**5.穴位激光照射疗法**

取穴：膻中、乳中、阿是穴（乳晕）。

操作：采用HN-1000型氦氖激光仪，输出功率为4.9mW，波长为632.8nm，将光斑扩大至直径4cm左右，直接照射双侧乳房乳中、乳晕部至膻中，双侧乳房各照射20分钟。

疗程：每天1~2次，3~5天为1个疗程。观察患者泌乳情况，看乳汁是否增多，能满足婴儿需要后即停止治疗。

**6.穴位注射疗法**

取穴：膻中、乳根、肝俞、合谷。

药物：0.5%普鲁卡因注射液、维生素$B_1$注射液。

操作：常规消毒，取0.5%普鲁卡因注射液20mL，加入维生素$B_1$注射液100mg，用常规穴位注射法，每穴注射混合液3~5mL。

疗程：每天2次，3天为1个疗程。

**7.腹针疗法**

取穴：主穴为引气归原穴（中脘、下脘、气海、关元）。气血亏虚加天枢、大横、气旁、气穴（均为双侧）。

操作：常规消毒后，采用0.25mm×40mm一次性针灸针，持针缓缓直刺上述穴位，引气归原穴针至地部，余穴针至人部。按照腹针三部进针手法，进针后先候气，捻转以行气，3~5分钟后再催气，留针30分钟。

疗程：每天1次，1周为1个疗程。

**8.皮肤针疗法**

取穴：背部第3~5胸椎旁开2寸，胸前两侧乳房周围及乳晕部，肋间部。

操作：常规消毒后，胸椎旁两侧从上至下各垂直叩击4~5次。肋间向左右侧散刺，每斜行叩击各57次，两乳房行放射性叩击，乳晕部行环形叩击。采用轻刺激法，避免损伤皮肤。

疗程：每天1次，5次为1个疗程。

**9.面针疗法**

取穴：膺乳穴（目内眦斜行上1.1cm，相当于攒竹下1.3cm处）。

操作：常规消毒。患者取仰卧位或坐位，以15°角斜刺直达骨膜，用对刺方法，如先针左膺乳，将针刺方向对右肩，针右穴则刺向左肩，可捻动，勿提插，每5分钟行针1次，留针10~15分钟。

疗程：每天1次，3次为1个疗程。

### 10.穴位贴敷疗法

取穴：乳根、膻中、足三里、合谷、少泽。

操作：取厚0.3cm、直径1cm干姜片贴于直径3cm大小的胶布上，再将生姜片对准乳根、膻中、足三里贴压固定。每穴白天揉压4次，晚上揉压2次，每次揉压2~3分钟。气血虚弱者，揉压宜轻，频率宜慢，揉压后加灸足三里5~10分钟，上、下午各行1次。肝气郁滞者，揉压稍重，频率稍快，揉压后拿（捏而提起）合谷、少泽2~3分钟。上述治疗完毕，挤压和揉摩乳房35分钟，并让婴儿多吸吮乳头。

疗程：每天1次，7次为1个疗法。

### 11.刺络疗法

取穴：少泽（双侧），肝郁气滞加太冲（双侧）。

操作：常规消毒，用粗毫针或细三棱针点刺放血，每侧各10~15滴。太冲点刺出血。

疗程：隔天1次，2次为1个疗程。

### 12.穴位埋线疗法

取穴：足三里、上巨虚。

操作：常规消毒。用常规穴位埋线法，分别用羊肠线做穴位埋线。

疗程：治疗1次。

### 13.拔罐疗法

取穴：乳中、膻中。

操作：患者取仰卧位，选取乳中、膻中以合适大小的玻璃火罐以闪火法进行拔罐，乳中操作时需将乳头、乳晕处于罐内，见少量乳汁流出即可，留罐10分钟后起罐。

疗程：每天1次，3天为1个疗程，2个疗程间隔2天。

### 14.走罐疗法

取穴：督脉和足太阳膀胱经第1、2侧线。

操作：患者取俯卧位，暴露其治疗部位，以75%酒精常规消毒，在其颈背部涂上刮痧活血剂，取玻璃火罐，用闪火法使火罐吸拔于皮肤上，用手握住罐底，稍倾斜或来回推，做上下前后移动，沿督脉及足太阳膀胱经第1、2侧线，从颈背部推至腰骶部，反复缓慢推移5~6次，使局部皮肤发热、充血，出现潮红、深红或丹痧为止，每次10分钟。

疗程：2天1次，5次为1个疗程。

### 15.艾灸疗法

**方1　脐灸法**

取穴：神阙。

药物和面圈制备：①脐灸粉：人参、熟附子、续断、生龙骨、乳香、没药、王不留行等药物各等量，超微粉碎，密封备用；②面圈：取面粉适量，以温开水调成面团，制成直径约1.5cm的环形面圈，其下放置一薄层脱脂棉，按压，使其与面圈底座成一整体，备用。

操作：将面圈放置于肚脐上，脐灸粉（约8g）均匀地撒在中间孔，再向药粉上均匀洒水，使其湿润；最后在其上方放置艾炷（直径约3cm、高约3cm）点燃，燃烧3壮，热度以患者能耐受为宜，约灸1小时。

疗程：隔天1次，每周治疗3次，3周为1个疗程。

**方2　痧点重灸法**

取穴：膻中。

操作：患者取仰卧位，暴露前正中线，选取膻中区，即以膻中为中点，作半径为1cm的圆形区域，常规消毒后涂抹液状石蜡；医者先手持刮痧板，与皮肤呈45°角，沿任脉循行方向由下至上纵向刮拭3~5分钟，以膻中向两乳头横向刮拭3~5分钟，刮痧力度以患者能耐受为度。取痧点聚集、紫红处作为施灸点，将艾条点燃后插入艾灸盒中，并将艾灸盒放置在膻中穴上，热度以患者舒适为度，持续灸1小时。

疗程：每天1次，每周治疗5次，3周为1个疗程。

**方3　麦粒灸**

取穴：少泽（双侧）。

操作：先予万花油涂抹左侧少泽穴，将艾绒搓至麦粒大小，为1壮，直接放置于左侧少泽上点燃，直至患者表达烫时迅速拿走，再涂抹上万花油，共灸6壮，随后再治疗右侧少泽，方法同前。

疗程：每天1次，3次为1个疗程。

**方4　温和灸**

取穴：膻中、足三里、乳根。

操作：首先充分暴露施灸穴位，随后将点燃的艾条对准穴位，距离皮肤约

2cm处进行啄雀灸，每穴约灸15分钟至皮肤红晕为度，以患者有温热感而无灼痛感为宜。施灸时，必须严格遵守先上后下、先头身后四肢的顺序。施灸时，需严密观察产妇有无恶心、呕吐、头晕等不良反应；若出现不良反应，应先暂停艾灸，待症状缓解后再行施灸。艾灸后应及时补充水分。

疗程：每天1次，7次为1个疗程。

**方5　隔姜灸**

取穴：乳根、膻中、少泽。乳房胀痛加期门、太冲；体质虚弱加气海、足三里。

操作：常规隔姜灸法，取艾炷如枣核大，每穴施灸3~5壮。

疗程：每天1次，5次为1个疗程。

**【评述】**

（1）针灸治疗产后缺乳，有较好疗效。《针灸大成》记载："无乳，膻中、少泽，此二穴神效。"膻中乃八会穴之气会，是治疗气病之要穴，又是任脉、手足太阴经、手足少阴经之交会穴，为心包经之经气聚集之处，乃心包之募穴，且位于胸中两乳之间，针之可调理气机、活血通乳，同时能疏通任脉。少泽为手太阳小肠经之井穴，小肠经主液，故其为产后缺乳的经验要穴。临床实践中取该二穴，无论是针、灸或激光照射、点刺放血等方法，确能收到神奇的效果。

（2）引起产妇缺乳的一个重要原因是肝郁气滞，故产妇应保持情绪稳定、心态乐观，充分休息，适当运动。

（3）产后讲究饮食调理，多食开乳的食材，如猪蹄、鲫鱼、鲢鱼、鲤鱼、鲶鱼、墨鱼（章鱼）、河虾、紫河车（胎盘）、葱白、花生、甜酒酿、芝麻、豆腐、金针菜等。

（4）下面介绍几个食疗方，供参考。

①猪蹄通草汤：猪蹄2只，通草10g，葱10根。猪蹄去毛，洗净，斩成小块；通草洗净，葱连须根洗净。猪蹄、通草放入锅内，加清水8小碗，大火煮沸后转小火再熬至2碗，加葱再煮5分钟，调味后饮汤食猪蹄。一天分2~3次食完。适用于精亏血少所致产后乳汁缺少。

②红糖豆腐汤：豆腐120g，红糖30g，黄酒1小杯。将豆腐、红糖加水600mL，入锅中用小火煮，煮至水约400mL时，即可加入黄酒调服。吃豆腐喝汤。适用于产后血虚津亏所致乳汁不行、无乳汁，有热者更宜服用。

③通草鲫鱼汤：通草20g，生南瓜子30g，大豆芽60g，鲫鱼1条。将鲫鱼宰

杀、清理干净，然后和其他材料一起倒入锅中，加适量清水，煲至烂熟即可。喝汤吃肉，每隔1天吃1次。

④金针炖肉：干黄花菜30g，瘦猪肉250g。将瘦猪肉洗净切成小块，与黄花菜一起放入锅内，加水适量，炖熟，调味即可。佐餐分3次吃完，5天为1个疗程。适用于肝郁气滞型缺乳。

⑤甲鱼汤：甲鱼1只，去头尾及内脏，放入砂锅中，将葱白、姜一起放入，加料酒和水盖过食材，大火烧开后加入红枣20g，转小火煮50分钟后加入红糖30g，再煮5分钟即可食用。适用于阴虚型产后缺乳。

# 十一、急性乳腺炎

## 【概述】

急性乳腺炎是乳腺的急性化脓性感染，是乳腺管内和周围结缔组织炎症。多发生于产后哺乳期的妇女，以初产妇更为多见。有文献报道，急性乳腺炎患者中，初产妇占50%，初产妇与经产妇之发病比例为2.4∶1。哺乳期的任何时间均可发生，但以产后3~4周最为常见，故本病又称产褥期乳腺炎。产褥期乳腺炎是产褥期的常见病，常常继发于乳头皲裂、乳房过度充盈、乳腺管阻塞等。

其病因一为乳头皲裂，通常由于哺乳姿势不正确，婴儿未将乳头及大部分乳晕含吮在口内，且固定于一侧的哺乳时间过长所致。二为乳腺管阻塞，常见于继发性乳汁淤积，不完全吸空乳房、不规律性经常哺乳及乳房局部受压。三为细菌入侵，其主要病原菌是金黄色葡萄球菌，少见于链球菌。细菌可直接经乳管侵入，也可通过乳头小创口或裂缝进入。产褥期产妇身体其他部位感染的病原菌，可经血液循环引起乳腺感染。还有由婴儿体内的病原菌（如口腔、鼻咽部感染）在哺乳时直接沿乳腺管逆行侵入乳腺小叶，在淤积的乳汁中生长繁殖而引起乳腺感染。四为乳汁淤积，婴儿不能把乳汁吸尽，而初产妇的乳汁中含有比较多的脱落上皮细胞，易引起乳腺管堵塞，使乳汁淤积加重，促使急性炎症发生。加上初产妇如孕期不经常擦洗乳头，上皮脆弱，婴儿吸吮时间过长，乳头表皮浸软，则易发生皲裂；发生皲裂后，婴儿吸吮可引起产妇乳头剧烈疼痛，影响充分哺乳，乳房不易排空，则乳汁易淤积。此外，乳头发育不良，如短平、小、内陷等，乳汁更易淤积。

中医称急性乳腺炎为乳痈，"乳痈"之名出自《肘后备急方》："妇女乳痈妒肿，削柳根皮，熟捣，熨之。"又名"妒乳""乳毒""乳风""吹乳"。中医认为，乳痈多由乳头破碎，风邪外袭，或乳汁淤积，乳络阻滞，郁而化热所致，是以发热和乳房部结块、肿胀疼痛，溃后脓出、质稠厚为主要表现的痈类疾病。

【临床表现】

根据病变发展过程，分淤积性乳腺炎和化脓性乳腺炎2种类型。

产褥期乳腺炎即急性乳腺炎发作时乳房的化脓性感染，几乎所有患者均为初产妇，发病多在产后3~4周，

**1.淤积性乳腺炎** 发生于产褥初期（常在产后1周左右）。主要临床表现为乳房红、肿、热、痛，局部肿块、脓肿形成，体温升高，白细胞计数增高。

**2.化脓性乳腺炎** 多由于葡萄球菌或链球菌通过破裂的乳头感染所致。

（1）患者突发高热，往往伴有寒战，乳房触痛，局部皮肤出现红点或红线，为此型特征。

（2）炎症局限于乳晕部结缔组织，形成乳晕下脓肿。

（3）感染沿着淋巴管扩散到乳腺间质内，可自表面至基底，横穿乳房组织。由于结缔组织化脓而形成的间质部脓肿。此种脓肿可局限于单一乳腺小叶，亦可扩散至大部乳腺。

（4）感染迅速扩散，深达位于乳房基底部与胸大肌之间的乳房后疏松结缔组织，形成乳房后脓肿。炎症或脓肿所在部位，均表现红肿及压痛。脓肿部按之有波动感。

【辨证分型】

中医辨证将乳痈分为初期、酿脓期、溃脓期。

**1.初期** 乳房肿块胀痛，皮肤不红或微红，乳汁排泄不畅，伴恶寒发热，头痛，胸闷不舒，口干口苦，舌苔薄黄，脉弦数。

**2.酿脓期** 乳房肿块逐渐增大，皮肤焮红灼热、疼痛剧烈，呈持续性鸡啄样痛，高热不退，口渴喜饮，肿块按之应指，舌红，苔黄，脉弦数。

**3.溃脓期** 脓肿破溃，流出黄白脓液或乳汁，肿痛渐消，舌淡红，苔薄黄，脉略数。

【针灸处方】

1.独穴针刺疗法

方1

取穴：尺泽。

操作：患者取坐位或仰卧位，医者静心涤虑，意在持针之手，取患侧尺泽，

以50mm毫针缓缓刺入，轻微捻转，得气后，行紧提慢按之泻法，即右手拇指持针，吸气时，拇指向前捻转，同时将针缓慢插入；呼气时，拇指向后捻转，同时将针快速提起，如此反复提插，每次提插深度约30mm。每次提插的速度、方向、深度都要一致，反复进行。此法与"透天凉"相似。每次行针10~20分钟；重症患者行针时间宜适当延长，务使针下得空虚、滑利、畅顺之感。

疗程：每天1次，3次1个疗程。

**方2**

取穴：内关。

操作：常规消毒。以2寸毫针刺入，强刺激，以针感向上臂传导为佳，留针15分钟，每隔5分钟行针1次；同时嘱患者或家属按摩患乳，用五指由乳房四周轻轻朝乳房乳头方向按摩，但不宜用力挤压或旋转按压，而是沿乳络方向施以正压，把淤滞的乳汁逐步推出。起针后嘱患者平卧，暴露患乳，加用TDP神灯照射，距离皮肤25~30cm，照射30分钟。

疗程：每天1次，5次为1个疗程。

**方3**

取穴：少泽。

操作：患者取坐位，医者轻揉患者小指数次，并自小指掌指关节朝指尖方向轻推，使指尖少泽处血液积聚；常规消毒后，医者左手拇、食、中三指捏紧患者被刺部位，右手持一次性采血针迅速点刺少泽，继而挤压点刺部位，挤出5~8滴血液；最后以消毒棉签按压止血，再换另一侧少泽点刺放血。

疗程：3天为1个疗程，连续治疗2个疗程，2个疗程间隔2天。

**方4**

取穴：膏肓俞。

操作：患者取坐位，低头，两腰坐直，暴露背部皮肤，取患侧膏肓俞用皮肤针叩刺后行闪火法拔罐。每次留罐5~10分钟，若未愈，次日取对侧穴位，操作手法同前。

疗程：每天1次，7天为1个疗程。

**方5**

取穴：列缺。

操作：患者取坐位，两手位于身体两侧；医者双手及针刺部位常规消毒后，选取直径为0.3mm×40mm的毫针，针尖方向朝肘窝，逆经脉循行方向平刺进针20~30mm，待得气后，行快速捻转泻法，持续行针。同时从腕至肩按揉手三阴经，针感达病所后，停止按揉手三阴经，并继续对列缺穴行捻转泻法；助手以手指掌指关节为着力点，顺着输乳管方向，从乳房根部至乳头轻揉患侧乳房数遍，注意不触及乳晕、乳头，对乳房的按摩动作要轻柔、和缓；同时要对肌肤施加一定的压力，推动速度宜缓慢，不要求局部发热，旨在推动气血运行，避开乳房部肿块；后用左手拇、食指固定患处以轻揉肿块，逐渐加力，以患者能耐受为度，待有乳汁排出后，结束手法，起针。每次30分钟。

疗程：每天1次，3天为1个疗程。

**方6**

取穴：肩井。

操作：患者取端坐位，医者用28号2寸毫针直刺患侧穴位，进针0.5寸，用泻法快速捻转，强刺激，待患侧肩部、胸部、上肢出现针感，持续行针5分钟，即可出针。

疗程：每天2次，7天为1个疗程。

**方7**

取穴：至阳。

操作：常规消毒，用三棱针点刺放血，放血5~10滴。

疗程：隔2天1次，3次为1个疗程，一般1~3天即可痊愈。

**2.毫针刺法**

**方1 围刺法**

取穴：阿是穴（局部包块）、膻中、乳根、太冲、丰隆、外关。

操作：常规消毒，在包块周围取3∶00、6∶00、9∶00、12∶00处用0.25mm×40mm的毫针斜刺，再取膻中、乳根、太冲、丰隆、外关穴等，采用平补平泻法直刺，留针30分钟。

疗程：每天1次，连续7天为1个疗程。

**方2 快刺法**

取穴：肩井、天宗、膈俞（均为双侧）。

操作：常规消毒。持1.5寸毫针，肩井向上平刺0.5~0.8寸；针天宗时，针尖对准乳房方向，斜刺1寸；膈俞朝脊柱方向，按45°角斜刺0.5~0.8寸。透刺使局部得气，且酸胀感明显后行提插手法，即刻出针。胃热者在天宗行提插泻法；乳少者在天宗行提插补法。

疗程：每天1次，5天为1个疗程。

**方3 经外奇穴针刺法**

取穴：通乳、阿是穴（循手厥阴心包经内关至肘横纹之间按压最痛点）。

操作：常规消毒。取2.5寸毫针，针尖向上斜刺45°角，进针1.5~2寸，采用捻转泻法，至产生酸、麻、胀、痛感且得气后，留针30分钟，以针感传至乳腺处为佳，其间运针2次。单、双侧病变者均取双侧穴位。

疗程：每天2次，7天为1个疗程。

**3.耳针疗法**

取穴：主穴为乳腺、内分泌、肾上腺；配穴为肝、耳尖、神门。

操作：常规消毒。用32号0.5寸毫针刺入，深度以刺入耳郭软骨但不透过对侧皮肤为度，捻转刺激至局部产生疼痛，留针30分钟。

疗程：每天1~2次，5天为1个疗程。

**4.电针疗法**

**方1**

取穴：肩井、下巨虚、行间（均取患侧），足三里（双侧）。

操作：患者取仰卧位，常规消毒。针刺患侧肩井、下巨虚、行间及双侧足三里，用捻转泻法，得气后接电疗仪，选疏密波，强度以患者能耐受为度，通电20分钟。

疗程：每天1次，7次1个疗程。

**方2**

取穴：阿是穴（围刺）。

操作：常规消毒。采用1~1.5寸毫针从乳腺炎肿块顶部中心先刺入，深度以达肿块中心为宜；然后于肿块底部四周取数点，取点多少可依肿物大小而定，并与皮肤呈45°~60°角向肿块中心斜刺，施泻法或平补平泻法；采用G6805-Ⅱ型电疗仪，每个输出电极连接3~4根毫针，选疏密波（疏波4Hz、密波20Hz），交替时间约1.5秒，通电20~30分钟。

疗程：每天1次，3次为1个疗程。

**5.温针疗法**

取穴：主穴为肩贞（双侧）、天宗（双侧）。发热者加合谷、外关；胸闷善太息者加太冲、内关。

操作：患者取坐位，根据患者胖瘦不同，可分别采用2~2.5寸长毫针直刺（向前后方向操作，切忌向躯体方向斜刺），手法取泻法，进针后提插至有酸、麻、胀、痛感时，留针；并以艾卷灸针柄30~40分钟，每灸5分钟提插1次；在提插过程中有的向肩胛和乳房部扩散，灸至局部红润面积达直径3~4cm为度，避免损伤内脏。

疗程：每天1次，5次为1个疗程。

### 6.皮肤针疗法

取穴：华佗夹脊、足太阳膀胱经第1侧线胸3~胸7段。

操作：患者取俯卧位，局部常规消毒。用七星针尖对准华佗夹脊、足太阳膀胱经第1侧线胸3~胸7段，运用较重的腕力垂直叩击在皮肤上，立刻弹起，反复叩击3~5次，须避免斜刺、拖刺、压刺，以局部皮肤潮红、出血，且患者有明显疼痛感为宜，后用消毒干棉球擦拭干净，保持清洁，以防感染。嘱患者改仰卧位，先在其患乳部搽少量茶油，一手按顺时针方向按摩乳房，并以食、中、示指点按乳周膻中、乳根、屋翳、天溪等穴；后拿捏提拉乳头及乳晕部，继而用手指指腹揉按肿块，沿乳络方向推抓乳房；后不断拿捏提拉乳头及乳晕部，直至宿乳排出。每侧乳房1次可操作约30分钟。

疗程：每天1次，5天为1个疗程。

### 7.穴位注射疗法

**方1**

取穴：内关、足三里。

药物：鱼腥草注射液（5mg/mL）。

操作：患者取平卧位或端坐位，医者对其患侧内关、足三里两穴进行常规消毒，用5mL一次性注射器和7号注射针头抽取4mL鱼腥草注射液，快速进针，刺入上述穴位，提插捻转，使患者局部有酸、麻、胀感后，回抽针管无血，便可推入药液，每穴每次注射药液约2mL，而后退针，按压针孔。

疗程：每天1次，连用3天为1个疗程。

**方2**

取穴：间使（患侧）。

药物：2%利多卡因注射液、维生素$B_1$注射液。

操作：常规消毒。用10mL一次性注射器，抽取2%利多卡因注射液5mL、维生素$B_1$注射液2500μg、注射用水4mL，以5号注射针头刺入穴位，待患者有明显向上传导的针感时，回抽无血，再缓慢推药。

疗程：每天1次，3次为1个疗程。

**方3**

取穴：郄门。

药物：复方丹参注射液。

操作：令患者平卧，在患部对侧伸臂仰掌以取穴，即右乳取左臂、左乳取右臂，常规消毒，用5mL一次性注射器和6号注射针头抽取复方丹参注射液4mL，垂直进针，深达0.8~1.2寸，感觉上臂有酸、胀、麻感，沉重到达手指时，回抽无血，方可慢慢注入药液，注完快速出针。

疗程：隔天1次，2次为1个疗程。

**方4**

取穴：郄门下穴（位于郄门下1寸、间使上1寸处。简单取穴法：把腕横纹到肘横纹的距离分为三等份，在近腕横纹1/3处，即是穴）。

药物：5%或10%葡萄糖注射液。

操作：让患者平卧或端坐，平伸上肢，选取患侧穴位局部皮肤常规消毒，用20mL注射器抽取5%或10%葡萄糖注射液10~20mL，采用6.5式7号针头，在郄门下穴处垂直刺入针身的3/4；提插至有针感后，回抽无血，即刻快速将药液推入，拔针后按压针孔。若为双侧乳痛，取两侧郄门下穴注射，方法同前。

疗程：每天1次，连续注射5天为1个疗程。

**8.穴位贴敷疗法**

**方1**

取穴：阿是穴。

药物：三黄散（黄栀、黄柏、黄芩）。

操作：将三黄散加蜂蜜，调至糊状，敷在患者患处，贴敷厚度为3~5mm。

疗程：每天2次，5天为1个疗程。

**方2**

取穴：乳根、期门、肩井、三阴交、阿是穴。

药物：乳腺磁贴。

操作：用乳腺磁贴贴于患处阿是穴及乳根、期门、肩井、三阴交等穴。

疗程：每2天更换1次，1周为1个疗程。

**方3**

取穴：膺窗、梁丘、足三里、丰隆、天池、内关、期门、肩井、膈俞及病灶局部。

药物：吴茱萸、五倍子、公丁香、灵磁石、白芥子各等份，冰片或麝香少许。以上各药分别研成细末，过筛取粉，混匀后加入冰片或麝香，再调以油膏，制成黄豆粒大小之药丸，密封备用。

操作：选定穴位后常规消毒，然后将药丸置于1/4伤湿膏之中央，敷于穴位上，使药丸和皮肤充分接触，且松紧度适中。

疗程：每天换药1次，5次为1个疗程。

### 9.腕踝针疗法

取穴：腕踝针上2穴、膻中。

操作：患者取平卧位，针刺穴位局部常规消毒，用29号毫针，其中腕踝针穴点用1.5寸毫针，向上平刺，以皮下推进针无阻力、针下有松软感为行针之关键；当针尖透过皮肤后，即将针放平，紧贴皮肤表面，沿直线在皮肤表浅下进针到1.2寸，要求不引起酸、麻、胀、痛等感觉；否则要调整进针方向和深浅度。膻中用1寸毫针，向上平刺，以得气为佳。留针20分钟，其间不行针，同时用清艾条悬灸病变局部20分钟，以局部烘热且患者能耐受为佳。

疗程：每天1次，3次为1个疗程。

### 10.平衡针疗法

取穴：平衡针穴乳腺（天宗）。

操作：针刺前先拨一下，感到酸、麻、胀痛处即是此穴。常规消毒，用28号3寸针，针尖向同侧肩胛骨内下角方向斜刺2寸，用泻法针刺肩胛上神经（手太阳小肠经），出现针感即出针。

疗程：每天1次，10次为1个疗程。

### 11.刺血疗法

**方1**

取穴：无名奇穴。

①肩部无名奇穴取法：患者取坐位，在患侧胆经的肩井周围皮肤寻找暗红色的、不高出皮肤表面的、直径为1.5~2.5cm的圆形或椭圆形反应点，一般可出现3~5个，选其中最明显、直径最大的一点作为奇穴。

②胁肋部无名奇穴取法：患者坐位或侧卧位均可，患侧上肢抬起，在腋中线第8、第9肋间或其周围皮肤寻找一皮肤下静脉扩张明显处，作为奇穴。这两个部位的反应点在患此病时才能出现，如有的患者反应点不明显时，可在两处周围3~4cm处，用双手拇、食指向中间挤压，反应点即可出现。

操作：常规消毒后，用左手拇、食指分别从所刺部位的皮肤两侧向中间捏起，右手用三棱针点刺皮肤上的奇穴至2~3mm深，各挤出3~5滴血，放血后，用消毒的纱布或干棉球覆盖好伤口。

疗程：治疗1次即可。

**方2**

取穴：第7颈椎以下至第12胸椎以上的皮下部位。

操作：患者取侧卧位，医者用手摩擦，使皮下出现红晕；消毒局部皮肤后，以消毒三棱针挑最红点，使其出血少许，治疗结束后用碘伏消毒。

疗程：每次挑1~3处，隔天再挑其他处红点，7天为1个疗程。

**方3**

取穴：主穴为附分、魄户、膏肓、神堂、譩譆；配穴为大椎。

操作：视其病灶部位选穴，乳上型配附分、魄户、膏肓；乳中型配魄户、膏肓、神堂；乳下型配膏肓、神堂、譩譆，皆取患侧穴。令患者取俯伏坐位，定穴后常规消毒，用三棱针点刺，每次放血3滴即可；畏寒发热者加刺大椎放血。

疗程：每天1次，3~5次为1个疗程。

**12.刺络拔罐疗法**

**方1**

取穴：肩井、肝俞、膈俞（均为双侧）。

操作：患者取俯卧位，充分暴露施术部位，使患者全身放松，常规消毒，采用三棱针在双侧肩井、肝俞及膈俞快速点刺3~5下，深度以刺破皮肤为度；继而采用大小合适的玻璃罐进行拔罐，并留罐10分钟，使每罐出血在3~5mL左右。

疗程：隔天1次，1周为1个疗程。

**方2**

取穴：天宗、膻中、阿是穴（局部肿块）。

操作：患者保持卧位，局部消毒，采用三棱针点刺患侧天宗、膻中及肿块阿是穴，各穴点刺5~8下。采用大小合适的玻璃火罐进行拔罐，留罐10分钟后起罐，出血量以约1mL为度。

疗程：每周3次，2周为1个疗程。

**方3**

取穴：大椎、患者背部红疹或反应点（两侧肩胛骨内侧缘上明显压痛点）。

操作：对穴位进行严格消毒，可发现患者同侧肩胛区出现粟状红色小点，无痒感，压之不褪色，少则数个，多则十几个；用三棱针刺破穴位，以手挤压使之出血，再于穴位上拔罐10~15分钟。

疗程：隔天1次，3~7次为1个疗程。

**方4**

取穴：肝俞、脾俞、胃俞。

操作：患者取坐位，全身放松，局部常规消毒后，医者用三棱针点刺其肝俞、脾俞、胃俞，点刺出血后拔罐，留罐10分钟，出血量为0.5~2mL，取罐后用消毒干棉球擦净。

疗程：间隔3天治疗1次，3次为1个疗程。

**方5**

取穴：华佗夹脊穴（胸1~胸7）及乳腺肿块相对应的压痛点，或皮下按压有肿块结节处，如乳腺炎肿块在乳房上方，选择第2至第4胸椎之间穴位；如乳房肿块在乳房外侧或下方，选择下段胸椎间夹脊穴。

操作：常规消毒选定部位皮肤后，把局部肌肉提起，用三棱针挑刺，深度为0.2~0.4cm，使之轻微出血；然后取1号玻璃火罐，用闪火法拔在挑刺部位上，留罐10~15分钟。

疗程：每天1次，3天为1个疗程。

### 13.激光穴位照射疗法

**方1**

取穴：阿是穴（局部乳房包块）。

操作：采用LHH-500IVB型半导体激光治疗仪，激光波长分别设置为980mm和830nm，对应输出功率分别为500mW、200mW，连续照射乳房包块区域，用纱布遮挡乳头及乳晕处，持续照射20分钟。

疗程：每天1次，7天为1个疗程。

**方2**

取穴：阿是穴（乳房包块、膻中、乳根）。

操作：采用OMEGA EXCEL型半导体激光治疗仪，平均功率密度为75mW/cm$^2$，照射面积10cm$^2$，每个肿块部位照射5~7分钟；膻中、乳根选用820nm波长输出点光束照射，平均输出功率为200mW，功率密度为1.6W/cm$^2$，脉冲频率根据疗程选用10~20Hz。

疗程：每天1次，10次为1个疗程。

### 14. 火针疗法

**方1　洞烙术**

取穴：阿是穴（局部乳房包块）。

操作：施火针洞烙术。患者取仰卧位，肿胀部位常规消毒后，取1枚火针在肿块波动感明显处偏下方进针，向内刺入2~3cm，随即出针；脓液随针涌出，待脓排净后，继续用刮匙刮除腐败坏死组织，并放置提脓条引流，创面用土黄连液浸泡的沙块湿敷，外用弹力绷带加压包扎。

疗程：每天1次，2次为1个疗程。

**方2　毫火针**

取穴：阿是穴（局部肿块）、膻中、乳根。

操作：患者取仰卧位，暴露患侧乳房，在肿块周围选择针刺部位，行皮肤常规消毒；医者左手持止血钳夹紧75%酒精棉球（捏干），点燃，使火焰靠近针刺部位5~10cm，右手握笔式持0.35mm×25mm一次性无菌针灸针（毫针2根为1个单位），将针尖及针体伸入火的外焰烧红后，迅速（1秒以内针体仍红时）直刺入肿块部位及膻中、乳根约1mm深度。毫火针治疗结束后，根据肿块大小，于局部用合适型号的火罐吸拔，以火罐能罩住肿块，使针刺点被纳入罐内为度，留罐5分钟，以局部皮肤轻度瘀血为宜，通常可拔出少量血液、渗出液等。治疗结束后，以消毒干棉球擦净局部皮肤表面。

疗程：每天1次，3天为1个疗程。

### 15. 拔罐疗法

**方1**

取穴：通乳三穴（乳中、乳根、屋翳）。

操作：患者取仰卧位，保持呼吸平稳、全身放松后，取"通乳三穴"。常规消毒，每个穴位均拔1罐，留罐时间约15分钟，局部皮肤潮红为拔罐良好。

疗程：每天1次，3天为1个疗程。

**方2**

取穴：足太阳膀胱经走罐治疗。

操作：患者取坐位，充分暴露背部，涂抹润滑剂，在脊柱两侧足太阳膀胱经的肺俞至膈俞之间走罐，采用重吸快移的方法，反复操作数次，直至局部皮肤潮红，甚至有瘀点为度。

疗程：隔天1次，3次为1个疗程。

### 16.艾灸疗法

**方1　直接灸**

取穴：主穴为阿是穴、乳根；发热加曲池、合谷。

操作：皮肤常规消毒。各穴均施直接灸，灸至有灼痛感、皮肤红晕为宜，但不能灸至起疱，每次灸1壮，艾灸至乳房肿块消失为止。郁乳期患者艾灸期间可正常哺乳。

疗程：每天1次，7次为1个疗程。

**方2　隔蒜灸**

取穴：膻中、乳根、肩井、肝俞、胃俞、太冲、阿是穴（局部硬结）。

操作：皮肤常规消毒。独头蒜切3~4mm厚片，针扎数孔或捣泥成饼，其上放置直径10mm、高10mm的艾炷，点燃施灸，如患者感局部灼热而不可忍受时，可在其下垫1片蒜片继续施灸，灸至蒜片发黄、卷曲为佳，每穴灸3~5壮。施以疾吹泻法。

疗程：每天1次，3~5天为1个疗程。

**方3　温和灸**

取穴：膻中、乳根、少泽。

操作：以患者自我感觉温热、局部皮肤微微发红为度，每穴灸20分钟。艾灸结束后，嘱患者多饮温开水，半小时内避免外出，以免受风。

疗程：每天2次，持续5天为1个疗程。

**方4　药物压灸法**

取穴：主穴为天宗、肩井、肝俞、足三里、乳根、膺窗；配穴为膻中、屋翳、期门、梁丘、太冲。

药物：消癖散。白芥子、枳实、土鳖虫、瓜蒌、夏枯草、半枝莲等中药各适量，充分混合后研细末，装瓶备用。

操作：准备绵纸1张、艾条1根，患者取合适体位，充分暴露施术部位；医者将绵纸叠成8~10层，置于施灸部位，将适量消癖散置于绵纸夹层中或者绵纸面上，然后将点燃的艾条垂直压进绵纸，通过艾条的高热将药物成分导出来渗进人体；待患者有灼热感时，将绵纸及艾条提起，此为1壮。稍待片刻，再重新按下，若艾火熄灭，重新点燃再行压灸，每穴5~8壮。

疗程：每天1次，7天为1个疗程。

**方5 药线点灸**

取穴：内关、少泽、足三里、丰隆、太冲、膻中、厥阴俞、肝俞、胃俞、肩井。

操作：患者取仰卧位，常规消毒后，进行药线点灸。采用2号药线，食、拇指持线的一端，并露出线头1~2cm，点火，将露出的线端在酒精灯或蜡烛上点燃，如有火焰必须扑灭，只需线头有火星即可。施灸时，将有火星线头对准穴位，顺应腕和拇指做屈曲动作，拇指指腹稳重而敏捷地将火星线头直接点按于穴位上，一按火灭即为1壮，灸处可有轻微灼热感。每穴1~3壮，并将乳腺包块边界按照梅花形进行点灸。

疗程：每天1次，连续治疗5天为1个疗程。

**【评述】**

（1）针灸对急性乳腺炎有较好的疗效，尤其是炎症初期和酿脓期，能起到快速止痛和消痈散结的作用。

（2）未病先防，早期按摩吸乳是避免转化成脓肿的关键。可用手指按顺时针方向按揉，加压推揉，并用吸乳器吸通，排空乳房，防止淤积。保持乳头清洁，孩子吃不完也要吸出来；产妇体温超过39℃就不可以哺乳了。不要让孩子含乳头睡觉，哺乳后要用胸罩托起乳房，以促进乳房的血液循环。如果发生乳头皲裂，可用硼砂末30g、蜂蜜30g调匀成糊，再用消毒棉签蘸药糊涂敷患处，每天3~4次，3~5天可愈。

（3）消除不良情绪，保证休息和充足睡眠，保持情绪稳定。饮食宜保持清淡而富有营养，要给予含高蛋白、高维生素、高纤维的食物。多吃新鲜蔬菜、水果。蔬菜中可以选择丝瓜、芹菜、黄花菜、西红柿、油菜、苦瓜、茭白、莲藕、茼蒿、海带、黑木耳等；水果可选香蕉、橘子、金橘饼、苹果等。忌辛辣刺激性食物，如芥末、辣椒、韭菜等。忌吃油腻食物，如肥肉、油条、麻花等。芝麻、花生、赤小豆、丝瓜、黄花菜、乌贼鱼、鲫鱼等食物有促进乳汁分泌的作用，可适当选用。

（4）下面介绍几个食疗方，供参考。

①薏苡赤小豆汤：薏苡仁30g，赤小豆30g。二者分别洗净，置于锅中，加清水500mL，大火煮开5分钟，小火煮30分钟，分次食用。用于急性乳腺炎初期乳汁淤积排泌不畅者。

②猪蹄炖黄花菜：猪蹄1只，黄花菜25g。二者炖熟后不加佐料食之，每天

1次。用于乳腺炎初期未成脓者。

③蒲公英米粥：蒲公英30g，粳米50g。蒲公英洗净，切细，置于锅中，加清水500mL，加粳米，大火煮开5分钟，改小火煮30分钟成粥，趁热食用。用于急性乳腺炎热毒酿脓期者。

④蒲公英粥：粳米100g，蒲公英50g。将蒲公英煎水取汁，加粳米煮粥，每天分服。用于乳腺炎溃破后脓尽而余热未清者。

⑤黄芪乳鸽汤：乳鸽1只，黄芪30g，枸杞子30g。将乳鸽洗净，黄芪、枸杞子用纱布包好与乳鸽同炖，熟后去药渣，吃鸽肉饮汤。用于乳腺炎溃破后康复期者。

# 十二、产后尿潴留

## 【概述】

产后尿潴留是指分娩过程中子宫压迫膀胱及盆腔神经丛，使膀胱肌麻痹而导致的一种病证。其病因或是由于腹壁松弛，妊娠时腹壁持久扩张，产后发生松弛，腹压下降，无力排尿。或是产后新妈妈由于外阴创伤，惧怕疼痛而不敢用力排尿，导致尿潴留的发生；也可能由于孕妇产前或产程中应用大剂量解痉镇静药，如妊娠高血压综合征应用硫酸镁、莨菪类等药物，降低膀胱张力而引起尿潴留。或由产后会阴侧切术后或会阴撕裂后造成外阴创伤疼痛，使支配膀胱的神经功能紊乱，反射性地引起膀胱括约肌痉挛而发生产后尿潴留。

中医认为，产后尿潴留由于产时用力过度，耗伤气血，膀胱气化失职所致。其病因病机，一是气虚，素体虚弱，产时劳力伤气，或失血过多，气随血耗，以致脾肺气虚，不能通调水道、下输膀胱，故小便不通。二是肾虚，禀赋薄弱，元气不足，复因分娩损伤肾气，以致肾阳不振，膀胱失其温煦，不能化气行水，气化不利，而致小便不通。三是气滞，产后情志不遂，肝气郁结，气机失于疏畅，清浊升降失常，膀胱气化不利，令小便不通。四是血瘀，多因滞产，膀胱受压过久，气血运行不畅，膀胱气化不利，而致小便不通。

中医文献中记载的产后"转胞""癃闭""小便不利"等属本病范畴。

## 【临床表现】

正常产妇应于产后2~6小时排尿，如产后8小时仍不能排尿者，除外严重血容量不足或肾功能障碍，均应视为尿潴留。能排出一部分尿液而膀胱内有残余尿者，称部分性尿潴留。残余尿是指排尿后膀胱内残留的尿，正常人的残余尿

量为5~12mL;当残余尿>100mL时,为残余尿量增多。临床主要表现为:

(1)膀胱胀满而滴尿不出,患者主诉下腹胀痛。

(2)耻骨上可触及膨胀的膀胱,按压后有强烈尿意。

【分度】

产后尿潴留程度类型如下:

**1.轻度尿潴留** 用腹部叩诊法检查膀胱充盈度,叩诊膀胱顶部,仍在耻骨联合以下。

**2.中度尿潴留** 膀胱顶部在耻骨联合以上,等于或低于脐耻连线中点。

**3.重度尿潴留** 膀胱顶部在脐耻连线中点以上,等于或低于脐平面。

【辨证分型】

中医将其分为气虚、肾虚、气滞、血瘀4个证型。

**1.气虚型** 证见产后小便不通,少腹胀满憋急,坐卧不安,精神萎靡,气短懒言,肢体倦怠,四肢无力,面色少华,舌质淡,苔少,脉缓弱。

**2.肾虚型** 证见产后小便不通,小腹胀满憋痛,或尿意频而欲解不能,面色晦暗,腰膝酸软,形寒怕冷,舌淡,苔润,脉沉细而迟。

**3.气滞型** 证见素体抑郁,产后情志不舒,小便不通,小腹胀痛,或胸胁胀痛,烦闷不安。舌象正常,脉弦。

**4.血瘀型** 证见产后小便不通,小腹胀满刺痛,乍寒乍热,舌黯,舌薄白,脉弦涩。

【针灸处方】

1.毫针刺法

**方1 单穴针刺法**

取穴:次髎(双侧)。

操作:穴位常规消毒,采用0.35mm×75mm一次性无菌针灸针直刺约65mm,医者手下有落空感时,询问患者是否感觉到传向前阴部的放射感;患者有针感后留针20分钟,留针期间每10分钟行针1次,以得气为度。

疗程:每天1次,2次为1个疗程。

**方2 辨证取穴法**

取穴:主穴为关元、膀胱俞、脾俞、中极、肾俞。肾虚加太溪、阴谷;瘀血加膈俞、三阴交、血海;气虚加足三里、气海。双侧穴位均取双侧。

操作:常规消毒。采用50mm×0.3mm毫针,中极和关元向会阴斜刺,针感要传至会阴；膀胱俞、肾俞、脾俞直刺，运用补法，针感要以传至小腹部为最佳；留针30分钟。针刺时要注意针下感觉，若有突破感则不能强行进针，应该立即退针。中极和关元则采用艾条温灸。

疗程：每天1次，7天为1个疗程。

### 方3 烧山火手法

取穴：主穴为气海、足三里。恶露不尽加三阴交，头晕加百会，胸闷气短加内关，大便不畅加天枢。双侧穴位均取双侧。

操作：常规消毒。气海、足三里进针37~50mm，有针感后行烧山火手法，针刺分天、地、人3部，先浅后深，三进一退，紧按慢提，行九阳数，以有热为度，每次留针30分钟，留针期间行针2次。配穴留针期间，每10分钟运针1次。

疗程：每天2次，小便通后再巩固治疗1次即停治。

### 方4 针刺配摩腹法

取穴：主穴为秩边；配穴为阴陵泉、三阴交。以上均取双侧。

操作：患者取侧卧位，针刺秩边穴时，取3寸长的28号毫针，常规消毒后进行针刺，刺入2.5寸左右，针尖指向耻骨联合部，多捻转、少提插，使针感传到下腹部及会阴部，甚至有下腹收缩者为佳。留针20~30分钟。顺产者可配以腹部按摩，按顺时针方向摩小腹2分钟，再以双拇指罗纹面直推任脉（脐部至耻骨联合一线）。

疗程：针后1小时内排尿。

### 方5 全息腰穴

取穴：全息腰穴（第2掌骨桡侧近心端是足穴，远心端是头穴，头穴到足穴连线中点为胃穴，胃穴与足穴连线分为六等份，从胃穴开始，依次为十二指肠、肾穴、腰穴、下腹穴及腿穴）。配穴为中极、关元、血海、足三里、三阴交、归来、天枢。

操作：先刺双侧全息腰穴，常规消毒，用0.35mm×40mm毫针，沿第2掌骨内侧垂直进针，上下提插不捻转，以得气为度；再常规取其他配穴，施平补平泻手法，每10分钟行针1次，留针30分钟。

疗程：治疗1次。

### 方6 经外奇穴

取穴：主穴为尿通穴（双侧），配中极、关元。

操作：患者取仰卧位，常规消毒。用毫针行捻转补法，进针深度为1.5~2

寸，以针感向外生殖器放射为宜。留针40分钟，每10分钟捻针1次。起针后，用毛巾热敷腹部引尿。

疗程：每天1次，3~5次为1个疗程。

### 2.耳针疗法

取穴：皮质下、脾、肺、肾、膀胱、三焦。

操作：消毒后，将王不留行籽贴在医用胶布中间，用75%酒精棉球消毒耳郭之后用干棉球擦干，将胶布贴压在选好的穴位上，嘱患者每天按压3次，每次每个穴位按压10下，双耳交替。

疗程：每5天更换1次，每侧共贴2次。

### 3.头皮针疗法

取穴：额旁3线（双侧）、顶中线，气滞加额旁2线（左侧）。

操作：常规消毒。用0.25mm×40mm毫针，快速破皮进针，针尖方向为，顶中线由前顶向百会，额区治疗线均由上至下，针进1寸，额旁3线行抽提法，边抽提边配合膀胱向尿道方向做压迫动作，并引导患者从意念上做憋尿和排尿动作；顶中线行添气补法，同样配合压迫膀胱的动作和意念导引；额旁2线（左）行抽提法，配合胸胁按摩动作，留针2~8小时，其间运针和导引配合2~3次。

疗程：每天1次，3次为1个疗程。

### 4.电针疗法

**方1**

取穴：主穴为"尿三针"（双侧中极、关元、三阴交）；配穴为阴陵泉、足三里（均为双侧）。

操作：先嘱患者排空膀胱，再取平卧位，选用0.3mm×40mm毫针，各穴位常规消毒。关元、中极垂直进针1~1.5寸，针感要求局部有酸胀感并向阴道口放射。三阴交在胫骨内侧后缘靠近胫骨处垂直进针，直刺0.5~1寸，使局部产生麻胀感并向大腿部传导为佳。足三里、阴陵泉垂直进针1~1.5寸，以局部有麻胀感为度。以上诸穴施平补平泻手法，待针感产生后，接上G6805-Ⅱ型电疗仪，选用疏密波，留针30分钟。下腹部加以TDP灯照射。

疗程：每天1次，2次为1个疗程。

**方2**

取穴：中极、水道（双侧）、水分、关元。阳陵泉（双侧）、三阴交（双侧）。

操作：嘱患者排空膀胱，取仰卧位，常规消毒，以适宜型号直刺相关穴位进行辨证，可行提插、捻转的补泻手法，行针至得气后留针，接G6805-I型电疗仪，采用连续波，频率为80Hz，强度以患者能够耐受、针柄轻微颤动为度。留针30分钟。

疗程：每天1次，3天为1个疗程。

### 5.温针疗法

**方1**

取穴：中极。

操作：患者取仰卧位，充分暴露腹部，常规消毒；进针，根据患者的具体情况调整直刺深度，采取提插泻法。得气后，用事先准备好的艾炷放置于针柄上方，点燃艾炷，留针30分钟，待艾炷燃尽后，除去艾灰，按压针孔后慢慢出针；出针后，用消毒棉签按压针孔，以防出血。

疗程：针刺1小时后观察疗效，再决定行第2次针刺。

**方2**

取穴：关元、气海、中极、水道（双侧）、阴陵泉（双侧）和三阴交（双侧）。

操作：局部消毒，以30号1~1.5寸毫针快速飞针进针，采用平补平泻法。入针后于针柄上放置一点燃的艾炷，留针30分钟。

疗程：每天1次，连续治疗2天为1个疗程。

### 6.腕踝针疗法

取穴：双侧踝部穴区的下1区。

操作：患者取舒适卧位，常规消毒所取穴位处皮肤，选用30号1.5寸毫针；医者左手拇、食指绷紧穴位皮肤，右手拇指、食指和中指持针柄，针尖与皮肤呈15°角刺入皮下；然后轻捻针柄，将针体贴着皮肤浅层行进，到达所需深度，针柄自然垂倒并贴近皮肤，用无菌纱布遮盖针孔，以胶布固定，留针1~2小时，其间不运针。

疗程：每天1次，2天为1个疗程。

### 7.穴位注射疗法

**方1**

取穴：三阴交（双侧）。

药物：山莨菪碱注射液（10mg/2mL）。

操作：穴位常规消毒，用5mL注射器吸取药液2mL，注射器与皮肤垂直，快速刺入1.5~2cm，并轻轻提插，待有酸胀感后，把药液注入穴位内，左右穴位各注入1mL。

疗程：每天1次，3天为1个疗程。

**方2**

取穴：膀胱俞。

药物：新斯的明注射液（0.5mg/mL）。

操作：用普通一次性1mL注射器（注射针头用4.5号）吸取新斯的明注射液1mL，于右侧膀胱俞常规消毒后，实施穴位注射，并用无痛快速进针法，将针刺入皮下组织，然后慢慢推进或上下提插；待患者有酸、胀、麻、痛等感觉后，回抽无血液、无脑脊液、无气后，推注药液0.5mL。按同法行左侧膀胱俞穴位注药，推注完毕，轻轻按揉各注药穴位。

疗程：每天1次，2天为1个疗程。

**方3**

取穴：阴陵泉、三阴交；中极、足三里。

药物：新斯的明注射液（0.5mg/mL）、维生素$B_1$注射液、维生素$B_{12}$注射液。

操作：以上4穴分2组注射。常规消毒。取新斯的明注射液0.5mg、维生素$B_1$注射液100mg、维生素$B_{12}$注射液0.5mg的混合液，用穴位注射常规操作法。

疗程：每天2次，5天为1个疗程。

**方4**

取穴：足三里。

药物：新斯的明注射液（0.5mg/mL）。

操作：患者取屈膝卧位，常规消毒。应用5mL注射器抽取0.5mg新斯的明注射液，垂直刺入足三里，进针深度为2~3cm，当患者有麻、酸、胀感后，将药液缓慢推入。

疗程：每天1次，3天为1个疗程。

**8. 腹针疗法**

取穴："引气归原"（中脘、下脘、气海、关元），外陵（双侧）、滑肉门（双侧）、气穴（双侧）、中极。

操作：产妇取平卧位，暴露腹部，用米尺测量，准确定位，根据患者腹壁脂肪、体形胖瘦分别选用0.22mm×25mm和0.22mm×40mm的毫针，常规消毒，对准穴位直刺,"引气归原"深刺,双侧外陵、双侧滑肉门、双侧气穴中刺,中极中刺,不捻转或轻捻转慢提插手法,每次留针30分钟。

疗程:每天1次,3次为1个疗程。

### 9.激光照射疗法

**方1**

取穴:中极、关元。

操作:氦氖激光器或半导体激光器穴位照射,激光波长为632.8~650nm,输出功率为17mW,每穴照射10分钟。

疗程:每天1~2次,2天为1个疗程。

**方2**

取穴:主穴为中极;配穴为关元、三阴交。

操作:采用型号为LHH–500IVB的镓铝砷半导体激光器,左侧通道(A型辐射器)发射波长810nm,输出功率257mW。患者取仰卧位,用激光小头中心部位紧贴主穴、配穴,每个穴位照射3分钟。

疗程:每天1次,5天为1个疗程。

### 10.穴位贴敷疗法

**方1**

取穴:神阙。

药物制备:取生姜20g、葱白20g、豆豉10g,切成碎末,与10g细盐混匀备用。

操作:施用时,将药物填满脐孔及其周围,取10cm×10cm敷料覆盖其上,将温生理盐水袋敷于辅料上,以利于药物成分渗透及吸收,贴敷1~2小时。操作前,详细检查肚脐及其周围皮肤有无破溃或炎症,如有则避免使用。

疗程:贴后1~2小时观察疗效,如尚未解除则行第2次贴敷。

**方2**

取穴:阴交、石门、关元、中极、曲骨。

药物制备:将莱菔子装于布袋中缝扎好后,放置于微波炉中加热至50℃左右备用。

操作:患者取平卧位,双下肢伸直。将布袋横放在脐部至膀胱的穴位上,上下轻轻推按,时间约30分钟。要注意使用刚加温的莱菔子烫熨袋前,应当用手试一试温度,如果烫手,一定要垫上隔热毛巾再使用,以免发生烫伤,待烫熨袋的温度下降后再逐一撤去毛巾。在治疗过程中，注意观察产妇局部皮肤的颜色及感觉，及时做出调整。

疗程：如4小时内不排尿，则放弃本法治疗。

**方3**

取穴：气海、神阙。

①药物制备：莱菔子30g，菟丝子30g，王不留行30g，补骨脂28g，生姜20g，葱白15g，当归12g，川芎9g，桂枝9g。将上述药材研磨成粉末后，加入食盐少许，蒸煮后备用。

操作：施用时，于患者气海、神阙热敷，并且包裹保鲜膜进行固定，热敷时间为30分钟。

疗程：治疗1次，1~2小时内立判疗效。

②药物制备：生半夏15g，大蒜2瓣。二者加水少许，共捣烂为糊状备用。

操作：施用时，敷于脐中及关元，覆盖胶布，用热水袋熨之，至患者觉热气入腹，即有便意。如有灼痛，可撤去热水袋。

疗程：治疗1次，1~2小时内立判疗效。

**11.董氏奇穴疗法**

取穴：三皇穴（天皇副穴、地皇穴及人皇穴）。

操作：患者采取仰卧位，常规消毒，然后选用0.35×50mm一次性毫针，垂直刺入皮肤，进针深度为1~1.5寸，具体深度以得气为准，当刺入得气后，留针30分钟。

疗程：每天1次，5天为1个疗程。

**12.艾灸疗法**

**方1　温和灸**

取穴：关元、中极、气海。

操作：嘱患者分别取仰卧位和侧卧位，暴露所要施灸的穴位，先取中极，后取双侧次髎，点燃2根直径约1cm的艾条并拢后，依次在所取穴位上进行回旋灸、雀啄灸、来回灸等温和灸法，距离皮肤2~3cm，以皮肤能耐受为度，患者自觉小腹及腰骶部有温热的舒适感。每穴灸45分钟。

疗程：每天1次，3次为1个疗程。

**方2　隔药艾盒灸**

取穴：神阙、关元、中极、气海。

操作：患者取仰卧位，常规消毒。将适量肉桂、生姜片（带皮）、黄芪捣成泥状，敷于穴位上，再点燃4根艾条，放入艾灸盒，置于神阙、关元、中极、气海上，灸30~35分钟，及时调整艾条距离，温度以患者能耐受为宜。

疗程：每天1次，1周为1个疗程。

**方3　雷火灸**

取穴：关元、曲骨。

操作：患者取平卧位，点燃雷火灸灸条，艾火与皮肤相距3~5cm，两穴各灸5分钟，灸至肤温增高，以深部肌肉组织柔软、不灼伤皮肤为度。

疗程：灸后1~2小时观察疗效，如尚未解除，则行第2次雷火灸。

**方4　热敏灸**

取穴：肺俞、关元俞、中极。

操作：根据上述穴位出现热敏化的不同，分别进行回旋灸、雀啄灸、往返灸、温和灸四步法操作。先行回旋灸2分钟以温热局部气血，继以雀啄灸2分钟加强敏化，循经往返灸2分钟以激发经气，再施以温和灸发动传感、疏通经络。

①肺俞温和灸：患者自觉有股热感直接向下传导至腰骶部。

②关元俞温和灸：患者自觉有股暖流深透至下腹腔。

③中极温和灸：患者自觉有股暖流深透至下腹腔。每次灸20~30分钟后，传感消失，遂停灸。

疗程：每天1次，2天为1个疗程。

**方5　隔姜灸**

取穴：气海、中极、关元。

操作：分别放置3块厚约2cm的生姜片在穴位上，再将圆锥形艾炷放置在姜片上，每穴灸3壮。

疗程：每天1次，2天为1个疗程。

**方6　隔药饼灸**

取穴：神阙、归来、中极。

药物制备：将附子、肉桂、吴茱萸等研为粉末，按一定比例，配以生姜汁制成药饼备用。

操作：将药饼置于上穴，再在药饼上放置艾炷，点燃施灸，每穴灸3~5壮。

疗程：每天1次，2次为1个疗程。

**【评述】**

（1）针灸治疗本病疗效满意，有的甚至有桴鼓之效。

（2）产妇应积极下床活动、主动排尿，长期卧床容易降低排尿的敏感度，有可能阻碍尿液的排出。顺产的新妈妈可在产后6~8小时坐起来，剖宫产的新妈妈术后24小时可以坐起，但应避免劳作，注意心情舒畅。要注意外阴与清洁洗具，小便频数或失禁者应勤换衣裤、床单，防止邪毒感染。

（3）产妇宜食清淡、易消化的食物，忌食辛辣刺激性之品。

（4）下面介绍几个常用食疗方，供参考。

①鲫鱼1条（约250g），笋肉25g，水发香菇5朵。将笋肉、香菇分别洗净，切片；鲫鱼洗净后，用黄酒、盐、胡椒粉腌渍20分钟，取出置碗内；鱼身中间摆放香菇片，两头列笋片，加黄酒、葱段、生姜片、味精各少许，上屉蒸1.5~2小时，至鱼熟烂，拣去葱、生姜，即可食用。

②益智仁30g，桑螵蛸15g，猪脬1具。前2药洗净，用纱布包好，与洗净的猪脬同放砂锅内炖熟，弃药包，调入盐。食肉饮汤，每天1剂。

③白及、凤凰衣、桑螵蛸各10g，猪脬1个。将猪脬洗净，余药入内，扎口，煮烂服食。

④莴笋250g，海蜇皮150g，芝麻酱30g。将莴苣去皮，切细丝，用盐腌渍20分钟，挤干水分；海蜇皮洗净切丝，用凉水淋冲沥水；两者相合，调入芝麻酱、香油、白糖、盐、味精拌匀，佐餐食。

⑤赤豆陈皮粥：赤小豆30g，陈皮15g，大米100g。将上述诸物加水，如常法煮粥服食。

# 十三、产后大便难

**【概述】**

产后大便不畅，或大便干结，或数日不解，难以解出者，称为"产后大便难"。

产妇发生便秘的原因，主要包括以下几点。

**1. 胃肠道功能下降** 产后1~2周，产妇胃液中盐酸分泌较少，胃肠肌张力和蠕动力均减弱，加上产后身体十分虚弱，需要较长时间卧床休息，运动量大大减少，便使得肠道蠕动十分缓慢，而肠内容物停留于肠内的时间延长，将导致水分过度吸收而发生大便干结、难以排出的情况。

**2.产后腹壁及盆底肌肉松弛** 分娩后，产妇腹壁肌和盆底肌的紧张度降低，使结肠传导功能同时减弱，粪便滞留过多，排便无力，引发大便干结。

**3.体液缺乏** 分娩过程中，产妇均有不同程度的出汗及出血情况，加上哺乳等使产妇体液损耗严重，如补液不充分，就会导致肠道未得滋润，出现大便燥结。

**4.心理因素** 产后产妇情绪也很容易影响排便，如焦虑、紧张或生气等，会使部分产妇发生便秘。加上产后伤口疼痛和用药治疗等，很容易引起产妇心理应激反应，出现抑郁情绪，影响排便规律。若有会阴侧切情况，则产妇会担心会阴切口疼痛而不敢用力排便，久之引发便秘。

**5.饮食因素** 受传统观念影响，新产妇不敢摄入粗纤维食物，导致胃肠蠕动力下降，引起便秘。

现代行剖宫产术的产妇有所增加，相应地，产后大便难的情况也有所增加，这是因为剖宫产不仅受阿片类麻醉药物影响，于神经中枢与肠道之间产生神经活动紊乱，还可能由于腹压骤减、肌肉张力减小，产生排便困难的症状。据统计，剖宫产术后发生便秘的概率远高于脑卒中及骨科手术等仅因长期卧床而引起便秘的概率。相关调查研究显示，剖宫产术后便秘将令产妇出现食欲不振、腹胀、情绪不稳定等多种继发性症状，且长期用力排便，可引发心脑血管不良事件，严重影响产妇康复与新生儿发育过程。

产后大便难出自《金匮要略·妇人产后病脉证并治》。中医认为，其多因产后失血伤津或阴虚火燥，致肠道失于濡润而大便燥结难解；亦可因产后气虚，大肠失于传送而数日不能解便。

【临床表现】

本病特点是分娩后排便困难，一般饮食如常，且无腹痛、呕吐等伴见症状。与其他疾病引起的便秘有别。

【辨证分型】

中医辨证将其分为血虚津燥、气虚失运、伤食腑结3个证型。

**1.血虚津燥型** 证见产后大便干燥，数日不解，面色萎黄，心悸失眠，皮肤不润，腹无胀痛，舌质淡，苔薄，脉细。

**2.气虚失运型** 证见产后大便数日不解，时有便意，临厕无力努责，汗出气短，便后倦怠疲惫，舌质淡，苔薄，脉虚缓。

**3.伤食腑结型** 证见大便不畅或秘结不通，脘腹胀满，口中秽臭，心烦易怒，舌红，苔黄或黄燥，脉弦或弦数。

**【针灸处方】**

**1. 毫针刺法**

**方1 单穴刺法**

取穴：足三里（双侧）。

操作：常规消毒。选用28号1~2寸毫针，针刺穴位得气后，每隔3~5分钟行针1次，用平补平泻手法，留针20分钟。

疗程：每天1次，连续3天为1个疗程。

**方2 辨证取穴法**

取穴：主穴为大肠俞、足三里、天枢。热结者加合谷、曲池；气滞者加中脘、行间；气血虚弱者加脾俞、胃俞。

操作：常规消毒，常规针刺。

疗程：每天1次，连续针刺7天为1个疗程。

**方3 滋阴润燥法**

取穴：血海、丰隆、水道（左侧）、归来（左侧）。

操作：常规消毒。血海直刺1~2寸，施捻转平补平泻法；丰隆直刺1~2寸，施捻转或提插泻法；水道、归来均取左侧，直刺，施提插或呼吸补泻之泻法。以上各穴分别行针1分钟，留针20~30分钟，其间每隔5分钟施行手法1次。

疗程：每天1次，10次为1个疗程。

**方4 标本兼治法**

取穴：支沟、天枢、大巨、阳陵泉、归来、足三里、上巨虚。

操作：常规消毒。针刺1.5~2寸，施平补平泻法，留针30分钟。

疗程：每天1次，每周5次，1周为1个疗程。

**方5 快刺法**

取穴：合谷、足三里、上巨虚、三阴交。

操作：常规消毒。采用28号2寸毫针直刺1~1.5寸，大幅度捻转行针，得气且有针感后即将针拔出；然后用点燃清艾条灸各穴5~10分钟，以局部皮肤红润、产妇感到舒适温热为度。

疗程：产后每隔8小时治疗1次。

**2. 耳针疗法**

取穴：主穴为大肠、直肠、腹、皮质下、内分泌。肠道气滞者加肝、脾、胃、三焦；脾虚气弱者加脾、肺；脾肾阳虚者加脾、肾；阴虚肠燥者加肝、脾、肾。

操作：用耳穴探测仪探测出一侧耳部各穴位的敏感点，用75%酒精常规消毒耳郭，将王不留行籽（用75%酒精浸泡30分钟后晾干）对准穴位，用0.5cm×0.5cm大小的氧化锌橡皮膏贴固定，嘱患者自行以拇、食指循耳前后按压穴位，以产生酸、胀、麻、痛感为准，每天按压5次，每穴3分钟。

疗程：3天后取下，按上述方法按压对侧耳穴，6天为1个疗程。

### 3.穴位贴敷疗法

**方1**

取穴：神阙。

药物制备：大黄10g，黄芪10g。二者共研细末，水调成膏状备用。

操作：患者取仰卧位，先用盐水洗净脐部，再用75%酒精消毒后将药物贴敷在神阙，并用穴位贴敷覆盖。换药时，观察有无皮肤过敏的情况；若患者出现腹泻，则停止贴敷。

疗程：每天换药1次，便通则停药。

**方2**

取穴：大肠俞、中脘、天枢、肾俞。

药物制备：将生大黄10g、厚朴10g、枳实10g、芒硝10g，用打药机磨成细粉，用凡士林调成糊状，做成直径约为2cm的药饼备用。

操作：先消毒脐部及其周围皮肤，将药饼敷在穴位上，覆盖纱布，以胶带固定。每次3~4小时，可根据贴药后的感觉而缩短或延长贴药时间，敷后局部可有蚁走感，或皮肤出现发红、灼热、疼痛时，可提前取下。反之，如贴后皮肤微痒而舒适者，可酌情延长贴药时间。

疗程：产后2小时开始贴敷，每天1次，10天为1个疗程。

**方3**

取穴：神阙。

药物制备：取吴茱萸粉末10g，以白醋调制为糊状，备用。

操作：患者取仰卧位，做好全身保暖工作，仅暴露脐部，以棉签对其外周消毒处理后，将药糊填满脐窝（可高出腹部皮肤2mm左右），顶部覆盖直径达2cm的药糊即可；然后轻轻压实并以贴敷胶布覆盖固定，气温较低时，以40℃左右的暖水袋置于胶带上保温，每天贴敷6小时；嘱咐患者切勿抠挖或沾湿脐部，如有不适，可及时告知护理人员。贴敷时间结束后，方可拆下洗净。

疗程：每天换药1次，7天为1个疗程。

### 4.平衡针疗法

取穴：主穴为痔疮穴（也叫通便穴，取双侧）；配穴为腹痛穴（双侧）。

操作：常规皮肤消毒，选用0.3mm×75mm一次性无菌针灸针。痔疮穴采取双侧取穴，直刺，进针1~1.5寸，以针刺前臂骨间背侧皮神经或前臂背侧皮神经出现针感为宜；采用上下提插法，以局部出现酸、麻、胀感为主，不留针。腹痛穴采取双侧取穴，向足三里方向直刺1~1.5寸，以针刺腓总神经，或腓深神经、腓浅神经后出现针感为宜；上下提插时可捻转滞针，不留针，以局部出现针感为主。

疗程：第1个疗程，每天治疗1次；第2个疗程，隔天治疗1次。10天为1个疗程。

### 5.腹针疗法

取穴：主穴为"引气归原"（中脘、下脘、气海、关元）；配穴为天枢（双侧）、下风湿点（双侧）。

操作：常规皮肤消毒，腧穴选用直径0.2mm×40mm一次性无菌套管毫针迅速刺入皮下，然后缓慢进针到地部，当手下有轻微阻力时停针。在TDP神灯照射下留针30分钟。

疗程：每天1次，6天为1个疗程，疗程间隔3天。

### 6.艾灸疗法

#### 方1 温和灸

取穴：合谷、足三里、神阙。

操作：患者取仰卧位。施灸时，将艾条一端点燃并对准施灸部位，距皮肤2~3cm处进行艾灸，以回旋灸、温和灸施灸，以患者局部有温热感但无灼痛为宜，灸10~15分钟至皮肤出现红晕为宜。

疗程：每天2次，7天为1个疗程。

#### 方2 温灸盒法

取穴：神阙。

操作：患者取仰卧位，暴露脐部，将长3~5cm的艾炷点燃，置入单孔艾灸盒中，置于患者神阙上方，艾灸时不可有明火，以防烫伤，灸10~15分钟，至皮肤出现红晕为宜。

疗程：每天2次，7天为1个疗程。

**方2 艾炷灸法**

取穴："通便穴"（以本人手指为测量标准，取耻骨联合上2横指左右旁开3横指之交点的2个穴位）。

操作：选底部直径1cm、炷高1.5~2cm的圆锥状艾炷。患者取仰卧位，暴露应灸穴位，将艾炷置于左右两侧穴位上，点燃艾炷顶端；待艾炷燃至患者自感发烫时，即用镊子取下，放入盛水的弯盘中熄灭，再换另一枚继续点燃，左右各燃7炷。

疗程：每天1次，连续3天为1个疗程。

**方3 隔附子饼灸**

取穴：中髎、下髎、大肠俞、肾俞、脾俞、百会、承山。

药物制备：将10g附子研磨成末状，加入黄酒5mL调制成糊状，再用模具制成直径3cm、厚0.8cm的饼状药膏，在药饼中间用无菌针刺10个小孔备用。

操作：患者取仰卧位，把附子饼放于选取的穴位上，将底面直径2cm、高1cm的约2g圆锥状艾炷放于附子饼上施灸，每次2~4穴，每穴3壮，以患者皮肤发红，但未起疱为宜。

疗程：每天1次，5次为1个疗程。

【评述】

（1）针灸治疗产后大便难有较好疗效，是一种对母子健康均无副作用的治疗方法。

（2）本病重在预防，本节介绍的一些针刺方法，产后2小时后即可应用。为防止本病发生，产后应早期起床活动，有助于肠道尽早恢复蠕动，同时要养成每天定时排便的习惯。要多饮水，每天进水量不少于2000mL。上厕时用两食指按压迎香穴，以促大便排出。

（3）便秘产妇的精神应激水平升高，可通过大脑皮质影响下丘脑和自主神经系统而加重便秘，因此，消除心理障碍是治疗便秘的关键之一。产褥期作为一个特殊时期，产妇体内孕激素水平急剧下降，加上新生命的到来，会使产妇出现种种不适，因此，应学会转变角色，调整心态。要给产妇提供良好的排便环境，如保持居室干净整洁、空气清新，排便时为其营造一个相对私密的空间。

（4）调整饮食习惯：应摒弃不科学的传统饮食方法，合理搭配饮食，在保证蛋白及热量供应的同时，多吃蔬菜水果及增加饮食中纤维素的含量，因纤维素可明显加速胃肠道蠕动，从而改善便秘。含纤维素多的食物有谷类、杂粮、蔬菜的茎和叶（如青菜、菠菜等）。忌浓茶、咖啡及辛辣、刺激、油腻、易产气之品。

（5）下面介绍几个食疗方，供参考。

①杏仁当归炖猪肺：杏仁15g，当归15g，猪肺250g。将猪肺洗净、切片，在沸水中氽后捞起，与杏仁、当归同放入砂锅内，加清水适量煮汤，煮熟后调味即可。每天1次。

②柏仁芝麻粥：柏子仁10g，芝麻15g，大米50g。将芝麻炒香研末备用，将柏子仁水煎取汁，加大米煮为稀粥，待熟后调入芝麻，再煮一二沸即可。每天1剂。

③苏子火麻仁粳米粥：苏子10g，火麻仁15g，粳米50~100g。苏子、火麻仁捣烂，加水煎后滤取汁液，与粳米同煮粥。任意服。

④决明炖茄子：决明子10g，茄子2个。将决明子加水煎煮，取汁备用；茄子加油炒后，倒入药汁及适量佐料，炖熟食之。

⑤杏仁芝麻糖：甜杏仁60g，黑芝麻500g，白糖250g，蜂蜜250g。甜杏仁打碎成泥；黑芝麻淘洗干净，倒入铁锅内；用小火炒至水气散尽、芝麻发出响声时立即盛碗，稍凉后，研碎。将杏仁泥、黑芝麻、白糖、蜂蜜倒入大瓷盆内，拌匀；瓷盆加盖，隔水蒸2小时，离火。每天服2次，每次1匙。

# 十四、产后泄泻

## 【概述】

产后大便次数增多，粪便稀溏，甚或泻下如水样者，称"产后泄泻"。产褥期产妇脏腑本虚，脾运未复，如饮食失节或感受寒湿、湿热之邪，均可使脾胃受困，水谷下走肠道而发泄泻。也可由素体脾肾虚弱，产劳伤气，运化不健，或脾虚久结伤肾，火不生土所致。

本病病因，一是伤食，产后饮食失节，生冷不慎，重伤脾胃，水谷相杂而下。二是寒湿，脾喜燥恶湿，寒湿内盛，脾肾运化功能受损，肠道分清泌浊功能失调。三是湿热，产后脾运未复，夏秋受邪，暑湿蕴结化热，湿热下注肠道。四是脾虚，产妇素体脾虚或产前泄泻未愈，复因产劳伤气，运化不健而致；五是肾虚，产妇素体肾虚，产后肾阳更虚，或脾虚久结伤肾，命门火衰，不能暖土。

## 【临床表现】

根据泄泻发生于产褥期进行诊断，需做大便常规检查，当与细菌性痢疾或急性肝炎发病前泄泻相鉴别。

**【辨证分型】**

中医将其分为伤食、寒湿、湿热、脾虚、肾虚5个证型。

**1.伤食型** 证见产后大便次数增多，粪便臭秽，腹痛即泻，泻后痛减，脘腹痞满，嗳腐不食，苔垢腻，脉滑数。

**2.寒湿型** 证见产后腹痛，肠鸣泄泻，纳少胸闷，倦怠乏力，苔白腻，脉濡细。

**3.湿热型** 证见产后大便频下，腹痛即泻，便稀臭黄，肛门灼热，心烦口渴，小便短赤；苔薄、厚腻，脉数。

**4.脾虚型** 证见产后大便次数增多，时溏时干，脘腹满胀，纳谷不佳，神疲倦怠，舌淡，苔薄白，脉缓弱。

**5.肾虚型** 证见产后泄泻，脐下作痛，泻后痛减，完谷不化，腹部畏寒，肢冷，舌淡，苔白，脉沉迟而细。

**【针灸处方】**

**1.毫针刺法**

**方1　伤食泻**

取穴：足三里、胃俞、大肠俞、中脘。

操作：常规消毒。采用0.3mm×50mm一次性毫针直刺，足三里针刺1.5~2寸，行提插捻转补法，针后针柄套2cm长的艾条加灸；余穴刺入1.2~1.5寸，行捻转泻法。留针30分钟，每10分钟行针1次。

疗程：每天1次，5次为1个疗程。

**方2　寒湿泻**

取穴：天枢、气海、中脘、大肠俞、神阙。

操作：常规消毒。用0.25mm×40mm一次性毫针直刺，行捻转泻法，留针30分钟，每10分钟行针1次。神阙不针，行温和灸20~30分钟，以皮肤潮红、有温热感为度。

疗程：每天1次，5次为1个疗程。

**方3　湿热泻**

取穴：下脘、合谷、内庭。

操作：常规消毒。下脘、合谷用0.25mm×40mm一次性毫针直刺1.2~1.5寸，行捻转泻法，强刺激，不留针。内庭点刺出血5~7滴。

疗程：每天1次，5次为1个疗程。

### 方4 脾虚泻

取穴：足三里、脾俞、大肠俞、关元、公孙。

操作：常规消毒。用0.25mm×40mm一次性毫针，直刺1~1.5寸，行捻转补法，留针30分钟，每10分钟行针1次。足三里、脾俞针后加灸。

疗程：每天1次，5次为1个疗程。

### 方5 肾虚泻

取穴：命门、关元、百会、肾俞、脾俞、太溪。

操作：常规消毒。用0.25mm×40mm一次性毫针，直刺1~1.5寸，行捻转补法。关元、百会针后加灸。

疗程：每天1次，5次为1个疗程。

### 2.耳针疗法

取穴：直肠、大肠、神门、枕、内分泌、脾、交感。

操作：常规消毒。用32号0.5寸毫针刺入，深度以刺入耳郭软骨但不透过对侧皮肤为度，捻转刺激至有局部疼痛，留针30分钟。

疗程：每天1~2次，3~5天为1个疗程。

### 3.头皮针疗法

取穴：额旁2线（双侧）、顶中线、额顶线（中1/3）。肾虚加额旁3线（双侧）。

操作：常规消毒。用0.25mm×40mm一次性针灸针，额区治疗线针尖方向自上朝下，快速破皮后进针1寸；额旁2线行抽提法；额旁3线行添气法，并配合腹部按摩和提肛动作。顶中线由前顶向百会，快速破皮后行添气补法，可加温灸，并配合提肛动作。额顶线施平补平泻法，同样配合导引。

疗程：每天1次，3次为1个疗程。

### 4.腹针疗法

取穴："引气归原"（中脘、下脘、气海、关元）、滑肉门、外陵、大横、梁门（均为双侧）。

操作：常规消毒，选用0.25mm×40mm一次性毫针，中刺，先浅后深，只捻转、不提插，施行候气、行气、催气手法，留针30分钟。

疗程：每天1次，6次为1个疗程。

### 5.激光穴位照射疗法

取穴：神阙、天枢、足三里、阴陵泉。

操作：用氦氖激光器照射，波长为632.8~650nm，输出功率10~15mW，光斑直径1mm，每次照射2~3穴，每穴10分钟。

疗程：每天1次，7~10天为1个疗程。

### 6.刺络疗法

取穴：隐白、内庭、大肠俞（均为双侧）。湿热重加三阴交（双侧）。

操作：常规消毒。用三棱针或粗毫针点刺出血5~7滴。三阴交出血数滴；大肠俞点刺数针，加拔火罐出血1~2mL。

疗程：隔天1次，3次为1个疗程。

### 7.皮内针疗法

取穴：内庭（双侧）、天枢（双侧）、中脘、关元。

操作：常规消毒，用无菌撳针嵌入以上穴位。

疗程：每天1次，5次为1个疗程。

### 8.艾灸疗法

**方1 温和灸**

取穴：关元、足三里、脾俞、大肠俞。

操作：点燃艾条，先施雀啄灸，后施回旋灸，每穴灸20分钟。

疗程：每天1次，5次1个疗程。

**方2 隔盐灸**

取穴：神阙、关元。

操作：患者取仰卧位，用精盐分别填置神阙、关元，高度为高于皮肤2mm，直径大于艾炷底面，上置鸡蛋大小的圆锥形艾炷，点燃施灸，待感到热时，另换艾炷，每穴灸8壮。

疗程：每天1次，2次1个疗程。

**方3 隔姜灸**

取穴：神阙、关元。

操作：天枢、足三里、上巨虚。肛门灼热加内庭，大便恶臭加中脘，肾虚加肾俞、命门。隔姜灸法，每穴5~7壮。

疗程：每天1~2次，3~7天为1个疗程。

【评述】

（1）本病多因产褥期间伤食或感受寒湿、湿热之邪，导致脾胃运化失司，食滞湿浊内蕴，脾失健运，传化功能失常所致。通过针灸健脾化食，温中散寒，清热解毒化湿，可以达到止泻的目的，从而取得较好疗效。

（2）本病的产后调摄甚为重要。产妇当起居有常，适时调整衣食，不可穿着过多而致体液丢失过多，亦不可穿着太少而遭外邪侵袭。天气剧烈变化时，产妇尤应注意及时增减衣服。夏天不可过于贪凉，秋冬注意保暖。适当进行体育锻炼，增强体质。保证充足睡眠，恢复身体功能，提高免疫力。避风冷、暑热，防止受邪。

（3）患者尤应注意饮食卫生，饮食不洁易导致胃肠感染，加重本病。忌食过于寒凉、生冷、肥甘、厚腻、煎炒、辛燥的食物，以免重伤脾胃。饮食宜清淡、易消化，饮食定时，进食有营养而易消化之品，慢慢恢复胃肠功能。过度进食不利于脾胃功能的恢复，使得水谷精微伴随糟粕一同排出。脾虚食滞导致的泄泻，表现为大便溏泻，饮食不化，稍进油腻之物，则大便次数增多，故平时可选用食用扁豆、山楂、大枣、粳米、栗子、莲子、山药、薏苡仁、赤小豆等健脾消食的食物。

（4）下面介绍几个食疗方，供参考。

①黄酒500g，煮沸，加红糖200g，煮2~3分钟，1次服完。

②黑豆浆：黑豆30g，洗净后放入电磨中磨取豆浆300mL。将鲜黑豆浆放入锅中开大火煮沸，加入少许红糖调味，即可食用。适用于命门火衰型产后泄泻。

③健脾八宝粥：大枣10枚，山药10g，薏苡仁15g，白扁豆15g，莲子肉15g，赤小豆15g，糯米150g，白糖20g。大枣、山药、薏苡仁、白扁豆、莲子肉、赤小豆洗净后，加水浸泡2小时，放入锅中，用小火煮1小时；再加入淘洗干净的糯米，加水煮成稀粥，调入白糖即可食用。适用于脾虚型产后泄泻。

④猪肝适量，茯苓15g、白术15g、桔梗10g、通草10g、车前子10g（布包）。将上药和猪肝放在一起煮熟，吃肝喝汤。

⑤扁豆花30g，鸡蛋2个，盐少许。将鸡蛋打入碗中，与扁豆花拌匀，用油煎炒，撒盐少许即可。每天1剂，分2次服用。

## 十五、产后身痛

### 【概述】

产后身痛是指产妇在产褥期内，出现肢体或关节酸楚、疼痛、麻木、重着者，又称"产后遍身疼痛""产后关节痛""产后痹证""产后痛风"，俗称"产后风"。

西医学中的产后身痛是孕妇在妊娠期及分娩时因骨盆各关节活动及松弛引起耻骨联合与髋关节轻度分离，从而导致产后全身肢体关节不适。其本质是，因机体变态反应而引发的一种非急性的关节及软组织病证。产褥期中，因风湿、类风湿引起的关节痛、产后坐骨神经痛、多发性肌炎、产后血栓性静脉炎出现类似症状者，可与本病互参。若不及时治疗，部分患者可导致痿痹残疾。

产后身痛首见于宋代《当归堂医丛·产育宝庆集方》的"产后遍身疼痛"。并指出本病的病因为气弱血滞。中医认为，本病发生于产后，属产后病范畴。其发病机制，主要是由于产后分娩失血，百脉空虚，经脉失养，或风寒湿邪乘虚而入，稽留关节、经络所致。产后身痛的发生，与产褥期的生理密切相关，产后气血虚弱，或产后发热后虚损未复，四肢百骸及经脉失养或产后气血不足，元气亏损，风、寒、湿邪乘虚而入侵机体，使气血凝滞，经络阻滞或经络失养；或产时耗伤肾气，皆可致产后身痛。常见病因有血虚、风寒、血瘀、肾虚。

【临床表现】

临床主要表现为产褥期出现肢体关节酸楚、疼痛、麻木、重着、畏寒恶风，关节活动不利，甚者关节肿胀。本病多突发，常见于冬春严寒季节分娩者。本病当与痹证、痿证相鉴别，重点是本病只发生于产褥期。

【辨证分型】

中医将其分为血虚、肾虚、血瘀和感受风寒4个证型。

1.**血虚型**　证见产后通身关节疼痛，肢体酸楚、麻木，面色萎黄，肌肤不泽，头晕心悸，气短懒言，舌淡红，脉细无力。

2.**肾虚型**　证见产后腰脊酸痛，腿膝乏力，或足跟疼痛，舌淡红，苔薄，脉沉细。

3.**血瘀型**　证见产后遍身关节酸痛或疼痛较剧，关节屈伸不利，恶露下行不畅，下腹疼痛拒按，舌紫，脉弦。

4.**感受风寒型**　证见产后肢体关节疼痛，屈伸不利，或痛无定处，或冷痛剧烈，宛如针刺，得热则舒，或关节肿胀、麻木、重着，伴恶寒怕风，舌淡，苔薄白，脉濡细。

【针灸处方】

1.**毫针刺法**

**方1　辨证取穴法**

取穴：主穴为大椎、风池、膈俞、脾俞、肾俞、命门、足三里、三阴交、太溪。手足关节疼痛配八风、八邪、合谷、太冲；颈肩部疼痛配颈夹脊、肩三针；腰腿痛配腰夹脊穴、环跳、委中、昆仑；肘膝关节痛配曲池、手三里、鹤顶、犊鼻、内膝眼、阴陵泉、阳陵泉。

操作：用0.5%的活力碘对施术部位进行常规消毒，使用直径0.35mm、长40mm的针灸针进行针刺。膈俞、脾俞、肾俞3穴沿脊柱方向斜刺，进针0.5~0.8寸；风池穴向鼻尖方向斜刺0.8~1.2寸；余穴行普通针刺法。每次治疗时间控制在30分钟左右。

疗程：每天1次，7天为1个疗程，疗程间隔1天。

**方2　产后身痛合并颈椎病**

取穴：主穴为双侧颈百劳；配穴为肩髃、臂臑、曲池、手三里、足三里。

操作：常规消毒，用0.3mm×75mm一次性无菌针灸针，对患者上述主穴进行针刺，针刺深度为2~3寸，得气后，将针体退出2~3mm。行针时应保持动作轻巧，以避免伤及患者神经。使用规格为0.3mm×40mm的一次性无菌针灸针对患者的配穴进行浅刺，行捻转补法，使其皮下有温热感，以疏散其皮下风寒之邪。

疗程：每天1次，10次为1个疗程。

**方3　产后腰痛**

取穴：主穴为腰眼（双侧）、肾俞（双侧）、阿是穴、委中（双侧）。寒湿明显者加腰阳关；肾虚者加命门；兼有瘀血者加三阴交（双侧）。

操作：常规消毒。用0.3mm×50mm一次性无菌针灸针，针刺深度为1.5~2寸，肾俞施捻转补法，三阴交施捻转泻法，余穴施平补平泻法，留针30分钟，腰阳关、肾俞可针柄加灸。

疗程：隔天1次，10次为1个疗程。

**方4　热补针法**

取穴：主穴为关元、足三里、风市、合谷。疼痛部位局部选取3~5个阿是穴；寒湿凝滞加阴陵泉、中脘穴；气血亏虚加血海、三阴交穴；瘀血阻滞加地机、太冲穴。

操作：患者取仰卧位，穴区皮肤常规消毒，用0.3mm×（25~50）mm无菌针灸针，针刺深度因人而异，以针刺后患者有得气感为度。得气后，主穴采用热补针法，其余配穴均采用平补平泻针法。热补针法的具体操作为，医者左手食指或拇指紧按针穴，右手将针刺入穴内，候气；待患者出现酸、麻、胀的感觉后，左手加重压力，右手拇指向前连续捻按3~5次，使针下沉紧，针尖应着有感应的部位，连续重插轻提3~5次，右手拇指再向前连续捻按3~5次，针尖顶着产生感应的部位守气，使针下继续沉紧，至患者局部产生热感为度。留针30分钟后，将针缓慢拔出，急闭穴孔。

疗程：每天1次，5次为1个疗程，疗程间隔休息2天。

### 方5 通经纳子法

取穴：主穴为华佗夹脊穴。结合子午流注中的纳子法开取申时所生经的井穴至阴。后背、肩颈疼痛，华佗夹脊穴加背俞穴；掌指关节疼痛，加八邪、阿是穴；腰腿疼痛，加腰夹脊、环跳、八髎、风市、中渎及腰部与臀部的肌肉筋节点；膝关节疼痛，加犊鼻；足部与踝部疼痛，加承山、承筋、昆仑。

操作：常规消毒皮肤，均用平补平泻手法，随症配穴，按虚补实泻的原则施术，得气后留针30分钟。针刺中如患者睡着了，则延时10分钟。

疗程：每天1次，7天为1个疗程。

### 2.耳针疗法

取穴：脾、肾、肾上腺、神门、皮质下。兼血虚型加心、肝；兼风寒型加风溪；兼湿热型加耳尖、三焦；兼肾虚型加膀胱；血瘀型加子宫。

操作：选准耳穴后，常规消毒，用8mm×8mm的胶布将王不留行籽固定于所贴耳穴上，嘱患者每天自行按压所贴耳穴2~3次，每次每穴按压200下，按压力量以患者能忍受为宜，并嘱患者注意保暖。

疗程：每周更换1次，5次为1个疗程。

### 3.温针疗法

#### 方1

取穴：上肢取曲池，下肢取足三里、血海，颈背部取大椎，腰臀部取命门、环跳。

操作：常规消毒。常规直刺，深度为30mm，得气后，将1.5cm长的艾段插在针柄上，点燃施灸，以局部温热为度，待艾段烧完除去灰烬。插艾段时，手持针柄下段，不要使毫针移动，防止针体深入；插好后将艾段捏紧，以防脱落。在贴近皮肤处，用厚纸板隔垫，以防灼伤，在艾段垂直下方放置防灼物，防止未燃尽的艾灰掉落，引起烫伤；艾炷完全燃尽，待毫针完全冷却后再出针，以防烫伤。每次连续灸3壮。每次治疗30分钟，治疗后休息30分钟，待身体无汗后，方可离开。

疗程：每天1次，10次为1个疗程，连续治疗5次，休息2天。

**方2**

取穴：主穴为膈俞、肝俞、脾俞、肾俞。上肢疼痛加肩髃、合谷、曲池；下肢疼痛加足三里、委中、昆仑；颈肩、背部疼痛加风池、天宗、大椎；腰骶、臀部疼痛加命门、环跳、秩边穴。

操作：常规消毒。采用捻转补法，将针头从背俞四穴向疼痛部位的穴位斜刺，深度为30mm，施平补平泻法，得气后将针留置于体内30分钟；在背俞穴部位放置温灸盒，选取肢体疼痛侧的阳明经穴进行温针灸，将2cm艾段置于针柄，点燃后进行针灸，以局部温热为度，其后将艾段灰烬清除即可。如患者有多部位疼痛，则每次可选取1~2个部位进行针灸治疗，各部位更换治疗。

疗程：每周5次，4周为1个疗程。

**4.头皮针疗法**

取穴：顶中线、顶颞后斜线（双侧）、枕上枕中线、枕上旁线（双侧）。

操作：常规消毒。用0.25mm×40mm一次性毫针快速进针，针尖方向为，顶中线前顶至百会；顶颞后斜线百会至曲鬓上1/3一针、中1/3一针；枕区线从上至下，均针进1寸，行抽提法，即用爆发力向外速提3次，每次最多提出1分许，再缓插至1寸，如此抽提10遍。同时配合导引，抽提顶中线时，全身放松，意守丹田，活动全身；抽提一侧顶颞后斜线上1/3时，按摩、活动对侧下肢疼痛部位；抽提一侧顶颞后斜线中1/3时，按摩、活动对侧上肢疼痛部位；抽提枕上正中线时，按摩和活动疼痛的腰部；抽提一侧枕上旁线时，按摩对侧腰疼痛部位。留针2~8小时，留针期间行针3~5次。

疗程：隔天1次，7次为1个疗程。

**5.穴位注射疗法**

**方1**

取穴：足三里、风市、环跳。

药物：复方当归注射液或维生素$B_1$注射液。

操作：常规消毒。用复方当归注射液或维生素$B_1$注射液，每穴注射0.5mL。

疗程：每天1次，10次为1个疗程。

**方2**

取穴：气海、关元、足三里（双侧）、太溪（双侧）、脾俞（双侧）、肾俞（双侧）。

药物：黄芪注射液、鹿茸精注射液。

操作：常规消毒。取黄芪注射液10mL和鹿茸精注射液2mL混合液共12mL，刺入穴位至得气后，回抽无血，除足三里注射2mL外，其他穴位各注射1mL。

疗程：每天1次，10次为1个疗程，经期停用，疗程间隔7天。

### 6.圆利针疗法

取穴：华佗夹脊穴。后背、肩颈疼痛，加背俞穴；手指关节疼痛，加八邪、阿是穴；腰腿疼痛，加腰夹脊、环跳、八髎、风市、中渎及腰部与臀部的肌肉筋节点；膝关节疼痛，加犊鼻；足部与踝部，加承山、承筋、昆仑。

操作：患者取仰卧位，针刺部位常规消毒，背部穴位选用0.8mm×75mm圆利针，四肢穴位用0.5mm×50mm圆利针，长度为50mm、75mm、100mm不一，针刺手法近似"合谷刺"的扇形斜刺法，经皮深刺进针，针身穿过肌肉或肌腱韧带上的附着点，使针尖到达深层肌肉病灶部位，对针刺点进行有效刺激是关键。不提插捻转，不强调得气，不留针。

疗程：每天1次，7天为1个疗程。

### 7.穴位贴敷疗法

取穴：

第1组：肺俞、至阳、膈俞、肾俞、足三里。

第2组：外关、气海、关元、血海、足三里。

药物制备：取延胡索、细辛、麻黄各4份，甘遂、白芥子各2份，冰片、樟脑各1份。上药共研细末，使用当天用生姜汁调成膏状，捏成直径1cm、厚0.3cm的贴片。

操作：施用时，取用防过敏胶布，将贴片固定于单组穴位4~6小时。

疗程：每隔7天贴敷1次，2组穴位交替使用2次。

注：本法最宜三伏天施用。

### 8.火针疗法

取穴：主穴为中脘、关元、足三里、命门。肩关节取肩髃、肩髎、臑俞；肘关节取曲池、外关、天井、尺泽；腕关节取阳池、外关、阳溪、腕骨；膝关节取梁丘、犊鼻、膝阳关、阳陵泉；踝关节取申脉、照海、丘墟、解溪、昆仑；脊背取大椎、身柱、腰阳关。

操作：患者取舒适体位，充分暴露病变部位，常规消毒，然后用中粗火针在酒精灯上烧红至白亮时，对准穴位和疼痛部位快速点刺，疾入疾出，针刺深度视病变部位不同而深浅不一，一般深8~13mm。出针后，用消毒干棉球按压针孔片刻。可加拔火罐，留罐15分钟。针后嘱患者48小时内勿沾水，避免感染。如局部微红或高于皮肤，为火针治疗后的正常反应，2天后可自行消退。

疗程：隔天1次，10次为1个疗程。

**9.毫火针疗法**

取穴：主穴为取3~5个压痛最明显的华佗夹脊穴，并在疼痛局部选取3~5个阿是穴。血虚型加血海、三阴交；风寒型加阴陵泉、合谷和风门。

操作：所有穴位常规消毒，医者右手持0.35mm×25mm毫针，左手持止血钳夹紧95%酒精棉球（捏干），点燃酒精棉球，使火焰靠近针刺部位5~10cm，使毫针在酒精灯上烧红针尖后，快速点刺上述穴位各2~3针，深度为0.2~0.5寸；最后用酒精棉球轻轻按压针孔片刻，针孔易感染者可覆盖创可贴。

疗程：隔天1次，7次为1个疗程，疗程间隔休息2天。

**10.走罐疗法**

取穴：双侧膀胱经。

操作：患者取俯卧位，从颈部到腰骶全部暴露，将活络油均匀地涂在上面，用4号平口玻璃火罐，采用闪火法使罐吸附在背后，沿着背部双侧膀胱经循行线路上下游走3~5遍，严重者皮肤可出现紫黑色小米粒至绿豆大结节。起罐后，用消毒棉球擦干净患部。嘱患者不要着风，24小时内不能洗澡。

疗程：每周1次，3次为1个疗程。

**11.拔罐疗法**

取穴：肩髃、曲池、合谷、阴陵泉、足三里、三阴交、关元、肝俞、脾俞、肾俞及阿是穴。

操作：穴位常规消毒。每次选取5~6个穴位，用0.35mm×5mm毫针针刺，以虚证为主者行补法，余用平补平泻法。在直刺针处针至得气后，直接用闪火法将罐扣吸其上。斜刺针处施用手法，得气后拔针，然后用闪火法拔罐，留罐20分钟。

疗程：隔天1次，每次1罐，10天为1个疗程。

**12.艾灸疗法**

**方1　任脉铺灸法**

取穴：上脘、中脘、建里、下脘、水分、神阙、阴交、气海、石门、关元（以任脉穴位为主）。

操作：患者取仰卧位，双下肢自然屈曲放于床面，使腹部肌肉保持放松，充分暴露腹部任脉穴位，常规消毒。将8cm×40cm大小的纱布条纵向平铺于剑突至脐下3寸以下，以充分覆盖中脘至关元的任脉穴位；在纱布上横向均匀地平铺1层长5~6cm、厚度约0.5cm的新鲜生姜丝，再在生姜丝上平铺一层厚度控制在1cm左右的5年蕲春陈艾绒；用点燃的线香将艾绒引燃，待其将要燃尽时，再平铺1层同等厚度的艾绒，如此反复，平铺3次。如若患者自觉发烫难忍，可在上下两头轻轻提起纱布，在皮肤上轻轻平移，以降低温度。每次施灸40~50分钟。

疗程：隔天1次，7次为1个疗程。

**方2　督脉铺灸法**

取穴：督脉从大椎至腰俞。

操作：取独头蒜500g，去皮，捣成蒜泥。大椎至腰俞常规消毒。在其上铺敷蒜泥一层，厚约2cm、宽3cm，周围用棉皮纸封固，防止蒜泥流散；然后把艾炷（直径约1.5cm）按每个椎间隙逐个放置于蒜泥上，由大椎至腰俞点火施灸，让艾炷自然燃尽，勿吹其火。一般以每处5~6壮为宜。灸后以温开水渗湿棉皮纸周围，移去蒜泥，用湿热毛巾轻轻揩净。因蒜泥和火热的刺激，脊背部多起水疱，可用消毒针刺破水疱，再用药棉或纱布揩干，从灸后第2天开始，每隔2天用消毒针刺破水疱，再用艾条在局部行雀啄灸，以利于消毒及促进结痂，直至水疱处干燥。

疗程：20天治疗1次，2次为1个疗程。

注：若用生姜泥代替蒜泥，不易起疱。

**方3　隔药铺灸法**

取穴：督脉从大椎至腰俞。

药物制备：

①督灸粉：附子、桂枝、桑枝、透骨草、川乌、醋延胡索各30g，乳香、没药各20g，全蝎15g，冰片3g。共研末备用。

②风湿散：防风、川乌、细辛、川芎、羌活、独活、桂枝、地龙各30g，松节、乳香、没药各20g，伸筋草50g，全蝎15g，冰片3g。共为细末备用。

③姜蒜泥：新鲜生姜500g、大蒜250g。二者洗净，切丁，用粉碎机打碎为泥备用。

操作：患者裸背俯卧于治疗床上，取大椎至腰俞的督脉端，医者用拇指指甲沿脊柱（督脉）凸处按压出"十"字痕迹，用75%酒精棉球自上而下地沿"十"字痕迹常规消毒3遍后，涂抹姜蒜汁。沿脊柱凸部"十"字痕迹撒上督灸粉，外感风寒型者用风湿散，呈线条状。将桑皮纸覆盖在药粉上面，把姜蒜泥牢固地铺在桑皮纸中央，压实，要求泥底宽3cm、高2.5cm。在姜蒜泥上按顺序放置数个三棱锥形艾炷，首尾紧密相连。点燃艾炷的上、中、下3处，燃毕换下一炷，共灸3炷，任其自燃自灭。灸后3~6小时，施灸部位起水疱，24小时后刺破水疱，让其自然结痂脱落即可。

疗程：1周1次，4次为1个疗程。

**方4　火龙灸法**

取穴：督脉、背部双侧膀胱经。

制备：火龙液，即艾叶30g，熟地黄20g，巴戟天10g，淫羊藿15g，枸杞子10g，何首乌20g，肉桂10g，延胡索20g，花椒10g，红花10g，生姜20g，制附片30g，赤芍10g，锁阳10g，当归15g，菟丝子10g，桃仁10g等煎汁。

操作：取火龙液适量，外敷3层薄纱布，纱布长短以覆盖整个脊柱及两侧足太阳膀胱经为主，之后在纱布外敷3层温湿的毛巾，毛巾外给整条脊柱范围滴上95%酒精，用火点燃，等患者感到热度难以忍受时，用温湿毛巾把火苗熄灭。操作过程中，注意防止背部皮肤烧灼伤，操作一般以10~15次为主，治疗时间持续30分钟，使脊柱和背部皮肤潮红温热而不烫伤为度。

疗程：每天1次，10天为1个疗程，经期禁用。1个疗程无效者，休息7天后继续第2个疗程。

**方5　悬灸法**

取穴：风门、脾俞、肾俞、足三里（均为双侧）。

操作：艾条点燃，对准穴位，距皮肤3~5cm，行温和灸，每穴5分钟（含双侧），以皮肤红润为度。

疗程：每天1次，7次为1个疗程。

**方6　麦粒灸**

取穴：主穴为大椎、命门，双侧肺俞、膈俞、肝俞、脾俞、肾俞。颈部痛甚者加颈夹脊；肩关节痛甚者加肩髃、肩髎、肩贞；肘关节痛甚者加手三里、曲池、肘髎；腕关节痛甚者加阳池、阳溪、外关、合谷；掌指关节痛甚者加八邪；髋关节痛甚者加居髎、环跳；膝关节痛甚者加血海、梁丘、阴陵泉、足三里；踝关节痛甚者加太溪、昆仑、解溪；跖趾关节痛甚者加八风。

操作：用湿润烫伤膏涂抹待灸穴位，取约10g艾绒捏成麦粒状艾炷（两头尖、中间粗），直接放于穴位上，用线香点燃，待患者疼痛时，移除灸壮，每穴每次灸5壮，灸毕，再涂上湿润烫伤膏，以皮肤表面不起疱为度。

疗程：每天1次，10次为1个疗程。

**方7　隔姜灸法**

取穴：肾俞、脾俞、足三里、阿是穴。

操作：在薄生姜片中间穿刺数孔，将艾炷放于姜片上，置于两侧肾俞、脾俞、足三里及局部阿是穴上，行隔姜灸，灸完6~9壮，使皮肤红润而不起疱为度。

疗程：每天1次，2周为1个疗程。

**方8　灸架灸法**

取穴：主穴为脾俞、肾俞、膈俞、肝俞、三阴交、足三里、关元。手足关节疼痛者加内庭、太冲、中渚、合谷、后溪、申脉；肘膝关节疼痛者加曲池、手三里、犊鼻、血海、梁丘、委中等；颈肩关节疼痛者加大杼、风池、风府；腰髋关节疼痛者加腰阳关、命门。

操作：根据患者病情，选取卧位或坐位，采用灸架灸法治疗；将1/4根艾条点燃后，插入灸架的顶孔内，对准体表穴位施灸，并用灸架两端的系带固定于体表，施灸完毕将剩余艾条插入灭火管使之熄灭。

疗程：每天1次，15天为1个疗程。

**方9　无极保养灸**

取穴：选择中脘、足三里、曲池固护中焦；选择百会、膏肓、肺俞调养上焦；选择气海、关元、水道、中极调养下焦。

操作：行麦粒灸，每穴1壮。

疗程：每周2次，6次为1个疗程。

**方10　天灸法**

取穴：主穴为肾俞、脾俞、足三里。血虚型配血海、三阴交、阿是穴；风寒型配外关、大椎、阿是穴；血瘀型配血海、膈俞、阿是穴；肾虚型配太溪、阴谷、阿是穴。

天灸药物：延胡索、细辛、威灵仙、透骨草、白芥子、艾叶，将上述药物按重量比例3∶1∶3∶2∶1∶3打粉，以生姜汁调成膏状，制成1cm×1cm×0.3cm大小的药饼备用。

操作：贴敷穴位，1小时后揭开。

疗程：10天1次，3~4次为1个疗程。

注：本法最宜三伏天使用，即头伏、中伏、末伏各灸1次。若某伏有20天，则灸2次。

**方11　隔药百会灸**

取穴：四神聪、百会。

药物制备：通窍活血汤，即炒桃仁、红花、当归、赤芍、熟地黄、党参、白芷各15g，黄芪30g，白芍20g，川芎、桑叶、肉桂各10g，土鳖虫12g，薄荷、冰片各6g。上方共为细末，过80目筛，用温开水调和，制成约长10cm、直径1.5cm的面圈，备用。

操作：患者取舒适坐位，对穴位进行常规消毒，选用30号1.5寸毫针，与皮肤呈15°角快速刺入四神聪，进针深度约为0.8寸，针尖斜向百会刺入，使之呈圆圈状，起固定脱脂棉之作用。选用无菌脱脂棉进行裁剪，使之呈长约5cm、宽约5cm、厚约2cm的方块状；再将艾绒搓揉成高约4cm、底盘半径约2cm的圆锥状艾炷。将面圈环绕置于脱脂棉上，用研磨好的药粉填满面圈，并滴入生姜汁使药粉湿透，并浸至棉花底层。将搓揉好的艾炷置于脱脂棉上的面圈内。将脱脂棉放置于百会上，点燃施灸3壮，以患者微微出汗为度。

疗程：1周施灸1次，3次为1个疗程。

注：适用于产后头痛。

**【评述】**

（1）针灸治疗本病方法多，疗效好，且因患者处于哺乳期，故针灸最宜。中医认为，本病多虚、多寒，故以温通经络为要，多以灸法为主。灸法作为中医传统的治疗方法之一，也是历代医家推崇的养生保健方法。艾灸中的艾绒，入脾、肝、肾经，气味芳香，易燃，燃烧时火力温和，可直透肌肤，具有温经通络、益气活血、祛寒止痛、升阳举陷、补虚固脱的功效。大量文献报道，用艾灸疗法治疗产后身痛，安全有效。

（2）产后身痛，重在预防。产妇要坐好"月子"，坐月子期间居处宜温暖干燥，注意保暖，避免受凉，随天气变化及时增减衣服，切勿汗出当风，更不可用冷水洗漱或室外冒风淋雨，夏天慎用空调；起居要有规律，劳逸适度，心情舒畅；衣服被褥应勤换勤洗，不可过早行房且必须减少房事。要适当锻炼身体，增强体质。若产妇出现关节痛、头痛、头晕，怕风、怕冷，眼眶疼痛、干涩多泪，关节和肌肉处有钻风感，情绪不畅等症状，需及时就诊。

（3）饮食要营养全面、有节制，进补得当，不可贪食寒凉，忌饮食不节，应少食多餐。不能过多食用补品，以免使疾病缠绵难愈，从而对身体不利。忌辛温发散食品，忌寒凉食品，应适量增加蛋白质、脂肪、糖类的摄入，忌生冷瓜果等寒凉食品。

（4）下面介绍几个食疗方，供参考。

①葱白炖猪蹄：将猪蹄去毛，洗净，斩成块；葱白洗净，切成段；锅置火上，加适量清水，放入猪蹄、葱白，用大火煮沸，改用小火炖至猪蹄熟烂，加入精盐调味即可。适用于外感型产后身痛。

②阿胶炖鸡：阿胶30g，仔鸡肉300g。将仔鸡肉连同阿胶放炖盅内，加冷开水2碗，隔水炖3小时，汤成，加食盐调味。饮汤食鸡，分2~3次食完。适用于血虚型产后身痛。

③巴戟当归羊肉汤：羊肉块250g，巴戟天30g，当归12g，生姜6片。羊肉块入沸水去除膻味，与巴戟天、当归、生姜同入炖盅，加沸水适量，盖好盅盖，隔沸水，以小火炖2~3小时，调味食用。适用于肾虚血瘀型产后身痛。

④肉桂山药栗子粥：肉桂10g，干姜10g，白术20g，甘草6g，山药30g，茯苓15g，去壳栗子50g，糯米50g。先将前4味中药放入砂锅加水泡透，煎30分钟后倒出药汁，加水再煎20分钟后，将药汁倒出；2次药汁合在一起，放入砂锅内，再放入山药、茯苓、去壳栗子、糯米，用小火炖烂成粥。不拘时喝，晚上睡觉前趁热喝一碗，效果更好。适用于风寒型产后身痛。

⑤虾仁丝瓜汤：虾仁100g，丝瓜50g，猪后腿肉100g。将猪肉剁成肉糜，捏成肉丸备用；锅内放入清水适量，开锅后加入虾仁、肉丸、丝瓜稍煮，即放入白糖、盐、味精、香油调味。适用于产后筋骨疼痛、关节软痛。

# 十六、产后抑郁症

## 【概述】

产后抑郁症是指女性于产褥期出现明显的抑郁症状或典型的抑郁发作，与产后心绪不宁和产后精神病同属产褥期精神综合征。其表现与其他抑郁障碍相同，情绪低落、快感缺失、悲伤哭泣、担心多虑、胆小害怕、烦躁不安、易激惹发火，严重时失去生活自理和照顾婴儿的能力，悲观绝望、自伤自杀等。产后抑郁症的发病率在15%~30%。分娩后第1周，50%~75%的女性出现轻度抑郁症状，10%~15%患产后抑郁症，产后1个月内抑郁障碍的发病率是非分娩女性的3倍。典型的产后抑郁症于产后6周内发生，可在3~6个月自行恢复，但严重的也可持续1~2年，再次妊娠者则有20%~30%的产后抑郁复发率。其临床特征与其他时间的抑郁发作无明显区别。妇女在怀孕和生产期间，多伴随生理、心理及环境的一系列变化，产后精神问题非常常见，其中，产后抑郁是最常见的一种。

产后抑郁症的病因可能有社会因素，如家庭对婴儿性别过于敏感，以及孕期发生不良生活事件，孕期或产后工作压力大、失业、夫妻分离、亲人病丧等生活事件的发生，以及产后体形改变等。产后遭到家庭和社会的漠视，缺乏帮助与支持，也是产后抑郁致病的危险因素。再者是内分泌因素，分娩后胎盘类固醇分泌突然减少，胎盘分泌的绒毛膜促性腺激素、胎盘生乳素、雌激素、孕激素水平下降，皮质醇浓度升高，对产后心理异常方面起着重要作用。还有遗传因素，特别是有家族抑郁症病史的产妇，产褥期抑郁症的发病率高；以往有情感性障碍病史、经前抑郁症史等均可引起该病。再如心理因素，如分娩带来的疼痛与不适，使产妇感到紧张、恐惧，出现滞产、难产时，产妇的心理准备不充分，紧张、恐惧的程度增加，导致躯体和心理应激反应增强，从而诱发产后抑郁等。也有产科因素，如新生儿畸形、使用辅助生育技术、第1产程时间过长、分娩方式、阴道助产等，都是诱发产后抑郁的危险因素。

中医认为，一是因为产后失血过多，思虑太过，所思不遂，心血暗耗，心失所养，神明不守，而致心脾失养，产后抑郁；二是因为产后气血虚弱，劳倦过度，气血运行无力，或情志所伤，气滞血瘀，或胞宫内败血停滞，瘀血上攻，闭于心窍，而致神明失常；三是因为产妇素性忧郁，产后复因情志所伤，肝郁胆虚，魂不归藏，而致抑郁。

本病如能早期识别，积极治疗，则预后良好。

**【临床表现】**

产妇在产褥期出现的抑郁症状，是产褥期精神综合征最常见的一种类型。主要表现为：

**1.情绪改变** 情绪低落、快感缺失、心情抑郁沮丧、对自身及婴儿健康过度担忧，甚至焦虑、恐惧、易怒，夜间加重；有时表现为孤独、不愿见人、伤心、流泪。

**2.自我评价降低** 自暴自弃、自责、有负罪感，对身边的人充满敌意，与家人、丈夫的关系不协调。

**3.创造性思维受损** 主动性降低，行为上反应迟钝，注意力难以集中，工作效率和处理事务的能力下降。

**4.对生活缺乏信心** 食欲减退、睡眠障碍、易疲劳、性欲减退，失去照顾婴儿的能力，甚至出现自杀或杀婴倾向；严重者精神错乱或陷入昏睡状态，甚至出现幻觉或自杀等一系列症状为主的精神障碍。

【辨证分型】

中医将其分为心脾两虚、瘀血内阻、肝郁气结3个证型。

**1.心脾两虚型** 证见产后焦虑，忧郁，心神不宁，常悲伤欲哭，情绪低落，失眠多梦，健忘，精神萎靡，伴神疲乏力，面色萎黄，纳少便溏，脘闷腹胀，舌淡，苔薄白，脉细弱。

**2.瘀血内阻型** 证见产后抑郁寡欢，默默不语，失眠多梦，神志恍惚，恶露淋漓日久，色紫黯有块，面色晦暗，舌暗、有瘀斑，苔白，脉弦或涩。

**3.肝郁气结型** 证见产后心情抑郁，心神不安，夜不能寐，或噩梦纷纭，惊恐易醒，恶露量或多或少，色紫黯有块，胸闷纳呆，善太息，苔薄，脉弦。

【针灸处方】

**1.毫针刺法**

**方1 醒脑解郁法**

取穴：水沟、百会、四神聪、中脘、内关、三阴交、太冲。

操作：患者取平卧位，穴位常规消毒，用0.3mm×（25~40）mm毫针，针水沟时，针尖朝鼻中隔方向斜刺约10mm，进针后，快速提插，频率约每分钟40次，持续1~2分钟；行针期间，嘱患者以腹式呼吸为主，并张口呼吸、大声哭喊，以泄胸中郁闷，至双眼红润流泪、大声哭喊而出针。拔针后，按压针孔，静卧片刻，继续其他穴位的针刺。水沟针刺分别于疗程第1天、第6天各行1次。四神聪以15°夹角，针尖朝百会方向，沿头皮与颅骨骨膜间快速进针，平刺10mm左右；百会垂直刺入约6mm，得气后，持续捻针2分钟。四神聪中的前后2个穴位连接G6805-2型电疗仪（选连续波，频率6Hz），电流强度以患者能耐受为限。中脘垂直缓慢捻转进针约40mm，内关、太冲垂直刺入约10mm；进针得气后，行平补平泻手法，中等刺激强度，留针30分钟，其间行针1次。

疗程：每天1次，连续治疗10天为1个疗程，疗程间隔休息3天。

**方2 疏肝调神法**

取穴：四关（双侧合谷、太冲）、百会、印堂。

操作：常规消毒。采用0.35mm×25mm毫针进行针刺，先垂直进针四关，深度10~12mm，行均匀提插捻转手法，以得气为度。针与头皮呈30°夹角，平刺百会，深度4~5mm。提捏局部皮肤，针与前额呈30°夹角平刺印堂，深度4~5mm；百会、印堂均采取均匀捻转法，得气即止。配合导气法，留针30分钟期间，嘱患者用鼻深呼吸。

疗程：每周2次，每次间隔48小时以上，6周为1个疗程。

### 方3　健脾调肝法

取穴：天突及丰隆、足三里、脾俞、期门、内关、天枢、太冲（均为双侧）。

操作：常规消毒。常规进针，施平补平泻法，留针20分钟。

疗程：每天1次，6周为1个疗程。

### 方4　通元针法

取穴：主穴为百会、大椎、气海、关元。肝气不舒配肝俞、期门、太冲、行间；肝郁化火配肝俞、期门、行间（双侧）、侠溪（双侧）；心脾两虚配心俞、脾俞、巨阙、章门、血海、神门（双侧）、足三里、三阴交。

操作：常规消毒。主穴百会、气海、关元采用补法，大椎施平补平泻法；肝气不舒配太冲、行间，采用泻法，其余穴位施平补平泻法；肝郁化火配行间、侠溪，采用泻法，其余穴位施平补平泻法；心脾两虚配穴均采用补法。穴位定位方法和毫针规格同常规针灸，采用单手快速进针法进针，进针后行手法得气，强度以患者感到舒适为度，留针30分钟，间隔5分钟行针1次。先取俯卧位针刺背部、头部穴位，再取仰卧位针刺胸腹部、四肢穴位。

疗程：每天1次，6次为1个疗程，疗程间隔休息1天。

### 方5　十三鬼穴法

取穴：主穴为水沟、上星、风府、承浆、劳宫。病重者交替配大陵、会阴、申脉、少商、百会、神庭。

操作：常规消毒。采用0.25mm×30mm毫针进行针刺，得气后行平补平泻法，留针30分钟。

疗程：每天1次，每周治疗5次，治疗4周为1个疗程。

注：孙氏十三鬼穴中的劳宫、大陵、间使位于心包经上，针刺可清心火、镇心神；水沟、上星、会阴、承浆、风府诸穴，位于任、督二脉上，主要位于督脉上，针刺可扶助脑部正气。故针刺上述诸穴有泻心邪、扶正气，从阴引阳

以调节脑部阴阳平衡之效，以调节脑部阴阳平衡之理论，可以治疗产后抑郁。

### 方5　刘公望治抑郁法

取穴：神堂、谵谵、膈关、魂门、阳纲、神门、环跳、太冲。

操作：患者取俯卧位，局部皮肤常规消毒。取0.35mm×75mm毫针，在膀胱经背部第2侧线神堂、谵谵、膈关、魂门、阳纲排针透刺，针尖朝下，以45°对准脊柱，将针快速刺入皮下后，使针体与皮肤呈30°角斜刺，针尖刺至椎板为度，行小幅度捻转法，使得气；余穴直刺，神门以0.3mm×40mm毫针直刺0.2~0.5寸；环跳以0.35mm×100mm粗毫针直刺2~3寸，以患者下肢出现放射的传导感为度；太冲以0.3mm×25mm毫针直刺0.5~0.8寸。留针30分钟。

疗程：隔天1次，5次为1个疗程。

### 2.耳针疗法

### 方1　电针法

取穴：肝、心、神门、内分泌、皮质下、交感。

操作：碘伏常规消毒，采用0.35mm×25mm毫针，直刺3~5mm后，在肝、心、神门、内分泌耳穴接G6805-ⅡA型低频电子脉冲治疗仪，强度以患者能耐受为度，留针30~40分钟。

疗程：每天1次，两侧耳穴交替针刺，15天为1个疗程，2个疗程之间间隔1周。

### 方2　埋针法

取穴：肝、心、神门、内分泌、皮质下、交感。

操作：碘伏常规消毒，采用0.22mm×5mm皮内针，用镊子夹住皮内针的针柄刺入耳穴，然后用耳穴专用肤色胶布固定，并嘱患者每天按压埋针处数次。

疗程：隔天取下，两耳交替埋针，连续治疗6周为1个疗程。

### 3.头皮针疗法

### 方1

取穴：顶中线、额中线、额旁1线（右侧）、额旁2线（左侧）、额旁3线（双侧）。

操作：常规消毒。额区4线5针针尖向下，顶中线由前顶刺向百会，以指切进针法快速进针，针进帽状腱膜下层1寸，行抽提法。留针2~8小时，间歇动留针。运针和留针期间要求气守丹田，心无旁骛，以腹式呼吸配合治疗。或接G6805-2型电疗仪，顶中线和额中线为1组，额旁1线和额旁2线为1组，双侧额旁3线为1组，选疏密波，通电20~30分钟。

疗程：隔天1次，30天为1个疗程。

**方2**

取穴：悬颅透悬厘、脑户透强间、头临泣透阳白、率谷透曲鬓、神庭透印堂。

操作：患者取坐位，常规消毒皮肤，用一次性毫针，针身与头皮呈30°角刺入帽状腱膜下层，各穴进针深度40~50mm，施以快速小幅度捻转，每分钟200转，每穴行针约1分钟，留针40分钟。

疗程：每天1次，10天为1个疗程。

**4.皮内针疗法**

取穴：心俞（双侧）、肝俞（双侧）。

操作：常规消毒。用止血钳夹住麦粒型皮内针的针柄，由外侧向脊柱方向，沿皮下横向平刺，将皮内针5mm针身全部刺入，针柄留于皮外。首先用5mm×5mm大小的医用胶布贴在针柄金属圈下的皮肤上，然后用胶布固定，留置2天后取出皮内针。

疗程：每周2次，每次治疗间隔2天及以上，6周为1个疗程。

**5.电针疗法**

**方1　对刺法**

取穴：百会、印堂。

操作：常规消毒。用0.25mm×40mm毫针，百会向前平刺1寸，印堂与头皮针针刺方向为对刺，用G6805型治疗仪接脉冲电流，强度为1~2.5刻度，以患者能耐受为度，通电30分钟。

疗程：每天1次，10次为1个疗程。

**方2　醒脑解郁法**

取穴：四神聪、四关（合谷、太冲）、神门、内关、三阴交、足三里。

操作：患者平卧位，穴位常规消毒，用0.35mm×（25~40）mm毫针，针四神聪时，以针尖向百会方向平刺进针，快速提插捻转，每5分钟行针1次；其余穴位常规进针，得气后，同侧四关、神门和三阴交接G6805-2型电疗仪，选连续波，电流强度以患者能耐受为度，每次20~30分钟。

疗程：每天1次，10天为1个疗程。

**方3　益肾调气法**

取穴：太冲、期门、内关、膻中、关元、肾俞。

操作：穴位常规消毒，针刺得气后，接G6805-2型电疗仪，选连续波，电针频率为2Hz，电流强度为1mA，每次通电30分钟。

疗程：每天1次，10天为1个疗程。

**方4　补血养心法**

取穴：心俞、脾俞、关元、血海、足三里、三阴交、神门、百会。

操作：穴位常规消毒，行针时根据穴位和患者具体情况，进针0.5~0.8寸，得气后给予电刺激30分钟。

疗程：每天1次，每6次休息1天，12周为1个疗程。

**方5　疏肝解郁法**

取穴：期门、太冲、丰隆、脾俞、足三里、天突、内关。

操作：穴位常规消毒，针刺得气后，接HANS LH202型电疗仪，电针频率为2Hz，电流强度为1mA，每次通电30分钟。

疗程：每天1次，6周为1个疗程。

**方6　音乐电针五脏俞募穴**

取穴：肺之俞募肺俞、中府；心之俞募心俞、巨阙；脾之俞募脾俞、章门；肝之俞募肝俞、期门；肾之俞募肾俞、京门。

操作：穴位常规消毒，采用直径0.35mm、长40mm的毫针，在肺俞斜刺10mm，中府向外斜刺10mm；心俞斜刺10mm，巨阙向下斜刺10mm；脾俞、章门均斜刺10mm；肝俞、期门均斜刺10mm；肾俞、京门均斜刺15mm。以上除巨阙外，均双侧取穴。用音乐电疗仪治疗，患者取坐位，戴上耳机，用治疗仪掐头夹住针柄，打开开关，放音乐，缓慢增加刺激强度，以周围肌肉有酸、麻、胀、重感为度，留针50分钟。

疗程：每天行针1次，6周为1个疗程。

**6.腹针疗法**

取穴："引气归原"（中脘、下脘、气海、关元）及气穴、气旁。

操作：常规消毒。采用0.22mm×（30~40）mm毫针进行针刺，严格按照腹针的三步进针手法，即进针后停留3~5分钟，此为候气；3~5分钟后捻转，以使针下产生针感，此为行气；再隔5分钟后行针1次，以加强针感，此为催气。留针20~30分钟。

疗程：每天1次，10次为1个疗程，疗程间隔3天。

**7.艾灸疗法**

**方1　直接灸**

取穴：四花穴（双侧膈俞、胆俞）。

操作：在所选穴位上均匀地涂擦万花油后，搓成直径1cm、高1cm的圆锥形艾炷，放置于灸穴上，用线香点燃。艾炷燃烧近2/3，且患者有温热或轻微灼痛感时，用棉签将未燃尽的艾炷移去，每个穴位灸5壮。以患者能耐受为度，注意防止烫伤。

疗程：每周2次，每次间隔2天及以上，6周为1个疗程。

**方2　隔药盐灸**

取穴：神阙。

药盐制备：藿香15份、石菖蒲15份、皂角（煨）10份、干姜5份、肉桂5份、丁香10份、小茴香15份、苏合香5份、雄黄2份、黄芪20份、粗盐100份。干燥、粉碎后过80目筛，炒制后备用。

操作：患者取仰卧位，在脐部神阙填满药盐，以中艾炷灸9壮。

疗程：每天1次，6次为1个疗程，疗程间隔休息1天。

**【述评】**

（1）针灸治疗产后抑郁症，有较好疗效。

（2）本病是一种相对特殊的心理疾病，是产妇分娩后出现的抑郁障碍。很多产妇都会有不同程度的产后抑郁情绪与焦虑情绪，这不但会影响产妇心理健康，也会影响到婴儿的心理健康，故要重视防治。心理上要注意调适，首先要为产妇创造一个安静、舒适、卫生的休养环境。有孩子后，新产妇要抱着坦然的态度接受这一切，才有利于帮助摆脱消极情绪。可以做一些自己喜欢做的事情，沉浸在自己的爱好中而忘记烦恼。要放松自己的情绪，去适应新的生活。夫妻间要相互支持、鼓励，妻子要理解丈夫有孩子后的生活压力，丈夫也应该理解妻子产后身体的变化与照顾孩子的辛苦，主动分担家务。产妇要学会创造各种条件，让自己多睡觉休息。当孩子安然入睡时，产妇要抓紧时间闭目养神。在身体许可的情况下，积极参加各种社会活动、家常户外活动、健身等。

（3）饮食应营养丰富而又清淡，多吃牡蛎、动物肝肾、奶制品、乌贼、虾、羊肉、蘑菇等含锌、铜丰富的食物；干果、鸡肉、海鲜、谷类等含硒丰富的食品以及复合性碳水化合物类食物，如全麦面包、苏打饼干等也能改善抑郁情绪。

同时，要忌食过量辛、辣、腌、熏类等有刺激性的食物。

（4）下面介绍几个食疗方，供参考。

①甘麦大枣饮：小麦30g，大枣10枚，甘草10g，水煎。每天早晚各服1次。

②香菇豆腐煲：炒锅上火烧热油，逐渐下豆腐，用小火煎至一面结硬壳、呈金黄色；烹入料酒，下入水发香菇，放入盐、白糖、酱油、味精、胡椒粉等调味品后加水，用大火收汁、勾芡，翻动后出锅。

③小炒虾仁：鲜虾仁、西芹、白果仁、杏仁、鲜百合、盐、油、味精等。将西芹切段或片，与白果仁、杏仁、鲜百合等一同焯水；再将虾仁上浆，并放入油锅过一下；最后将取出后的虾仁与西芹等一同炒制，加调味料即成。

④桃仁鸡丁：鸡肉100g，核桃仁25g，黄瓜25g，葱、姜及各种调味料。将鸡肉切成丁，用调味料上浆；黄瓜切丁，葱、姜切好备用；核桃仁去皮炸熟；炒锅上火加油，将鸡丁滑熟，捞出控油；原锅上火留底油，煸葱、姜至香，下鸡丁、黄瓜丁与艾条调味料，最后放核桃仁，勾芡装盘即成。

# 第四节　妇科杂病

## 一、围绝经期综合征

### 【概述】

围绝经期综合征，亦称经断前后诸证。我国妇女的绝经年龄多为45~55岁，平均49岁，目前有逐步推迟的趋势。妇女在绝经期前后，围绕月经紊乱或绝经，卵巢功能开始下降，症状可持续到绝经后1年左右。本病临床主要以失眠心悸、月经不调、烘热汗出、烦躁焦虑、头晕耳鸣、腰酸骨痛、浮肿便溏、情志失常等为症状表现，患者病情轻重不一；其中10%~15%的患者因病情较重而选择就医，严重影响其身心健康及家庭的和谐稳定。

本病是女性常见病证。《素问·上古天真论》云："女子七七任脉虚，太冲脉衰少，天癸竭，地道不通，故形坏而无子也。"提示妇女绝经是冲任脉气虚衰所致的正常生理现象。在中医古籍中，本病症状散见于"年老血崩""老年经断复来""脏躁""百合病""郁证"等病证中。肾气虚，冲任衰，气血失调是本病的关键。在围绝经期能否适应生理性衰老变化的过程，与素体虚弱，或多产、难产、出血，冲任创伤，七情刺激，个人性格、心态等因素均有关，要求临床辨证因人而异。本证病机应为肾气衰退，影响心、肝、脾的功能失调，此机制和西医学中的大脑皮质、内分泌、新陈代谢、自主神经系统功能失调的机制极为相似。

**【临床表现】**

妇女在绝经期前后，围绕月经紊乱或绝经出现如烘热汗出、烦躁易怒、潮热面红、眩晕耳鸣、心悸失眠、腰背酸楚、面浮肢肿、皮肤有蚁行样感、情志不宁等症状，称为绝经前后诸证。主要表现为：

（1）月经紊乱：月经周期延长，经量逐渐减少；或月经周期缩短，经量增多；或周期、经期、经量均不规则；或骤然停经。

（2）阵发性潮热、出汗，伴头痛、头晕、心悸、胸闷、恶心等。

（3）有注意力不集中、易激动、失眠、多虑、抑郁等精神神经症状。

（4）生殖器官有不同程度的萎缩。

（5）乳房下垂、萎缩，尿频、尿失禁等。

（6）骨质疏松、腰背痛、易骨折。

**【辨证分型】**

中医辨证分型为肾阴虚、肾阳虚、阴阳两虚、心肾不交、肝郁气滞、心脾两虚6个证型。

**1.肾阴虚型**　证见绝经前后出现烘热汗出，潮热面红，失眠多梦，五心烦热，头晕耳鸣，腰膝酸软，皮肤干燥、麻木、刺痒，或阴部干涩、瘙痒，小便黄，大便干结，或月经先期，量少，色红，或周期紊乱，崩漏交替，舌质红，少苔，脉细数。

**2.肾阳虚型**　证见绝经前后出现面目、肢体浮肿，尤以下肢明显，腹胀便溏，腰腹冷痛，形寒肢冷，精神萎靡，面色晦暗，夜尿增多，小便清长，月经紊乱或崩中漏下，带下量多，色白、质稀如水，舌质淡或胖嫩，边有齿痕，苔白而润，脉沉迟弱。

**3.阴阳两虚型**　证见绝经前后出现头晕耳鸣，腰酸乏力，四肢欠温，时或怕冷，时而烘热，自汗，盗汗，舌淡，苔薄白，脉沉弦细。

**4.心肾不交型**　证见绝经前后出现心悸怔忡，心烦不宁，失眠多梦，腰膝酸软，健忘易惊，神志异常，月经紊乱，舌质红，少苔，脉沉弦细或细数。

**5.肝郁气滞型**　证见绝经前后精神抑郁，闷闷不乐，胸闷叹息，胁腹胀痛，多愁易怒，烘热汗出，或无故悲伤，甚或哭笑无常，月经紊乱，大便时干时稀，舌质淡红或稍红，苔薄白或薄黄，脉沉弦或弦数。

**6.心脾两虚型**　证见绝经前后出现心悸气短，健忘失眠，或烘热汗出，面色萎黄，面目虚浮，倦怠乏力，脘腹作胀，纳少便溏，崩漏，舌质淡，苔薄白，脉细弱。

**【针灸处方】**

**1.毫针刺法**

**方1**

取穴：主穴为带脉穴、五枢、维道（均为双侧）；配穴为太溪、肾俞、神门、心俞、太冲、肝俞、三阴交（均为双侧）及关元。

操作：患者先取俯卧位，常规消毒，采用0.35mm×40mm毫针，心俞、肝俞朝脊柱方向斜刺；肾俞直刺，针刺深度为15~30mm，平补平泻；出针后再嘱患者取仰卧位，常规消毒后，太溪、太冲、三阴交、神门、关元直刺，针刺深度为10~30mm，平补平泻，针感以酸、麻、胀且患者能耐受为佳。针刺背俞穴时，应注意进针深度及角度，针刺神门时须避开尺动静脉，留针30分钟。出针后，患者继续取仰卧位，常规消毒，先取带脉穴，采用0.35mm×75mm毫针，直刺进针5mm后，沿带脉走行向内下方斜刺或平刺（向同侧髂前上棘针刺），针刺深度为25~50mm；再依次取五枢、维道直刺，针刺深度为25~50mm；针刺得气后，留针30分钟。

疗程：隔天1次，每周4次，12周为1个疗程。

**方2**

取穴：足三里、三阴交、太溪、丰隆、太冲、百会、神庭、内关。

操作：常规消毒。足三里、三阴交、太溪用补法，针刺得气后15分钟，施以行气法，即小幅度，高频率，向心捻转1分钟。丰隆、太冲施泻法，针刺得气后，每15分钟施以行气法，即大幅度，低频率，离心捻转1分钟。百会、神庭、内关施平补平泻法，针刺得气后，每10分钟施以行气法：速率适中、均匀，左右各捻转1分钟。留针30分钟。

疗程：每天1次，连续6天为1个疗程，疗程间隔1天。

**方3**

取穴：主穴为"潜阳四穴"（即第1~第5跖骨间，结合部前方凹陷中，平太冲），配穴为太溪、关元。

操作：常规消毒。进针得气后，行提插捻转泻法，做手法3次，之后"潜阳4穴"均朝涌泉方向透刺，留针30分钟。配穴施提插捻转补法，并留针30分钟。

疗程：每天1次，2周为1个疗程。

**方4**

取穴：内关、水沟、三阴交；配上星、印堂、太阳、头临泣、合谷、太冲、朱氏额顶带（自神庭至百会各旁开半寸的1寸宽松带，属督脉与膀胱经）后1/4。

操作：常规消毒。双侧内关直刺0.5~1寸，行提插泻法，以患者拇指抽动为度；水沟朝鼻中隔方向斜刺0.3~0.5寸，旋转360°行滞针法，用重雀啄法至眼球湿润或流泪为度。双侧三阴交进针1~1.5寸，用提插补法，使踝关节抽动3次为度。上星选3寸毫针刺入，沿皮至百会后，针柄旋转90°，转速为每分钟120~160次，行针1分钟。印堂向下沿皮平刺达鼻根部，以有酸胀感为度，有的患者甚至会引起流泪。朱氏额顶带选取后1/4，结合于氏头皮针"一个场"的原理，在此区域基础上各旁开0.5~1.5寸，即神庭至百会左右各1~2寸的平行线，选取后1/4，以扩大治疗区域，向后平刺3~5根针，均刺1~1.2寸深，施平补平泻手法。双侧头临泣，向后平刺1~1.2寸，行平补平泻手法；双侧太阳，直刺0.8~1寸，针感会向眼内或目上放射为佳；双侧合谷，直刺提插，以患者食指抽动为度；双侧太冲，朝足底涌泉方向透刺，使针感向足底放射为度。

疗程：隔天1次，10次为1个疗程。

**2.耳针疗法**

取穴：肾、心、肝、脾、内分泌、卵巢、子宫、皮质下、交感、内生殖器、神门。

操作：耳穴贴压。用75%酒精消毒耳郭，各用1粒王不留行粘贴于胶布上，然后贴压至耳穴，每次4~6个；病患者每穴自行按压至有酸痛、麻胀、发热感。每天按压3~4次，每次每穴按压时间应不少于20秒，以使耳郭发红、发热为度。左右耳交替贴压，每次3~5分钟，临睡前30分钟再按压1次。

疗程：每3~5天换贴1次，每周2次，中间休息1天，连续4周为1个疗程。

**3.头皮针疗法**

取穴：额中线、额旁1线（右侧）、额旁2线（左侧）、四神聪、额旁3线（双侧）、印堂。

操作：常规消毒。患者吸气憋气，快速破皮进针；额区自上而下进1寸，针四神聪时针尖向百会，行抽提法，配合深呼吸运动，气沉丹田，留针30分钟；针印堂时针尖向上，与后神聪一组；额中线和额旁2线一组；2组接G6805型电疗仪，用疏密波，每次通电30分钟。

疗程：隔天1次，10次1个疗程。

### 4.穴位贴敷疗法

**方1**

取穴：主穴为三阴交；配穴为关元、肾俞、心俞、命门。

药物制备：熟地黄50g，山萸肉50g，淫羊藿30g，郁金20g，远志10g，细辛3g。共研成粉末，用凡士林调成糊状，放入容器中备用。

操作：入睡前，常规消毒后，将调好的中药糊约6g放入贴敷中，把贴敷贴在穴位上，再按摩3~5分钟，以穴位处有热胀感为度。若有严重的烧灼痛或起疱，及时撤下。

疗程：每贴敷2天更换1次，30天为1个疗程。

**方2**

取穴：神阙。

药物制备：吴茱萸研成细末，装瓶备用。

操作：月经结束后3~5天开始治疗。患者取平卧位，消毒神阙，用吴茱萸末填满脐窝，用伤湿止痛膏贴敷固定。

疗程：每3天换药1次，5~7次为1个疗程。

### 5.穴位埋线疗法

**方1**

取穴：肾俞、肝俞、脾俞。

操作：患者取俯卧位，充分暴露背部，一侧穴位皮肤经2%碘酊消毒后，再用75%酒精脱碘。医者左手持无菌镊子夹紧备用的2号医用羊肠线，右手持无菌埋线针，针尖穿过皮肤后与脊柱呈45°角，将羊肠线埋入穴位，快速拔针，用消毒干棉球按压针孔数分钟以防出血；最后将创可贴粘在埋线部位。嘱患者当晚勿用水接触埋线部位；埋线期间，禁酒、禁刺激性食物。

疗程：15天后选取对侧相应背俞穴进行第2次埋线，60天为1个疗程。

**方2**

取穴：中脘及双侧脾俞、天枢、足三里、三阴交、丰隆。

操作：套管用一次性无菌注射针头、针芯为28号2寸的毫针、2/0号可吸收性医用羊肠线。常规消毒埋线穴位处皮肤后，将针头快速刺入穴位，用针芯将羊肠线置入穴位肌肉层，缓慢退出针芯和针头，最后外敷消毒干棉球，并用医用胶布固定。

疗程：每2周1次，12周为1个疗程。

### 6.电针疗法

**方1**

取穴：三阴交、关元。

操作：常规消毒。关元采用齐刺法，三阴交直刺。二穴接G6805型电疗仪，选连续波，频率2Hz，每次通电30分钟。

疗程：每天1次，4周为1个疗程。

**方2**

取穴：神门、关元、足三里、三阴交。

操作：常规消毒。采用0.35mm×40mm毫针，依次针刺神门、关元、足三里和三阴交，神门、足三里与三阴交双侧取穴；神门直刺0.3~0.5寸，关元直刺1~1.5寸，足三里直刺1~2寸，三阴交直刺1~1.5寸；得气后，连接G6805型电疗仪，选连续波，频率为2Hz，刺激强度以引起肌肉微微颤动为宜，每次留针30分钟。

疗程：隔天1次，1个月经周期为1个疗程。

### 7.艾灸疗法

**方1　隔姜灸**

取穴：主穴为天枢（双侧）、关元。配穴为，肝肾阴虚型加内关、肾俞、足三里、太溪、肝俞；肾阳虚型加百会、肾俞、风府、气海；肝血虚型加华佗夹脊穴、三阴交、百会、四神聪、神门；心肝失和型加上星透百会、水沟、内关、四关。

操作：隔姜灸，将切好的新鲜生姜片针刺数孔后，放置于天枢、关元上，生姜片及皮肤间放置薄层干棉花。生姜片上放置直径1cm、炷高1.5cm的艾炷，点燃艾炷，连续施灸3壮，共灸60分钟。配穴常规消毒局部皮肤后，采用补法，中等刺激，留针25分钟。

疗程：每天1次，4周为1个疗程。

**方2　热敏盒灸**

取穴：主穴为气海、关元、肾俞、脾俞。明显乏力加足三里，手足发冷加大椎，失眠严重加百会。

操作：选取五年陈艾，采用热敏灸盒，选用双孔或单孔灸盒，在穴位处将灸头固定住，调节到患者穴位处感觉有温热感但不灼伤皮肤为宜。首先灸关元与气海，再灸脾俞与肾俞，灸百会的时候需要固定住患者的头发，充分暴露穴位。注意灸温不可过高，避免发生烫伤，穴灸时间控制在每次25~30分钟。

疗程：10次为1个疗程，间隔4~5天后行下一个疗程，连续治疗3个疗程。

### 8.穴位注射疗法

取穴：三阴交、太冲。

药物：黄体酮注射液、乙底酚注射液。

操作：常规消毒。用黄体酮注射液、乙底酚注射液各2mL，每次用1种，隔天交替注射。每穴注入0.5mL。

疗程：隔天1次，7次为1个疗程。

### 9.走罐疗法

取穴：

①背部走罐：风门至腰骶，留罐八髎、肾俞、肝俞、心俞、脾俞。

②腹部走罐：中脘、气海、关元、中极、大横、归来、气冲。

操作：

①患者取俯卧位，医者立于一侧，然后在患者按摩部位涂抹适量万花油或按摩乳等按摩介质，用闪火法将中号玻璃罐吸附在风门上，一手绷紧皮肤，一手扶住罐底，由内向外，由上而下，慢慢来回推移，至腰骶部。反复操作4~6次，至皮肤潮红或轻度瘀血，然后在八髎、肾俞、肝俞、心俞、脾俞等处留罐5~10分钟。走罐前，先用双手掌循经推按督脉及背部膀胱经3~5遍；再用拇指点按背俞穴2~3遍，以产生酸胀感为度；然后用双手掌直擦督脉、膀胱经，横擦摩肾俞、命门、八髎，以透热为度。

②患者取仰卧位，医者立于患者右侧，预先在中脘、气海、关元、中极、大横、归来、气冲等穴位，以一指禅揉按和点穴法按压，并顺时针摩腹3分钟左右；双手拿患者大腿内侧，拇指按压血海、足三里、三阴交。然后在腹部涂抹上万花油或按摩油，用较小的吸附力把火罐吸附在腹部，顺时针走罐3分钟，以热量深透腹部为度，留罐5分钟。操作时应注意患者的耐受力，体质壮实者，可稍加用力，走罐宜快；体质虚弱者，按摩宜轻柔，走罐宜慢。初次接受治疗者，多不能接受用力按摩和走罐，医者应做好患者的解释工作，让患者有思想准备，待患者适应后，再逐渐加大力量，以便达到最佳效果。

疗程：每周2次，月经来潮时间歇1周，1个月经周期为1个疗程。

**【评述】**

（1）本病是妇女常见病、多发病，目前西医大多采用对症治疗和激素替代疗法，存在的主要缺点是子宫内膜病变，激素不良反应，乳腺及心血管等不良事件的隐性风险，而使用针灸疗法，既可避免这些弊端，又可获得满意的疗效，且不易复发，因此，值得乡镇社区卫生医疗机构推广应用。

（2）围绝经期综合征在早、中、后期均有不同发病特点，早期以自主神经和血管舒缩功能紊乱为主，中期以泌尿生殖器官萎缩症状为主，后期则以骨质疏松、胆固醇代谢异常等为主。针灸时可有的放矢，针对分期症状、证型，采用不同方法或综合方法治疗，以提高疗效。

（3）七情刺激是本病的重要致病因素，故在治疗期间应注意精神调护，要与患者细心沟通，了解病情的真实情况，解除焦虑忧郁，树立其战胜疾病的信心，还要控制情绪波动，保持精神愉快。要给患者创造安静的居家环境，避免嘈杂，少看或不看惊悚、言情作品，尽量减少环境因素对睡眠的干扰。最重要的是要在心理上学会自我调节，保持开朗、乐观，多与人交流，适量运动，这对围绝经期症状有明显的改善作用。

（4）长期不合理的饮食也会加重围绝经期症状，一味地进补，也不会对身体有利，作为围绝经期女性，最重要的是要保持营养均衡。饮食应清淡而富含营养，禁食生冷、辛辣、刺激、膏粱厚味等食物；多吃蔬菜、水果及容易消化的食品，多摄入谷类、豆类、奶类、鱼虾类及坚果类食物。晚餐忌过饱，禁饮浓茶、咖啡等兴奋饮料，禁烟限酒。围绝经期女性由于雌激素水平下降，容易引起钙质流失，所以绝经后女性发生骨质疏松的比例明显升高，可以通过多食用奶制品、豆制品、海带和虾皮等高钙食品，以及摄入维生素D等方式，补充钙质摄入的不足，并少食用草酸含量高的蔬菜，如苋菜、菠菜等，以免影响钙质的吸收。同时，要多食用富含优质蛋白质以及高维生素食物，优质蛋白质有利于补充体力，增强体质，而高维生素食物富含多种维生素，富含B族维生素的玉米、小米、燕麦等，有利于稳定神经细胞，对缓解围绝经期焦虑、失眠等症状有效。瘦肉、猪血等富含铁的食物，则有利于缓解月经紊乱导致的贫血。

（5）下面提供几个食疗方，供参考。

①蜂蜜醋：每天早起喝1杯蜂蜜醋水（加醋5~10mL即可），可润肠通便、养颜益寿。

②西洋参煲老鸭汤：西洋参10g，老鸭500g，炖汤渴。可缓解胸闷、心烦、面色潮红等围绝经期症状。

③桂圆红枣枸杞炖蛋：桂圆10枚，红枣10枚，枸杞5g，煮烂后加鸡蛋1枚打碎，煮熟，每天1次。可缓解围绝经期头痛，调和气血，补充营养。

④灵芝炖鸡、莲子银耳汤、各种菌汤等，也很适合围绝经期女性食用。

## 二、乳腺增生症

### 【概述】

乳腺增生症是乳腺组织正常发育和退化过程失常导致的一种良性乳腺疾病，属乳腺组织增生及退行性变，与内分泌功能紊乱密切相关。本病好发于30~50岁女性，在育龄妇女中的发病率高达40%，占全部乳房疾病的70%左右。青少年和绝经后妇女也有发生。目前，大城市职业妇女中，50%~70%都有不同程度的乳腺增生。究其病因，乃乳腺在内分泌激素，特别是雌激素或孕激素的作用下，随着月经周期的变化，发生增生和复旧的改变。由于某些原因引起内分泌激素代谢失衡，雌激素水平增高，可出现乳腺组织增生过度和复旧不全；经过一段时间后，增生的乳腺组织不能完全消退，就会形成乳腺增生症。乳腺增生症有多种病理类型，包括乳腺导管、乳腺小叶、腺泡上皮、纤维组织的单项或多项良性增生，以单纯性小叶增生占乳腺增生症的大部分。只要注意调整心态，缓解压力，就可能逐渐得到缓解。若乳腺小叶增生伴导管上皮增生，且呈现重度异形，则为癌前期病变，虽这种病变占极少部分，但仍需积极治疗，定期检查，防患于未然。

乳腺增生症常表现为乳房疼痛和乳腺结节。约80%的患者有乳房双侧疼痛或者单侧疼痛的症状，常因情志变化、气候变化加重。乳腺增生症的病程较长，易于反复发作，影响女性的身心健康及日常生活。有研究证明，乳腺增生症的发病率日渐增高，恶变风险比正常乳腺增加2~4倍，应当引起高度重视。

宋代官修《圣济总录》云："妇人以冲任为本，若失于调理，冲任不和，或风邪所客，则气壅不散，结聚乳间，或硬或肿，疼痛有核。"乳腺增生属中医"乳痞""乳癖""乳中结核"等范畴。患者平素郁郁寡欢、七情内伤所致肝郁气滞，气血运行失调，壅滞不通；或饮食劳倦，损于脾肾，脾虚湿蕴，津聚为痰，痰凝阻滞，肾虚不固，冲任失调，而气滞、痰结、血瘀相互交结，阻滞血脉经络而致运行失畅，不通则痛，使有形之邪停滞于乳房经脉，日久成癖，故称"乳癖""乳中结核"。《女科撮要》有云："经水者，阴血也，属冲任二脉，上为乳汁，下为月水。"说明乳腺疾病的根在冲、任二脉。女子乳头属肝，乳房属胃，冲任为气血之海，而天癸由先天之精所化，得后天之精濡养，肾气、天癸、冲任、胞宫相互作用，形成女性生殖轴。一旦肝郁气滞、脾胃失运、肾虚不固、痰湿内生，则易生乳癖。故中医治疗乳癖，多考虑肝郁脾虚、肝肾亏虚、冲任失调等病机，临床选穴不离脾经、胃经、任脉、膀胱经等，治当补肾之阴阳、调理冲任、理气止痛、活血化瘀，则病可自除。

**【临床表现】**

经前3天出现乳房轻微发胀，月经来潮，胀痛感消失，属于正常的生理现象。如果在月经来潮前5天，乳房疼痛、发胀，而且月经结束后乳房仍疼痛，就有可能是乳腺增生症。

乳腺增生症主要表现为，一是乳腺肿块，单发或多发，可发生于单侧或双侧乳房，大多表面光滑，与皮肤不粘连，推之可移，皮色不变；二是乳腺疼痛，月经前乳腺胀痛明显，月经结束后即见减轻并逐渐消失，下次月经来潮前疼痛再度出现，整个乳房有弥漫性结节感，并伴有触痛。35岁以后、妇女的主要症状是乳腺肿块，乳疼和触痛较轻，且与月经周期无关。用手触摸乳房，可摸到大小不等、扁圆形或不规则形、质地柔韧的结节，边界不清楚，与皮肤及深部组织无粘连，可被推动。45岁以后，常表现为单个或多个散在的囊性肿物，边界清楚，多伴有钝疼、胀痛或烧灼感。绝经后妇女的乳房腺体萎缩，囊性病变更为突出。乳房疼痛的严重程度与结节有无及其范围无相关性，疼痛可向腋下、肩背部放射。少数患者可伴有乳头溢液。除乳房方面的症状外，可能出现月经不规律，脾气不好，易着急、易生气、易出汗等症状。

**【辨证分型】**

中医将之分为肝郁气滞、肝郁痰凝、冲任失调3个证型。

**1.肝郁气滞型** 多见于青年妇女，以乳房疼痛为主要表现，多为胀痛，偶有刺痛、肿块，经前或情绪不佳时加重，经后可减轻，常伴胸胁胀痛、烦躁易怒，舌质淡红或红，苔薄白或黄，脉弦。

**2.肝郁痰凝型** 乳房出现边界不清的坚实肿块，可有刺痛、胀痛或无自觉痛，与月经周期变化不甚相关，舌淡暗，舌下脉络迂曲，苔白或腻，脉涩、弦或滑。

**3.冲任失调型** 多见于中老年妇女，肿块和疼痛程度与月经周期或情志变化的关系不明显，常伴月经失调，如月经周期紊乱，月经量少、色淡，或闭经，行经天数短暂，或淋漓不绝，腰膝酸软，神疲乏力，多梦，面黯，舌淡、苔白，或舌红少苔，脉细。

**【针灸处方】**

**1.毫针刺法**

**方1**

取穴：主穴为双侧乳根、人迎、膻中；配穴为双侧足三里、内关、太冲、阴陵泉和丰隆。

操作：患者取仰卧位，常规消毒后，选用0.25mm×40mm一次针灸针进行针刺治疗。乳根朝乳头方向斜刺约20mm，施捻转泻法。膻中向下平刺约30mm，行捻转泻法。针刺人迎时，应避开颈动脉，向内直刺15mm，行捻转泻法。足三里、阴陵泉和丰隆直刺进针约35mm，得气后，行捻转补法。太冲直刺约20mm，行捻转泻法。内关直刺约30mm，行捻转泻法。针刺后留针30分钟，每10分钟行针1次，每次行针时间约1分钟。

疗程：每天1次，7日为1个疗程。

**方2**

取穴：太冲（双侧）、合谷（双侧）、百会、印堂。

操作：采用规格0.3mm×25mm的一次性针灸针。患者取仰卧位，常规消毒后，先针合谷、太冲，直刺15~20mm，进针后，使用提插捻转平补平泻法，使之得气；再针百会，针身与头皮呈15°夹角，沿皮向后刺入，进针约10mm；再针印堂，提捏局部皮肤，平刺约10mm。百会与印堂均只捻转、不提插。针刺完，留针30分钟，其间配合导气法，嘱患者深呼吸，直至出针。

疗程：从经期结束开始，每周1次，每个月3次，3个月经周期为1个疗程。

**方3**

取穴：曲泉、明黄（董氏奇穴）。

操作：患者取仰卧位，局部穴位经消毒后，使用1.5寸针斜刺曲泉与明黄，行小幅度捻转手法，留针25分钟。

疗程：每天1次，3个月经周期为1个疗程。

**方4**

取穴：主穴为臂中穴（双侧）；配穴为肝俞、神封和膏肓俞。

操作：患者取仰卧位，穴位局部常规消毒，选用直径0.35mm、长25mm的毫针，直刺约20mm，得气后，行提插捻转泻法，频率为每分钟100次，使患者有酸、麻、沉、胀感，留针20分钟。配穴直刺约30mm，行大幅度缓慢捻转补法，留针约20分钟。

疗程：每天1次，6天为1个疗程，疗程间隔休息1天，连续治疗6个疗程。

**方5**

取穴：患侧腋下到肘窝区域反应点、足三里。

操作：患者取仰卧位，医者用手触摸寻找患侧腋下到肘窝区域的反应点，以肱二头肌肌腹为重点，找到豆粒状反应点或压痛点，进行常规消毒。选用0.35mm×40mm针灸针约呈30°角透刺并贯穿整个反应点，针尖朝向肩部，进针25~40mm。一般选2~5处进行针刺，留针30分钟，每10分钟进行提插捻转平补平泻手法1次，均以产生酸胀感为度。留针期间，嘱患者自行用手指按逆时针以中等力度揉按乳腺肿块部位。若疼痛未消失或未缓解，可小幅度左右调整针尖方向，手法同上。乳头及乳头上下区域疼痛者可配合同侧足三里，手法及留针时间同上。如果是双侧乳腺增生，起针后再以相同方法治疗另一侧。

疗程：每天1次，3天为1个疗程。

**2.耳针疗法**

取穴：肝、乳腺、内分泌、肾、皮质下。

操作：在双侧耳穴上，以适量大小的胶布固定王不留行籽。按压方法为，以食指和拇指将胶贴置于患者耳郭正面和背面，进行穴位对压，以得气为度。每天按压3次，每次按压次数≥100次，经期停止治疗。

疗程：隔天1次，每周3次，1个月经周期为1个疗程。

**3.电针疗法**

**方1**

取穴：

主穴为百会、中脘、中府、膻中、双乳周围阿是穴、子宫、鱼际、血海、足三里、三阴交。配穴为肝郁气滞型加期门（双侧）、太冲（双侧），痰瘀凝结型加曲池（双侧）、丰隆（双侧），冲任失调型加肓俞（双侧）、太溪（双侧）。

操作：常规消毒。取一次性0.3mm×50mm和0.4mm×100mm针灸针（4寸芒针），百会沿皮斜刺0.5寸、中脘向下斜刺0.5~1寸、中府向外上方斜刺0.5寸、膻中向下斜刺0.5~1寸、双乳周围阿是穴沿乳中心皮肤围刺0.5~1寸、子宫取4寸针向下达耻骨联合上缘后延向腹中线斜刺2.5~3寸、鱼际直刺0.8寸、血海直刺0.8寸、足三里直刺0.8寸、三阴交直刺0.8寸。期门向外上方斜刺0.5寸、太冲直刺0.5寸；曲池直刺0.5寸、丰隆直刺0.5寸；肓俞直刺0.5寸、太溪直刺0.5寸。取乳房周围阿是穴中肿块明显或痛甚处的2个穴位和双侧乳房，连接G6805型电疗仪，调整电针频率在20Hz，电流在1~4mA，选择连续波，留针30分钟。

疗程：每周2~3次，12次为1个疗程。

**方2**

取穴：屋翳、乳根、合谷、阿是穴，以及患侧肩井、天宗、肝俞。

操作：采用0.3mm×（25~40）mm毫针，不提插捻转，每间隔2~3cm斜刺1针，以肿块为中心进行圆弧排列。通常以4~8根针为宜，进针0.5~1.2寸，其余穴位则进行常规针刺法。并且在乳房肿块周围选择4个阿是穴接受电疗仪治疗，将频率设置为7~8Hz，选疏密波。治疗强度以患者能耐受为宜，持续治疗20分钟，一共留针30分钟。上述2组穴位交替进行。

疗程：每天1次，14天为1个疗程，疗程间隔3~4天。

**方3**

取穴：膺窗、乳根、神封、天溪。

操作：嘱患者取仰卧位，暴露患乳，局部常规消毒，用28号1.5~2寸毫针在上述穴位快速斜刺，针尖指向乳头，进针0.8~1.2寸，不提插捻转；然后接电疗仪，选用按摩波，强度以患者能耐受为度，留针40分钟。

疗程：每天1次，10次为1个疗程。

**4.头穴透刺疗法**

取穴：本神透神庭、悬颅透悬厘、正营透承灵；膻中、乳根、屋翳、人迎、期门、足三里、血海、三阴交。

操作：患者取端坐位，常规消毒。本神透神庭、悬颅透悬厘、正营透承灵，采用透穴刺法，施快速弹针进针法，使针与头皮呈15°夹角，当针尖到达帽状腱膜膜下层时，调整针尖方向，使针与头皮平行，继续捻转进针，到达透刺穴位。得气后，快速捻转1~2分钟，频率为每分钟200转。患者转取仰卧位，膻中、乳根、屋翳均向乳房肿块方向斜刺，膻中平刺，乳根、屋翳斜刺；针刺人迎时避开颈动脉，直刺进针；期门平刺0.5~0.8寸，足三里、直刺1.5~2寸，血海、三阴交直刺1.5~2寸。针刺得气后，留针30分钟。

疗程：每天1次，经期不针刺，30次为1个疗程，连续治疗3个疗程。

**5.浮针疗法**

取穴：在患侧上臂内侧寻找患肌（如肱二头肌）或胸部患肌。

操作：在患肌附近选择合适的进针点，常规消毒，用浮针专用进针器进针，针尖方向朝上或针对患处。针进皮下组织后，施行针体左右摇摆如扇形的扫散运针；同时配合再灌注活动，即让患者主动或被动地对患处施压，使其收缩时缺血、舒张时充血，如此反复操作，使得局部得到血液再灌注，而改善其缺血状态。然后抽出不锈钢针芯，将软套管留置于皮下24小时，用胶布固定，露出皮外与软套管紧密连接的管柄。注意留置于体内的软套管不能影响患者作息，若患者有不适，应作适当调整。留针期间，患者继续配合再灌注活动。

疗程：经前或行经期间隔天1次，6个月经周期为1个疗程。

### 6.穴位贴敷疗法

**方1**

取穴：神阙。

药物制备：香附、川芎各30g，全瓜蒌、甲珠、南星各20g，青皮、郁金、连翘各15g，麝香0.5g，共研细末，装瓶备用。

操作：用药前，先将脐部洗净消毒，然后将药末填满脐部，用干棉球轻压按摩片刻，即用纱布贴紧脐部密封。

疗程：每天换药1次，10次为1个疗程，疗程间隔3~5天。

**方2**

取穴：阿是穴（乳房肿块部位）。

药物制备：乳香、没药、黄柏、生大黄各等份，冰片少量。共研细末备用。

操作：贴敷时，取上药调鸡蛋清贴敷患处，外盖纱布，以胶布固定。

疗程：每天换药1次，10次为1个疗程。

**方3**

取穴：肩井、阿是穴（乳房肿块部位）。

药物制备：乳香15g，皂角刺、山慈菇、生白芷各10g，鹿角霜25g。上药共研细末，贮瓶备用。白芥子单独研细末后装瓶备用。

操作：贴敷时，取黄酒调和药末调成药糊状，放在纱布上，面积和肿块大小等大，厚约0.4cm，直接贴在乳房肿块部位，用胶布固定。局部贴敷的同时，用白芥子末敷患侧肩井穴，贴4~6小时，令其发疱，半个月左右皮肤即恢复正常，再重复贴敷1次。

疗程：每天换药1次，7次为1个疗程。白芥子按操作规范，贴敷3次为1个疗程。

### 7.腧穴埋线疗法

**方1**

取穴：肝俞、脾俞、膈俞、天宗。

操作：皮肤严格消毒。用镊子将医用羊肠线放于9号腰穿针内，刺入穴位后，稍微提插捻转，得气后，一边向内推针芯，一边向外拔出腰穿针，把医用羊肠线推入穴位内。

疗程：每3天埋线1次，每周2次，12周为1个疗程。

**方2**

取穴：主穴为乳根、屋翳、膻中、期门、天宗、肩井；配穴为，内分泌失调加关元、中脘、归来，痰壅加丰隆，气血不足加血海、足三里。

操作：用7号一次性无菌注射针头做套管，用1.5寸毫针做针芯，用止血钳将医用羊肠线穿入埋线针内，局部常规消毒后，将针刺入穴位，边退针芯边退针套，将医用羊肠线埋入皮下组织内。

疗程：每周1次，1个月经周期为1个疗程。

**方3**

取穴：胸4夹脊穴。

操作：常规消毒。取一次性埋线针，放入可吸性外科缝合线（胶原蛋白），用左手夹住一次性埋线针，将针刺入固定穴位至一定深度，患者有针感时，缓慢将可吸收性外科缝合线推入穴内，同时将一次性埋线针缓慢退出，用无菌纱布按压止血；观察无出血，即将医用一次性创可贴敷上，预防出血、感染。嘱患者4小时后取下创可贴，24小时禁湿水。

疗程：每月1次，6次为1个疗程。

### 8.刺络疗法

**方1**

取穴：期门。

操作：常规消毒。采用毫火针对患者期门进行点刺1~2次，局部叩拔火罐后放血，总放血量不超过5mL，留罐5分钟后，取下火罐，清洁局部皮肤。

疗程：每周进行2~3次，12次为1个疗程，月经期间停止治疗，疗程周期为2个月。

**方2**

取穴：天宗。

操作：患者取俯卧位，医者用两手拇指和食指由周围向穴位处挤按，使血液积聚于天宗。局部常规消毒后，左手紧捏天宗，右手持用一次性5号半注射针头在穴位局部点刺，刺入1~3mm，使针孔出血；之后迅速在出血处拔罐，用手掌拍动罐身，使其继续出血，每罐放血3~5mL，待血液自凝后起罐；起罐时，用无菌大棉球围罐口按压一圈，以防血液流出，最后用干棉球擦拭干净。

疗程：自月经来潮第14天起，到下次月经来潮止，1周1次，2周为1个疗程。

### 9.皮肤针疗法

取穴：膻中、肩井、乳根、阿是穴。

操作：用碘伏常规消毒，再用75%酒精浸泡消毒过的梅花针分别轻叩各穴，每个穴位叩击时间不宜过长，以局部皮肤均匀地潮红、充血为度；然后使用红外线治疗仪照射，照射时间为40分钟。

疗程：每周治疗2次，2个月经周期为1个疗程。

### 10.艾灸疗法

**方1　化脓灸**

取穴：

①天宗、膈俞、胆俞（均为双侧）。

②膏肓、心俞、脾俞（均为双侧）。

操作：将艾绒搓成直径2mm、高3mm的圆锥形艾炷备用。将艾炷放置于涂擦万花油的穴位上，用线香点燃；当艾炷燃烧至2/3，局部皮肤灼痛时，医者以棉签在施灸周围皮肤快速摩擦直至燃尽，以分散患者注意力，减轻痛苦。施灸结束后，局部皮肤会产生无菌性化脓现象，并留有瘢痕（灸疮）。每个穴位每次灸3壮，2组穴位每周交替进行。

疗程：治疗从经期结束开始，每周1次，每个月3次，以3个月经周期为1个疗程。

**方2　督灸**

取穴：背部督脉循行处。

操作：督灸粉制备，即附子10g，香附20g，小茴香20g，肉桂20g，五灵脂15g，当归20g，川芎20g，茯苓20g。将药物打碎，研磨成粉末备用。常规消毒后，首先在治疗部位涂抹生姜汁，再在治疗部位上撒上督灸粉，之后在其上覆盖桑皮纸，然后在桑皮纸上铺生姜泥如梯状，最后在生姜泥上面放置三角锥形艾炷，点燃3点，连续灸治3次后，把生姜泥和艾灰去除。用湿热毛巾把治疗部位擦干净。灸后局部皮肤红润，4~6小时后慢慢起小水疱，第2天放掉小水疱中的液体。灸痂一般3~5天脱落。

疗程：每个月治疗1次，3次为1个疗程。

### 方3 雷火灸

取穴：主穴为阿是穴、膻中、鹰窗、乳根。上肢取内关；下肢取足三里、三阴交、太冲。凡有双侧穴位，均取双侧。

操作：患者取仰卧位，点燃2根雷火灸灸条，随时保持火头红火，距离皮肤2~3cm，温灸整个患侧乳房部及同侧腋下部、肋部，每旋转或移动灸10次，用手平抚被灸处，熏至皮肤发红，且深部组织发热，时间不少于20分钟。灸乳房肿块处，距离皮肤1~2cm，用小旋转法，每旋转10次，用手轻柔地按压肿块处，反复施灸，时间不少于10分钟。灸内关、足三里、三阴交、太冲，距离皮肤2cm，用雀啄法，每雀啄8次为1壮，每穴各灸8壮。

疗程：每天1次，10次为1个疗程。

### 方4 温和灸

取穴：肩井（双侧）。气虚加足三里（双侧），阳虚加命门，阴虚加涌泉（双侧），痰湿加脾俞（双侧），湿热加胆俞（双侧），血瘀加膈俞（双侧），气郁加肝俞（双侧）。

操作：施以温和灸，每穴每次灸20分钟。

疗程：于经前1周每天1次，月经来潮即停止治疗，3个月经周期为1个疗程。

### 11.火针疗法

取穴：阿是穴（乳房局部肿块）。

操作：患者取仰卧位，乳腺肿块结节部常规消毒，用酒精灯加热钨制火针至通红白亮，由外向内地迅速点刺乳腺增生的肿块结节，据肿块大小刺入不同深度，疾进疾出，来回操作，直至点刺所有肿块。

操作：每2天1次，每周3次，月经期停止治疗，8周为1个疗程。

### 12.刃针疗法

取穴：天宗、膻中、胸4~胸8椎棘旁开1.5~2寸处。

操作：在阿是穴及其附近点按，寻找痛性结节，用75%酒精局部消毒后，以左手为押手，右手为刺手，采用0.4mm×40mm刃针，右手拇、食、中3指持住针柄，迅速破皮；天宗刺至骨膜，膻中刺入3~5分，胸4~胸8椎棘旁刺入

5~8分，使用连续十字切割手法将结节分离，迅速出针，令其自然出血，或轻轻挤压针孔周围以利出血；少量出血后，以消毒棉球轻轻按压针孔，用创可贴覆盖。

疗程：每周1~2次，1个月经周期为1个疗程。

### 13.锋钩针疗法

取穴：主穴为天宗；配穴为内关、肩井。

操作：用手触摸寻找患侧天宗附近反应点，即条索样结节或痛点。碘伏棉签消毒3次后，选用消毒后的无菌锋钩针为针具，右手食指、拇指、示指呈握笔式持针，针尖与皮肤呈75°角，迅速刺入皮下后，将针体与皮肤垂直，上下提动针柄，把皮下纤维提起钩割3~5下，此时可听到"吱吱"声，以患者感到酸胀为宜。钩割结束后，将针体恢复至进针时的角度出针，出针后若有出血，适量放血，然后用棉球按压止血，贴敷创可贴。针刺配穴时，令患者取坐位。医者双手及针刺部位消毒后，选取0.35mm×40mm一次性针灸针。针刺内关时，嘱患者深呼吸，患者吸气时进针用补法，患者呼气时出针用泻法。而后，毫针浅刺肩井，针尖朝向前下方的乳房方向。可发现乳房内包块变软缩小至消失，边针边检查，可以和患者一同感知结节肿块的部位、大小、软硬度、疼痛度及活动度等。以上均不留针。

疗程：每3天治疗1次，3次为1个疗程。

【评述】

（1）乳腺增生症既非炎症，也非肿瘤，是乳腺组织的良性增生性疾病。该病皆因情志不畅，肝失疏泄，气机阻滞于乳络，故不通则痛；又因肝失疏泄，气为血之帅，肝郁则气血运行不畅，日久化热，灼津为痰，气滞、痰凝和血瘀结聚成块，故可见乳房肿块。本病病位在乳房，足阳明胃经过乳房，足厥阴肝经至乳下，足太阴脾经行乳外，故与胃经、肝经、脾经三经关系密切。针灸治疗该病，取穴以足阳明胃经、足厥阴肝经、足太阴脾经的经穴为主，治疗原则是疏肝解郁、化痰散结，"经脉所过，主治所及"，故疗效颇显。针灸方法众多，无毒副作用，安全可靠，越来越受到医者欢迎，备受患者青睐。

（2）本病是中青年女性中最常见的乳腺疾病，号称"头号红颜杀手"。其发生往往与劳累、生活不规律、精神紧张、压力过重有关。病由情志起，治当情志解。接受针灸治疗的同时，患者当建立良好的生活方式，调整好生活节奏，保持心情舒畅。坚持体育锻炼，积极参加社交活动，避免和减少精神紧张等心理因素，积极配合治疗。尤其须明白，乳腺增生症的危害并不在于疾病本身，而是心理压力，担心自己此病癌变，平添恐惧感和负性心理，这样只会加重病情，对治疗没有任何好处。

（3）乳腺增生症可以并发乳腺肿瘤，包括乳腺癌。若有疑惑，可自我检查乳房（触诊），以资鉴别。乳腺增生症常会同时或相继在两侧乳房发现多个大小不等、界限不清的结节，可被推动。乳腺纤维腺瘤的肿块多为圆形或卵圆形，边界清晰，表面光滑，与皮肤及周围组织无粘连，活动度大，触之有滑脱感。乳腺癌的肿块多为单发结节，边缘不规则，多数质地较硬，常与皮肤粘连。这种自我检查在经期后1周进行，可每个月检查1次。医院检查有彩超、钼靶、核磁等，可进一步明确诊断。

（4）乳腺增生症患者应减少或避免摄入高热量食物，如油炸食物、甜食、动物脂肪等，少吃精面、精米等食物，适度控制浓茶、巧克力、咖啡等食物和饮料的摄入。不要自行服用蜂胶、蜂王浆、花粉等含性激素的保健品，不要滥用避孕药等含性激素成分的药品，避免使用含性激素的美容产品。可以多食用豆类、玉米、海带、黑木耳、黑芝麻、核桃及酸奶等食物，注意营养均衡。维生素含量丰富、高纤维、低热量的水果蔬菜也应多吃，如香菇、芦笋、胡萝卜、西红柿、猕猴桃、石榴及桑椹等可提高机体免疫力的食物，对改善乳腺增生症也有好处。

（5）注意乳房护理，患者应定期清洁乳房，保持乳房部位干净，洗澡时用温水，避免水温过冷或过热而刺激乳房。此外，患者需穿着大小适宜的舒适内衣，以免因内衣不合适而影响乳房血液循环，损伤乳房，加重病情。平时也可进行自我穴位按摩，如点按乳根、捏拿肩井、爪切肝俞、揉按膻中、弹拨天宗等，有助于乳腺增生的治疗。

（6）下面介绍几个食疗方，供参考。

①海带豆腐汤：海带2~3尺许，豆腐1块，二者煮沸汤，饮食之。佐料按常规加入，可加食醋少许，即可食用。

②海带鳖甲猪肉汤：海带65g（清水洗去杂质、泡开切块），鳖甲65g（打碎），猪瘦肉65g。三者共煮汤，汤成后加入适量盐、香油调味即可。

③丝瓜炒蛋：丝瓜250g，鸡蛋150g，大葱适量。将鸡蛋加少许精盐搅打均匀；丝瓜去皮切块；锅内加油烧热，下大葱段炝锅，放入丝瓜炒熟，倒入鸡蛋液翻炒，加入精盐搅匀，淋入香油，撒入味精即可。

④仙人掌炒猪肝：将仙人掌去皮和刺，和猪肝切小块，加盐和调料翻炒后即可食用。

## 三、子宫内膜异位症

### 【概述】

子宫内膜异位症是育龄期女性的一种常见病、多发病，由瘀血瘀滞胞宫、冲任而致，具有生长功能的子宫内膜组织出现在子宫腔被覆内膜及宫体肌层以外其他部位所引起的一种疾病。因其大多数病变出现在盆腔内生殖器和邻近器官腹膜面，故称为"盆腔子宫内膜异位症"。若子宫内膜生长在宫肌层，而未扩散至子宫浆膜层时，称为子宫腺肌症或子宫腺肌病。子宫内膜异位症与子宫腺肌症均为异位子宫内膜引起的疾病，临床上两者可并存，但发病机制及组织发生学不尽相同，临床表现也有差异。此病的发病率近年呈明显增高趋势，是目前常见的妇科疾病之一，好发于30~40岁育龄妇女。

子宫内膜异位症的病位多在卵巢、腹膜、盆腔，但异位内膜转移生长的部位不同，可累及肠壁、阴道、外阴、膀胱等，临床应根据症状、体征等判断异位症的发生部位。

子宫内膜异位症的病因包括月经疾病，如月经周期缩短、频发、经量多，经期过长及痛经等，导致增加经血逆流与子宫内膜碎片游离的风险。月经期间，如不注意调节情绪，过度焦虑、恐惧或过度劳累，剧烈运动，都会导致经血逆流而致子宫内膜异位症，行经期间尤其要忌房事。还有如多次人工流产、子宫位置不正、先天发育异常等也会导致子宫内膜异位症。

《诸病源候论·妇人杂病诸候二》中记载："八瘕者，皆胞胎生产，经水往来，血脉经气不调之所生也……若血余未尽而和阴阳，即令妇人血脉挛急，小腹重急……结牢恶血不除，月水不时，或月前月后，因生积聚，如怀胎状。"本病属中医学"月经不调""癥瘕""痛经""崩漏""不孕"等范畴。

### 【临床表现】

本病典型症状为下腹痛、痛经、性交不适和不孕症。

**1.下腹痛和痛经** 特点是继发性和渐进性加重，即初潮后的最初几年内无痛经，数年或10余年后才出现，并有逐步加剧的现象。疼痛多位于下腹深部和腰骶部，以盆腔中部为多，可累及盆腔两侧及骨盆壁，亦可放射至阴道、会阴、肛门或大腿。常于月经期开始出现，并持续至整个月经期。疼痛程度与病灶大小不成正比。20%~35%患者可无痛经，也有腹痛时间与月经不同步者，少数患者有长期下腹痛，至经期，疼痛更剧烈。

**2.性交疼痛** 异位内膜累及子宫直肠后陷凹和子宫骶骨韧带时，常有深部性交疼痛，以经前期尤甚。

**3.月经不调** 常有月经过多、经期延长或经前点滴出血。

**4.不孕** 本病患者中，有40%不孕，主要由于盆腔粘连、输卵管阻塞或蠕动减弱，影响受精卵输送，或并发未破裂卵泡黄素化综合征，或卵巢黄体功能不足，或自身免疫反应干扰受精与着床等因素所致。

**5.其他** 肠道病灶可致腹泻或便秘，或有周期性排血；累及泌尿系统者可有经期尿频尿急、排尿困难，或周期性血尿；远道的异位内膜病灶还可致经期咯血、流鼻血等。除上述症状外，卵巢子宫内膜异位囊肿破裂时，可引起突发性下腹剧痛，伴恶心呕吐和肛门坠胀，破裂时间多发生于经期前后或经期。

B超是目前辅助诊断子宫内膜异位症的有效方法。

**【辨证分型】**

中医临床将其分为5个证型。

**1.气滞血瘀型** 证见经前、经期少腹胀痛，经行不畅，经色黯红、有血块，块下则痛减，乳房胀痛，肛门坠胀，烦躁，舌黯或有瘀点、瘀斑，苔白，脉弦涩。

**2.寒凝血瘀型** 证见经前、经期少腹冷痛，得温则舒，经行不畅，经色黯、有血块，块下则痛减，面色苍白，形寒肢冷，恶心呕吐，肛门重坠，大便溏薄，舌淡黯，苔白，脉沉紧或弦紧。

**3.热郁血瘀型** 证见经前、经期少腹灼热疼痛，喜冷拒按，经期或经前后发热，月经提前，量多、质稠、有块，口苦口渴，烦躁易怒，尿黄便秘，盆腔结节包块触痛明显，舌红或黯红，或有瘀点、瘀斑，苔黄，脉弦数。

**4.气虚血瘀型** 证见经期或经后少腹隐痛，喜按喜温，经色淡黯，或有血块；面色无华，神疲乏力，口淡纳差，肛门重坠，大便不实，舌淡黯、有齿印，苔白，脉细缓或细弦无力。

**5.肾虚血瘀型** 证见经期或经后少腹隐痛，喜按喜温，腰酸膝软，头晕耳鸣，月经先后不定期，经色淡黯，或有血块，或量少淋漓；或面色晦暗，或面额有黯斑，神疲欲寐，性欲淡漠，艰于受孕，肛门重坠，大便溏薄，舌淡黯，或有瘀斑，苔白，脉沉细或细涩。

## 【针灸处方】

### 1.毫针刺法

**方1**

取穴：主穴为关元、气海、三阴交；配穴为气冲、蠡沟、足三里、阴陵泉。

操作：常规消毒。中等刺激，不留针或留针15分钟。

疗程：每天或隔天1次，10次为1个疗程。

**方2**

取穴：①天枢、气海、子宫、地机、足三里、三阴交、太冲。②次髎、肾俞、肝俞、委中、足三里、三阴交。③加减：疼痛急性发作，加合谷、三阴交；经期伴恶心、呕吐，加中脘、公孙、内关；经期伴头痛，加四神聪、太阳；经期伴腹泻、肛门坠胀，加八髎、承山；痰湿症状较重，加阴陵泉、丰隆；如月经量过多，加百会、关元；经后点滴不尽，加百会、隐白；经前乳胀，加膻中、内关、天池。

操作：主穴隔天治疗1组穴位，交替使用，加减随症取穴。常规消毒，关元、足三里、肾俞用提插捻转补法，余施平补平泻法，留针30分钟。

疗程：每天或隔天1次，10次为1个疗程。

**方3**

取穴：气海、关元、中极及该三穴左右旁开3寸处为主，每次选取其中1组穴位。配穴为足三里、血海、地机、三阴交、内关、隐白、太冲，每次可选择2穴。气滞腹胀加太冲、公孙；性交疼痛加会阳、三阴交；恶心呕吐加内关、足三里；经多有血块加隐白、血海；腹痛或腰痛时有便意加肾俞、大肠俞。

操作：常规消毒，以0.38mm×60mm毫针直刺1.5~2寸，先泻后补。得气后，施重捻慢提法，操作3次，使针感到达腹深部及会阴，留针20分钟，留针期间以上法再行针2次，后出针。肢冷、苔白、脉沉者可加灸。治疗时间于月经前7天进行；如月经紊乱者，则在停经后第7天开始治疗。

疗程：每天1次，10次为1个疗程。

### 2.耳针疗法

取穴：子宫、皮质下、神门、卵巢、内分泌、交感。

操作：常规消毒。用皮内针穴位埋针或用王不留行籽贴压，每天按压3~5次，予较强刺激。

疗程：月经来潮前7天开始施治，每3天1换，两耳分2组不同穴位交替，

1个月经周期为1个疗程。

### 3.穴位贴敷疗法

**方1**

取穴：阿是穴（下腹部）。

药物制备：将千年健、地追风、羌活、独活、川椒、白芷、乳香、没药、红花、血竭各6g，川断、桑寄生、五加皮、赤芍、当归、防风各20g，透骨草、祁艾叶、蛤蟆草各100g。共研细末，入布袋内备用。

操作：使用时，将药袋蒸热后敷于下腹部，每次30~40分钟。注意不要烫伤皮肤。

疗程：每天1次，10次为1个疗程。

**方2**

取穴：神阙、中极、子宫（双侧）、次髎（双侧）。

药物制备：橘核、海藻、海带、昆布、川楝子、桃仁各9g，厚朴、木通、枳实、延胡索、肉桂、木香各6g。痛甚者加吴茱萸、法半夏各6g；坠胀甚者加柴胡、升麻各6g；经血量多者加蒲黄、三七各6g。将药物研磨成粉末状，过200目筛，用蜂蜜调成膏状备用。

操作：用75%酒精清洁穴位处皮肤，取5g药膏涂抹于5cm×5cm大小的贴敷片中央，膏体厚约5mm、直径约2cm，贴敷于所选穴位处，持续贴敷6小时后，去除贴敷片。

疗程：每天1次，月经来潮后第5天开始治疗，3个月经周期为1个疗程。

**方3**

取穴：神阙。

药物制备：取中成药七厘散1g，加少量黄酒调和成糊备用。

操作：将药糊贴敷于患者神阙，用艾条灸20分钟，用麝香止痛膏外贴（皮肤敏感者用肤疾宁外贴），每2天更换1次，治疗3次后，让患者自己操作治疗。

疗程：每次月经结束后第10天开始治疗，到第2次月经结束时结束治疗，2个月经周期为1个疗程。

注：本法适用于子宫内膜异位症1期。

### 4.穴位注射疗法

取穴：

①足三里、血海。

②次髎、三阴交。

药物：复方丹参注射液。

操作：按穴位注射常规操作法操作，隔天2组交替注射，每穴注入2mL药液。

疗程：月经前第10天开始治疗，每个月5次，2个月经周期为1个疗程。

**5. 温针疗法**

取穴：气海、关元、中极、子宫、血海、三阴交、行间、太冲。

操作：患者取仰卧位，穴位局部皮肤常规消毒，选用0.3mm×40mm一次性针灸针快速进针，针刺腹部穴位时，针体与皮肤呈45°角。针气海、关元、中极穴时，针尖向下进入脂肪层，子宫针朝子宫方向斜刺入脂肪层，使酸、麻、重、胀感扩散至整个盆腔为最佳。提插捻转至得气后，在气海、关元、中极、子宫的针柄上插2cm长的药用艾条段，点燃施灸，待艾条燃尽后去灰，重复施灸3次后起针，每次治疗时间30分钟。

疗程：隔天治疗1次，月经期间停止治疗，6个月经周期为1个疗程。

**6. 浮针疗法**

取穴：在大腿内侧和腹部寻找患肌。

操作：在患肌附近选择合适的进针点，常规消毒，用浮针专用进针器进针，针尖方向朝患处。针进皮下组织后，施行针体左右摇摆如扇形的扫散运针，同时配合再灌注活动，即让患者主动或被动地对患处进行施压，使其收缩时缺血、舒张时充血，如此反复操作，使局部得到血液再灌注而改善其缺血状态。然后抽出不锈钢针芯，将软套管留置于皮下24小时，用胶布固定露出皮外与软套管紧密连接的管柄。注意留置于体内的软套管不能影响患者作息，若有不适，应做适当调整。留针期间，患者继续配合再灌注活动。

疗程：月经前或行经期间隔天1次，6个月经周期为1个疗程。

**7. 腹针疗法**

取穴：引气归原、中极、下风湿点、外陵。

操作：常规消毒。轻捻转，不提插。采用候气、行气、催气三部手法，留针30分钟。

疗程：每天1次，10次为1个疗程。

**8. 埋线疗法**

取穴：关元、天枢、中极、子宫、地机、气海、次髎、太冲（双侧）血海（双侧）、足三里（双侧）、三阴交（双侧）。

操作：嘱患者放松，取仰卧位，医者用75%酒精棉球对选定穴位进行消毒，同时用0.9%氯化钠溶液冲洗蛋白线（蛋白线提前用剪刀剪成1cm长）；采用一次性无菌穴位专用埋线针，将蛋白线放入针头后，快速刺入选定的穴位内，以患者出现酸、麻、胀、痛感为度，将蛋白线推入穴位，注入完毕，进行按压止血和消毒。

疗程：每个月1次，3个月经周期为1个疗程。

### 9.电针疗法

**方1**

取穴：气海、关元、三阴交、地机、天枢、子宫。

操作：常规消毒。针刺得气后，接G6805型电疗仪，用疏密波，强度以患者能忍受为度，通电30分钟。

疗程：每天1次，10次为1个疗程。

**方2**

取穴：八髎。

操作：常规消毒。直刺0.5~1寸，针刺得气后，接G6805型电疗仪，用疏密波，强度以患者能耐受为度，每次通电30分钟。

疗程：每天1次，10次为1个疗程。

### 10.艾灸疗法

**方1 隔姜灸**

取穴：关元、中极、气海、天枢、三阴交、子宫、阿是穴。

操作：准备好老姜若干片，厚约3mm，中间穿10个针孔，上面放置高2.5cm、底直径2cm的圆锥形艾炷，点燃，每穴各灸3壮，以皮肤潮红、不起疱为度。生姜片烧干后，适时添换。

疗程：经前10天开始，每天1次，至月经结束为1个疗程。

**方2 隔药饼灸**

取穴：关元、命门。

操作：将中药附子、鹿角霜、肉桂、乳香、五灵脂按5∶2∶1∶1∶1分量比例混合打粉，过60目筛，以20%酒精调制后，用模具压成药饼，上面放置清艾绒，大小控制在缓慢燃烧发热30分钟，灸至局部皮肤出现红晕为度。

疗程：每天1次，仰卧位和俯卧位隔天交替，1个月经周期为1个疗程。经期也可治疗。

### 方3 温和灸

①取穴：关元、天枢、中极、神阙。

操作：使用清艾条以回旋灸、雀啄灸、循经往返灸的方式施灸，使灸感传至下腹部，以患者温热、舒适、不烫为度。

疗程：从月经来潮前3天开始，每次施灸20~30分钟，每天2次，至月经结束后2天为1个疗程。

②取穴：中脘、气海、阳池、肾俞、三阴交、大敦。

操作：艾卷灸，每次选3~4穴，每穴每次灸10~20分钟。

疗程：每天或隔天1次，连灸2~3个月。

### 方4 温盒灸

取穴：关元、中极、子宫（双侧）、八髎。

操作：用大号温灸盒罩在关元、中极、子宫上，用清艾条施行温和灸20~30分钟，热力以患者能耐受为度；八髎先用温灸盒罩在穴区上施灸20~30分钟，然后用梅花针以中等力度点叩，以局部皮肤针孔有少量出血为度。

疗程：每天1次，仰卧位和俯卧位隔天交替，3~9个月经周期为1个疗程。

### 方5 隔药铺灸

取穴：

①下腹部呈倒"T"形铺灸，沿任脉循行路线，神阙至曲骨段为纵向铺灸带，覆盖任脉和足少阴肾经在少腹部的循行分布范围，宽约10cm；关元至曲骨向两侧延伸至侧腹部为横向铺灸带，覆盖子宫、水道、归来，宽约20cm。

②腰骶部在后正中线上铺灸，沿督脉循行路线自命门至腰俞段铺灸，宽约10cm。

药物制备："内异散"，组方为附子、五灵脂、生蒲黄、三棱、肉桂、鹿角霜、莪术，经期加用温经通络止痛药，即延胡索、细辛、川芎、川楝子。以上药物按比例（附子与其余各药用量比均为6∶1）打粉（过100目筛），装入密封容器，保存备用。

操作：患者先取仰卧位（下腹部铺灸），再取俯卧位（腰骶部铺灸），施灸部位常规消毒后铺纱布。将内异散药粉用黄酒调匀，制作成厚约2cm的药灸带，平铺于施灸部位，其上再铺艾绒（厚约2cm，宽度比药饼直径略窄）。点燃艾绒，下腹部、腰骶部各灸30分钟，灸温以患者能耐受为度，以皮肤微红为宜，避免烫伤皮肤。根据患者反馈，随时调整。

疗程：每周1次，3个月经周期为1个疗程。

### 11.火针疗法

取穴：中极及双侧子宫、八髎、水道、归来、肾俞、痞根、三阴交。

操作：每次选4~6个穴，交替使用。常规消毒。用酒精灯将火针烧至发白，迅速刺入穴位，随即出针；出针后，迅速使用消毒棉球对穴位进行按压。

疗程：月经前7天开始，至月经结束，每周治疗3次，3个月经周期为1个疗程。

### 12.TDP穴位照射疗法

取穴：子宫、卵巢、气海、关元、中极、太冲、八髎。

操作：用TDP神灯照射30分钟。

疗程：每天1~2次，30天为1个疗程。

### 13.贺氏针灸三通法治疗子宫内膜异位症

取穴：贺（普仁）氏三针：十八好+痛十+火五，双面加灸。

操作：根据施针要求，嘱咐患者选择合适的体位，且暴露施针部位，局部使用75%酒精常规消毒。

①十八好：曲池（1~1.5寸）、合谷（0.5~1寸）、足三里（0.5~1.5寸）、三阴交（1~1.5寸）、太冲（0.3~0.5寸）中脘（0.5~0.8寸）、天枢（0.5~1寸）、气海（0.5~1寸）、四满（0.5~1寸）、水道（0.5~1寸）。

②痛十：肾俞（0.5~1寸）、上髎（0.5~1.2寸）、次髎（0.5~1寸）、中髎（0.6~1寸）、下髎（0.5~1寸）。

③火五：取腹部任脉、肾经和胃经火针循经穴位点刺（脐上只针中脘，五线平脐下，避开石门，因石门是"生育之门"，关闭后则无法打开），特殊情况下可离穴不离经点刺，如腹部有瘢痕等。如果长期使用火五，不要长期重复针一个点。火五的进针深度和温度决定了治疗效果，火五火针的进针深度和毫针相同。火针烧针时，将针身倾斜45°置于火焰上，以针身烧红至发白为度，做到针下有声、针下有晕。针刺对应的穴位（快且准），随即出针，待火针提离皮肤后，需要迅速使用干棉球对针孔进行按压和按揉，以减轻患者痛感。

疗程：于月经前7天开始，至月经结束，每周治疗3次，以3个月经周期为1个疗程。

### 【评述】

（1）子宫内膜异位症是目前发病率高的一种女性生殖器官疾病。随着女性生活和工作压力的不断增加，子宫内膜异位症的发病率也在不断上升。本病主要在子宫骶骨韧带组织中发病，多发于育龄期妇女，尤其是生育少、生育晚的妇女，如在绝经后使用激素代替治疗的妇女，也存在一定的发病风险。针灸对本病的年龄治疗方法众多，主要针对瘀、痰、虚、寒等病因，进行祛瘀活血、化痰散结、温经止痛、补虚培元等辨证治疗，有良好的治疗效果。

（2）综合针灸治疗子宫内膜异位症的研究文献，认为其作用机制主要为：调节异常的前列腺素、β-内啡肽和强啡肽、电解质及P物质水平等实现其镇痛作用；改善ICAM-1、PPAR-γ、MMPs及各种血管生成调节因子，以抑制异位子宫内膜形成中"黏附、侵袭、血管生成"3个必要步骤；提高机体免疫力，改善盆腔微环境；抑制雌激素的合成。故显示针灸对本病有一定的改善作用。

（3）由于本病容易引起严重的盆腔粘连、疼痛，甚至不孕，在治疗过程中，患者会因疾病和家庭压力而感到心情焦虑、失落，甚至抑郁、恐惧，对治疗效果产生一定的不良影响。因此，必须对患者进行相应的情志护理和正确的情绪疏导，从而提高患者对疾病治疗的信心。

（4）患者应建立健康的生活起居和饮食习惯，忌吃雌激素水平高、寒凉油腻的食品，养成良好的排便习惯，做好下腹部及小腿保暖，保持外阴清洁、干燥，每天使用温水清洗阴部，避免不必要的宫腔手术等。

（5）下面介绍几个食疗方，供参考。

①阳起石牛肾粥：阳起石30g用纱布包裹，加水1500mL煎1小时，取澄清煎液，入牛肾1个、大米50g、适量水，如常法煮粥，粥熟后入油、盐及其他调料，每天1次。适用于阳虚血瘀型子宫内膜异位症。

②荔枝核饮：荔枝核、首香各30g。二者炒黑，研细末。每次服3g，温酒送下。经前3天开始服，每天2次，服至经净。适用于气滞血瘀型子宫内膜异位症。

③桃仁粥：桃仁15g捣烂，加水浸泡，研汁去渣，与粳米50g同入砂锅，加水500mL，小火煮成稀粥，调入红糖适量食用。隔天1剂，早、晚各服1次。适用于血瘀型子宫内膜异位症。

④益母草煮鸡蛋：益母草45g，延胡索15g，鸡蛋2个，加水800mL同煮，蛋熟后去壳略煮，去药渣，吃蛋饮汤。月经前2天开始服，每天1次。适用于血瘀型子宫内膜异位症。

⑤黑豆红花饮：黑豆、红糖各30g，红花6g同入锅，加水2000mL，煮沸10分钟后取汁。每次取10~20mL，代茶饮。适用于血瘀型子宫内膜异位症。

## 四、女性性功能障碍

【概述】

女性性功能障碍是指女性由于性欲低下、性唤起困难、性高潮障碍或性交疼痛而致使其明显受此困扰的一类疾病。国内外报道，本病总发病率在16%~57%，高于男性性功能障碍的发病率。在产后1年女性中，发病率上升到50%以上，围绝经期后妇女的发病率为79.4%。2017年，有文献报道北京地区医院就诊的围绝经期女性中，本病发病率高达84.1%，是育龄期妇女的2.3倍。本病可导致明显的个人痛苦，并对女性健康和生活质量产生负面影响。中医学认为，女性性功能障碍属于"阴痿""阴冷"的范畴，以肾虚、肝郁、湿热三大病机为主。

【临床表现】

女性性功能障碍的诊断无"金标准"和客观指标，主要依靠临床判断，诊断的必要条件是女性自身因性生活现状引发的精神痛苦。

临床主要表现为性欲障碍（包括性欲低下、性厌恶、性欲亢进）、性唤起障碍、性高潮障碍和性交疼痛障碍等。

**1.性欲障碍**

（1）性欲低下：对性的欲望和兴趣缺乏或下降，缺乏性期望或性幻想，以及缺乏反应性性欲，这种性欲的缺乏已经超出年龄增长和夫妻关系持续带来的正常降低幅度，并导致患者本人的精神痛苦。患者对性伴侣身体的吸引力下降，性行为成为"例行公事"，有环境干扰、婚姻危机、慢性疾病（抑郁、糖尿病、高血压、甲状腺功能减退症、高催乳素血症）、药物因素（如选择性5-羟色胺再摄取抑制剂、降压药、雌激素治疗、糖皮质激素）等造成。

（2）性厌恶：持续或反复地极度厌恶和回避所有（或几乎所有）与性伴侣的生殖器性接触。患者往往有性创伤或被性虐待的个人史。

（3）性欲亢进：性兴奋出现过多、过快、过剧，性要求不能自我控制，若得不到满足便十分痛苦，甚至要求一天数次。患者往往伴有下丘脑/垂体/卵巢/肾上腺肿瘤、甲状腺功能亢进症、躁狂型精神病，也有由终日沉溺于性影像资料等社会精神因素导致的情况。

**2.性唤起障碍** 往往主观缺乏性兴奋和性快感，任何类型的性刺激引起的性唤起明显降低，患者自主神经损伤和雌激素缺乏。

**3.性高潮障碍** 经过各种足够且有效的性刺激后仍缺乏性高潮，性高潮感觉的强度明显降低，或性高潮出现明显推迟。患者往往有人际关系和婚姻冲突、心理障碍、精神失调、应用抗抑郁药（尤其是选择性5-羟色胺再摄取抑制剂）和其他性功能障碍。

**4.性交疼痛障碍** 在试图或完成阴道进入和（或）阴茎阴道性交时，持续或反复出现性交疼痛。患者可能有生殖系统感染、生殖器畸形、盆腔淤血综合征或外伤、子宫脱垂、子宫内膜异位症等原发疾病。

**【辨证分型】**

中医辨证将其分为肾虚、肝郁气滞、肝经湿热3个证型。

**1.肾虚型** 证见素禀肾精不足或脾肾阳虚，下元不振，性欲减退，性厌恶，性高潮障碍，腰膝酸冷，神疲乏力，形寒畏冷，阴冷阴痛，小便频数或夜尿频多，面色晦暗，舌质淡，苔薄白，脉沉细无力，尺部尤甚。

**2.肝郁气滞型** 证见心情抑郁，多愁善感，性欲低下，厌恶房事，或有性交痛，胸胁、乳房胀痛，心烦易怒，善太息，或闷闷不乐，舌质正常或紫暗，脉弦或细弦。

**3.肝经湿热型** 证见性欲亢进，房事过频或不洁，或有性交痛，头痛耳鸣，目赤昏花，口苦咽干，烦躁易怒，胸脘满闷，乳房、小腹胀痛，带下量多，色黄稠黏，秽臭，外阴瘙痒，舌红，苔黄，脉滑数。

此外，也可见脾虚、心脾两虚、阴虚阳亢诸证。

**【针灸处方】**

**1.毫针刺法**

**方1 肾虚型**

取穴：肾俞、命门、气穴、关元、气海、足三里、三阴交。

操作：常规消毒。肾俞向督脉斜刺，进针1.5寸，行捻转补法；命门沿棘突稍向上针刺，进针1~2寸，行捻转补法；气穴、关元、气海直刺，进针1~2寸，施提插补法；足三里、三阴交直刺1.5寸，施捻转补法；关元、足三里施温针灸。

疗程：每天1次，10次为1个疗程。

**方2 肝郁气滞型**

取穴：阴廉、曲泉、曲骨、蠡沟、阳陵泉、行间。

操作：常规消毒。阴廉直刺1~2寸，行捻转泻法；曲泉直刺0.8~1寸，施捻转泻法；曲骨直刺0.8~1.5寸，施提插泻法；蠡沟朝内踝方向平刺0.8~1.5寸，行捻转泻法；阳陵泉直刺1~2寸，施提插捻转泻法；行间直刺0.5~1寸，施提插泻法。

疗程：每天1次，10次为1个疗程。

### 方3 肝经湿热型

取穴：中极、会阴、子宫、阴交、足临泣、秩边。

操作：常规消毒。中极直刺1.5~2寸，行捻转泻法；会阴直刺0.5~1寸，施捻转泻法；子宫朝曲骨方向斜刺1.5~2.5寸，行捻转泻法，要求向外阴部放射；阴交直刺1~2寸，行捻转泻法；足临泣直刺0.5~1寸，施提插泻法；秩边稍向内侧斜刺4~5寸，施提插泻法，使针感向外阴部放射。

疗程：每天1次，10次为1个疗程。

### 2.耳针疗法

取穴：肾、肝、脾、子宫、盆腔、肾上腺。

操作：耳郭常规消毒。用0.5寸毫针刺入软骨组织，留针20分钟。也可用揿针或王不留行籽进行耳埋。

疗程：每天1次，两耳交替，20次为1个疗程。

### 3.温针灸疗法

取穴：关元、子宫、命门、足三里。

操作：常规消毒。直刺，施行提插捻转补法，得气后，在针尾套上艾段施灸。

疗程：每天1次，10次为1个疗程。

### 4.穴位贴敷疗法

取穴：神阙。

药物制备：

①肾虚型：菟丝子15g，鹿茸6g，熟地黄15g，山药15g，枸杞子15g，炒杜仲12g，当归12g，肉桂8g，制附子10g，巴戟天10g。

②肝郁气滞型：醋柴胡3g，当归12g，白芍30g，何首乌15g，黄精15g，白术15g，茯苓10g，牡丹皮10g，山药15g，炒杜仲10g、淫羊藿10g。

③肝经湿热型：广郁金10g，龙胆草12g，栀子10g，黄柏15g，苍术15g，黄芩12g，生甘草10g，薏苡仁15g，车前子10g，川楝子10g。

将上述药物分别共研细末，瓶装备用。

操作：治疗时，根据辨证分型，取药末10g，以温开水调成糊状，用纱布包裹，敷于脐部，以胶布固定。

疗程：每3天换药1次，10次为1个疗程。

**5.头皮针疗法**

取穴：顶中线、额旁3线（双侧）；肝气郁结加额旁2线（左侧），肝经湿热加额旁2线（双侧）。

操作：常规消毒。顶中线由前顶刺向百会，进1寸；额旁3线由上而下，进1寸，虚者行添气法，实者施抽提法，配合小腹按摩和盆底肌肉自主性收缩运动。额旁2线由上而下，进1寸，用抽提法。

疗程：每天或隔天1次，10次为1个疗程。

**6.电针疗法**

取穴：三阴交、关元、天枢、归来、肾俞、腰阳关。

操作：常规消毒。三阴交直刺1~1.5寸；关元直刺1.5寸，针感向外阴部放射；天枢直刺1.5寸；归来针尖略向耻骨联合处斜刺1.5~2寸，至下腹有酸胀感，针感向小腹及外生殖器放射；肾俞直刺1.5寸；腰阳关直刺0.5~1寸。得气后接G6805型电疗仪，选疏密波，每次通电20分钟。

疗程：每天或隔天1次，10次为1个疗程。

**7.腹针疗法**

取穴："引气归原"（关元、气海、下脘、中脘）为基础，配合中极、天枢（双侧）、归来（双侧）、气穴（双侧）。

操作：下腹部穴针刺前排空膀胱，常规安尔碘消毒后，选取规格0.22×40mm的一次性管针直刺上述穴位皮下；"引气归原"穴组针刺至地部，其他穴针至人部。留针30分钟。

疗程：每周2次，2个月经周期为1个疗程。

**8.艾灸疗法**

**方1 温盒灸**

取穴：关元、肾俞、三阴交。

操作：将艾条的一端点燃，插入艾灸盒中，对准应灸穴位，距皮肤2~3cm处进行熏灸，使患者局部有温热感而无灼痛为宜，一般每穴灸10~15分钟，至皮肤出现红晕为度。

疗程：每天1次，月经期停灸，1个月经周期为1个疗程。

### 方2　隔附子饼灸

取穴：关元、命门。

操作：施灸前，将附子烘干研末，用黄酒调和，制成直径3cm、厚0.8cm的药饼，中间用针刺若干小孔备用。施灸时，在药饼上放置底部直径为2cm、重约2g的圆锥形艾炷点燃施灸，以被灸穴位皮肤红润、不起疱为度，每穴每次施灸3壮。

疗程：每天1次，灸5天休2天，2周为1个疗程。

【评述】

（1）女性性功能障碍的病因比较复杂，由社会心理、神经、血管性、肌肉、内分泌性、药物及妇产科疾病等多种因素协同作用所致。针灸通过疏通经络、平衡阴阳气血、调节脏腑功能来取得疗效。现代研究则认为，针灸有调节下丘脑—垂体—性腺轴功能的作用，故有其实际应用价值，可以达到一定的治疗目的。若有器质性病变，应通过手术等其他途径治疗。

（2）本病的发生，与抑郁、焦虑等心理因素极其相关。女性在月经期、妊娠、产褥期的生理心理产生较大变化，尤其产后由于婴儿抚养压力、家庭经济压力等，往往容易出现心理问题。因此，有必要配合对患者进行性心理疏导，以增强患者自信心，解除患者性生活心理障碍，提高性生活质量。

（3）在治疗的同时，可有意识地对患者以肛提肌为主的盆底肌肉进行自主性收缩，以加强肌肉控制能力。可运用不同姿势（躺着、坐着或站着）练习。平躺在床上或瑜伽垫上，全身放松，自然呼吸，双腿微屈曲。收缩时，将阴道肛门向臀部方向上提；腹部、臀部、大腿不要用力。放松时，阴道、肛门自然放松，平静呼吸。反复进行收缩和放松肛门的动作，每次收缩持续3~5秒，放松3~5秒，连续做15~30分钟为1组，每天进行2~3组。或者不刻意分组，让患者自选时段，每天做150~200次，6~8周为1个疗程，有助于克服性功能障碍。

（4）吸烟、饮酒、缺乏锻炼是女性出现性功能障碍的危险因素。要注意改变生活方式，多喝水、戒烟、不酗酒、进行有氧运动等对维持性健康有很好的作用，能够增强体力和性欲，减少抑郁，改善体形，提高睾酮水平。

（5）下面介绍几个食疗方，供参考。

①参芪羊肉：将党参20g、黄芪20g切片，用纱布包好。羊肉500g洗净切块，与药包一起放在蒸碗内，加入生姜、葱、料酒；滑汤500mL，盖严，上笼屉蒸2小时。拣去葱、生姜、药包，加入细盐等调料，再蒸10分钟。分2天吃

完，吃肉喝汤。适用于气血亏虚型女性性功能障碍。

②夏草雌鸽补益汤：将雌鸽1只宰杀去毛、内脏与血，洗净；冬虫夏草10g用清水浸泡120分钟后，与浸泡的清水雌鸽全部放入大瓦罐中，大火烧沸，然后加料酒、细盐、生姜末，改小火，炖90分钟，起锅时加味精即成，喝汤食肉。适合于肾阳虚衰型女性性功能障碍。

③韭菜炒河虾：将韭菜250g洗净，切成1寸长，河虾50g去须枪、洗净。烧热锅，加入食用油烧至80℃，放葱、生姜炸，再放入韭菜、河虾爆炒，加盐、白糖、料酒等调料调味，炒至菜熟虾红即可。当菜食，每天1剂。

④胡萝卜饮茶：胡萝卜150g，苹果200g，牛乳100mL，鸡蛋黄1个，人参酒30mL，蜂蜜适量。将固体原料切碎后，与液体原料一同放入果汁机制汁，可酌加冷开水，搅打即成，每天代茶饮用。适用于性功能低下的女性。

⑤双喜鱼子豆腐：将嫩豆腐500g放入沸水中烫1分钟，捞起，沥水，切成大块；将合欢花10g置瓦罐中水煎，取头汁与二次汁混合，备用；将1个鸡蛋清倒入碗中，加入细盐、面粉、水淀粉，拌和成面糊。起热锅，开大火，加入猪油约500g，油热后，将豆腐逐块蘸蛋清糊下锅，炸成红黄色捞出，同装入瓷碗中。起热锅，将合欢花药汁倒入锅中，放入鲤鱼鱼子50~150g、生姜丝、细盐、料酒、葱、花椒、酱油；鱼子煮熟时，加入水淀粉、味精勾芡。上笼蒸熟豆腐，取出，扣于大盘中，最后将芡汁浇在豆腐上即可佐膳。适用于肝气郁结型女性性功能障碍。

## 五、不孕症

### 【概述】

1年以上未采取任何避孕措施，性生活正常而没有成功妊娠，即为不孕症。不孕症主要分为原发不孕和继发不孕。原发不孕为女性成熟后从未怀孕或从未生育过，继发不孕为曾经怀孕而后不孕。不孕是一种常见的问题，影响至少10%~15%的育龄夫妇。引起不孕的原因分为男性不育和女性不孕。

不孕的病因依次是排卵障碍、输卵管异常、不明原因的不孕、子宫内膜异位症和其他如免疫学不孕等。其他因素是宫颈，包括占所有宫颈因素超过5%的宫颈狭窄。女性不孕主要以排卵障碍、输卵管因素、子宫内膜容受性异常为主，男性不育主要是生精异常及排精障碍。

这里讨论的是女性不孕，包括输卵管因素导致的不孕、排卵障碍导致的不孕、免疫因素导致的不孕及不明原因的不孕等。如因盆腔感染、盆腔子宫内膜异位症、卵巢子宫内膜异位症、输卵管结核等引起的输卵管阻塞或通而不畅，是女性不孕的重要原因。月经不规则，周期短于26天或长于32天，甚至闭经等，均提示排卵异常，可导致女性不孕。

不孕古称"全不产""绝产""绝嗣""绝子""断嗣"。中医历代医家均重视对不孕症的研究，《易经·九五爻辞》曰："九五：鸿渐于陵，妇三岁不孕。"首先提出了不孕病名。春秋战国时期，《素问·上古天真论》首先提出了肾气盛，天癸至，任通冲盛，月事以时下，故有子的受孕机制。《素问·骨空论》曰："督脉者……此生病……其女子不孕。"女子不孕则作为病名出现。《针灸甲乙经·妇人杂病》率先提出瘀血导致不孕的机制。《广嗣纪要》指出"五不女"和"五不男"不能生育，首先提出先天性生殖器畸形导致不孕。张景岳《妇人规·子嗣类》治疗不孕应辨证论治。中医称不孕为"无子""断绪"或"全不产"。临床上，不孕可分为肾虚、肝郁、血亏、瘀阻、痰湿等证型，且各证常见兼夹。不孕大多可见月经不调，针灸治疗不孕多以调经为先。

【临床表现】

不孕症共同的临床表现为夫妻规律性生活1年，未避孕而未孕。不同病因导致的不孕症可能伴有相应病因的临床症状。通常不孕女性都会有一系列症状，如月经紊乱、痛经、白带异常等，分列如下：

**1.月经紊乱** ①月经周期改变：月经提早或延迟；②经量改变：经量过多或过少；③经期延长：常见于黄体功能不全及子宫内膜炎症。

**2.闭经** 年龄超过18岁尚无月经来潮；月经来潮后，又连续停经超过6个月。后者按病变部位，又分子宫性、卵巢性、垂体性、下丘脑性，如下丘脑性闭经可包括压力、减重、锻炼、神经性厌食及其他因素。

**3.痛经** 子宫内膜异位、盆腔炎、子宫肌瘤、子宫发育不良、子宫位置异常等疾病存在时，可出现行经腹痛。

**4.月经前后诸症** 少数妇女月经前后出现周期性"经前乳胀""经行头痛""经行泄泻""经行浮肿""经行发热""经行口糜""经前面部痤疮""经行风疹块""经行抑郁或烦躁"等一系列症状。

**5.白带异常** 有阴道炎、宫颈炎、子宫内膜炎、附件炎、盆腔炎及各种性传播疾病存在时，会出现白带增多、色黄、有气味、呈豆腐渣样或水样，或伴外阴痒、痛等。

**6.腹痛** 慢性下腹、两侧腹部隐痛或腰骶痛，常常在有盆腔炎、子宫肌炎、卵巢炎、子宫内膜异位症及子宫、卵巢等肿瘤时出现。

**7.溢乳** 非哺乳期乳房自行或挤压后有乳汁溢出，多提示有下丘脑功能不全、垂体肿瘤、催乳素瘤、原发性甲状腺功能减退症、慢性肾衰竭等疾病，也可以由避孕药及利血平等降压药引起。溢乳常常合并闭经。

还有其他如多毛、无排卵、胰岛素抵抗、黑棘皮病、卵巢功能早衰和性腺发育不全等。

**【辨证分型】**

中医辨证将其分为肾虚、肝郁气滞、痰湿内阻、寒凝血瘀、气血虚弱等5个证型。

**1.肾虚型** 证见婚后多年不孕，月经后期或正常，量少色淡，月经稀发，面色晦暗，精神疲倦，腰膝酸软，性欲减退，大便溏薄，或见头晕耳鸣，手足心热，口渴少饮，舌淡，苔薄白或舌红少苔，脉沉细或弦细。妇科检查多见为子宫小，卵巢功能不足，有的为无排卵性月经。

**2.肝郁气滞型** 证见多年不孕，精神抑郁，月经先后不定，量少色黯，烦躁易怒，经前或经期乳房胀痛或小腹憋胀，嗳气，舌质暗，苔薄白、微腻，脉弦滑。此型常有内分泌失调、经前紧张综合征。

**3.痰湿内阻型** 证见形体肥胖，多年不孕，经期延后或闭经，带下量多、质黏稠，疲倦乏力，头晕心悸，性欲淡漠，腰脊怕冷，胸闷呕恶，面色㿠白，舌淡，苔白腻，脉滑。此型多合并内分泌紊乱、卵巢多囊病变等。

**4.寒凝血瘀型** 证见下腹冷痛，经痛或有胀满感，经期加重，月经失调，经行不畅或淋漓不断，血色紫黯或夹有小血块，四肢欠温，畏寒喜暖，婚后多年不孕，舌淡紫暗、有瘀斑，苔薄白，脉沉涩。此型多有附件炎引起的输卵管不通。

**5.气血虚弱型** 证见婚后多年不孕，月经量少，色淡，周期延长，舌质淡，苔薄白，脉沉细。子宫内膜结核引起的月经过少，甚至闭经不孕者，亦属此类。

**【针灸处方】**

**1.毫针刺法**

**方1**

取穴：子宫、三阴交（均为双侧）及中极。配穴为，血虚肝郁加血海、太冲，痰瘀内阻加丰隆、归来，阴虚内热加关元、足三里，肾虚失眠加肾俞、神门。

操作：穴位常规消毒后，用0.25mm×40mm毫针，捻转刺入，得气后留针

30分钟，并在关元、气海两穴位针尾距离皮肤4cm处套上艾条，进行艾灸。

疗程：隔天1次，10次为1个疗程。

注：本法适用于多囊卵巢综合征引起的不孕症。

**方2**

取穴：关元、三阴交、肾俞、子宫。

操作：常规消毒，采用0.3mm×50mm一次性无菌针灸针，与皮肤呈90°角直刺0.5~1寸，行提插补泻手法，留针20分钟。

疗程：月经结束后开始针刺治疗，每天1次，连续针刺至排卵后。1个月经周期为1个疗程。怀孕即停止治疗。

注：本法适用子宫内膜薄性不孕症。

**方3**

取穴：①中极、气海、关元、中脘；②大椎、百会、命门。

操作：常规消毒。用28号1~1.5寸毫针对2组穴位进行反复交替刺激，操作时快速进针，不予留针。命门、关元、气海应用补法，其他穴位均用平补平泻法，得气后出针。

疗程：每天1次，每周6次为1个疗程，疗程间隔1天。

注：本法加穴位埋线，适用于多囊卵巢综合征引起的不孕症。

**方4**

取穴：主穴为肾俞（双侧）、命门、中极、关元、天枢（双侧）、归来（双侧）、三阴交。肾虚加志室、太溪，瘀滞胞宫加胆俞、膈俞，肝郁加太冲、肝俞，痰湿内阻加足三里、脾俞。

操作：患者在月经结束后开始针刺治疗。医者取穴位前，通过按摩的方式准确选取穴位，常规消毒后，以垂直皮肤进针，行补泻手法。每次留针时间为15~30分钟。补泻手法后，可实施电针治疗，同侧天枢与归来接一对正负极，将频率调整为3.3Hz，将强度控制为2mA。

疗程：每天1次，15天为1个疗程，患者共接受为期3个月经周期的治疗。

注：本法适用于雄激素水平过高、无排卵、稀发排卵或者卵巢多囊改变为主要特征的病证；经临床检查，确定有输卵管堵塞或子宫内膜异位症等病证存在的不孕症。

**2.耳针疗法**

取穴：肾、内分泌、皮质下、子宫、卵巢。

操作：耳郭常规消毒。每次选2~3穴，毫针刺，中等刺激，两耳交替。

疗程：每天1次，10次为1个疗程。

### 3.电针疗法

**方1**

取穴：关元、中极、气海、子宫（双侧）、足三里（双侧）、三阴交（双侧）、太冲（双侧）、归来（双侧）。

操作：行针前嘱患者排空膀胱，取仰卧位，暴露针刺部位，给予常规皮肤消毒。腹部穴位，针尖朝会阴方向进针25~35mm，施以平补平泻手法；下肢穴位垂直进针，足三里、三阴交进针25~35mm，太冲垂直进针10~20mm。上述诸穴针刺得气后，接G6805型电疗仪，选疏密波，频率为2~100Hz，电流的刺激强度以患者能耐受为度，每次通电30分钟。

疗程：每天1次，连续治疗3个月经周期。

注：本法适用于气滞血瘀型输卵管炎性不孕症。

**方2**

取穴：命门、关元、三阴交、子宫、足三里。

操作：常规消毒。针刺得气后，接G6805型电疗仪，选用疏密波，每次通电30分钟，强度以患者能耐受为度。

疗程：月经结束后开始，每天1次，持续针刺15天为1个疗程，连续治疗3个月经周期。

注：本法适用于排卵障碍性不孕症。

### 4.穴位贴敷疗法

**方1**

取穴：神阙。

药物制备：细辛5g，川椒10g。共研细末备用。

操作：取上药2.5g，用生理盐水调成糊状，置于肚脐上，周围用毛巾遮盖，用TDP治疗仪照射神阙30分钟。

疗程：每天1次，10次为1个疗程。

注：本法适用于肾阳虚型不孕症、输卵管轻度梗阻性不孕症。

**方2**

取穴：小腹部。

药物制备：小茴香60g，艾叶10g，大茴香15g，松香15g，沉香10g，熟附子15g，广木香15g，乳香10g，官桂10g，炮姜10g，桃仁12g。共研为粗末，装入布袋内备用。

操作：将药袋敷在小腹上，月经结束后使用。待下次月经时取下，月经结束后再投1剂。若月经过期不来，应立即取下。

疗程：1剂使用1个月。

注：本法适用于虚寒型不孕症和1~3个月月经来潮1次的不孕症。

### 5.温针疗法

取穴：

①足三里、子宫、关元、中极。

②次髎、肾俞。

操作：月经第1天至月经结束后3天为第1阶段，选取穴位①，每个穴位常规消毒后，取0.35mm×50mm毫针快速进针，进针深度为20mm，行平补平泻法，得气后，针柄上套长约2cm的艾炷，每穴灸2壮。月经结束第4天至下次月经来潮为第2阶段，选取穴位②，进针深度为20mm，采用平补平泻法。温针灸方法同上。

疗程：每天1次。连续治疗6个月。

注：本法加绒促性素、枸橼酸氯米芬胶囊等西药，适用于卵泡发育不良性不孕症。

### 6.火针疗法

取穴：三阴交（双侧）、中极、关元、子宫（双侧）、气海、归来（双侧）。分成2组：①中极、气海、左侧三阴交、子宫、归来。②关元、右侧三阴交、子宫、归来。

操作：患者取仰卧位，行火针疗法前，先确定施术穴位并准确标记；局部消毒后，于施术穴位处涂抹适量万花油，选择规格为0.5mm×50mm的火针，点燃酒精灯加热针具，针具加热以红亮、发白为最佳；然后将火针快速、精准地刺入特定穴位，进针深度要合理控制，以2.5~3cm为宜，留针30分钟。

疗程：2组穴位交替，2次火针治疗间隔1天，10次为1个疗程。

注：本法适用于多囊卵巢综合征引起的不孕症。

### 7.艾灸疗法

**方1　直接灸**

取穴：气海、关元、中极、三阴交、气穴、四满、中注。

操作：气海、关元艾灸，余穴按常规毫针刺法针刺，留针30分钟。

疗程：每天1次，每个月经周期连续治疗10次为1个疗程。

**方2　艾条灸**

取穴：

①百会、关元。

②子宫、三阴交、归来、丰隆、关元、气海。

③肝俞、肾俞、气海、太溪。

操作：每周二、四、六用艾条灸百会、关元；每周一、三、五按常规毫针刺法轮流针刺另外2组穴位，留针30分钟。

疗程：隔天1次，4周为1个疗程。

注：本法适宜于肾虚型不孕症。

**方3　隔药灸**

取穴：神阙。

药物制备：川椒50g，艾叶30g，细辛、红花各25g四者研末，搅拌均匀，均分为30份备用。

操作：先用酒精棉签擦拭肚脐，取1份药面放置于患者脐部，脐周皮肤涂凡士林，上面覆盖无菌纱布以避免烫伤，将直径约8cm、厚2cm、中心带有直径约1cm孔的面碗放置肚脐中央；用洞巾将腹部暴露皮肤覆盖，并固定牢靠，将艾炷放至面碗内点燃；施灸过程中，随时询问患者有无灼痛感，并观察周围皮肤颜色，待艾炷烧至炭黑，感觉温度下降时再放1壮，共计5壮。艾灰过多，可清理至弯盘内，防止烧伤皮肤。施灸完毕，将药面移走，用纱布擦拭脐周皮肤，观察皮肤有无异常。

疗程：每天1次，经期停用，30天为1个疗程。

注：本法适宜于输卵管通而不畅型不孕症。

**方4　温盒灸**

取穴：气海、关元、中极、子宫。

操作：温盒灸，每次治疗20~30分钟。

疗程：每天1~2次，10~15天为1个疗程。

**8.穴位埋线疗法**

**方1**

取穴：主穴为中极、关元、子宫、三阴交、足三里。肾虚型加肾俞、脾俞、气海；痰湿型加丰隆、阴陵泉、中脘；肝郁型加合谷、太冲、肝俞；血瘀型加血海、肝俞、膈俞。

操作：常规皮肤消毒后，将1.5cm可吸收外科缝线（聚乙酸醇PGA缝线）穿入7号一次性注射针头内，将针头直刺进入穴位；提插捻转，得气后，将针头缓慢退出针管，将蛋白线留在穴位内，用创可贴固定。

疗程：月经结束后的第2天开始第1次治疗，每2周治疗1次，2次为1个疗程，共治疗3个疗程。如果治疗期间受孕，则停止治疗。

注：本法适用于卵泡发育不良型不孕症。

**方2**

取穴：足三里、三阴交、子宫、带脉。

操作：皮肤消毒后，用一次性埋线针刺入穴位，得气后，把1cm医用羊肠线推入穴位后，出针，以无菌干棉球对针孔进行按压，再用创口贴敷以保护针孔；埋线24小时后，方可洗澡。埋线1周内，埋线穴位处有胀痛是正常现象。

疗程：20天左右埋线1次，4次为1个疗程。

注：本法加毫针，适用于多囊卵巢综合征不孕症。

**9.腹针疗法**

取穴：

主穴（君、臣）："引气归原"（中脘、下脘、气海、关元）；辅穴（佐、使）：腹四关（左右滑肉门、外陵共4穴）。配穴为下风湿点、气穴、神阙。

操作：常规消毒。轻捻转，不提插，采用候气、行气、催气三部手法，每次留针30分钟；神阙艾条灸3壮，灸30分钟。

疗程：从月经结束第5~6天开始施治，每天1次，连续3天，每治疗6次为1个疗程。下一个月经周期重复治疗。

注：本法适用于肝气郁结型不孕症。

**10.穴位激光照射疗法**

取穴：中极、关元、子宫及子宫颈。

操作：用氦氖激光腧穴治疗仪，发射波长为6328Å，输出功率为10mW，光斑直径为1~2mm，每次10分钟。附加子宫颈照射。

疗程：每天1次，10次为1个疗程。子宫颈照射隔天1次，5次为1个疗程。

**附：王茵萍等的针灸序贯疗法**

在治疗上分病、分期、分症论治，强调选穴、刺激方式与刺激量三要素的统一，并结合火针、毫针多针刺法、刺络拔罐等特色疗法，临床治疗不孕症，可取得较好疗效。以下供参考。

取穴：

行经期（卵泡期）：十七椎、命门。

经后期：三阴交、太溪、肾俞、膈俞、次髎、中髎。

排卵期：气海、关元、子宫、足三里、复溜。

经前期（黄体期）：气海、关元、阳陵泉、太冲。

操作：行经期（卵泡期）在上穴加用刺络拔罐疗法；经后期常规针刺，手法以平补平泻法为主，留针30分钟；排卵期针刺后，将2段长3cm的艾灸点燃，放入艾灸盒，置于腹部施灸，若出现卵泡发育不良，根据具体情况加用艾灸、火针等相应治疗措施；将经前期一分为二，前期针刺后加用温针灸，后期留针期间加用电针治疗，采用疏密波，频率为2/30Hz，电流强度为1~2mA，以患者局部有酸胀感而无疼痛感为度。

疗程：每周治疗3次，重复2个月经周期为1个疗程。临床可根据患者具体证候而作相应的微小调整。

**【评述】**

（1）不孕症的病因颇多，机制复杂，但中医认为不外乎瘀阻、痰湿、寒凝、肾虚、肝郁、气血亏虚等因素引起胞宫、冲任二脉受损所致，故临床所见不孕多为月经不调，或有积聚、癥瘕等隐疾。针灸则可以通过刺激经络穴位，调节气血经络，使人体阴阳达到平衡的状态；从微观角度来讲，针灸可以调节人体激素水平，调节子宫微环境等多个机体环节，促进正常月经及排卵、疏通冲任二脉而受孕。在针灸治疗的同时，也可以结合中西药物，以增强疗效。

（2）在治疗不孕症的过程中，须得到配偶与家属的支持。应向患者家属及配偶介绍其病情及治疗效果，提高其对疾病的认知度，纠正对疾病认知的误区，有利于消除其心中顾虑；另一方面，让患者家属与配偶了解到的正性情绪的重要性，夫妻双方多进行有效的沟通，鼓励患者积极治疗，给予患者精神上的支持。

（3）有研究表明，女性大量饮用如咖啡、茶、巧克力和可乐型饮料后，均易出现恶心、呕吐、头痛、心跳加速等症状，无益于健康。辣椒、胡椒、花椒等调味品刺激性较大，多食可引起便秘，若备孕或已经怀孕的妇女大量食用这类食品，会出现消化功能障碍。糖代谢过程中会消耗大量钙，吃过量甜食会导致孕前和孕期缺钙，且易造成体重增加。吃过咸食物则容易引起孕期水肿。据报道，严重的电磁波辐射有致畸作用，甚至会导致流产，因此，孕妇不宜过多使用手机。

（4）育龄女性应注意饮食卫生，减少食用不健康的食品，保持一日三餐饮食规律的良好习惯。明代张介宾《景岳全书·妇人规》云："凡饮食之类……惟酒多者不宜，凡欲择期布种者，必宜先有所慎，与其多饮不如少饮，与其少饮不如不饮。欲为子嗣之计者，其毋以此为后着。"长期饮酒，会影响生育功能，导致不孕或不育。同时，也要避免吸烟和被动吸烟。

（5）做好避孕措施，尽量避免意外妊娠。育龄期女性应当保持良好的心理素质，保持良好的睡眠习惯。生活在大都市、脑力劳动相对较多、工作任务重、压力大的女性更应学会放松，及时缓解和释放压力。

（6）中医食疗法在妇科病的经、带、胎、产、杂病中应用广泛。王露等据中医天人相应的理论，研究四时饮食调护，以下可供参考。春令省酸增甘，疏肝行气以助孕，宜食糯米、樱桃、葵花籽、陈皮水、豆豉、艾叶等，慎服羊肉、酸梅、乌梅、螃蟹、海鱼、浓茶等。夏令多温适苦，散寒燥湿以助孕，宜食洋葱、大蒜、荔枝、黄鳝、韭菜、香菜、荠菜等，慎食冷饮、油腻、甜食。秋令增酸减苦，滋阴润燥以助孕，宜食山药、鸡肉、花生、饴糖、栗子、乌鸡、银耳、金针菇、红枣、红米、菠菜等，慎食肥肉、西瓜、海鱼等。冬令避寒宜温，温肾固阳以助孕，宜食芡实、山药、白果、核桃、龙眼肉等，慎食辣椒、胡椒、芥末、羊肉、杞果、荔枝及油炸食物等。

# 六、盆腔炎

## 【概述】

盆腔炎是指女性生殖器官、子宫周围结缔组织及盆腔腹膜的炎症，包括输卵管积水、输卵管卵巢囊肿、输卵管炎、慢性盆腔结缔组织炎等。慢性盆腔炎症往往由急性期治疗不彻底迁延而来，其发病时间长，病情较顽固。细菌逆行感染，通过子宫、输卵管而到达盆腔。但女性生殖系统有自然防御功能，在正常情况下，能抵御细菌的入侵，只有当机体抵抗力下降，或由于其他原因使女性的自然防御功能遭到破坏时，才会导致盆腔炎的发生。而这些原因通常是产后或流产后感染、宫腔内手术感染、经期卫生不良、邻近器官炎症直接蔓延等。

本病是妇科常见病，多发于已婚且到生育年龄的妇女，我国育龄女性中，约有41%的女性曾经患有盆腔炎，已婚女性患病率更是高达70%，盆腔炎性疾病未得到及时、正确的治疗，则发为慢性盆腔炎，可导致不孕、输卵管妊娠、慢性盆腔痛，伴炎症反复发作、缠绵难愈。患者痛苦、焦虑，严重影响生殖健康和生活质量。

本病在中医学中多归属于月经病、带下病、腹痛、癥瘕等范畴。病因病机不外是寒、热、虚、痰、瘀，气血亏虚，经络瘀阻。中医认为，盆腔炎急性期多表现为实热证，邪虽盛而正气未衰；慢性期则是由邪毒蕴结，导致肝、脾、肾等脏气血亏损，多数为实中夹虚。

【临床表现】

**1.急性盆腔炎** 其症状是下腹痛、发热、阴道分泌物增多，腹痛为持续性，活动或性交后加重。若病情严重，可有寒战、高热、头痛、食欲不振。月经期发病者可出现经量增多，经期延长；若盆腔炎包裹形成盆腔脓肿，可引起局部压迫症状，如压迫膀胱可出现尿频、尿痛、排尿困难；压迫直肠可出现里急后重等直肠症状。急性盆腔炎进一步发展，可引起弥漫性腹膜炎、败血症、感染性休克，严重者可危及生命。

**2.慢性盆腔炎** 由急性盆腔炎未能彻底治疗或患者体质较差，病程迁延所致。慢性盆腔炎症的症状首先是下腹部坠胀、疼痛，腰骶部酸痛，常在劳累、性交后及月经前后加剧。其次是月经异常，月经不规律。病程长时，部分妇女可出现精神不振、周身不适、失眠等神经衰弱症状，往往经久不愈，反复发作，导致不孕、输卵管妊娠，严重影响女性健康。

【辨证分型】

中医辨证分型主要包括气滞血瘀、湿热瘀阻、寒湿瘀滞、气虚血瘀4个证型。

**1.气滞血瘀型** 证见下腹胀痛或刺痛，情志抑郁或烦躁，带下量多，色黄或白，质稠，月经不调，经色紫黯有块或排出不畅，经前乳房胀痛；情志不畅则腹痛加重，脘腹胀满，舌质黯红，或有瘀斑瘀点，苔白或黄，脉弦。

**2.湿热瘀阻型** 证见下腹胀痛或刺痛，痛处固定，腰骶胀痛，带下量多，色黄，质稠，或气味臭，经期腹痛加重，经期延长或月经量多，口腻或纳呆，小便黄，大便溏而不爽或大便干结，舌质红或黯红，或舌边尖有瘀点或瘀斑，苔黄腻或白腻，脉弦滑或弦数。

**3.寒湿瘀滞型**　证见下腹冷痛或刺痛，腰骶冷痛，带下量多，色白，质稀，经期腹痛加重，得温则减，月经量少或月经错后，经色黯或夹血块，大便溏泄，形寒肢冷，舌质淡黯，或有瘀点，苔白腻，脉沉迟或沉涩。

**4.气虚血瘀型**　证见腹部坠痛、白带量多，色白，经期延长，或月经量较多，舌淡黯，舌苔白，脉沉弱。

**【针灸处方】**

**1.毫针刺法**

**方1**

取穴：中极、关元、子宫（双侧）、足三里（双侧）、三阴交（双侧）。

操作：常规消毒。选择0.3mm×50mm毫针，施提插捻转泻法，针刺深度为15~20mm，以得气为度，留针15分钟。

疗程：每天1次，7天为1个疗程。

注：本法适用于急性盆腔炎。

**方2**

取穴：中脘、关元、护宫（气海旁开2.6寸）、肠遗（中极旁开2.5寸）、神阙。

操作：常规消毒。中脘、关元、护宫及肠遗选用0.3mm×40mm毫针针刺，捻转得气后，留针30分钟，并使用艾条温灸神阙。

疗程：隔天1次，5次为1个疗程。

**方3**

取穴：肾俞（双侧）、脾俞（双侧）、关元、阴交、气冲（双侧）、带脉穴（双侧）、血海（双侧）、三阴交（双侧）、阴陵泉（双侧）。

操作：常规消毒。选用0.3mm×40mm毫针，肾俞、脾俞朝脊柱方向斜刺，关元、阴交、气冲、带脉穴、阴陵泉、血海直刺，均刺入25~35mm，其中气冲以针感到达附件区为度，得气后，诸穴施捻转泻法，均行针1分钟，留针30分钟。

疗程：每天1次，连续治疗6天为1个疗程，疗程间隔休息1天。

**方4**

取穴：双维道、双带脉、双水道、中极、气海、水分；足三里、合谷、太冲；腰眼、十七椎下、次髎、秩边、天宗。

操作：常规消毒。

①患者取仰卧位。腹部腧穴：双维道、双带脉、双水道、中极、气海、水分。四肢腧穴：在足阳明胃经循行线路上，膝下8寸左右处找到1个压痛点，如选用足三里，或上巨虚，或下巨虚，或丰隆，加合谷、太冲。以上诸穴均直刺，水道用0.25mm×75mm毫针深刺70mm，余穴均按常规针刺法。

②患者取俯卧位。腰骶部腧穴腰眼用0.25mm×75mm毫针直刺75mm，以60~75mm较好；十七椎下用5根0.25mm×25mm毫针行平行直刺法；以次髎到骶骨边的距离为1个单位，往外旁开1个单位为进针点，用0.25mm×75mm毫针针刺，从坐骨大孔刺入盆腔。水道用温针灸，肚脐周围用艾灸盒。俯卧位和仰卧位时均留针20分钟。

③患者取坐位。用0.25mm×100mm毫针速刺秩边，用0.25mm×30mm针速刺天宗，以产生强烈酸、麻、胀、重的针感，且向下肢、上肢等部位放射为宜。

疗程：每周治疗3次，1个月经周期为1个疗程，经期除外。

### 2.耳针疗法

取穴：盆腔、肝、脾、肾、子宫、肾上腺、三焦。

操作：耳郭常规消毒。用0.5寸毫针刺入软骨，留针30分钟。也可用王不留行籽贴压，每天按压3~5次，中强度刺激。

疗程：每天或隔天1次，两耳交替取穴，10次为1个疗程。

### 3.平衡针法

取穴：腹痛穴（即阳陵泉处）；头痛穴（位于太冲与行间之间）。

操作：常规消毒。选用0.25×50mm毫针。腹痛穴双侧同时取穴，针刺手法为上下提插，可捻转滞针，以针刺腓总神经或腓深神经，腓浅神经后出现的针感为宜；头痛穴左右交替取穴，针刺手法为上下提插，可滞针，以局部出现酸、麻、胀的针感为主，以针刺趾背神经后出现的针感为宜。

疗程：每天1次，14次为1个疗程。

### 4.浮针疗法

取穴：左右附件区（MTrP点+）；左右股内侧（MTrP点+）；左右股前侧（MTrP点+）。

操作：患者取仰卧位，在患肌附近MTrP选择合适的进针点，常规消毒，用浮针专用进针器进针，针尖方向朝患处。针进皮下组织后，施行针体左右摇摆如扇形的扫散运针，同时配合再灌注活动，即让患者主动或被动地对疼痛部位施压，使其收缩时缺血、舒张时充血，如此反复操作，使局部得到血液再灌注而改善缺血状态。然后抽出不锈钢针芯，将软套管留置于皮下24小时，用胶布固定露出皮外与软套管紧密连接的管柄。注意留置于体内的软套管不能影响患者作息，若有不适，应作适当调整。留针期间，患者应继续配合再灌注活动。

疗程：经前或经期间隔天1次，6个月经周期为1个疗程。

注：MTrP点即肌腱膜触发点。

### 5.穴位贴敷疗法

**方1**

取穴：关元、中极、子宫、足三里（双侧）。

药物制备：大黄、败酱草、黄柏、三棱、莪术、薏苡仁、乳香、没药、蒲公英等药物混合研磨，用蜂蜜调匀备用。

操作：贴敷最佳时间为19：00~21：00，即睡前2小时。先清洁皮肤，后将药膏贴敷在穴位上，每次贴敷时间为2小时。敷药后24小时内不允许患者使用冷水。治疗过程中，须向患者说明穴位贴敷治疗过程中可能出现的症状，如敷药部位出现红痒症状，告知患者不能抓挠；出现水疱及破溃现象，不可私自处理，应该及时报告护理人员。

疗程：每天1次，10天为1个疗程，每隔10天进行下一个疗程。

**方2**

取穴：神阙。

药物制备：小茴香15粒，细辛5g，川椒1个，苍术5g，乳香8g，大黄4g，没药8g，降香5g。共研为细末，用白酒调和（对酒精过敏患者可改用生理盐水调和）成糊状备用。

操作：贴敷于神阙，每晚用热水袋热熨。

疗程：每3~5天换药1次，10次为1个疗程。

**方3**

取穴：中极、关元、三阴交（双侧）、水道（双侧）、归来（双侧）。

药物制备：薄荷10g，大黄10g，黄柏8g，泽兰15g，侧柏叶10g。共研细末，遵从1：1的分量比例，取适量温开水，混合成药饼，大小约为1cm×1cm×1cm，备用。

操作：保证药饼干湿度适中之后，将药饼贴于患者的中极、关元以及双侧三阴交、水道、归来之上，然后取透气胶布将药饼固定妥当，即松紧适宜、不会脱落。

疗程：每天1次，1次使用周期为4小时，持续治疗10天为1个疗程。

### 6.穴位注射疗法

**方1**

取穴：次髎。

药物：庆大霉素注射液（对庆大霉素过敏者或有肾病者，可改用青霉素或其他抗生素）、2%利多卡因注射液、糜蛋白酶注射液、注射用水。

操作：取无菌5mL注射器及6.5号或7号针头，抽取庆大霉素注射液16万U、2%利多卡因注射液1mL、糜蛋白酶5000U、注射用水1mL。患者取俯卧位，取双侧次髎，局部皮肤常规用碘酊、酒精消毒。针头刺入1.5cm左右，至有酸、胀、麻、重针感且无回血后，将药液缓慢注入。

疗程：隔天1次，5次为1个疗程。根据病情，可重复应用2~3个疗程。

**方2**

取穴：子宫。

药物：0.9%氯化钠注射液5mL+2%利多卡因注射液2.5mL+硫酸庆大霉素注射液8万U+林可霉素注射液0.6g+地塞米松注射液5mg。

操作：治疗前，嘱患者将膀胱中的尿液排出，取平卧位，进针部位的皮肤消毒，采用5mL注射器抽取0.9%氯化钠注射液5mL、2%利多卡因注射液2.5mL、硫酸庆大霉素注射液8万U、林可霉素注射液0.6g、地塞米松注射液5mg，进针不宜过深或过浅，单次进0.8~1.2寸为佳，待患者感觉酸胀且无疼痛感时进行回抽，无血液溢出后进行注射。双侧子宫隔天交替。

疗程：每天1次，5次为1个疗程。

**方3**

取穴：足三里（双侧）、关元。

药物：黄芪注射液。

操作：常规消毒，按穴位注射常规操作。

疗程：隔天注射1次，15次为1个疗程。

**方4**

取穴：三阴交。

药物：小檗碱注射液。

操作：常规消毒。选5号或6号针头，抽取药液2~6mL，进针待有胀感后每穴注入1~3mL。

疗程：每天或隔天1次，10次为1个疗程。

### 7.温针疗法

取穴：中极、关元、气海、双侧子宫、双侧归来。

操作：患者取仰卧位，穴位局部皮肤常规消毒，用0.25mm×25mm一次性无菌针灸针迅速刺入穴位，缓慢捻针，以得气为度；得气后于针柄之上置直径为1cm左右的艾绒团，在艾灸与皮肤之间垫小块隔热板，防止温热感过强或艾绒团脱离后掉至皮肤上而引起烫伤，点燃施灸。

疗程：每天1次，每穴3壮，连续治疗3周为1个疗程，经期停止。

### 8.皮肤针疗法

取穴：脊柱两侧，下腹部、腹股沟、三阴交、期门、带脉区，阳性物处。

操作：常规消毒。中度或较重度刺激。重点叩击腰骶部，三阴交、期门、带脉区，阳性物处。

疗程：隔天1次，10次为1个疗程。

### 9.激光照射疗法

取穴：主穴为子宫（双侧）、中极、气海、关元；配穴为肾俞、关元俞（均为双侧）。

操作：氦氖激光器或半导体激光器穴位照射，激光波长为632.8~650nm，输出功率为5~20mW，每穴5分钟，每次4穴，共照射20分钟。

疗程：月经后6天开始照射，15次为1个疗程。

### 10.拔罐疗法

取穴：关元、归来、肾俞。

操作：嘱患者排空二便，取俯卧位，充分暴露拔罐部位；医者用闪火法在患者的腰骶部、腰背部脊柱两侧拔闪罐及揉罐数次，着重对双侧关元、归来、肾俞留罐10~15分钟。一般在经前3~5天和经后7~10天进行操作。

疗程：每周治疗3次，半个月为1个疗程。

### 11.TDP照射疗法

取穴：阿是穴（压痛部位）。

操作：患者先将膀胱排空，取仰卧位，选用TDP治疗仪对患者的腹部阿是穴进行照射，每次30分钟。

疗程：每天1次，10次1个疗程。

### 12.艾灸疗法

**方1　雷火灸**

取穴：三阴交、肺俞、脾俞、肾俞、足三里、子宫、关元及气海。

操作：采用纱布擦拭所需灸治的部位，距离皮肤2~3cm进行灸治，每一穴位灸至皮肤呈现红晕；30秒钟后移至下一穴位，待上一穴位的红晕消退时再移至该穴位重复悬灸，每一个穴位的悬灸时间约为1分钟；再沿大杼至胃俞段背部膀胱经重复灸10个来回，每次15分钟。

疗程：前两周，隔天1次；后两周，每周2次。1个月经周期为1个疗程。

**方2　艾条灸**

取穴：

①足三里、血海、气海、子宫。

②董氏奇穴妇科、还巢二穴。

操作：艾条点燃后，距皮肤3cm处进行温和灸，以患者能耐受且有温热感为限，每次灸1根，每次时间是20~30分钟，灸至皮肤出现红晕。两组穴位任选1组。

疗程：每天1次，10天为1个疗程，经期暂停。

注：董氏奇穴妇科、还巢二穴。妇科穴位于手部大指背第1节之中央线外开3分，距前横纹1/3处为1穴，距该横纹2/3处为1穴，共2穴；还巢穴位于无名指中节尺侧正中央，赤白肉际中点处。

**方3　热敏灸**

取穴：腰阳关、气海、关元、子宫、三阴交、阴陵泉。

操作：避开月经期，用艾条对热敏穴区进行穴位热敏探查，标记热敏穴位，按回旋灸、循经往返灸和雀啄灸的探查顺序，各操作1分钟，然后施行温和灸。腰阳关、气海施三角温和灸，自觉热感渗透至腹腔或扩散至腰骶部，或向下肢传导，灸至热敏灸感消失。关元、子宫分别进行三角温和灸，自觉热感向深部穿透至腹腔，灸至热敏灸感消失。三阴交和阴陵泉分别进行双点温和灸，自觉热感传达腹部，灸至热敏灸感消失，3组穴位，每次选取2组穴位。

疗程：每天1次，2周为1个疗程。

**方4　重灸**

取穴：八髎。

操作：于月经结束后开始，采用6mm×20mm艾条持续悬灸八髎1小时。

疗程：每天1次，1个月经周期为1个疗程。

**方5 督脉铺灸**

取穴：督脉腰椎1至尾骶部，从脊柱正中向两侧加宽至夹脊穴、背俞穴。

操作：先蘸生姜汁擦拭施灸部位，沿脊柱正中线均匀地铺撒灸药粉至0.1cm厚，覆盖局部皮肤。铺上捣碎的生姜泥饼，厚约0.5cm、直径约5cm，再将搓捻成的三角形艾绒条分段置于姜泥饼上，点燃后自行燃烧。至灼热感难以忍受时去掉，更换新艾炷，依法灸3~5壮。

疗程：每周1次，3次为1个疗程。

【评述】

（1）针灸对盆腔炎的治疗有较满意的效果。

（2）不应过于担忧，要随时保持乐观的心态，日常可进行以慢步行走、打太极及骑自行车等有氧运动，便于改善机体血液循环。每天要记得多喝水，水是生命之源，不仅能够补充身体所需的水分，还能通过喝水排尿，将身体中的毒素通过尿液排出体外。

（3）要保持良好的生活习惯，保证充足的睡眠时间。在饮食上要注意调理，首先要注意饮食，以清淡的、容易消化吸收的食物为主，可以多吃新鲜蔬菜和水果，以及富含蛋白质和微量元素及钙类物质的食物，如鸡蛋、瘦肉、奶类、青菜、菠菜、黄瓜、西红柿等。另外，要避免吃一些生冷、辛辣刺激性食物，如葱、姜、蒜、辣椒和油腻食物；还有一些海产品，如虾、蟹、鳗鱼等，这些食物都会加重患者体内的湿热，加重盆腔炎症。如果伴有腰腹疼痛，可以饮用红糖水或用发热贴局部热敷，帮助炎症吸收。要勤换内衣，清洗后置于阳光下晾晒；每晚睡前要使用温水清洗会阴部，保持清洁卫生。

（4）下面介绍几个食疗方，供参考。

①苦菜莱菔汤：苦菜100g，金银花20g，蒲公英25g，青萝卜200g（切片）。共煎煮，去药后吃萝卜喝汤，每天1剂。适用于湿热瘀阻型盆腔炎。

②桃仁饼：桃仁20g，面粉200g，香油30g。桃仁研成极细粉，与面粉充分拌匀，加沸水100mL揉透后冷却，擀成长方形薄皮子，涂上香油，卷成圆筒形；用刀切成每段30g的剂子，擀成圆饼，在平底锅上烤熟即可。早晚餐随意服食，每天数次，每次2块，温开水送服。适用于气滞血瘀型盆腔炎。

③归杞猪肉汤：枸杞子20g，当归20g，猪瘦肉100g。三者煮汤，加调味料食用。适用于寒湿瘀滞型盆腔炎。

④土茯苓猪肉汤：土茯苓50g，芡实30g，金樱子15g，石菖蒲12g，猪瘦肉100g。全部材料加清水适量，慢火煲汤，加食盐调味，饮汤食肉。适用于脾肾亏虚血瘀型盆腔炎。

## 七、卵巢功能早衰

### 【概述】

卵巢功能早衰是指女性在40岁以前由于某种原因引起的闭经、不育、雌激素水平波动性下降，以及促性腺激素水平升高为特征的一种疾病。主要临床表现有月经失调，甚则闭经，并伴有潮热盗汗、心悸、情绪波动、生殖器萎缩、性功能减退、阴道刺激及瘙痒等症状。其发病率为1%~3%，在原发性闭经患者中，患病率为10%~28%，占继发性闭经的4%~18%。卵巢功能早衰发生在年龄小于40岁女性的比例占1%，发生在年龄小于30岁女性的比例占0.1%。卵巢功能早衰日久，会对女性产生不良的后果，包括心理困扰、不育、骨质疏松症、自身免疫性疾病、缺血性心脏病和死亡风险增加等。

中医学对卵巢功能早衰症早有认识，《素问·阴阳应象大论》言："帝曰：调此二者奈何？岐伯曰：能知七损八益，则二者可调，不知用此，则早衰之节也。年四十而阴气自半也，起居衰也。"提出了"早衰"的病证，即提前衰老，未老先衰。《傅青主女科·调经》中也有"年未老而经水断"的记载，指出本病"年未至七七而经水先断"的发病特点，与卵巢功能早衰是一致的。但卵巢功能早衰在我国传统医籍中未见有独立的病名记载，按其临床症状，我国传统医药的"闭经""血枯""不孕""经水先闭""血隔""妇人脏躁""绝经前后诸证"等病证与本病相似，故可将本病归于此范畴。

肾虚是本病发病的基本病机。中医认为，月经来潮需要肾精、冲任二脉的充盛和天癸至，若先天肾气不足或后天因诸多劳损耗肾伤精，使天癸过早衰竭，无法对浮阳进行制约，阴虚化火，损伤任冲，则会引起闭经、不孕、烦躁等一系列肾精和肾气不足的症状。在临床上，本病责之于心、肝、脾功能失常。

### 【临床表现】

停经时间≥6个月，年龄小于40岁，排除妊娠、多囊卵巢综合征、高催乳素血症等导致停经的情况，有潮热盗汗、心悸失眠、烦躁易怒、阴道干涩、便秘脱发、性欲低下等症状；2次（间隔1个月以上）FSH>40U/L。

（1）月经改变：闭经是卵巢功能早衰的主要临床表现，约50%的患者会有月经稀发或不规则子宫出血；25%的患者突然出现闭经。

（2）雌激素缺乏：由于卵巢功能衰退，卵巢功能早衰患者除不育外，也会像绝经妇女那样出现雌激素低下综合征，如潮热、出汗等血管舒缩症状，抑郁、焦虑、失眠、记忆力减退等神经精神症状，以及外阴瘙痒、阴道烧灼感、阴道干涩、性交痛和尿痛、尿急、尿频、排尿困难等泌尿生殖道症状。女性的肤质、肤色和"三围"体态都会发生明显变化，例如脸部发黄、体形臃肿等。

（3）卵巢功能早衰患者可有低骨量、骨质疏松症、膝关节痛等表现，也可有疲乏无力、色素沉着、体重减轻、血压下降等表现。

（4）除了药物、手术、感染等明确的破坏因素外，卵巢功能早衰可能与遗传、内分泌及免疫性疾病有关。糖尿病患者可有多饮、多食、多尿、消瘦等表现；甲状腺功能亢进症患者可有兴奋、急躁、怕热、多汗、多食、心悸等表现；甲状腺功能减退症患者可有乏力、怕冷、腹胀、便秘、反应迟钝、智力低下等表现；甲状旁腺功能亢进症患者可有肌肉无力、食欲不振、恶心呕吐、突然衰老加速、记忆力减退、情绪不稳、性格改变、全身或局部骨痛、关节肿痛、皮肤瘙痒等表现；甲状旁腺功能减退症患者可有手足搐搦，口周、手指尖麻木，焦虑、出汗、苍白、精神错乱、皮肤干燥等表现；类风湿关节炎患者可有关节疼痛、僵硬等表现；合并系统性红斑狼疮患者可有发热、皮疹、关节痛等表现。

【辨证分型】

中医将卵巢功能早衰主要分为3个证型。

**1.肝肾阴虚型** 证见腰膝酸软、性欲减退、外阴或阴道不适，头晕目眩，腰膝酸软，胁痛，失眠多梦，健忘，口干咽燥，潮热盗汗，月经量少、质清稀，舌红，苔少或薄黄，脉细无力。

**2.脾肾阳虚型** 证见月经失调，或闭经，或不孕，形寒肢冷，神疲肢倦，乏力、气短，腰膝或下腹冷痛，白带量多，久泄久痢，面色㿠白，经血非时先断。次症为不孕、食欲下降、小便清长、大便溏泄、腹胀、面色萎黄或黧黑、耳鸣、头晕、夜尿多，性欲淡漠，舌淡胖，苔白，有齿痕，脉细弱或沉细无力。

**3.肝气郁结型** 证见烦躁易怒，精神抑郁，两胁胀满，长期月经不调，经前乳房胀痛，经行少腹两侧引痛，血行不畅，不孕，舌边淡红，苔白或黄腻，脉弦滑。

## 【针灸处方】

### 1.毫针刺法

**方1**

取穴：主穴为关元、中极、大赫、子宫、肾俞、胸5～腰4夹脊穴。肝肾阴虚加三阴交、阴陵泉、肝俞、阴郄、复溜；脾肾阳虚加脾俞、命门、次髎、地机。

操作：用补法，先用指弹进针，得气后留针20分钟；脾肾阳虚者加温针灸；出针后沿俞及夹脊穴拔火罐5~10分钟。

疗程：每天或隔天1次，20次为1个疗程，休息5~7天后进行下一个疗程，6个疗程为限。

**方2**

取穴：

①关元、归来、子宫、中极、三阴交、足三里、血海、太冲、太溪。

②膈俞、肝俞、脾俞、肾俞、关元俞、次髎。

2组穴位交替使用。

操作：常规消毒。关元、三阴交、太溪、肾俞、关元俞用补法，其余施平补平泻法，得气后留针30分钟，每隔10分钟行针1次。脾肾阳虚者加肾温针灸。

疗程：隔天1次，3个月经周期为1个疗程，2个疗程为限，每疗程之间休息1周。

**方3**

取穴：百会、神庭、本神、中脘、天枢、关元、大赫、卵巢、足三里、三阴交、太溪、太冲、肾俞、十七椎、次髎。

操作：常规消毒。每周针刺3次。周一、周五，患者取仰卧位，取百会、神庭、本神（双侧），选取0.25mm×25mm毫针，平刺，针刺深度为0.5~1.5cm；中脘、天枢（双侧）、关元、大赫（双侧）、卵巢（双侧）、足三里（双侧）、三阴交（双侧）、太溪（双侧）、太冲（双侧），选取0.25mm×40mm的毫针，直刺，针刺深度均为0.5~3cm，施平补平泻手法，以得气为度，留针20分钟。周三，患者取俯卧位，取肾俞（双侧）、十七椎、次髎（双侧）。肾俞、十七椎选取0.25mm×40mm的毫针，直刺，针刺深度为0.5~3cm，以得气为度，次髎选取0.3mm×75mm的毫针，向下透刺入骶后孔，针刺深度为5~6cm，使针感向会阴部、大腿内侧放射。取双侧肾俞、次髎加电针，选疏密波，以患者能耐受为度，留针20分钟。

疗程：每周针刺3次，1个月经周期为1个疗程。

**方4**

取穴：大椎、陶道、身柱、灵台、至阳、涌泉。

操作：常规消毒。沿棘突下凹陷处进针，进针约1.5寸，其中涌泉穴直刺0.5~1寸。

疗程：每天1次，15次为1个疗程。

### 2.耳针疗法

**方1**

取穴：神门、卵巢、缘中、肝、脾、肾、内分泌。

操作：将王不留行籽置于0.5cm²大小的胶布上并贴压耳穴，间断按压耳穴，以患者略感胀、出现重刺痛为度。每天按压3次，每次针一侧耳，两耳交替。

疗程：每周3次，3个月经周期为1个疗程。

**方2**

取穴：皮质下、耳中、神门、内生殖器、内分泌、缘中。

操作：取单侧耳穴，常规消毒。用0.5寸毫针刺上软骨，接G6805型电疗仪，选疏密波，通电20~30分钟。

疗程：每天1次，隔天交替取穴，3个月经周期为1个疗程。

**方3**

取穴：肾、子宫、卵巢、生殖器官、内分泌、下丘脑、皮质下。

操作：选用颗粒大小适宜的王不留行籽，使用医用胶布。用酒精消毒耳郭后，将王不留行籽置于胶布上，对准穴位贴压，按压后，使患者感到酸、麻、胀、痛为宜。建议患者每天自行按压所贴穴位3次左右，每次按压时间不得少于30秒钟，以耳郭发红、发热为度，两耳交替按压。

疗程：每6天一换，中间休息1天，连续4周为1个疗程。

### 3.穴位贴敷疗法

取穴：主穴为神阙。配穴为周围任脉的水分、下脘、阴交、气海、石门、关元、中极，肾经的商曲、肓俞、中注、四满、气穴、大赫，胃经的天枢、大巨、外陵、水道、归来，脾经的大横、腹结、府舍等。

药物制备：将肉苁蓉、淫羊藿、不老草、鹿尾巴、熟地黄、黄芪、艾叶、车前子、干姜等共研细末，用凡士林或其他膏剂调和备用。

操作：先将药膏均匀地涂抹于神阙及其周围穴位，加以覆盖，神阙内须填满；然后用TDP灯照射20分钟，再在肚脐及其周围实施摩法（按顺时针、逆时针方向交替操作），在上述穴位上施按揉法、点按法10分钟，尽量至药膏融化，用温热毛巾擦去残余药膏。用脐贴固定脐窝内药膏，留置4~6小时后取下。

疗程：每3天1次，10次为1个疗程。

### 4.穴位埋线疗法

**方1**

取穴：主穴为肝俞、脾俞、肾俞、关元、中极、子宫（均为双侧）。脾肾阳虚型配太溪、足三里、阴陵泉；肝郁肾虚型配太冲、太溪；阴虚火旺型配三阴交、地机、太溪。

操作：采用注线法，使用有针芯的专用一次性穴位埋线针，将磁化的胶原蛋白线剪成0.8~1.2cm长，浸泡于75%酒精溶液内备用。患者取俯卧位，全身放松，选定穴位，做好标记，再用碘酊及酒精棉签常规严格消毒，取出适当长的胶原蛋白线，用0.9%生理盐水冲洗后放入针头内，不用局部麻醉，像注射一样直接快速破皮，进入穴位及至一定深度；待患者局部得气后（有酸、胀、麻感后）用针芯推入胶原蛋白线后出针，用消毒棉签局部压迫止血并进行常规消毒后，用创可贴外贴。最后让患者取仰卧位，在其腹侧的穴位上埋线。

疗程：分为埋线治疗期（15天埋线1次，共治疗4次）和埋线巩固期（1个月埋线1次，共治疗4次），埋线治疗期与埋线巩固期之间休息1周，总治疗时间为6个月。

**方2**

取穴：主穴为①内关、足三里；②关元、三阴交。

配穴为肾俞、脾俞、气海、胃俞、子宫、命门、阴交、中极、关元俞、次髎、丰隆。

2组主穴交替选用，并辨证选取配穴6~8穴。

操作：采用套管针埋线（埋线针套管：6号一次性无菌注射器针头，针芯用直径0.38mm、长40~50mm毫针，将针尖剪平，使其不易缠绕医用羊肠线，且稍长于注射针尖约0.5cm，可确保将医用羊肠线推出针管；取医用羊肠线0号，剪成0.5~1cm的若干段，储于75%酒精内浸泡变软备用）。选定穴位，穴位处用碘伏常规消毒，再用无菌镊子取一段适当长度的医用羊肠线从注射针头前端穿入后接针芯。医者左手按压穴旁以绷紧皮肤，右手将注射针从穴位处（避开瘢痕、血管等）刺入，按患者肥瘦掌握好针刺深度、方向，然后边退针边推针芯，将医用羊肠线埋入穴位，检查羊肠线无外露后，用无菌棉球按压止血，最后用创可贴外贴。

疗程：2~3周1次，6个月经周期为1个疗程。

**5.头皮针疗法**

取穴：顶中线、额中线、额旁2线（双侧）、额旁3线。腰脊酸胀加枕上正中线、枕上旁线（双侧）；耳鸣耳聋加颞后线。

操作：常规消毒。顶中线、额旁3线用添气法，余用抽提法。留针2~8小时。顶中线加温和灸。也可用G6805型电疗仪，选疏密波，通电30分钟。

疗程：隔天1次，12次为1个疗程。

**6.电针疗法**

**方1**

取穴：

①双侧中髎。

②双侧天枢、归来。

2组穴位隔天交替针刺。

操作：常规皮肤消毒。中髎用0.45mm×125mm毫针，向正中线斜下刺入第3骶后孔约90mm。天枢用0.3mm×75mm毫针，向下直刺45~75mm；归来穴用0.3mm×40mm毫针，向下斜刺25mm；两穴针刺要刺至腹膜壁层，此时医者针下有阻滞感，患者有剧痛感。使用G6805型电疗仪，给双侧中髎接一组电极，双侧天枢接一组电极，双侧归来接一组电极。频率20Hz，选连续波，强度为1~4mA，以患者能耐受为度，留针20分钟。

疗程：前4周每周电针治疗5次，以后每周针刺3次，连续治疗2~6个月经周期为1个疗程。

**方2**

取穴：

①关元、中极、子宫、三阴交、血海、太冲、太溪。

②膈俞、肝俞、脾俞、肾俞、次髎。

两组穴位交替使用。

操作：常规消毒。关元、三阴交、肝俞、肾俞，采用0.3mm×25mm毫针，进针25mm，接电疗仪治疗。①组穴一组电极接关元与中极，另一组接双侧三阴交；②组穴一组接双侧肝俞，另一组接双侧肾俞，选择连续波，频率2Hz，电流强度 1mA，在每天相同时间点予电针治疗，每次 30 分钟。其余穴位常规针刺，行小幅度均匀提插捻转平补平泻法手法，得气后留针 30 分钟。

疗程：隔天 1 次，3 个月经周期为 1 个疗程。

**方 3**

取穴：关元、双侧水道。

操作：常规消毒。用直径为 0.25mm、长 1 寸毫针，针刺水道时，针尖方向朝卵巢，然后接 G6805-ⅡA 型低频电子脉冲治疗仪，选疏密波，频率为 20~40Hz，电流强度以使局部肌肉抽动。患者能够耐受为度，留针 30 分钟。

疗程：每天定时电针 1 次，10 次为 1 个疗程，连续 3 个疗程。第 4~6 个疗程，隔天 1 次，每 10 次间隔 2 天。从第 7 个疗程开始，每 3 天 1 次，每 10 次间隔 2 天。

**7.温针疗法**

**方 1**

取穴：关元、足三里。

操作：采用直径 0.25mm、长 40~50mm 的一次性针灸针。治疗时患者取仰卧位，常规消毒针刺部位后，关元选用 50mm 针灸针，直刺 25~40mm；足三里选用 40mm 针灸针，直刺约 35mm，获得针感后留针，留针期间运用温针法。施灸前，用硬纸板遮盖局部皮肤，以防烫伤，然后将一段直径 1.5cm、长约 2cm 的无药艾条点燃后，穿置于针柄上，使热力通过针身传入体内，直到艾条燃尽为止，温针灸 30 分钟后起针。

疗程：每周 3 次，12 次为 1 个疗程，经期停止。

**方 2**

取穴：关元、气海，双侧大赫、子宫、内关、公孙、足三里、三阴交、太冲、太溪。

操作：患者取仰卧位，对进针点局部常规皮肤消毒，用 0.35mm×25mm 直刺穴位，以有针感且得气为度，内关、太冲两穴用捻转手法中的泻法，其余各穴均施捻转手法中的补法。气海、关元、双侧大赫及子宫分别取 2cm 长的艾段，点燃后插入针柄上，灸 2 壮，留针 30 分钟。后改俯卧位，取肾俞、大肠俞、上髎、次髎，分别取艾段 2cm，点燃后插入针柄上，灸 2 壮，留针 30 分钟。

疗程：每周治疗 3 次，12 次为 1 个疗程，经期休息。

**8.芒针疗法**

取穴：气海、关元、内关、至阳、三阴交、涌泉、血海、太冲、太溪、肾俞、心俞、脾俞。

操作：常规消毒。用芒针针刺，施以平补平泻手法，得气后留针30分钟。

疗程：隔天1次，5天为1个疗程，疗程间隔休息3天。

### 9.脐针疗法

取穴：神阙。

操作：患者取仰卧位，对神阙进行常规消毒，选用0.3mm×40mm毫针平刺坤乾坎位，得气后即可取针。

疗程：每天1次，每周5次为1个疗程，疗程间隔2天。

### 10.艾灸疗法

**方1　隔姜灸**

①取穴：主穴为关元、卵巢、三阴交、血海、神阙。配穴为肝气郁结型加肝俞、太冲；肝肾阴虚加肝俞、肾俞、太溪；脾肾阳虚型加脾俞、肾俞、阴陵泉。

操作：切取厚约2mm的生姜1片，在其中心用针刺4~5个针孔，放在神阙上，上置底面直径1cm左右的圆锥形艾炷施灸，每穴2~3壮，注意勿烫伤患者皮肤。

疗程：隔天1次，15次为1个疗程。

②取穴：八髎。

操作：患者取俯卧位。八髎穴位区域消毒并涂抹生姜汁，在穴位上铺生姜条或生姜片，直径为3~4cm，厚度为2~3cm；最后在生姜上铺2根艾条（直径1.8cm、长20cm），点火施灸。若患者感觉皮肤灼热疼痛，则将生姜条或生姜片抬起，除去艾灰，再换新的艾条灸治。艾灸3壮（铺3次艾条，点燃3次）。每次治疗时间约为1.5小时。

疗程：每天1次，每周5次，1个月经周期为1个疗程。

**方2　艾条灸**

取穴：肾俞、脾俞、气海、足三里。

操作：艾条灸，每穴15分钟，以被灸穴位皮肤红润为度，避免烫伤皮肤。

疗程：隔天1次，10次为1个疗程，疗程间隔2~3天。

**方3　热敏灸**

取穴：膈俞至肾俞间足太阳膀胱经的热敏点穴位。

操作：首先检测热敏化穴位。患者取俯卧位，充分暴露腰背部，用2根艾条于背部足太阳膀胱经2条外侧线以内、膈俞和肾俞2条水平线之间的区域自内向外的热敏化穴位进行艾灸治疗。点燃艾条，在距离选定部位皮肤表面3cm左右高度手持调控，施行温和灸。患者感受到艾热产生透热、扩热、传热、局部不（微）热远部热、表面不（微）热而深部热和非热觉中的一种或一种以上感觉时，即为发生穴位热敏化现象。该探查穴点即为热敏化穴位。重复上述步骤，直至所有热敏化穴位被查找出，详细记录其位置。然后手持艾条，在探查到的热敏化穴位中选取热敏化现象最明显的穴位，以色笔标记进行悬灸，每次于掸灰时间（时间不超过10秒）调整艾条与皮肤之间的距离，保持足够热度，以发热、扩热、传热和非热感觉等穴位热敏化现象为标准。对已探查出的热敏穴进行逐个悬灸。每次治疗时间以上述区域穴位扩热、透热或感传现象消失为1次施灸剂量。

疗程：患者开始每天1次，连续治疗10天，第1个月内的后20天保证10次治疗，后2个月保证每个月治疗15次，3个月经周期为1个疗程。经期停灸。

### 方4 督脉灸

取穴：督脉。

操作：患者排空膀胱后取俯卧位，露出背部督脉，予督脉上平铺一层厚约2cm的生姜绒，然后在艾绒表面放上艾炷点燃进行治疗，每次点放3次艾炷。

疗程：每周1次，连续治疗3个月，经期停灸。

### 方5 混元灸

取穴：神阙。

操作：患者取仰卧位，取神阙常规消毒后，在穴位上放置一直径10cm、高6cm的竹罐，竹罐底部垫有一层纱布，竹罐里铺满厚约2cm、直径10cm的生姜末，再于生姜末上铺一层艾绒，点火施灸。艾绒燃尽后，即刻再铺一层，共铺3壮。若是患者感到皮肤有灼热、疼痛感，则在竹罐下垫上一层纱布，每次治疗约1小时。

疗程：每天1次，每周治疗5次，3个月经周期为1个疗程。

### 方6 衬垫灸

取穴：关元、气海、大赫、内关、公孙、足三里、三阴交、太冲、太溪。

操作：用干净的白布5~6层，取干姜15g，煎汤300mL左右，与面粉调成薄糨糊，把5~6层白布制成硬衬，晒干后剪成10cm×10cm左右的方块备用。患者仰卧于治疗床上，医生右手持已经点燃的艾条，左手持衬垫放在施治穴位上，将艾条点燃的一端按压在衬垫上，约5秒钟，施治穴位即觉灼热，此时立即提起艾条，为1壮。然后将衬垫稍转动一下，放在原穴位上，再将艾条点燃的一端按压在衬垫上，约5秒钟，原穴位上又觉灼热，立即提起艾条，为2壮。如此施治5次，即5壮后，更换其他穴位，以施灸穴位的皮肤出现红晕为限。

疗程：每周治疗3次，12次为1个疗程，疗程间隔1周；如遇月经来潮，则待经净再行治疗。

### 11. 刺络拔罐疗法

取穴：曲泽、膻中、中脘、关元、天枢、章门、肺俞、心俞、肝俞、脾俞、肾俞、次髎、委中。

操作：常规消毒。曲泽、次髎、委中三穴交替使用，每次选用1穴，先用指揉法按摩各位半分钟，用一次性采血针点刺出血，然后拔罐；其余募穴、俞穴均行拔罐，留罐3~5分钟。

疗程：每3~5天1次，3个月经周期为1个疗程。

### 12. 预针刺干预疗法

取穴：主穴为①百会、神庭、本神、关元、子宫、足三里、三阴交、太溪、太冲；②肾俞、次髎。根据患者舌脉辨证加减配穴。

操作：百会、神庭、本神采用0.25mm×25mm针灸针呈15°角向后平刺，进针约20mm，得气后施平补平泻法；关元、子宫、足三里采用0.25mm×40mm针灸针直刺30~40mm，得气后施重插轻提补法；三阴交采用0.25mm×40mm针灸针呈45°角向上斜刺，以得气为度（力求出现触电感）；太溪采用0.25mm×25mm针灸针直刺10~15mm，得气后施重插轻提补法；太冲采用0.25mm×25mm针灸针直刺10~15mm，得气后施轻插重提泻法；肾俞采用0.25mm×40mm针灸针呈45°角向脊柱斜刺30~40mm；次髎采用0.3mm×75mm针灸针向正中线斜下刺入第2骶后孔中50~70mm，得气后施平补平泻法，力求酸胀、放射等针感向下腹部传导。每次留针25分钟，留针期间行针1次；2组主穴交替使用。

疗程：隔天1次，每周3次，12次（1个月）为1个疗程。

注：预针刺干预卵巢功能早衰是一种针灸治未病的疗法。适宜于，①年龄18~40岁；②月经失调或月经无异常；③10U/L<FSH≤40U/L，$E_2$>165pmol/L或<73.4pmol/L（至少检查2次，2次间隔1个月以上）者。

### 【评述】

（1）近年来，随着针灸在妇科疾病方面逐渐体现出明显的优势，针灸疗法干预卵巢功能早衰的现代机制研究也在不断深入。研究表明，针灸还能调节下丘脑—垂体—卵巢轴（HPOA）功能，通过激活脑内多巴胺系统，调节 HPOA 的功能，从而使生殖内分泌系统恢复正常生理的动态平衡；针灸能改善卵巢、子宫的形态。针灸疗法既能根据患者特点进行个体化治疗，又能避免西医治疗的不良反应。临床上，针灸对卵巢功能早衰的疗效是肯定的，能起到通经脉、调气血的作用，使阴阳归于平衡，脏腑功能趋于调和，从而达到治疗疾病的目的。其既可以作为单独的治疗手段，也可与中西药物联合治疗。

（2）卵巢功能早衰病因复杂，但患者改变了原来的不良生活方式，无疑对疾病的治疗是有益的。这些不良的生活方式有：吸烟，使用劣质染发剂、化妆品等女性用品，过度节食，多次人工流产，情绪不稳定等。它们都是卵巢功能早衰的危险因素。研究表明，吸烟女性会在正常绝经前的3~5年出现卵巢功能衰退，吸烟女性比不吸烟女性更容易发生卵巢功能早衰；劣质染发剂、化妆品等女性用品含有超标的苯、汞等危险化学物质，能够通过皮肤被人体吸收，进而损害女性的卵巢功能，引起卵巢功能早衰；为追求瘦美而过度节食，会使体内的脂肪含量急速下降，使体内雌激素合成不足，引起月经紊乱，甚至闭经；多次人工流产手术，不仅会影响月经状况，导致月经不调，月经量减少或增多，还会导致卵巢功能早衰。生活与工作的压力和不和谐的家庭关系会引起女性强烈的情绪波动，进而导致内分泌调节紊乱，引起卵巢功能早衰。

（3）患者应坚持锻炼身体，增强体质，每天最好保持40分钟左右的运动时间。梳理情绪，保持心情舒畅。充足的睡眠是女性健康卵巢的基本需求，良好的作息时间包括早睡、早起，做到生活起居、有序有节。同时，要有合理、均衡的饮食，保证充足的营养摄入，尽量少吃外卖等油腻食品，多吃蔬菜、豆类，例如大豆、胡萝卜、百合等。此外，提倡产后母乳喂养，尽量延长哺乳时间。生育期内女性避免口服避孕药，应时刻关注卵巢健康，从而避免卵巢功能早衰给健康带来的危害。

（4）下面介绍几个食疗方，供参考。

①桂圆红枣银耳羹：将砂锅中的清水烧开，放入桂圆25g、红枣30g和水发银耳150g，用小火煮约30分钟，倒入水淀粉，拌匀调味，加入白糖，煮至汤汁浓稠，即可食用。

②猪蹄煲灵芝：猪蹄块500g，灵芝20g，加生姜片、料酒同煮60分钟至熟透，倒入去皮丝瓜块150g，中火煮至其熟软，加入盐、鸡精至汤汁入味，即可食用。

③黄豆荸荠鸭肉汤：在沸水中加入500g洗净的鸭肉块，加料酒煮开，汆去

血水，沥干备用；往砂锅中注入清水烧开，倒入水发黄豆120g、去皮荸荠110g和鸭肉块、生姜片、料酒烧开后，转用小火炖40分钟，熟透后加盐、鸡精等调料，即可食用。

④核桃仁黑芝麻豆浆：黑芝麻50g，核桃仁40g，水发黄豆100g。三者加水适量，搅打成豆浆，加白糖后食用。

⑤红豆腰果燕麦粥：腰果40g，用油炸至金黄后沥干，捣碎成末备用；用砂锅将水烧开后，倒入燕麦85g、红豆90g煮成粥，入冰糖20g，撒入腰果，即可食用。

## 八、压力性尿失禁

### 【概述】

女性压力性尿失禁是指患者咳嗽、打喷嚏、大笑等腹压增高时出现不自主的尿液自尿道外口渗漏。我国女性患病率较高，在23%~45%的女性中，可有不同程度的尿失禁，而7%左右有明显的尿失禁，其中约50%为压力性尿失禁。本病高发年龄为45~55岁。因本病会给患者带来严重的痛苦和不便，影响正常的社会交往，故压力性尿失禁又被称为"社交癌"。

本病的发生与年龄、生育、盆腔脏器脱垂、肥胖、种族和遗传因素等有关。随着年龄的增长，会出现盆底松弛、雌激素减少和尿道括约肌退行性变，容易发生女性压力性尿失禁。一些老年常见疾病，如慢性肺部疾病、糖尿病等，也可伴有尿失禁。生育多胎次、年龄过大的生育者，发生尿失禁的可能性也较大。经阴道分娩的女性比剖宫产的女性更易发生尿失禁，行剖宫产的女性比未生育的女性发生尿失禁的风险更高，使用助产钳、吸胎器、催产素等加速产程的助产技术同样有增加尿失禁发生的可能性。大体重胎儿的母亲发生尿失禁的风险性也很高。盆腔脏器脱垂患者因盆底支持组织平滑肌纤维变细、排列紊乱、结缔组织纤维化和肌纤维萎缩，可能与压力性尿失禁的发生有关。肥胖女性发生压力性尿失禁的概率显著增高。同时，本病还与遗传因素有关。

压力性尿失禁属中医学"小便不禁""膀胱咳""尿漏"等范畴。《诸病源候论·小便病诸候》曰："小便不禁者，肾气虚，下焦受冷也。肾主水，其气下通于阴，肾虚下焦冷，不能温制其水液，故小便不禁也。"《素问·咳论》曰："肾咳不已，则膀胱受之，膀胱咳状，咳而遗尿。"可见膀胱失约是其基本病机。肾阳虚、肾气不足均可引起气机不畅，从而导致膀胱失约。本病应责之肺、脾、肾三脏气化、固摄、约束无能。

【临床表现】

大笑、咳嗽、打喷嚏或行走等各种原因导致腹压增加时，尿液不自主地从尿道口点滴溢出或流出，停止加压动作时，尿流随即终止。

本病在临床可分为3度。

**1.轻度** 一般活动及夜间无尿失禁，腹压增加时偶发尿失禁，无须佩戴尿垫。

**2.中度** 腹压增加及做起立活动时，有频繁尿失禁，需要穿戴尿垫生活。

**3.重度** 做起立活动或有卧位等体位变化时即有尿失禁，严重影响患者的生活及社交活动。

【辨证分型】

中医对压力性尿失禁分为气血虚弱、肾气亏虚及湿热下注等3个证型。

**1.气血虚弱型** 证见小便失禁，或咳嗽时，或矢气时，甚则站立而尿液不禁自出，气短声低，体倦乏力，面色萎黄，头晕，健忘，舌淡红，苔薄白，脉虚无力。

**2.肾气亏虚型** 证见小便频数色白，滴沥不净，咳嗽、大笑时自动溢出，乏力疲劳，腰膝酸软，形寒肢冷，白带无味，舌淡，苔白，脉虚。

**3.湿热下注型** 证见小便频数、色黄，滴沥不净，咳嗽等腹压增高时自动溢出，肢体困重，肢热或汗，带下黄臭，舌红，苔黄，脉滑。

【针灸处方】

1.毫针刺法

**方1**

取穴：双侧腰1~腰5夹脊穴及骶夹脊（骶椎棘突下旁开0.5寸处）。

操作：常规消毒。采用0.38mm×50mm毫针针刺，采用平补平泻法，得气后留针20分钟。

疗程：每天1次，12次为1个疗程，疗程间隔休息6天。

**方2**

取穴：百会、腰俞、腰阳关。

操作：患者取俯卧位，对穴位局部皮肤实施常规消毒。采用0.25mm×25mm、0.3mm×40mm一次性无菌针灸针，百会以1寸毫针朝前顶方向平刺0.5寸，腰俞、腰阳关以1.5寸毫针向上斜刺1寸，施以捻转补法，使局部产生明显的酸、麻、重、胀感，留针30分钟。

疗程：每周3次，8周为1个疗程。

**方3**

取穴：脾俞、胃俞、肾俞、足三里、关元、中脘、阴陵泉、气海。

操作：常规消毒，常规刺法。

疗程：每天1次，连续治疗12次为1个疗程，休息5天后再进行下一个疗程。

**方4**

取穴：曲骨、横骨（双侧）、阴包（双侧）、天枢（双侧）、中脘、关元、水道。

操作：局部皮肤常规消毒。用0.25mm×60mm毫针刺入曲骨，针尖刺破皮肤后，根据患者胖瘦不同，沿正中线朝耻骨联合方向以60°~90°角，缓慢刺入1.5寸左右，尽量使针感向会阴部传导；双侧横骨用0.25mm×75mm毫针刺入皮肤，针尖向内侧，以60°~90°角朝耻骨联合方向缓慢针刺2.5寸，尽量以针感向会阴部传导为度；阴包以毫针使针尖略朝腹部方向直刺，以出现明显的麻胀感为度。余穴采用0.25mm×50mm毫针直刺1寸，行提插捻转平补平泻法。

疗程：每天1次，10次为1个疗程。

**2.耳针疗法**

**方1 毫针刺**

取穴：尿道、遗尿点。

操作：严格消毒耳郭皮肤，用毫针刺，留针20分钟。症状得到控制后，可改为王不留行籽药埋，每次选3~4穴。

疗程：先每天1次，后隔天1次，疗效巩固后改为每周1次。

**方2 压丸法**

取穴：膀胱、肾、肺、脾、腰骶椎、三焦、皮质下。

操作：医者一手轻扶患者耳背，另外一手持探针，以500~100g的压力对各耳穴进行按压，操作过程中密切观察患者的疼痛反应。要确保每次按压的压力均匀，按压时间基本相等。探查到患者的压痛敏感点后，将消毒完成的王不留行籽贴附在5mm×5mm的脱敏医用胶带中央部分。用镊子夹取，贴敷在患者的相应耳穴上。嘱患者取肾、膀胱、皮质下、枕，配缘中，轻柔刺激法，自行按压3次。

疗程：3天1次，10周为1个疗程。

### 3.头皮针疗法

**方1**

取穴：顶中线、额旁3线（双侧）、顶颞后斜线（双侧）。

操作：常规消毒。用0.25mm×40mm毫针，刺顶中线由前顶透百会，额旁3线由上至下，顶颞后斜线由百会透曲鬓，行抽提法，留针2~8小时。行针和留针期间，配合小腹及膀胱部位的施压运动和收缩盆底肌（提肛运动）。

疗程：每天1次，10次为1个疗程。

**方2**

取穴：百会透前顶、四神聪。

操作：常规消毒。嘱患者排空膀胱，取俯卧位，使用0.25mm×40mm毫针，取百会透前顶、左右旁神聪均与顶中线平行向前透刺1.5寸，行捻转手法，频率为每分钟200次，捻转1分钟，以患者局部有沉、重、胀感为度，留针30分钟，每10分钟行针1次；行针时，让患者做膀胱约束动作。

疗程：每周3次，连续治疗4周为1个疗程。

**方3**

取穴：主穴为前顶、四神聪、百会、后顶、通天、承光；配穴为中极、曲骨，水道、归来。

操作：常规消毒。采用0.25mm×40mm毫针，前顶透前神聪、左右神聪透百会，后神聪透后顶，通天透承光；配中极透曲骨，水道透归来。行捻转手法，留针30分钟；其间行针1次。

疗程：每天1次，10次为1个疗程。

### 4.温针疗法

**方1**

取穴：中极、水道（双侧）。

操作：采用0.3mm×50mm，即2寸一次性无菌针灸针和规格为12mm×15mm的温灸艾炷。患者取仰卧位，穴位局部皮肤常规消毒。诸穴以2寸毫针直刺1.5寸，施以捻转补法，行针要求针感向会阴部放射。针水道时，针柄上放置艾炷，点燃以行温针灸，每次灸3壮，以局部有温热感为佳。留针30分钟。

疗程：每周3次，8周为1个疗程。

**方2**

取穴：

①通天、关元、中极、三阴交。

②华佗夹脊穴（腰骶段）。

操作：穴位局部常规消毒后，快速进针，施以捻转补法，得气后对各穴行温针灸。

疗程：每天1次，10次为1个疗程。

**方3**

取穴：百会、列缺、天枢、气海、足三里、阴陵泉、三阴交。

操作：常规消毒。施补法加温针灸。百会用1.5寸毫针向前方平刺约1寸。列缺用1.5寸毫针向上方平刺1寸。天枢用毫针沿皮朝中极方向平刺1.5~2寸。气海沿皮朝中极方向平刺1.5~2寸，行针，使患者自觉小腹部有沉重下压感或气感下行至会阴处。足三里，用1.5寸毫针直刺1寸，阴陵泉直刺1.2寸，三阴交直刺约1寸。每次留针20~30分钟，让患者每天下午自行用艾条灸任脉经气海至中极的部位，以皮肤发红为度，疗程与针刺相同。

疗程：每天1次，10次为1个疗程，疗程间隔1周。

**5.浮针疗法**

取穴：查找患肌（指在运动中枢正常的情况下，在放松状态时仍处于紧张状态的肌肉，触摸时指下有紧、僵、硬、滑感，患者局部酸胀不适）和肌筋膜触发点（myofascial trigger point，MTrP）。本病患肌多在下腹部和下肢内侧，包括双侧腹直肌下段、股内收肌群、股四头肌内侧头等（还可能有双侧腹内、外斜肌，腓肠肌，胫骨前肌以及腓骨长肌等）。

操作：进针点选择腹直肌上方约5cm处、股内收肌群、股四头肌内侧头为患肌，进针点选在患肌下方约5cm处。常规消毒后，在浮针专用进针器进针，将M规格的一次性浮针针尖快速刺入皮下，针刺方向朝患肌，持针沿皮下向前推进，进针深度为25~35mm。进针、运针完毕，持针芯做扇形扫散动作，扫散频率为每分钟约100次，每进针点扫散时间约2分钟。扫散动作宜柔和，尽量使患者没有酸、麻、胀、痛等感觉。扫散的同时须配合再灌注活动，即由患者主动或被动活动患肌，医者在患者主动收缩患肌时施加同等力量予以阻抗，通过肌肉的反复收缩、舒张，加快患肌内部的血液流速，改善其缺血缺氧环境，从而快速缓解患肌的紧、僵、硬、滑症状。

压力性尿失禁常见患肌的再灌注活动操作如下：

①股内收肌群：患者仰卧，下肢屈髋屈膝外展，嘱患者内收髋关节，医者予以抗阻10秒钟后放松。

②腹直肌下段：患者取卧位，双下肢伸直，并拢屈髋30°，持续10秒钟后放松。

③股四头肌内侧头：患者仰卧，稍屈膝，嘱患者伸膝，医者予以抗阻10秒钟后放松。对同一块患肌的再灌注活动，可间隔1~2分钟，重复2~3次。扫散和再灌注活动完毕，抽出针芯，将软管留置皮下，采用医用胶布固定，4小时后让患者自行拔除软管。

疗程：隔天1次，3次为1个疗程。

**6.腹针疗法**

取穴："引气归原"（中脘、下脘、气海、关元）、气穴（双侧）、中极。

操作：患者取仰卧位，常规消毒，取0.25mm×45mm毫针。根据患者胖瘦程度，直刺0.5~1寸，缓慢进针，轻轻缓慢捻转，缓慢提插；中极针刺后行针针感向前阴部放射。选用G6805-2A型电疗仪，接双侧气穴，选用断续波，频率为50Hz，以患者能耐受为度，予低频电刺激。每隔10分钟行针1次以催气，可以同时配合TDP照射，距离适宜，避免烫伤，留针40分钟后起针。

疗程：每天1次，10次为1个疗程，疗程间隔休息2天。

**7.穴位贴敷疗法**

**方1**

取穴：中极、关元、肾俞（双侧）。

药物制备：附子、五味子各10g，肉桂6g。共研细末，装瓶备用。

操作：贴敷时，加适量米醋捏成3cm×3cm大小的药饼贴敷于上穴，用塑料薄膜覆盖，以胶布固定。

疗程：每天换药1次，15天为1个疗程。

**方2**

取穴：神阙。

药物制备：补骨脂10g，附子10g。共研细末备用。

操作：贴敷时，取适量药末与生姜捣烂，制成药饼贴敷于患者脐上，盖以塑料薄膜，上置纱布，以胶布固定。

疗程：每3天换药1次，10次为1个疗程。

**方3**

取穴：中极、足三里、气海、肾俞、三阴交。

药物制备：益气升提散，即黄芪20g，白术、防风各10g，升麻15g，研末，再用蜂蜜、生姜汁以及植物油进行调和，使其成糊状或者软膏状，备用。

操作：贴敷时，取约0.5g药膏置于胶布中央，对上述穴位实施贴敷，固定，4小时后撕去胶布，抹去药膏。

疗程：隔天1次，2个月经周期为1个疗程，经期停用。

### 8.电针疗法

**方1**

取穴：肾俞、会阳、次髎（双侧）。

操作：常规消毒。针刺得气后，接G6805型电疗仪，波型选用疏密波，每次通电30分钟。

疗程：每天1次，每周6次为1个疗程，疗程间隔1天。

**方2**

取穴：骶四针，即上针刺点（骶骨边缘旁，平第4骶后孔水平处，双侧）；下针刺点（尾骨旁开0.5寸处双侧）。

操作：常规消毒。上针刺点使用0.4mm×100mm针灸针，直刺65~70mm，同时施提插捻转手法，使针感达到尿道或肛门。下针刺点使用0.4mm×100mm针灸针，向外侧（坐骨直肠窝方向）斜刺，深度及手法同上，使针感达到尿道为度。得气后，同侧接G6805型电疗仪，采用连续波，频率2Hz，以盆底肌和尿道为中心有节律地向上（头部方向）强烈收缩的感觉为有效，强度以患者能耐受且无不适为度，持续30~60分钟。电针期间，需保持盆底肌以尿道为中心有节律地向上（头部方向）强烈收缩的感觉。

疗程：每周3次，连续治疗4周为1个疗程。

注：本法又称为"电针阴部神经刺激疗法"。

**方3**

取穴：百会、中脘、气海、中极、水道（双侧）、子宫（双侧）、足三里（双侧）、三阴交（双侧）。

操作：患者排空膀胱后取仰卧位，对腹部及下肢穴位进行常规消毒，然后使用规格为0.25mm×40mm一次性针灸针，百会与头皮呈30°角向后平刺，刺入15~20mm；中脘、水道、子宫直刺，刺入20~30mm；气海与皮肤呈45°~60°角朝关元方向斜刺，中极与皮肤呈30°~45°角朝曲骨方向斜刺，均刺入30~40mm，使针感向小腹部及尿道放射；足三里直刺20~30mm，使针感向上或向下传导；三阴交沿胫骨后缘与皮肤呈45°角向上斜刺，刺入20~30mm，使针感向上扩散；得气后连接G6805型电疗仪，导线为每侧上下连接，正极接水道，负极接子宫，选取疏密波，频率为2/15Hz，强度为1~5mA，通电后可见小腹部肌肉节律性收缩，每次30分钟。

疗程：隔天1次，每周3次，6周为1个疗程。

**方4**

取穴：双侧脾俞、胃俞、三焦俞、肾俞。

操作：患者排空小便，取俯卧位。穴位常规消毒，选用0.3mm×40mm的一次性针灸针常规直刺进针，针刺得气后，将针留在适当的深度，双侧同名穴位为1组，横向连接电针的正负两极，频率为2Hz，电流刺激强度以患者能耐受的最大刺激为度。调节完毕，将点燃的艾炷下端穿在针柄上，留针30分钟。

疗程：隔天1次，每周治疗3次后休息1天，4周为1个疗程。

**9.芒针疗法**

取穴：次髎、中极、三阴交（双侧）。

操作：患者取俯卧位，针次髎，针前排空膀胱，用碘伏常规消毒后，选0.3mm×125mm一次性无菌针灸针，施双手夹持进针法，斜向内下刺入第2骶后孔中，轻捻慢进，徐徐而入75~100mm；得气标准为患者自觉有放电样针感传至前阴或小腹部。得气后，施逆时针捻转补法1分钟后，缓慢捻转出针，并按压针孔2分钟。配穴中极、三阴交，用0.3mm×50mm针直刺1~2寸，按一般酸、麻、胀、重标准得气后，施捻转补法1分钟，留针20分钟。

疗程：每天1次，每周5次为1个疗程。周末休息，下周再继续第2个疗程。

**10.穴位埋线疗法**

取穴：中极、关元、足三里（双侧）、三阴交（双侧）、肾俞（双侧）、膀胱俞（双侧）。

操作：每次取2~4穴。操作期间需严格依据无菌原则进行操作，医者应对手部进行消毒，使用2%碘伏和酒精对患者埋线穴位和周围皮肤进行消毒，将备用线剪为2cm长，将其穿入套管针中，刺入穴位，待患者出现酸、麻等感觉后，固定针芯，拔除针管，将备用线埋入穴位中；出针后，使用消毒棉签进行覆盖，避免感染。

疗程：每10天1次，1个月经周期为1个疗程。

**11.艾灸疗法**

**方1　隔姜灸**

取穴：气海。

操作：隔姜灸。每次施灸7枚，以患者有温热感为度，避免灼伤。

疗程：每天1次，20次为1个疗程。

### 方2 温盒灸

取穴：气海、关元、中极。

操作：用温灸盒插上艾条点燃施灸，以皮肤出现微红、有温热感为度，每次灸30分钟。

疗程：每天1次，20次为1个疗程。

### 方3 隔附子饼灸

取穴：肺俞、肾俞、膀胱俞、神阙、气海、关元、三阴交、足三里。

操作：隔附子饼灸。施灸前，将附子切碎研末，用黄酒调和成直径3cm、厚0.8cm的药饼，中间用针刺若干小孔备用。施灸时，每次选2~4个穴位，药饼上放置用艾绒制成底部直径2cm、重约2g的圆锥形艾炷点燃施灸，以被灸穴位皮肤红润不起疱为度；待把所有穴位全部轮流施灸一遍后，再行第2壮施灸，共灸3壮。

疗程：每天1次，灸5天休2天，2周为1个疗程。

### 方4 温和灸

取穴：涌泉。

操作：取长约6cm的艾段，用大号长尾夹夹住艾段一端，竖置长尾夹于患者脚底处，点燃艾段另一端，将点燃端对准涌泉，距离以患者温热感适宜为度，每次艾灸15分钟。

疗程：每天1次，6次为1个疗程，疗程间隔休息1天。

### 方5 热敏灸

取穴：归来、气海、中极、肾俞、次髎。

操作：

①热敏腧穴探查：检测室保持安静，室内温度保持在20~25℃，患者选择舒适、充分暴露病位的体位，采用特制精艾绒艾条（规格为直径22mm、长120mm），用点燃的纯艾条在患者腹部双侧归来、气海和中极构成的区域及腰部双侧肾俞与次髎构成的区域，距离皮肤3cm左右施行温和灸；当患者感到艾热发生透热（艾热从施灸部位皮肤表面直接向深部组织穿透）、扩热（以施灸点为中心向周围扩散）、传热（灸热从施灸点开始循某一方向传导）和非热觉中的一种或一种以上感觉时，即为发生腧穴热敏现象，该探查穴点为热敏腧穴。重复

上述步骤，直至所有热敏腧穴被探查出来。

②热敏腧穴悬灸操作：分别在上述热敏强度最强的腧穴上实施艾条温和悬灸。每次艾灸时间以热敏灸感消失为度，即从出现热敏灸感至热敏灸感消失为艾灸时间，每次45~120分钟。

疗程：每天2次（上、下午各1次），共治疗5天，第6天开始每天1次，再治疗25次，共治疗30天为1个疗程。

### 方6 雷火灸

取穴：脾俞、气海、三阴交、肾俞、足三里、关元。

操作：选用雷火灸盒（规格25g），拧开灸盒中部，固定灸药后点燃灸药顶端，使火头对准相应穴位，保持在距离皮肤2~3cm处，对每个穴位进行摆阵法温灸斗约15分钟；患者保持坐立位或仰卧位，而后用小回旋法按顺时针方向进行旋转灸，伴随雀啄法，灸穴配合按摩，灸至皮肤发红、组织发热，可控制在30~40分钟内。

疗程：每周2~3次，4周为1个疗程。

### 方7 脐灸

取穴：神阙。

操作：

①制脐灸粉：附子、肉桂、五味子、桑螵蛸、金樱子、冰片各等量超微粉碎，过60目筛后，放置于容器中密封备用。

②制面圈：取普通小麦面粉适量，以温开水调成面团，制成上部直径约5cm，且底部留一直径约1.5cm小孔的环形面圈，备用。

③开始操作：患者取仰卧位，取适量脐灸粉，用清水搅拌，使其湿润；将面圈放置于肚脐正中，底部小孔对准神阙，将搅拌好的脐灸粉放在中间孔内，填满脐窝，与面圈底部齐平，最后在其上方放置艾炷（直径约3cm、高约3cm）点燃，每次灸9壮，热度以患者能够耐受、灸后脐周皮肤潮红为宜，1.5~2小时。

④脐灸结束后，去掉面圈，用医用胶布将脐灸粉固定于肚脐内，24小时后取下。

疗程：每3~4天治疗1次，10天3次为1个疗程。

### 12.皮肤针疗法

取穴：腰背部、下腹部、腹股沟、关元、中脘、大椎、百会、三阴交，阳性物处。

操作：常规消毒。轻度或中度刺激。重点叩击腰部，以及关元、中脘、大椎、百会、三阴交，阳性物处。

疗程：每天或隔天1次，10次为1个疗程。

**【评述】**

（1）针灸治疗本病方法颇多，疗效亦佳，但宜早发现、早治疗，可提高疗效。

（2）在针灸治疗的同时，可结合做盆底肌训练，方法如下：持续收缩盆底肌（提肛运动）2~6秒，松弛休息2~6秒，如此反复10~15次，每天训练3~8次，持续8周以上或更长时间。必须达到相当的训练量，才可能起效。

（3）注意饮食调节。宜清淡而富含维生素和蛋白质等营养的食物，可选择容易消化或者利于消化的流质食物，例如汤、粥等，或者在平时添加一些能够补气养血的食物，例如枸杞子、大枣等，及时补充身体所需的营养物质。不宜吃油炸食品及凉性食物，禁忌烟酒和辛辣刺激食物，可多吃排骨、鸡肉、鱼肉、大豆、芹菜、苹果、香蕉、葡萄、梨子、紫菜、海带木耳、香菇、木瓜等新鲜蔬菜和水果，防止便秘，防止腹压增高使得压力性尿失禁不易控制。

（4）加强体育锻炼，坚持肌肉锻炼，积极治疗各种可诱发本病的慢性疾病。要控制水分摄取，尤其是睡前。要保持乐观、豁达的心情，以积极平和的心态对待生活和工作。要保持良好的睡眠。要注意个人卫生，防止尿路感染。出现排尿困难，尿频或失禁，腰酸、腹坠、腹部肿块和盆腔器官脱垂等症状，要及时就医，防微杜渐。

（5）下面介绍几个食疗方，供参考。

①红枣10枚，每天蒸煮熟吃。

②红枣5枚，芡实50g，熬粥喝。

③五味子10g，黑芝麻10g，熟地黄10g，红糖适量，加500mL水煎服。

# 九、子宫肌瘤

**【概述】**

子宫肌瘤是最常见的女性生殖系统良性肿瘤，在女性所有良性肿瘤中的发病率约占51.87%，有"妇科第一瘤"之称。子宫肌瘤又称子宫平滑肌瘤，主要由平滑肌细胞增生而成，多见于30~50岁的育龄妇女，35岁以上女性有20%~25%患有子宫肌瘤。子宫肌瘤的发病率近年呈不断上升趋势，且发病年龄更趋年轻化。

子宫肌瘤在属于中医"石瘕""癥瘕""肠覃"或"积聚"等范畴。首见于《灵枢·水胀》篇："石瘕生于胞中，寒气客于子门，子门闭塞，气不得通，恶血当泻不泻，血不以留止，日以益大，状如怀子，月事不以时下。"《素问·骨空论》曰："任脉为病……女子带下瘕聚。"认为本病由任脉气血不调所致；《诸病源候论》中也强调："癥瘕痛者，皆由寒湿不调，饮食不化，与脏气相搏结所生也。"宋代《三因极一病证方论》中还指出癥瘕与情志失调、劳逸过度有关："内伤七情，外感六淫……遂致营卫不输……淋露凝滞为癥瘕。"明代《校注妇人良方》《证治准绳·女科》则认为"妇人气虚血瘀"是癥瘕形成的主因。《灵枢·水胀》曰："癥瘕生于胞中，寒气客于子门，子门闭塞，气不得通，恶血当泻不泻，血不以留处，日以益大，状如怀子，月事不以时下，皆生于女子，可导而卜之。"此中描述，与西医学中的子宫肌瘤症状颇为相似。张景岳云："瘀血留滞作瘕，惟妇人有之。""凡人之气血盛则流畅，少则壅滞，故气血不虚不滞，虚则无有不滞也。"由此，子宫肌瘤的病机特点当是正虚邪实，治疗上应以扶正、祛邪、散结、调摄冲任为基本治则。

**【临床表现】**

子宫肌瘤的最突出症状是子宫增大，月经增多。具体表现如下：

1.**子宫出血** 月经过多，月经不规律，月经周期异常。

2.**腹部包块** 伴腹痛、下腹部或腰骶部坠胀不适。

3.**白带增多** 一旦感染坏死，可有大量脓性白带。如溃烂坏死，出血时可有血性白带，有恶臭，并有阴道排液。

4.**压迫症状** 压迫膀胱，易出现尿频、尿潴留、尿失禁；压迫直肠，易致大便不畅；压迫肾脏，易造成肾盂积水。

5.**贫血** 长期月经量增多，如不及时治疗，易导致贫血、乏力、面色苍白、心慌、气短。

6.**习惯性流产** 导致不孕，约30%的患者有不孕。

7.**肌瘤恶变** 发生率为0.5%，恶性程度极高，对女性身体造成严重伤害。

**【辨证分型】**

中医临床主要分为气滞血瘀、痰湿瘀结、湿热瘀阻和肾虚血瘀4个证型。

1.**气滞血瘀型** 证见子宫内积块坚硬，固定不移，或疼痛拒按，面色晦暗，肌肤缺乏滋润，月经量多或经期后延，口干不欲饮，舌质黯或舌边有瘀斑，脉沉涩。

**2. 痰湿瘀结型** 证见子宫结成包块，按之柔软，疼痛时作时止，带下量较多，色白、质黏腻，形体畏寒，胸脘痞闷，小便不多，舌质紫黯，苔白腻，脉细濡或沉滑。

**3. 瘀热阻滞型** 证见子宫包块疼痛，或拒按、有压痛，或胀痛时作，腰骶部酸痛，或有下坠感，月经量多，痛经，白带量增多，时呈血样、脓样、味腥臭，可有继发性不孕，舌暗红或红、舌边、舌尖有瘀点（或有瘀斑），苔黄腻或白腻，脉弦或带数，或兼沉。

**4. 阴虚内热型** 证见子宫包块，小腹有下坠感，月经先期，经行崩冲，或漏下不止，胸胁有胀满，乳头刺痛，胸中灼热或腹中觉热，烘热汗出，经后带下赤白或黄白相杂，大便干结，舌质红，苔薄黄，脉弦，或弦细，或细数。

【针灸处方】

**1. 毫针刺法**

**方1**

取穴：

①百会、膻中、中脘、神阙、关元、子宫、内关、阴陵泉、三阴交、悬钟。

②百会、大椎、肾俞、命门、腰俞、外关、委中、昆仑。

操作：常规消毒。选用0.25×40mm无菌针灸针，针刺得气后，行平补平泻，留针30分钟。神阙、命门采用艾灸。

疗程：每天1次，2组穴位隔天轮换，3个月经周期为1个疗程。

**方2**

取穴：痰湿型取脾俞、三阴交、足三里、归来、关元。血瘀型取三阴交、合谷、膈俞、血海、足三里、归来、关元；气滞型取合谷、足三里、归来、关元、太冲。

操作：常规消毒。常规针刺，得气后，留针30分钟后出针。然后用艾条对子宫肌瘤所在腹部的对应区域进行悬灸，每次灸30分钟。血瘀型除三阴交使用泻法外，其他穴位均用平补平泻法。

疗程：隔天1次，12次为1个疗程。

**方3**

取穴：主穴为中极、太赫、三阴交。配穴为子宫、天枢、太冲、足三里。灵龟八法四阴穴：照海主（阴跷脉）、列缺客（任脉）；公孙主（冲脉）、内关客（阴维脉）。

操作：常规消毒。主要运用平补平泻法。"八法"2穴主客配合应用。针刺肌瘤时，只应用八法中的2组四阴穴。每次应用则为一组2穴，即照海主（阴跷脉）、列缺客（任脉）；公孙主（冲脉）、内关客（阴维脉）。配穴根据患者、病情选用，再根据患者针后反应来决定取舍。针刺以上穴位，因瘤体离体前有如产前阵发性疼痛，脱离宫体时可有大出血发生，所以要熟练掌握一定的针麻技术及止血方法。针麻取穴为足三里（直刺）、合谷（针向食指侧）、三阴交（针尖略向下方）、天枢（针尖略向肚脐）、腰俞、命门（均斜向下刺）。均取双侧穴，如针后痛仍不止，可轻捣至痛止。止血方法为，用麝艾重灸足三里、三阴交。

疗程：隔天1次，10次为1个疗程。

**方4**

取穴：内关、照海、阿是穴（局部子宫肌瘤瘤体）。体质差者加足三里、三阴交；子宫肌瘤见腰酸、小腹下坠者加关元；消化不良者加中脘、合谷、公孙。

操作：针时排空尿液，常规消毒后，局部子宫肌瘤瘤体刺3~4针，余穴用直刺法刺入0.6~0.8寸，手法用平补平泻，待有针感后，留针15~30分钟。

疗程：隔天1次，7次为1个疗程。

**2.毫针围刺疗法**

取穴：阿是穴（局部子宫肌瘤瘤体）。气滞者配太冲，血瘀者配血海、膈俞，痰湿盛者配阴陵泉、丰隆、太冲、血海。

操作：经过腹诊，明确子宫肌瘤瘤体大小及部位，以确定围刺的针刺范围。当围刺局部瘤体时，首先在距离子宫肌瘤瘤体中心1寸的上、下、左、右、左上、左下、右上、右下共8个穴位，针尖朝向子宫肌瘤瘤体中央，行捻转泻法，其他穴位行平补平泻法，针刺得气后再连接电针刺激。

**3.耳针疗法**

取穴：内生殖器（子宫）、肾、耳中、内分泌、皮质下、肾上腺、轮4。月经量多可加脾、缘中；合并痛经加神门；合并乳腺增生加颈（乳腺）。

操作：用王不留行籽贴压，并嘱患者每天自行按压4次。

疗程：每周2次或隔天1次，两耳轮换，3个月经周期为1个疗程。

**4.穴位贴敷疗法**

**方1**

取穴：神阙。

药物制备：炒桃仁30g，夏枯草30g，海藻30g，莪术30g，三棱30g，王不留行30g，香附30g，木通30g，半枝莲25g，马齿苋30g。上药共研细末，瓶装备用。

操作：临用取10g药末，加温水调和成团，贴敷于神阙，用纱布覆盖，胶布固定。

疗程：每3天换药1次，为经期必用药，10次为1个疗程。

**方2**

取穴：关元、气海、中极。

药物制备：采用三棱、莪术、大黄等中药研成粉末，加上甘油、PVP（聚乙烯吡咯烷酮）等物质调配成膏状，备用。

操作：将药膏置于纱布上，制成5cm×8cm大小、厚约2mm的膏贴，外敷于关元、气海、中极，用纱布覆盖，胶布固定。

疗程：每天1次，每次6~8小时，3个月经周期为1个疗程。

**5.穴位埋线疗法**

取穴：八髎、关元、子宫、太冲、三阴交。

操作：常规消毒。躯干部穴位选线长1cm，下肢部穴位选线长0.5cm，将剪好的0000号羊肠线放入专用注线针具之针头内，右手持针，刺入至所需深度；当出现针感后，左手推针芯，同时右手退针管，将医用羊肠线埋植在穴位的皮下组织或肌肉层内，用棉球按压针孔片刻后，结束治疗。2~3天内出现局部酸痛，为正常反应，无须特殊处理。

疗程：每周埋线1次，经期暂停，3个月经周期为1个疗程。

**6.温针疗法**

**方1**

取穴：关元、三阴交、血海、子宫（双侧）。气滞血瘀型加合谷、太冲；痰湿瘀结型加丰隆、阴陵泉；湿热瘀阻型加阴陵泉、次髎；肾虚血瘀型加气海、太溪。

操作：常规消毒。主穴加温针灸，余穴根据辨证虚补实泻。

疗程：每天或隔天1次，1个月经周期为1个疗程。

**方2**

取穴：主穴为关元、中极、归来、血海、地机、子宫；配穴为八髎、秩边、三阴交、阴挺、足三里。每次选穴5~6个为1组，每组可取主穴3~4个、配穴2~3个。各组穴位轮换选取。

操作：针刺前排空膀胱。常规消毒。针刺时，施以苍龟探穴法，施术后留针20~30分钟，施行温灸。

疗程：每天1次，10次为1个疗程，休息1~2天继续下1个疗程。经期暂停针灸。

**方3**

取穴：关元、提托、子宫、足三里、三阴交。肝郁血瘀型加蠡沟，气虚血瘀型加阴陵泉。

操作：常规消毒。腹部穴位进针得气后，留针20分钟。其间温针灸2壮，下肢穴位进针得气后，稍施提插捻转手法，亦留针20分钟。

疗程：每周2次，10次为1个疗程。

**7.电针疗法**

**方1**

取穴：子宫。脾气虚弱加足三里、脾俞、中脘、气海；气滞血瘀加三阴交、膈俞、血海、气海；阴虚肝旺型加三阴交、肾俞、行间、太冲。

操作：针前排空膀胱。穴位局部消毒，直刺0.8~1.5寸，斜刺1.5~2.5寸，待得气感向会阴部放射，然后针柄接G6805型电疗仪，选疏密波，通电20分钟，强度以患者能耐受为宜。电针前，先用毫针对症针刺，不留针。

疗程：每天1次，10次为1个疗程。经期停用。

**方2**

取穴：子宫、关元、血海、三阴交、阴陵泉、地机、合谷、阿是穴（瘤体）。

操作：穴位局部消毒。以32号毫针2寸直刺穴位。得气后，接通电疗仪，选连续波，输出频率为70Hz，每次刺激20分钟。

疗程：每天1次，15次为1个疗程，疗程间隔7天。

**8.火针疗法**

**方1**

取穴：任脉、肾经、胃经在腹部的穴位。

操作：常规消毒。用中粗火针点刺，针刺深度为1.5寸。针刺痞根，得气后留针，将一长约2cm的艾炷插在针柄上，点燃施灸，灸7柱；待艾炷烧完，除去灰烬，将针起出。每次30~40分钟。

疗程：隔天1次，10次为1个疗程，治疗时间为3个疗程。

**方2**

取穴：气海、关元、中极、水道、阿是穴、痞根。

操作：常规消毒。以中粗火针，采用速刺法，点刺不留针，针刺深度为1.5寸左右。针刺阿是穴时，感觉有坚硬感，便留针30秒。

疗程：隔天1次，10次为1个疗程，经期停针。

### 9.艾灸疗法

**方1　温和灸**

取穴：双侧子宫。

操作：患者取仰卧位，暴露腹部的双侧子宫，选用质量每根25g，直径2cm、长20cm的清艾条。将艾条点燃后，悬于子宫上方约3cm处，固定不动，使患者感觉局部温热，渐至有灼热感（能耐受）、皮肤发红为度，每次灸30分钟。每隔3分钟抖灰1次，以防烫伤。

疗程：每天1次，3个月经周期为1个疗程。

**方2　隔姜灸**

取穴：气海、关元、中极、水道、归来。

操作：隔姜灸，按常规操作。

疗程：隔天1次，10次为1个疗程，经期停针。

### 10.穴位注射疗法

取穴：足三里、血海（均为双侧）。

药物：注射当归注射液。

操作：常规消毒，穴位注射按常规操作法，每穴注射药液2mL。

疗程：隔天1次，10次为1个疗程。

【评述】

（1）目前由于对子宫肌瘤的病因及发病机制尚不清楚，但临床上用中医药、针灸治疗子宫肌瘤，能起到祛瘀消癥、化痰散结、理气化瘤的作用，必须强调的是，针灸治疗子宫肌瘤要坚持，方得疗效。

（2）针灸为保守疗法，适宜于不能或不愿意手术者。但若子宫肌瘤的子宫增大达到3个月妊娠大小以上，造成骨盆中的其他器官受到压迫；或保守治疗未见症状改善，或过一段时间又会生长；肌瘤生长速度太快，或者在围绝经期后肌瘤不但不萎缩，反而增大；带蒂的子宫肌瘤发生蒂扭转，出现急腹症；子宫肌瘤造成大量出血，或长期经量过多、经期过长以致贫血，而保守疗法无法根治；肌瘤产生如玻璃样变性；子宫肌瘤造成习惯性流产等，当以手术为宜。

（3）子宫肌瘤多并发经量过多、闭经、痛经等症状，须在治疗的同时予以兼治，以取得综合效果。

（4）子宫肌瘤多为良性肿瘤，应避免精神紧张和恐惧心理。患者平时应注意气血、阴阳、虚实的调养。如气虚者可通过黄芪、党参等补气健脾；血虚者可选用鸡肉、羊肉、胡萝卜等补充气血；阴虚者可用百合、梨等滋阴养液。患者可睡前泡脚，并按摩足心涌泉，益肾养神，改善睡眠。饮食应以高蛋白、高维生素、易消化的食物为主，要保持清淡饮食，坚持低脂肪饮食，多吃瘦肉、鸡蛋、蔬菜、水果及五谷杂粮。禁食桂圆、阿胶、蜂王浆等热性、凝血性和含激素成分的食品。

（5）子宫肌瘤多"青睐"三四十岁的中年女性，特别是未育、性生活失调和情绪抑郁这3类女性，故平时须注意防范。要保持良好的心理状态，遇事豁达开朗，不生闷气，性生活要有节制，避免不必要的人工流产术等。

（6）下面介绍几个食疗方，供参考。

①益母陈皮蛋：益母草50~100g，陈皮9g，鸡蛋2个。鸡蛋洗净，与益母草、陈皮一同锅加适量清水炖煮至鸡蛋熟透。将熟鸡蛋捞出，去壳后放回锅中炖煮5分钟即成。可食蛋饮汤，经前5~6天开始服用，每天服1剂，直至月经来潮。适用于气滞型子宫肌瘤。

②桃银蚌肉汤煎：鲜河蚌肉50g，桃仁10g，去壳银杏15g。三者加水炖熟加调味料，喝汤吃蚌肉、桃仁、银杏等，可作菜肴。适用于血瘀型子宫肌瘤。

③二术红枣膏：白术、苍术、茯苓各250g，生姜（鲜品）150g，干红枣100枚。将白术、苍术、茯苓洗净后烘干，研成细末，过筛。将干红枣去核后，与生姜同捣成泥，调入白术、苍术、茯苓的混合药末即可。每次服30g，以米酒送之，每天早晚各服1次。适用于痰湿型子宫肌瘤。

④二鲜汤：鲜藕120g切片，鲜白茅根120g切碎。二者用水煮汁，当茶饮。适用于阴虚血热型子宫肌瘤。

⑤归杞桃参粥：当归5g，枸杞子10g，桃仁6g，党参10g。四者洗净，砸碎，与大米一起熬粥，每次1碗，每天2次。适用于脾肾亏虚型子宫肌瘤。

## 十、子宫脱垂

### 【概述】

子宫脱垂是指子宫从正常位置沿阴道下降，宫颈外口达坐骨棘水平以下，甚至子宫全部脱出于阴道口以外。子宫脱垂常合并阴道前壁和（或）后壁膨出。阴道前后壁与膀胱、直肠相邻，因此，子宫脱垂还可同时伴有膀胱尿道和直肠膨出。子宫脱垂与支持子宫的各韧带松弛及骨盆底托力减弱有关，因此，多见于多产、营养不良和重体力劳动的妇女，发病率为1%~4%。

本病在中医学中属于"阴脱""阴挺"、阴下脱""阴菌""阴突""阴茄"等范畴。因多发生在产后，故又称"产肠不收"。《诸病源候论·产后阴下脱》曰："产后阴脱者，由素有虚冷，因产用力过度，其气下冲，则阴下脱也。"《景岳全书·妇人规》曰："妇人阴中突出如菌、如芝，挺出数寸，谓之阴挺。此或因胞络伤损，或因分娩过劳，或因郁热下坠，或因气虚下脱，大都此证。"指出本病病机实为"郁热下坠"，虚为"元气下脱"。《妇人良方大全》则指出本病致病原因为："妇人阴挺下脱，或因胞络受损，或因子脏虚冷，或因分娩用力所致。"邪实，多湿热下注，久则夹瘀；正虚，多脾虚气陷，穷必及肾。气虚为素体虚弱，中气不足，或因分娩用力过度，或便秘、久咳，均可致气虚下陷、系胞无力而致子宫脱出。肾虚为房事频繁或产育过多，肾气亏耗、带脉失约、冲任不固，无力系胞而致。

### 【临床表现】

临床上，将子宫脱垂分为3度。

1.Ⅰ度　轻型为宫颈外口距处女膜<4cm，未达处女膜缘；重型为宫颈外口已达处女膜缘，在阴道口能见到宫颈。

2.Ⅱ度　轻型为宫颈已脱出阴道口，宫体仍在阴道内；重型为宫颈及部分宫体已脱出至阴道口外。

3.Ⅲ度　宫颈及宫体全部脱出至阴道口外。

患者自觉腹部下坠、腰酸，走路及下蹲时更明显。轻度脱垂者阴道内脱出物在平卧休息后能自行还纳，严重时脱出物不能还纳，影响日常行动。子宫颈因长期暴露在外而发生黏膜表面增厚、角化，或溃疡。患者白带增多，有时呈脓样或带血，有的发生月经紊乱，经血过多。伴有膀胱膨出时，可出现排尿困难、尿潴留、压力性尿失禁等。

**【辨证分型】**

中医将子宫脱垂分为湿热下注、脾虚气陷、肾气不固3个证型。

**1.湿热下注型** 证见性情急躁，嗜食辛辣油腻，脱垂子宫痛痒、充血、溃疡等，伴发热，小腹或少腹疼痛，带下量多，带下色或黄或白，质稠如脓，有臭味，舌苔多黄白相间，厚腻或黄厚腻，脉濡数或弦数。

**2.脾虚气陷型** 证见体质羸瘦，亦可见于部分虚胖者，子宫常因久坐、举重、劳累及房劳等诱发下垂，平卧休息后，脱出部分多可自行回纳缓解，伴声低气短，神疲乏力，面黄食少，腰膝酸软，小腹坠胀，白带清稀量多，大便溏薄，小便淋沥，舌质偏淡，脉细弱无力。

**3.肾气不固型** 证见子宫下垂，腰酸腿软，小腹下坠，小便频数，夜间尤甚，头晕耳鸣，舌淡，苔白，脉沉弱无力。

**【针灸处方】**

**1.毫针刺法**

**方1**

取穴：曲骨。

操作：常规消毒。取针斜刺向上，患者立觉子宫向上提。施以轻刺，三进一退的"烧山火"方法，使产生热感，则疗效更好。拔针后，再在其上拔火罐。

疗程：每天1次，5次为1个疗程。

**方2**

取穴：维胞（髂前上棘前1寸）。

操作：患者取仰卧位，常规消毒。用2~2.5寸毫针刺入维胞，沿腹股沟向下斜刺入，施大幅度捻转，患者即感到子宫上升和局部酸麻，强刺激5分钟，不留针。

疗程：每天1次，14次为1个疗程。

**方3**

取穴：气海、中极。

操作：常规消毒。气海，按针速刺，搓针得气，气至病所，施"烧山火"手法以送热至胞宫，留针30分钟，如操作得当，可见气满自摇之征。中极，推针速刺，得气后推针运气，气至病所，以九阳之术施提插捻转补法，使冲任调和，留针30分钟。

疗程：每天1次。10次为1个疗程。

**方4**

取穴：百会、水沟、合谷（双侧）、委中、腰眼。

操作：常规消毒。百会针后加温灸，水沟向鼻中隔斜刺，余穴平补平泻。取腰眼，以左手食指按压固定穴位，右手持3寸毫针，捻转进针，得气后，右手拇指向后用力捻转360°，连续3下，以针感传到足跟部，同时伴有子宫向上抽动感为度。

疗程：月经结束后进行，每天1次，10次为1个疗程。

**方5**

取穴：子宫、环上、腰奇。

操作：常规消毒。子宫直刺1~1.5寸，捻转进针，待针感至下腹部后留针20分钟，每天1次。环上直刺1.5~2寸，施提插手法，使针感有向上抽动感，针前先排尿，每天1次。腰奇直刺3寸，然后将针倾斜与皮肤呈15°角，沿皮肤针尖向上刺2~2.5寸，针感可扩散至头部后侧，留针30分钟。

疗程：隔天1次，15天为1个疗程，疗程间隔2~3天。

**方6**

取穴：百会、至阴、关元、提托、三阴交。

操作：常规消毒。强刺至阴，补百会，其余施平补平泻法。

疗程：每天1次，10次为1个疗程。

**2.滞针提拉法**

取穴：提托、子宫、带脉穴位、气海。

操作：常规消毒。用毫针提托透子宫，带脉穴透气海。针刺得气后，押手使针身稳定于获得针感的深度，刺手拇、食指捏住针柄，单向捻转，使针柄捻转360°左右，连续操作3次造成滞针，捏紧针柄朝针尾方向提拉3次，使患者会阴部和小腹部有抽动感。

疗程：月经结束后开始，隔天1次，14天为1个疗程。

**3.耳针疗法**

取穴：子宫、盆腔、外生殖器、卵巢、脾、肾、神门。

操作：每次只取一侧耳穴，两侧耳穴交替使用。施术部位常规消毒，将王不留行籽用75%酒精消毒，晾干后粘于0.5cm×0.5cm大小的医用脱敏胶布上，贴压于所选穴位处的敏感点上。嘱患者每天自行按压3~5遍，每穴按揉1~3分钟，刺激量以能耐受为度。若病程长、病情较重者，可适当延长刺激时间，加强刺激强度。按揉时，以有疼痛（病理性锐痛）、麻热感为得气，气感扩散至同侧身体为佳。

疗程：每隔6天换压1次，2次为1个疗程。

#### 4.头皮针疗法

取穴：顶中线、额旁3线（双侧）。

操作：常规消毒。用0.25mm×40mm毫针，刺顶中线由前顶透百会，额旁3线由上至下，行抽提法，留针2~8小时；行针和留针期间配合收缩盆底肌（提肛运动）。

疗程：每天1次，10次为1个疗程。

#### 5.电针疗法

**方1**

取穴：主穴为维胞、子宫、提托、中极、足三里、三阴交、百会；配穴为气海、关元、太冲、横骨。

操作：患者取仰卧位，双腿屈曲，臀部稍垫高，子宫脱出阴道口外者，须先行还纳再针刺。穴位局部皮肤常规消毒，选用30号毫针。子宫进针后朝耻骨联合方向斜刺，行针至患者会阴部有发酸、上抽的收缩感为宜；维胞向病所斜刺2~2.5寸，行强刺激手法，以患者子宫有收缩感为宜；提托向中极方向斜刺1~2寸，行针至腹部有收缩感为宜。其他诸穴针刺得气后，与主穴共同接通G6805型电疗仪，选用极度密波，刺激强度以患者腹部外观收缩，自觉会阴部发紧、上提为佳。通电15分钟后，改为疏密波，通电15分钟。同时嘱患者坚持做提肛锻炼，每天2~3次，每次15~20分钟。治疗期间注意休息，禁房事。

疗程：每天1次，10次为1个疗程。

**方2**

取穴：百会、维道、关元、提托、子宫。

操作：患者取仰卧位，局部常规消毒。采用0.35mm×（60~150）mm毫针，由维道进针，斜刺向内下方的关元，再由提托斜刺子宫，视患者体质及针刺部位刺入50~100mm；捻转得气、针下沉紧后，接G6805型电疗仪，采用断续波，电流强度以患者有节律性的收缩感为度，留针30分钟。同时，以温和灸百会30分钟，以患者局部有温热感、皮肤潮红为度。

疗程：每天1次，每治疗10次休息2天。

#### 6.腹针疗法

取穴：主穴为"引气归原"（中脘、下脘、关元、气海）、天枢、大横、外陵、滑肉门。配穴为提宫、提脱、维宫、维胞、子宫；尿失禁加中极、横骨。

操作：患者取仰卧位，局部常规消毒后，施腹针常规刺法。余采用0.25mm×40mm毫针，针刺深度为20~30mm，每次持续时间30分钟。

疗程：每周2次，10次为1个疗程。

**7.穴位贴敷疗法**

**方1**

取穴：神阙。

药物制备：杜仲30g，枳壳30g，乌梅30g，白芷30g。共研细末，装瓶备用。

操作：临用时，用醋将药末调或糊状，取适量敷脐部。

疗程：每天1换，3周为1个疗程。

**方2**

取穴：关元、子宫、神阙。

药物制备：蓖麻子45粒，升麻、枳壳各15g，小茴香、丁香各适量。蓖麻子去壳，捣烂如泥；另将后4味药共研为细末，然后与蓖麻子泥拌匀，以黄酒少量调和如膏。将膏制成3块如蚕豆大的药膏备用。

操作：将制备的药膏分别贴敷于穴位，用纱布覆盖，以胶布固定。48小时后除去。如局部起水疱，可按常规处理。

疗程：隔7天贴敷1次，直至病愈。

取穴：关元、三阴交。

**8.刺络疗法**

取穴：百会、脾俞、足三里、三阴交。

操作：常规消毒。百会、脾俞用细三棱针点刺出血0.5~1mL。足三里、三阴交加灸。

疗程：每周3次，10次为1个疗程，疗程间隔5~7日。

**9.芒针疗法**

取穴：子宫、曲骨、维胞、提托。

操作：患者取仰卧位，穴处常规消毒，采用5寸长芒针，双手夹持进针，透皮后，针尖沿子宫朝曲骨、维胞朝提托方向透刺，深度在肌肉层与脂肪层之间；得气后，同侧穴组接G6805型电疗仪，波形选疏密波，强度以患者自觉小腹部向上提拉为度，时间为30分钟；嘱咐患者配合呼吸做提肛动作，吸气时缩肛、呼气时放松，以呼吸计次，10次为一组，每天30组。

疗程：隔天1次，3次为1个疗程。

### 10.穴位注射疗法

**方1**

取穴：主穴为维胞、子宫，配穴为足三里、三阴交、曲骨、中极、次髎。

药物：复方黄芪注射液。

操作：常规消毒。施用穴位注射常规注射法，得气后每穴每次注入0.5~1mL。

疗程：主穴1个、配穴1~2个，交替治疗，隔天1次，7次为1个疗程。

**方2**

取穴：长强穴。

药物：参附注射液。

操作：常规消毒。施用穴位注射常规注射法，得气后每穴将每次注入5mL。

疗程：隔天1次，连续5次，休息2天，再继续下一个疗程。

### 11.温针疗法

**方1**

取穴：子宫、气海、关元、大赫、横骨。

操作：患者取卧位，局部消毒后，将1.5寸毫针直刺入1.2寸左右，行针至得气感后，在双侧子宫、气海、关元4个穴针尾套一2cm长的艾条，从下端点燃施灸；过程中应确保皮肤不被灼伤，如患者感到热烫难忍时，可在该施灸区隔一温湿纱布片，以降低局部温度，灸2壮，留针30分钟。

疗程：隔天1次，每周3次，6次为1个疗程。

**方2**

取穴：百会、气海、三阴交、足三里、子宫、提托、维胞。

操作：常规消毒。百会采用平刺法进针，气海直刺，三阴交、足三里等取双侧穴位采用直刺进针法，子宫、提托、维胞采用提托透子宫、维胞透子宫。针刺得气后，小腹部和阴道有抽紧感，行提插和捻转补法，留针15分钟。最后在针尾固定中等大小艾炷，施灸30分钟。

疗程：每天1次，连续7天为1个疗程。

### 12.艾灸疗法

**方1　隔药灸**

①取穴：神阙。

操作：用蓖麻籽研面后，与食盐等比例混合填入神阙中，而后用艾条悬灸。

疗程：月经结束后进行，每天1次，10次为1个疗程。

②取穴：神阙。

操作：选取补中益气汤加减，研粉待用。以温开水调和面粉，制成面圈（约长10cm、直径1.5cm），使之绕脐1周；先取少量冰片置于脐部，再将制好的药末用黄酒调为散状（使药物在艾炷的作用下更容易被吸收）填满脐部；将大艾炷（艾炷大小与面圈内径相同，直径约2cm、高1.5cm，根据患者肚脐大小可有所调整）置于药末上，连续施灸1.5小时。

疗程：每周2次，10次为1个疗程。

**方2 麦粒灸**

取穴：百会、中脘、下脘、气海、关元、天枢（双侧）、足三里（双侧），三阴交（双侧）、子宫、维道（双侧）、照海（双侧）。

操作：取精艾绒制作成麦粒大小的艾炷（高约4mm、底直径3mm的圆锥体）。在选定穴位上均匀地涂抹万花油，微调姿势，将艾炷稳放于穴位上，用线香自艾炷尖点燃；当患者有痛感时用镊子将艾炷移开，此为灸1壮，每个穴位共灸5壮。灸完，在施灸部位涂抹万花油，防止起疱。施灸穴位以皮肤潮红为度。嘱患者术后保持局部皮肤干燥。如灸后起疱，则不可刺破灸疱，让其自行吸收；如溃破，只要保持局部皮肤干燥和清洁即可，无须其他特殊处理。若并发感染，应先控制感染，然后进行治疗。

疗程：每3天治疗1次，2次治疗间隔48~72小时，每周完成2~3次治疗，4周（10次）为1个疗程。

**方3 隔附子灸**

取穴：百会。

操作：取直径2cm、厚0.4cm的附子片一块，上置7分长的艾条，隔附子片灸百会，每次灸3~4壮，至头昏胀，卧床休息片刻，如立即感到轻松，即操作完毕。

疗程：每天1次，10次为1个疗程。

**方4 隔姜灸**

取穴：八髎、神阙。

操作：隔姜灸，每壮如大枣样大，每次每穴灸7壮。

疗程：每天1次，10次为1个疗程，于月经来潮前10天进行。

**方5 温和灸**

取穴：百会、气海、关元、维道、子宫、提托、足三里。

操作：要求患者先排空膀胱，取仰卧位，暴露施灸部位，点燃长艾条一端，对准穴位，距皮肤3cm左右施灸，以局部皮肤潮红为度，每次20分钟。

疗程：每天1次，4周为1个疗程。经期停灸。

**方6　熏灸**

取穴：会阴。

操作：将点燃的艾卷放入1尺长的硬纸桶内，让患者取膝肘卧式进行熏灸，每次30分钟。

疗程：每天1次，6次为1个疗程，周日及经期停止治疗。

**方7　温灸盒灸**

取穴：气海、关元、子宫、中极。

操作：用温灸盒覆盖穴区，距皮肤4cm左右，点燃2~4根艾条或大壮艾炷，以穴区皮肤潮红为度，每次20~30分钟。

疗程：每天1~2次，10次为1个疗程。

**13.走罐疗法**

取穴：

①腹部：大赫、关元、石门、气海。

②背部：关元俞、肾俞。

操作：常规消毒。先行针刺关元、维道、子宫、三阴交。脾虚气陷型加足三里，肾阳亏虚型加肾俞，湿热下注型加曲池。得气后，使针感向小腹会阴部传导、放射，留针30分钟，其间行针1次。起针后，在小腹由大赫→关元→石门→气海行旋转走罐15分钟，背部由关元俞→肾俞走罐15分钟，同时悬灸百会30分钟。

疗程：每天1次，10次为1个疗程，疗程间隔3天。

**【评述】**

（1）针灸对本病有较好的疗效。建议治疗期间不参加重体力劳动，忌房事，并注意个人卫生。有感染者应先控制感染。也可针药结合，以提高疗效。

（2）治疗期间，应配合和加强盆底肌肉功能训练，以提高疗效。具体方法介绍于后，供参考。

①提臀训练：患者取平卧位，使盆底肌肉处于收缩状态，然后将臀部抬至适宜高度，使臀部肌肉和腹部肌肉保持收缩状态，每天训练10次，每次5秒钟。

②提肛训练：患者站立，将肛门肌肉向上提，使其保持肌肉收缩状态，持续

时间保持在5秒钟，然后将提起的肛门放松，每天训练2~3次，每次12~15分钟。

③收缩会阴训练：训练前患者先排空尿液，取平卧位，进行深呼吸，收缩会阴和肛门，保持5秒钟后呼气放松，每天训练5次，每次7~10分钟。

④盆底康复训练仪训练：患者取仰卧位，治疗时在阴道内置入阴压力探头，另一端连接在盆底康复治疗仪上，根据仪器上的生物反馈信号对刺激和收缩位置进行调整，常采用的刺激强度为10~25mA，刺激时间保持在20分钟，每天治疗1次，持续治疗4周为1个疗程。

（3）生活要有规律，在月经期、妊娠期、产褥期、哺乳期、围绝经期等特殊生理期更要注意起居作息规律、调养神气。要劳逸结合，适度劳作，不可过劳。同时要保持二便通畅，避免因便秘努挣而使气机下陷，导致子宫脱垂。要节制房事，避免人工流产；人工流产术后，尤其应该多休息，防止子宫脱垂。

（4）饮食为气血化生之源，应特别注意不可偏食、节食而致使身体过瘦，引发子宫脱垂。其次，饮食不可偏嗜，不过食肥甘厚味，要多食蔬菜水果，老年妇女多食富含植物雌激素的食品，对预防子宫脱垂有一定作用，如大豆及大豆制品、大麦、小麦、燕麦、大蒜、土豆及红薯等植物雌激素含量较高，苹果、樱桃及石榴等水果中也含有较丰富的植物雌激素。植物雌激素并非真正的雌激素，而是具有类似雌激素作用的物质，能与人体组织内的雌激素受体结合，产生微弱的雌激素样生理效应，对于维持子宫支持组织的生理功能，防止其萎缩及功能衰退有一定帮助。产妇若有脾虚气衰，可服补中益气汤；绝经期老年人若有肾虚精亏，可服六味地黄丸等调补脾肾，以预防子宫脱垂。

（5）下面介绍几个食疗方，供参考。

①人参粥：人参6g（或党参30g），生姜5片，粳米100g，三者煮稀粥，每天服2~3次。

②黄芪粥：生黄芪30g浓煎取汁，入粳米100g，待粥成加陈皮末3g，稍煮，加红糖调匀服。每天2次。

③参芪补膏：党参50g，黄芪100g，当归30g，大枣20枚。前3味药加水煎煮2次，去渣取汁500mL；将大枣用小火炖烂取汁，枣泥入药汁，加红糖100g收膏。每次服20g，每天服3次。

④枳壳糖浆：炒枳壳60g，升麻15g，黄芪30g，加水800mL，加红糖100g煎汤。每次服20g，每天3次。

⑤升麻煲大肠：升麻10g，黑芝麻60g，猪大肠1段（约30cm长洗净）。把

升麻和黑芝麻纳入猪大肠内，两头扎紧，加清水适量煮熟，去升麻和黑芝麻，调味后，饮汤吃猪大肠。有便秘者，可连黑芝麻同吃。

⑥金樱子粥：金樱子10~15g，粳米（或糯米）100g。先煎金樱子，取浓汁去渣，同粳米（或糯米）煮粥。每天2次，每次温服1小碗。

⑦当归生姜炖羊肉：羊肉250g，当归30g，生姜15g。三者加水少许，隔水煎烂，加少量黄酒去膻气，加适量食盐、佐料。每天1次，佐膳。

⑧黄芪炖乌鸡：乌鸡1只，约重1000g，去毛及内脏，留肝肾，将黄芪50g塞入鸡腹内，加水适量，隔水蒸烂，加食盐少许调味。吃肉喝汤，随意服食。

## 十一、多囊卵巢综合征

### 【概述】

多囊卵巢综合征是生育年龄妇女常见的一种复杂的由内分泌及代谢异常所致的疾病。以慢性无排卵（排卵功能紊乱或丧失）和高雄激素血症（妇女体内雄性激素产生过剩）为特征，主要临床表现为月经周期不规律、不孕、多毛和（或）长痤疮，是最常见的女性内分泌疾病。发病率为5.6%~10%，在不孕女性中的发生率占约33%。

多囊卵巢综合征患者的卵巢增大，白膜增厚，有多个不同发育阶段的卵泡，并伴有颗粒细胞黄素化。多囊卵巢综合征是导致2型糖尿病、心血管疾病、妊娠期糖尿病、妊娠高血压综合征及子宫内膜癌的重要危险因素。多囊卵巢综合征的临床表型多样，目前病因不清，常表现家族群聚现象，提示有遗传因素的作用。

《丹溪心法》指出："若是肥盛妇人，禀受甚厚，恣于酒食，经水不调，不能成胎，谓之驱脂满溢，闭塞子宫。"中医认为，多囊卵巢综合征主要是由于禀赋不足、素体亏虚、饮食劳倦、情志刺激等致肝、脾、肾功能失调，进而由肝气郁结、脾肾亏虚、阴阳失调、气血不足、痰湿瘀血阻滞等所致。

多囊卵巢综合征属于中医"癥瘕"的范畴，临床表现与中医的"月经后期""月经过少""闭经""不孕"等病证相似。

### 【临床表现】

本病归纳为闭经、多毛、肥胖及不孕四大病证。

**1.月经紊乱** 患有多囊卵巢综合征，会出现无排卵或稀发排卵的现象，大约70%的女性会出现月经紊乱的迹象，月经稀发会进一步加剧。出现月经异常的女性人数占70%~80%，占继发性闭经的有30%，无排卵功能的占85%。子宫内膜会长期受到高水平雌激素的刺激，内膜持续增生，进而发展为异常性增生，甚至出现癌变。

**2.高雄激素的临床表现** ①多毛。我国患者出现多毛现象并不常见，即使出现多毛，主要也是分布在人体的上唇、下腹、大腿内侧。②高雄激素性痤疮。皮肤比较粗糙，毛孔相对来说较粗大，很难有效治愈。③女性型脱发。从20岁开始就会出现脱发，主要位置在头顶，最后出现弥散性稀少，但不会对发际线造成侵犯，更不会出现秃头。④皮脂溢出。头皮发痒，油脂分泌过旺，毛囊发炎。⑤男性化表现。患者的乳腺出现萎缩迹象，声音变得十分低沉，生殖器的发育也会出现异常。

**3.肥胖** 患者中会有30%~60%出现肥胖。

**4.不孕** 受孕率十分低下，自然流产概率增加。

**5.阻塞性睡眠窒息** 这种情况在患者中十分常见。

**6.抑郁** 一旦患者体内雌激素过高，抑郁症发病率显著增加，生活质量会明显下降。

**【辨证分型】**

中医将其分为脾肾两虚、肝肾阴虚、痰湿阳滞、肝郁气滞等4个证型。

**1.脾肾两虚型** 证见月经由稀发而致闭经，伴原发不孕，带下清稀、量多，性欲减退，形体肥胖，头晕耳鸣，多毛，腰膝酸软，畏寒，肢冷，小腹有冷感，神疲纳呆，大便不实，小便清长，舌淡胖嫩，舌苔薄白腻，脉沉细弱。

**2.肝肾阴虚型** 证见月经延后，量少渐至闭经，婚久不孕，头晕耳鸣，两眼昏花，五心烦热，口燥咽干，大便干结，舌红，少苔，脉细数。

**3.痰湿阳滞型** 证见月经后期、量少，或者闭经，婚久不孕，形体肥胖，多毛，带下量多、色白，头晕，胸闷泛恶，嗜睡神倦，舌淡胖，苔白腻，脉滑。

**4.肝郁气滞型** 证见月经先后不定，或闭经，或阴道出血淋漓不断，婚久不孕，毛发浓密，面部痤疮，胸胁乳房胀痛，口苦口干，大便秘结，舌红，苔黄，脉弦数。

**【针灸处方】**

**1.毫针刺法**

方1

取穴：

①膈俞、脾俞、肝俞、肾俞、足三里。

②中脘、关元、气海、子宫、大赫、归来、中极、血海、三阴交。

肝气郁滞者加太冲，脾虚痰湿者加丰隆。

操作：常规消毒。隔天交换组别用穴。留针30分钟。关元与子宫加灸。

疗程：每天1次，针刺1周，休息3天，1个月经周期为1个疗程。

**方2**

取穴：八髎。

操作：定位并在表标记八髎后，常规消毒。手持0.3mm×70mm一次性针灸针进针，针刺得气后，留针30分钟。待针刺操作完成后，将艾绒平铺于温灸盒内，点燃，将温灸盒放置在针刺穴位上，施以灸法，可根据患者耐受程度调整温灸盒高度。艾灸时间与针刺时间相同。

疗程：每周治疗2次，间隔2~3天1次，12次为1个疗程。月经来潮则停止治疗，经后第3天后继续。

注：八髎取穴方法。患者取俯卧位。①上髎：髂后上棘表面凹陷内侧上方1cm。②次髎穴：髂后上棘与骶管裂孔最高点连线中点。③中髎：骶髂关节内下方，适对第3骶后孔。④下髎穴：从尾骨尖沿正中线向上4~4.5cm为骶管裂孔，旁开0.5~1cm处为骶角，揣按骶角两侧凹陷处为下髎。

**方3**

取穴：

主穴为中脘、滑肉门、天枢、水分、肓俞、气海、关元、中极、卵巢、带脉、合谷、太冲、三阴交、足三里。

脾肾两虚，见腰酸怕冷，加肾俞、志室；气血不足见头晕、面色苍白，加血海；中气不足，见大便软、稍进生冷即腹泻，加阴陵泉；肝郁气滞见胸闷、喉中如有物堵，加膈俞、膻中、天突；肝郁化火、上扰心神见口苦、心烦、失眠、梦多，加百会、神门、阳陵泉；肺气不足见动辄咳嗽、易感冒，加大椎、肺俞。

操作：采用盘法。施术时待进针得气后，倾斜针身与皮肤呈15°角，用拇、食、中指捏住针尾，以腕为轴进行左右盘针。施补法时，向左顺时针盘转，施泻法时向右逆时针盘转。与提插动作结合，则左盘与插针相结合为补，右盘和提针相结合为泻。嘱患者排空膀胱，取仰卧位，采用0.25mm×40mm一次性无菌毫针，腹部穴直刺30~35mm。提插捻转，得气后，中脘、气海、关元用盘补法；滑肉门、天枢、中极、水分、肓俞、卵巢用盘泻法，各盘10次。然后滑肉门和天枢、双侧带脉穴连接脉冲针灸治疗仪，选连续波，频率2Hz，电流强度2mA，留针30分钟，配合特定电磁波谱治疗仪照射腹部30分钟。针刺结束后，腰骶部或肩背部及督脉经穴交替拔罐，留罐10分钟。

疗程：隔天1次，每周3次，经期休息，10次为1个疗程。闭经者疗程间休息5天。

**方4**

取穴：双侧天枢、中髎（定位以髂后上棘与督脉垂直连线为边长，向下作一等边三角形，此等边三角形的顶点即为第3骶后孔，即中髎）。

操作：两穴分别取仰卧位、俯卧位隔天交替针刺。因患者体形较胖，中髎用长125mm毫针斜向下45°角刺入4寸左右，针尖向下刺入第3骶后孔，加电针后，可见会阴表浅肌收缩及双大腿内旋；天枢用3寸毫针直刺2~2.5寸，有局部酸胀感。双侧中髎、天枢加电针。选用电针频率20Hz，采用疏密波，电流量以患者能耐受为度，留针30分钟。

疗程：前2周每周治疗5次，后2周每周治疗3次，以后每周3次，1个月经周期为1个疗程。经期不停针。

### 2.耳针疗法

**方1**

取穴：内分泌、盆腔、内生殖器、脾、胃、肝、肾、大肠。

操作：用胶布贴王不留行籽于患者耳部穴位按压，每天3~5次，中强度刺激。

疗程：7天更换1次，1个月经周期为1个疗程。

**方2　子午流注择时按压法**

取穴：双耳子宫、卵巢、内分泌、肝、肾、脾，共12个穴位。

操作：嘱患者取坐位或侧卧位，用棉签蘸取75%酒精对耳郭皮肤进行常规消毒，用镊子夹取0.5cm×0.5cm大小的、粘有王不留行籽的耳穴贴贴敷在相应穴位上。耳穴按压时间为1：00（丑时，入肝经）、9：00（巳时，入脾经）、18：00（酉时，入肾经），以定时开穴刺激局部穴位，每次2~3分钟，两耳交替按压。

疗程：每5天交替1次，连续交替3次为1个疗程，月经期暂停治疗。

**方3**

取穴：肝、肾、脾、内分泌、下丘脑、三焦、卵巢、子宫。

操作：先用耳穴探测器在耳郭上进行探测，寻找阳性反应点及上述穴位。

用碘伏对耳郭进行消毒，辅助手固定耳郭，操作手用镊子夹粘有王不留行籽的胶布对准耳穴及阳性反应点进行贴压。贴压时，要逐渐在穴位处施加压力，刺激强度依患者个人对疼痛的耐受程度而定。嘱患者自行按压，每穴20次，每天4次。

疗程：每隔3~5天换1次，每次贴1侧，双耳交替。行经期间暂停治疗。1个月经周期为1个疗程。

### 3.芒针疗法

取穴：秩边、水道。

操作：常规消毒。采用长175mm的芒针与矢状面呈20°夹角的方向刺入秩边，进针深度为100~115mm，透达水道，使针感直达病所。

疗程：每天1次，15次为1个疗程。

### 4.电针疗法

**方1**

取穴：

①丰隆、脾俞、足三里、肾俞、三阴交、肝俞、太溪。

②天枢、子宫、关元、血海、足三里、丰隆、三阴交、太溪。

操作：患者排空膀胱后取仰卧位，针刺部位常规消毒后，使用一次性无菌针针刺。第1组穴位，太溪直刺0.5寸，脾俞和肝俞向下斜刺0.5寸，肾俞直刺1寸，足三里、丰隆、三阴交直刺1.5寸。第2组穴位，关元和子宫向下斜刺1寸，血海和天枢直刺1.5寸，太溪、足三里、丰隆和三阴交针刺方法同第1组。得气后，选择第1组肾俞、丰隆和三阴交，或第2组天枢、丰隆和三阴交处毫针连接电疗仪，用2Hz连续波，治疗30分钟。

疗程：2组穴位隔天交替针刺，月经来潮则停止操作，3个月经周期为1个疗程。

**方2**

取穴：关元、中极、子宫、卵巢穴、三阴交、太溪、血海。

操作：常规消毒。针腹部穴位时针尖方向斜向下，针刺深度为0.9~1.2寸，捻转并提插针的一端至患者出现酸胀、麻木，每隔10分钟行针1次。针刺得气后接电疗仪，同侧子宫、卵巢分别接1对正负极，关元、中极接1对正负极，选疏密波，频率1~1.2Hz，电流输出1~2档，每次30分钟。

疗程：月经周期的第10天开始进行针刺，每天1次，1个月经周期为1个疗程。

### 方3　通元针法

取穴：

①仰卧位：百会、印堂、中脘、天枢、气海、关元、中极、子宫、卵巢、内关、神门、足三里、丰隆、三阴交、公孙、太溪（经后）、太冲（经前）。

②俯卧位：脑户、膈俞、胆俞、肝俞、脾俞、肾俞、委中、阳陵泉、蠡沟。

肾虚血瘀加命门、血海；肾虚肝郁加期门、太冲；肾虚痰凝加丰隆、阴陵泉；肝肾阴虚加太溪；脾肾两虚加脾俞、命门。除任督脉外，以上穴位均取双侧。

操作：于月经周期（或黄体酮撤退性出血）第5天开始治疗，患者取仰卧位，嘱其先排空膀胱，常规消毒后，采用0.25mm×25mm一次性无菌针灸针，先针百会，沿头皮呈30°角平刺0.5~0.8寸，印堂呈45°角斜刺0.5~0.8寸；其余腹部穴位采用0.25mm×40mm一次性无菌针灸针，快速进针0.8~1.2寸（根据患者体型胖瘦选取进针深度）。进针后，行提插捻转等补泻手法，至小腹部有酸胀感，甚至放射至会阴部位为佳，再针肢体穴位。将G6805型电疗仪导线夹在针柄上，选疏密波，频率16Hz，强度以患者能耐受为度。患者取俯卧位，膈俞、胆俞选取0.25mm×25mm一次性无菌针灸针直刺0.5~0.8寸，提插捻转行针后，使局部有酸、胀、麻感为佳；脾俞、肝俞、肾俞选取0.25mm×40mm一次性无菌针灸针直刺0.8~1.2寸，提插捻转行针后，使局部有酸、胀、麻感为佳。背部的电针导线要夹在同侧。腹部体位与背部体位各留针30分钟。

疗程：隔天1次，经期停止针刺，1个月经周期为1个疗程。

### 5.穴位贴敷疗法

#### 方1

取穴：子宫（双侧）、中极、关元、气海。

药物制备：干姜10g，王不留行籽10g，红花15g，当归15g，蒲公英10g，紫花地丁10g。共研细末，以温水调和成泥状备用。

操作：患者取仰卧位，暴露下腹部，将贴敷部位及附近5cm处皮肤以75%酒精消毒，将贴敷药贴敷在所选穴位上，以无菌贴敷（规格为10cm×10cm）覆盖，用无菌胶布固定。20分钟后清理干净即可。

疗程：月经结束后的第3天开始敷药，每天1次，到月经来潮停止，3个月经周期为1个疗程。

**方2**

取穴：肾俞、中极、足三里、膈俞、三阴交、带脉穴、卵巢、关元。

药物制备：用山药、熟地黄、泽泻、山茱萸、茯苓、炒神曲、陈皮、枳壳（麸炒）各15g，牡丹皮、苍术、滑石、香附、川芎各10g，半夏、天南星各5g。研末后，加凡士林制成药膏备用。

操作：将药膏贴敷于穴位，用纱布覆盖，以胶布固定，每次贴敷4~6小时。

疗程：每天1次，经期停止治疗，3个月经周期为1个疗程。

**方3**

取穴：大椎、命门、腰俞。

操作：患者取俯卧位，充分暴露背部，穴位常规消毒后，选用新疆古纳斯督灸，分别在穴位处涂抹督灸粉，然后贴敷督灸贴，贴敷时间均为6小时。如患者有不适，可适当缩短贴敷时间。

疗程：隔天1次，3个月经周期为1个疗程。

注：古纳斯督灸选用13味名贵维吾尔药材制成督灸粉，具有温通督脉、提升阳气、通经活络、祛寒散湿、消肿止痛的神奇功效，能极大限度地发挥督灸的疗效。

### 6.穴位埋线疗法

**方1**

取穴：肝俞、肾俞、阴陵泉、丰隆、关元、脾俞、天枢。

操作：常规消毒后，将医用羊肠线穿入埋线针，将针刺入皮肤并缓慢推进，出现针感后，边退针管边推送针芯，将羊肠线埋植于肌肉层（深度1~2cm），针孔处贴创可贴。背部穴位埋线时采用俯卧位，腹部穴位采用仰卧位。嘱咐患者埋线当天不可洗澡、不要出汗，针孔8小时内不与水接触。

疗程：每个月治疗1次，3次为1个疗程。

**方2**

取穴：子宫、肾俞、足三里、天枢、水道、丰隆、三阴交、关元、气海。

操作：采用一次性医用7号注射用不锈钢针头作套管，将3-0号医用可吸收线剪成约1cm的若干小段。患者取仰卧位，将医用线放入套管前端，局部消毒后，对准所选穴位快速地刺透表皮，缓慢进针；得气后，退出套管，将可吸收线留在穴位内（要求线留在皮下组织及肌肉间，不可滞留在皮下）。拔出针后，用消毒干棉球压迫针孔，防止流血，后用消毒干棉球及医用杀菌贴敷予以固定。

疗程：每10天治疗1次，避开月经期，3个月经周期为1个疗程。

### 7.腹针疗法

予腹针治疗：主穴为"引气归原"（中脘、下脘、气海、关元）；辅穴为滑肉门、外陵、上风湿点及外点穴、下风湿点穴及下点穴。合并不孕者加石关；合并肥胖者加大横与天枢。

操作：以长40mm、直径0.25mm的毫针对风湿点主穴进行深刺，其余各穴予以中刺，得气后，留针40分钟。

疗程：从月经期（或撤退性出血）的第5天起针刺，隔天1次，10次为1个疗程。

### 8.火针疗法

取穴：

①中极、气海、左侧三阴交、子宫、归来。

②关元、右侧三阴交、子宫、归来。

操作：患者取仰卧位，行火针疗法前，应先确定施术穴位并准确标记，局部消毒后于施术穴位处涂抹适量万花油，选择规格为0.5mm×50mm的火针，点燃酒精灯加热针具，针具加热至红亮、发白为最佳；之后应将火针快速精准刺入特定穴位，进针深度要合理控制，建议深2.5~3cm为宜，留针30分钟。在此期间，需采用捻转补法1次，2组穴位交替。

疗程：2次火针治疗间隔1天，10次为1个疗程。

### 9.经皮穴位电刺激疗法

取穴：关元、中极、三阴交（双）、子宫（双）。

操作：于月经期的第3天开始，用韩氏治疗仪经皮穴位电刺激，关元、中极为1对正负极，双侧三阴交、子宫分别为1对正负极，将电极贴片贴于相应穴位上，每次持续30分钟，强度以患者能耐受为度。

疗程：隔天1次，20次为1个疗程。

### 10.董氏奇穴针法

取穴：妇科、还巢、天皇（阴陵泉）、人皇（三阴交）、关元、子宫。

操作：穴位局部常规消毒，妇科穴采用0.2mm×25mm毫针贴骨旁下针，直刺7.5mm；还巢穴贴骨旁下针，直刺5~7.5mm。两穴左右交替使用（即左妇科配右还巢，针右妇科配左还巢）。双侧天皇穴、人皇穴均用毫针直刺约25mm，以局部酸胀为度，小幅度均匀提插捻转3次，行平补平泻法。子宫、关元采用

0.2mm×40mm毫针直刺至腹壁肌层，标准为患者有局部揪痛感、医者手下有抵触感；子宫不做手法，关元行小幅度均匀捻转3次，行平补平泻法。双侧子宫针柄横向接电疗仪导线，予连续波，缓慢增大电流，以患者腹部轻微颤动为度，留针30分钟。

疗程：每周治疗2次，周一、周五各1次，连续治疗12周为1个疗程。

### 11.温针疗法

**方1**

取穴：关元、中极、气海、次髎、三阴交、子宫。

操作：取仰卧位，常规消毒。在患者月经结束后的第2天开始治疗，选用28号毫针进针，刺入1.5寸针，至患者自觉针感明显后，点燃2cm左右的艾炷，并将其置于针柄尾施灸，待艾炷燃尽，变为灰烬，为1壮。每穴灸2壮，每次治疗30分钟。

疗程：隔天1次，10次为1个疗程。

**方2**

取穴：内关、子宫、气海、关元、足三里、太冲、三阴交、双侧大赫。

操作：常规消毒。患者在床上仰卧，选取穴位，常规消毒。以针灸针直刺进入关元、气海。气海、双侧大赫和关元行温针灸，取2cm长的艾段点燃，插至针柄上，灸2壮，留针时间为30分钟。

疗程：每周治疗3次，4周为1个疗程，经期停止。

### 12.脐针疗法

取穴：神阙。

操作：根据临床分型，采用脐针疗法治疗。①肾阳虚型或肾阴虚型：针刺"补肾三针"。②肝郁气滞型：针刺"雷风相薄"加坎。③痰湿闭阻型：针刺"水土合德"。④血瘀型：针刺"山泽通气"。行针顺序：一看、二摸、三揉、四扎针。治疗顺序：先取症状，次取系统，再去疾病。手法原则：进针必有方向，下针须含补泻。针具为一次性1寸毫针，进针部位采用75%酒精消毒，以脐蕊为中心，向相应脐壁横刺，进针深度为0.1~0.5寸，留针55分钟。

疗程：每天1次，5天为1个疗程。

### 13.艾灸疗法

**方1　雷火灸灸具法**

取穴：神阙、十指（趾）冲、风府、双侧风池。

操作：点燃2根雷火灸灸条，火头向下，装入长斗式灸具内；嘱患者仰卧，长斗式灸具顺着任脉放置（火头距离皮肤3~5cm）。放置长斗式灸具时，灸具盒内的1根灸条火头对准神阙温灸20分钟，然后取出长斗内余下的2根灸条，点燃半支灸条，放入三头式灸具内，采用腹部辣式灸疗法，按辣式灸疗程序，在腹部施灸10分钟。用余下火头熏灸双耳前后，熏至耳部发红、耳心发热为度。再灸十指（趾）冲。灸十指时，患者五手指合拢或梅花形，用顺时针旋转泻法熏疗；灸十趾时，用横行灸法，距离皮肤1~2cm，每横行灸9次为1壮，1壮后停灸5秒钟，共灸9壮（以有针扎感为度）。于月经周期的第8天开始治疗。

疗程：每3天1次，连续10次为1个周期，3个月经周期为1个疗程。

### 方2　雷火灸补泻法

取穴：肾俞、次髎、气海、子宫、关元。除气海与关元外，均取双侧。

操作：①补法。距离患者皮肤3cm实施雷火灸，施灸过程中可采用横向、纵向旋转方式，从上至下、从左到右，每操作10次按揉皮肤1次，依次采用补法60次，腰骶部及下腹部各灸10分钟，使患者感到局部皮肤温热而不灼痛，皮肤稍微变红，深层组织发热为宜。②平补平泻法。距离患者皮肤2cm处向上、下、左、右移动或旋转，每操作10次按揉1次皮肤，采取平补平泻法共操作60次，时间总计为10分钟，直到皮肤位置出现红色、深度发热为宜。③泻法。在距离皮肤位置1cm处使用雀啄灸和旋转灸法，单数灸28次。每灸7次用手按揉皮肤1次。

疗程：每天1次，10次为1个疗程。

疗程：每3天1次，连续10次为1个周期，3个月经周期为1个疗程。

### 方3　隔姜灸

取穴：神阙。

操作：常规隔姜灸3壮。

疗程：隔天1次，10次为1个疗程。

### 方4　温和灸

取穴：中极、肝俞、神阙、关元、肾俞。

操作：行温和灸，直至皮肤微红，每穴15~20分钟。

疗程：每隔3天进行1次艾灸治疗，10次为1个疗程。

### 方5　隔药物灸

取穴：关元、子宫（双侧）、神阙、三阴交（双侧）。

药物制备：肉桂、乌药、香附、附子、当归身，按1：1比例进行调配。共碾磨后过100目筛。药粉与黄酒的调和比例为10：1。将调制好的药粉依照模具按压做成直径3cm、厚1cm的药饼备用。

操作：患者取平卧位，治疗前排空小便，常规消毒所选穴位后，将做好的药饼置于关元、子宫、神阙三穴。将长约3cm、直径1.9cm的艾炷放于药饼上，每穴各灸30分钟，三阴交施常规针刺法。

疗程：隔天1次，1个月经周期为1个疗程（经期继续治疗），每个疗程结束后休息3天。

**方6 隔盐灸**

取穴：神阙。

操作：选择非月经期进行治疗。在神阙处填满干燥的食盐并高出肚脐约5mm，在脐周形成直径约5cm、高5mm的圆柱形艾炷。然后将艾炷顶端点燃后，放置在盐上，让患者自觉有温热感即可；当患者自诉热度难以忍受时，立即取走艾炷，并更换新艾炷，2柱艾炷的燃烧时间约25分钟。

疗程：每2天1次，每周3次，1个月经周期为1个疗程。若治疗期间90天内无月经来潮，则放弃本月经周期，进入下一个月经周期的治疗。

**14.走罐疗法**

取穴：循带脉和督脉走罐。

操作：在患者背部或腹部涂抹凡士林，取内径为4cm的玻璃火罐，点燃酒精棉球在罐内旋转2~3周后，迅速将火罐吸附于皮肤上，一只手握住罐底来回推拉移动，直至皮肤潮红。

疗程：带脉和督脉隔天交替进行，3个月经周期为1个疗程。

**【评述】**

（1）多囊卵巢综合征是一种十分常见的妇科疾病，这种疾病常见于生育期女性。它出现时具有一定的隐藏性，需要在日常生活中加强自查，定期进行妇科体检，尽早发现身体中存在的问题，并尽早进行治疗，进一步提高治愈的可能性。从临床研究中发现，针灸治疗本病能调节激素水平、改善代谢紊乱、促使卵泡发育成熟、提高妊娠率、降低流产率，有较好的治疗效果。

（2）应纠正不良的生活习惯，如熬夜，嗜食辛辣油腻及甜点等。要做到饮食规律、睡眠规律。保证充足的休息，保证充足的睡眠，建议晚上22：00就休息，以养精蓄锐。睡前可以泡泡脚，祛散体内的寒气，防止宫寒。适当进行体育锻炼，如慢跑、跳绳、健步走等。适当减重。应优化膳食结构，尽量避免精加工碳水化合物类食品，如甜品等。饮食搭配要合理，确保饮食多样化，坚持少量多餐、定时定量的原则，勿暴饮暴食。要多选择鱼类、鸡蛋、豆类、新鲜蔬菜、水果、五谷杂粮和橄榄油等低热量、低脂、优质蛋白、高纤维素及高维生素为主的食品。降低肉类食物的摄入量，忌辛辣刺激及生冷油腻类食物，多吃一些性温平的食物，适当喝一些豆浆，尽量少吃寒性食物，如螃蟹、海鲜等；并根据血糖水平和体重，采取个性化的饮食方案。

（3）需要保持良好的情绪，日常生活中不能乱发脾气，不能动怒，更不能过于暴躁。需保持积极向上、乐观的心态，防止焦虑、紧张、烦躁、恐惧等不良情绪。

（4）除针灸治疗外，还可进行食物调养。下面介绍几个食疗方。

①猪腰核桃：具有温肾填精的功效，适用于肾阳不足型多囊卵巢综合征。

②黄芪枸杞子乳鸽炖汤：具有补益肝肾的功效，适用于虚证多囊卵巢综合征。

③薏苡仁陈皮粥：具有祛湿化痰、理气调经的功效，适用于痰湿阻滞型多囊卵巢综合征。

④人参核桃煎汤：具有补益脾肾的功效，适用于脾肾两虚型多囊卵巢综合征。

# 参考文献

1.陆寿康.中医症状治疗学［M］.北京：人民卫生出版社，2011.

2.石学敏.针灸治疗学（中医药学高级丛书）［M］.北京：人民卫生出版社，2001.

3.刘寿永，蒋莉莉.百病中医针灸疗法［M］.北京：学苑出版社，1991.

4.周幸来，白婧，周举.实用灸疗手册［M］.北京：人民军医出版社，2010.

5.陆寿康.刺法灸法学［M］.北京：中国中医药出版社，2003.

6.沈雪永.经络腧穴学［M］.北京：中国中医药出版社，2007.

7.马宝璋，齐聪.中医妇科学［M］.北京：中国中医药出版社，2012.

8.廉玉麟，赵贵捷.中国针灸妇产科治疗学［M］.赤峰：内蒙古科学技术出版社，2000.

9.陈日新，康明非.腧穴热敏化艾灸新疗法［M］.北京：人民卫生出版社，2006.

10.白兴华.慢性难治性疾病穴位贴敷疗法［M］.北京：科学技术文献出版社，2002.

11.刘保延，彭锦.常见病中医穴位贴敷疗法［M］.北京：中医古籍出版社，2010.

12.周黎明，徐重明.穴位温灸疗百病［M］.上海：上海中医药大学出版社，1996.

13.田纪钧.刃针疗法（中医外治疗法治百病丛书）［M］.北京：人民卫生出版社，2014.

14.符仲华.浮针医学纲要［M］.北京：人民卫生出版社，2016.

15.钟海泉.中国梅花针［M］.北京：人民卫生出版社，1984.

16.喻喜春，杨秀娟.实用中华刺络疗法［M］.北京：北京医科大学中国协和医科大学联合出版社，1995.

17.黄丽春.耳穴诊断治疗学［M］.北京：科学技术文献出版社，2000.

18.朱平.实用激光针灸手册［M］.北京：人民军医出版社，2010.

19.薄智云.腹针疗法［M］.北京：中国科学技术出版社，1999.

20.杨维杰.董氏奇穴针灸学［M］.北京：中医古籍出版社，1995.

21.于文明.中医临床基层适宜技术（国家中医药管理局第一批中医临床适宜技术推广计划项目）［M］.长春：吉林科学技术出版社，2008.

22.孔尧其，江凌圳.针灸从神论治精神疾病［M］.北京：人民卫生出版社，2011.

23.乐依士，王水，储农.药粥疗法［M］.北京：人民卫生出版社，1983.